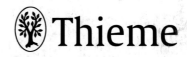

2. ÄP

Prüfungsfragen mit Kommentar

Schwerpunkt Chirurgie, Orthopädie, Band 1

2. Auflage

Georg Thieme Verlag
Stuttgart · New York

Herausgeber:
Georg Thieme Verlag KG
Rüdigerstr. 14
D-70469 Stuttgart

1. Auflage 2006

Bibliografische Information der Deutschen Bibliothek

Die Deutsche Bibliothek verzeichnet diese Publikation in der Deutschen Nationalbibliografie; detaillierte bibliografische Daten sind im Internet über http://dnb.ddb.de abrufbar.

© 2008 Georg Thieme Verlag KG
Rüdigerstr. 14, D-70469 Stuttgart
Unsere Homepage:
http://www.thieme.de

Umschlaggestaltung:
Thieme Verlagsgruppe

Umschlagfoto:
Studio Nordbahnhof, Stuttgart
Satz:
Hagedorn Kommunikation, Viernheim
Druck:
Grafisches Centrum Cuno GmbH & Co. KG, Calbe

Printed in Germany

ISBN 978-3-13-149112-1

Autoren und Verlag haben sich bei der Zusammenstellung der Fragen, bei der Zuordnung der Lösungen und bei der Kommentierung von Fragen und Lösungen um größtmögliche sachliche Richtigkeit bemüht. Dennoch wird eine Gewähr für die in diesem Band enthaltenen Angaben nicht übernommen.

Das Werk, einschließlich aller seiner Teile, ist urheberrechtlich geschützt. Jede Verwertung außerhalb der engen Grenzen des Urhebergesetzes ist ohne Zustimmung des Verlages unzulässig und strafbar. Das gilt insbesondere für Vervielfältigungen, Übersetzungen, Mikroverfilmungen und die Einspeicherung und Verarbeitung in elektronischen Systemen.

Autorenverzeichnis

Dr. med. Norbert Augustin
Pienzenauerstr. 25
81679 München

Dr. med. Sylva Bartel-Friedrich
HNO-Klinik
Magdeburger Str. 12
06097 Halle

Prof. Dr. med. Alexander Berghaus
LMU München
Klinikum Großhadern
Marchionistr. 15
81377 München

Dr. med. Roland Braun, D.E.A.A.
Trützschlerstr. 13
68199 Mannheim

Dr. med. Werner Breschinski
Gartenweg 11
88480 Achstetten-Oberholzheim

Dr. med. Ingo Engel
Merowingerstr. 6
76829 Landau in der Pfalz

Dr. Stefan Eisoldt
Felchengang 3
78464 Konstanz

PD Dr. med. Bernhard Heimkes
Jakob-Sturm-Weg 27
80995 München

Dr. Dr. Andreas Hoffmann
Tiepolostr. 2
80638 München

Dr. med. Anke Lasserre
Am Collinger Berg 43
66424 Homburg/Saar

Dr. med. Wolfgang Leps
Eisenacher Str. 84
10781 Berlin

Dr. med. Matthias Lohr
Alpenblick 18
88718 Daisendorf

Dr. med., MPH, Christina Niederstadt
Wollweg 2
30519 Hannover

Dr. med. Matthias Schuler
Pfälzer Str. 6/3
69123 Heidelberg

Prof. Dr. med. Ernst-Peter Strecker
Vierordtstr. 7a
76228 Karlsruhe

Dr. med. Esdert Toppe
Wilmersdorfer Str. 125
10627 Berlin

Dr. med. Sylvia Vetter
Alpenblickstr. 41
79761 Waldshut-Tiengen

Prof. Dr. med. Arved Weimann
Klinik für Allgemein- und Viszeralchirurgie
Städtisches Klinikum St. Georg
Delitzscher Str. 141
04129 Leipzig

Vorwort

Der vorliegende Band enthält Prüfungsfragen zur Vorbereitung auf den Zweiten Abschnitt der Ärztlichen Prüfung.

Die neue Approbationsordnung (2002) fordert eine fall- und problemorientierte sowie fachübergreifende Fragestellung für die wichtigsten Krankheitsbilder. Ein Examen besteht aus 320 Fragen. Die Hälfte der Fragen wird als Einzelfragen ohne Bezug zu einem Fallbeispiel gestellt, die andere Hälfte ist in 12 komplexen Fallstudien zusammengestellt.

Dieser Band enthält **Multiple-Choice-Einzelfragen** aus den Themenbereichen der **Chirurgie** und **Orthopädie**. In der Neuauflage der 2. ÄP sind neben Fragen aus den Examina zum Ersten und Zweiten Abschnitt der Ärztlichen Prüfung nach alter Approbationsordnung auch die **Original-Prüfungsfragen des IMPP** aus den Examina **Herbst 06**, **Frühjahr 07**, **Herbst 07** und **Frühjahr 08** nach neuer Approbationsordnung integriert. Da der frühere und der neue Gegenstandskatalog (2005) inhaltlich große Gemeinsamkeiten aufweisen, ist eine Prüfungsvorbereitung auch mit älteren Prüfungsfragen sinnvoll. Auch das IMPP wird für seine neuen Fragen sicherlich weiterhin auf den Bestand an Altfragen zurückgreifen. Darüber hinaus können zum „Kreuzen" von Einzelfragen auch die Fachbände der Reihe GK2 und GK3 verwendet werden.

Zur Vorbereitung auf den Zweiten Abschnitt der Ärztlichen Prüfung gibt es insgesamt 12 Bände:
Schwerpunkt Innere Medizin, Band 1
Schwerpunkt Innere Medizin, Band 2
Schwerpunkt Chirurgie, Orthopädie, Band 1
Schwerpunkt Chirurgie, Orthopädie, Band 2
Schwerpunkt Gynäkologie, Geburtshilfe
Schwerpunkt Pädiatrie
Schwerpunkt Neurologie
Schwerpunkt Psychiatrie
Schwerpunkt Urologie, Dermatologie
Schwerpunkt Hals-Nasen-Ohrenheilkunde, Ophthalmologie
Schwerpunkt Anästhesie und Intensivmedizin, Notfallmedizin, Schmerztherapie, Hygiene
Schwerpunkt Arbeitsmedizin, Rechtsmedizin, Sozialmedizin

Die Bände dieser Reihe ermöglichen Ihnen eine gute Prüfungsvorbereitung und ein optimales Training der problemorientierten Herangehensweise an klinische Problemstellungen.

Wir wünschen viel Erfolg!

Stuttgart, im August 2008
Georg Thieme Verlag KG

Inhalt

Bearbeitungshinweise	X

1 Grundlagen der Chirurgie — 2, 94

- 1.1 Topografische Anatomie — 2, 94
- 1.2 Asepsis, Antisepsis, Hospitalismus — 3, 95
- 1.3 postoperative Komplikationen und perioperative Maßnahmen — 4, 96
- 1.4 Grundprinzipien der OP-Technik — 8, 102
- 1.5 Wundheilung und -behandlung — 10, 105
- 1.6 Begutachtung — 12, 106
- 1.7 Chirurgische Diagnostik und Tumorklassifikation — 13, 107

2 Chirurgische Infektionslehre — 14, 109

- 2.1 Allgemeine Infektiologie — 14, 109
- 2.2 Spezifische Infektionen — 16, 111

3 Zentrales und peripheres Nervensystem — 18, 114

- 3.1 Zentrales Nervensystem — 18, 114
- 3.2 Peripheres Nervensystem — 22, 119

4 Gesicht und Hals — 23, 120

- 4.1 Gesicht — 23, 120
- 4.2 Hals — 23, 120

5 Thoraxchirurgie — 25, 123

- 5.1 Zwerchfell — 25, 123
- 5.2 Mediastinum — 26, 124
- 5.3 Lunge und Pleura — 27, 125
- 5.4 Herz — 28, 127
- 5.5 Mamma — 29, 128

6 Viszeralchirurgie — 30, 129

- 6.1 Magen-Darm-Trakt — 30, 129
- 6.2 Peritoneum, Ileus, Akutes Abdomen — 42, 147
- 6.3 Leber, Gallenblase und -wege, Pankreas — 45, 149
- 6.4 Nebenniere, Milz, Hernien — 49, 157

7 Gefäßchirurgie — 52, 162

- 7.1 Arterielles System — 52, 162
- 7.2 Venöses System — 54, 166
- 7.3 Lymphsystem — 55, 167

8 Traumatologie — 55, 167

- 8.1 Kopf, Hals und Wirbelsäule — 55, 167
- 8.2 Obere Extremität — 58, 171
- 8.3 Untere Extremität — 65, 182
- 8.4 Thermische Verletzungen — 73, 196

9 Generelle Knochen-, Gelenk- und Weichteilerkrankungen — 74, 197

- 9.1 Metabolische Knochenerkrankungen — 74, 197
- 9.2 Knocheninfektionen — 75, 198
- 9.3 Knochen- und Weichteilgeschwülste — 75, 199
- 9.4 Sonstige Knochenerkrankungen — 77, 202
- 9.5 Gelenkerkrankungen — 78, 204

10 Regionale Knochenerkrankungen — 79, 206

- 10.1 Wirbelsäule — 79, 206
- 10.2 Obere Extremität — 83, 211
- 10.3 Untere Extremität — 85, 215

11 Störungen der Bewegung — 90, 224

Abbildungsverzeichnis	227
Bildanhang	231

12 Fragen/Kommentare Examen Frühjahr 2008 — 282, 289

Sachverzeichnis	303

Die fett gedruckten Seitenzahlen beziehen sich auf den Kommentarteil.

Bearbeitungshinweise

Zur Vorbereitung auf die Zweite Ärztliche Prüfung wurde dieser Band mit Einzelfragen zusammengestellt.

Die Fragen sind thematisch sortiert um ein systematisches Lernen zu ermöglichen.

Die Prüfungsaufgaben sind Antwortwahlaufgaben. Sie grenzen die Zahl der Antwortmöglichkeiten auf einen zuvor bestimmten Entscheidungszusammenhang ein. Für alle Aufgabentypen gilt daher: Antworten, die im Antwortangebot nicht enthalten sind, können nicht die richtige Lösung sein.

Eine Aufgabe gilt als richtig gelöst, wenn die beste Antwort aus dem Antwortangebot A–E markiert wurde. Die beste Antwort ist diejenige, die im Vergleich der fünf Antwortmöglichkeiten die Aufgabe **am umfassendsten beantwortet**.

Aufgabentypen:

→ Aufgabentyp A: Einfachauswahl

Bei diesem Aufgabentyp sind alle angebotenen Antworten von A bis E gegeneinander abzuwägen. Als **richtige Lösung** wird die **Bestantwort** anerkannt. Bestantwort ist entweder die **am meisten zutreffende** oder die **allein zutreffende** Antwort bzw. die **am wenigsten zutreffende** oder die **allein unzutreffende** Antwort.

→ Aufgabentyp B: Zuordnung (Aufgaben mit gemeinsamem Antwortangebot)

Bei diesem Aufgabentyp sind in Liste 1 Begriffe oder Sachverhalte aufgeführt, Liste 2 enthält die möglichen Antworten von A bis E. Als **richtige Lösung** wird die **allein** oder **am besten zutreffende Zuordnung** anerkannt. Dabei kann auch für mehrere Aufgaben der Liste 1 die gleiche Antwort aus Liste 2 die richtige Lösung sein.

Fragen

1 Grundlagen der Chirurgie

1.1 Topografische Anatomie

F06
→ 1.1 Der N. facialis verlässt die Basis cranii durch
(A) die Fissura petrooccipitalis
(B) das Foramen spinosum
(C) die Fissura tympanomastoidea
(D) die Fissura sphenopetrosa
(E) das Foramen stylomastoideum

F06
→ 1.2 Welcher der folgenden Muskeln begrenzt die Fossa poplitea nicht?
(A) M. gracilis
(B) M. semitendinosus
(C) M. semimembranosus
(D) M. gastrocnemius
(E) M. biceps femoris

F06
→ 1.3 Die Blutversorgung der Appendix vermiformis erfolgt in aller Regel über die
(A) A. colica media
(B) A. mesenterica inferior
(C) Aa. ileae
(D) A. ileocolica
(E) A. colica dextra

H05
→ 1.4 Welches der folgenden Gefäße zieht entlang der großen Kurvatur des Magens?
(A) A. gastrica dextra
(B) A. gastrica sinistra
(C) V. gastrica sinistra
(D) A. gastroomentalis dextra
(E) V. gastrica dextra

H95
→ 1.5 Welche Aussage trifft nicht zu? Die Vena subclavia
(A) liegt hinter der Klavikula
(B) liegt hinter der 1. Rippe
(C) verläuft durch die vordere Skalenuslücke
(D) liegt vor dem M. scalenus anterior
(E) liegt vor der A. subclavia

F93
→ 1.6 Welche Angaben zur topographisch-anatomischen Situation der Schilddrüse treffen zu?
(1) Die Schilddrüse wird über die A. thyreoidea superior aus der A. carotis externa arteriell versorgt.
(2) Die oberen Epithelkörperchen liegen im Regelfall der Hinterfläche der Schilddrüse an.
(3) Die Schilddrüsenkapsel schließt dorsal die Nn. laryngei inferiores (recurrentes) ein.

(A) nur 2 ist richtig
(B) nur 1 und 2 sind richtig
(C) nur 1 und 3 sind richtig
(D) nur 2 und 3 sind richtig
(E) 1–3 = alle sind richtig

F02
→ 1.7 Im hinteren Mediastinum verläuft nicht:
(A) die V. azygos
(B) der Ductus thoracicus
(C) der Truncus vagalis anterior
(D) der Truncus vagalis posterior
(E) die Aorta ascendens

H94
→ 1.8 Bei der Durchtrennung des Mesocolon transversum links der Wirbelsäule gelangt man von unten in
(A) den retrorenalen Raum
(B) die Bursa omentalis
(C) den Raum hinter dem Pankreas
(D) das Vestibulum bursae omentalis
(E) den Magen

F91
→ 1.9 In der Lacuna vasorum liegt
(A) die A. femoralis am weitesten medial
(B) die A. femoralis lateral von der V. femoralis
(C) der Ramus femoralis des N. genitofemoralis zwischen den Oberschenkelgefäßen
(D) der N. femoralis lateral
(E) der Rosenmüller-Lymphknoten am weitesten lateral

1.1 (E) 1.2 (A) 1.3 (D) 1.4 (D) 1.5 (B) 1.6 (B) 1.7 (E) 1.8 (B) 1.9 (B)

H97
1.10 Welche Aussage zu den anatomischen Strukturen des Leistenkanals ist nicht richtig?
(A) Die Sehnenplatte des M. obliquus externus abdominis bildet die Vorderwand
(B) Die Hinterwand wird durch die Fascia transversalis gebildet
(C) Die untere Begrenzung des Leistenkanals wird vom Ligamentum pubicum gebildet
(D) Der innere Leistenring (Anulus inguinalis profundus) wird medial vom Ligamentum interfoveolare begrenzt
(E) Der Unterrand des M. obliquus internus abdominis bildet die obere Begrenzung

1.2 Asepsis, Antisepsis, Hospitalismus

F94
1.11 Welches der genannten Verfahren kommt zur Sterilisation von Pinzetten und Scheren am ehesten in Betracht?
(A) Gassterilisation mit Formaldehyd-Wasserdampf bei 60°C für 30 Minuten
(B) Heißluftsterilisation bei 100°C
(C) Dampfsterilisation mit Wasserdampf bei 134°C
(D) Gassterilisation mit einem Äthylenoxid-Kohlensäure-Gemisch bei 55°C und 60 Minuten Einwirkungszeit
(E) Tyndallisieren mit strömendem Dampf von 100°C und 15 Minuten Einwirkungszeit

H99
1.12 Welche der folgenden Aussagen zur Desinfektion trifft nicht zu?
(A) Sie wird mittels chemischer und physikalischer Verfahren durchgeführt.
(B) Es werden potentiell pathogene Keime eliminiert.
(C) Sie führt zur Keimfreiheit.
(D) Hände werden mit einem alkoholischen Mittel gereinigt.
(E) Die Flächendesinfektion soll so sparsam wie möglich eingesetzt werden.

F01
1.13 Welche Aussage zu hygienischen Maßnahmen in der Chirurgie trifft nicht zu?
(A) Bei der Sterilisation werden lebensfähige Mikroorganismen abgetötet.
(B) Die Dampfsterilisation erfolgt im Autoklaven mit gesättigtem Wasserdampf.
(C) Die Gassterilisation mit Ethylenoxid ist für thermolabile Gegenstände geeignet.
(D) Bei thermolabilen Gegenständen kann eine Plasmasterilisation vorgenommen werden.
(E) Zur hygienischen Händedesinfektion ist 10-minütiges Waschen mit alkoholischen Lösungen erforderlich.

H96
Ordnen Sie den in Liste 1 genannten, häufig vorkommenden Erregern nosokomialer Infektionen die in Liste 2 genannte Lokalisation oder das Sekret zu, wo sie am häufigsten nachgewiesen werden!

Liste 1
1.14 Staphylococcus aureus
1.15 Klebsiellen

Liste 2
(A) Tracheasekret von Intensivpatienten
(B) infizierte Wunde nach aseptischer Operation (z. B. Herniotomie)
(C) T-Drain-Galle nach Ductus choledochus-Revision
(D) Inhalt einer Lungenkaverne in der Lungenspitze
(E) Wundsekret eines Gasödems

F02
1.16 Welcher der folgenden Keime ist am häufigsten die Ursache einer nosokomialen Infektion und zeichnet sich durch zunehmende Resistenzentwicklung aus?
(A) Staphylococcus aureus
(B) Streptococcus pneumoniae
(C) Toxoplasma gondii
(D) Pneumocystis carinii
(E) Listeria monocytogenes

1.10 (C)   1.11 (C)   1.12 (C)   1.13 (E)   1.14 (B)   1.15 (A)   1.16 (A)

1.3 Postoperative Komplikationen und perioperative Maßnahmen

H07

→ 1.17 Ein 62-jähriger adipöser Patient mit einem BMI von 31 kg/m² (178 cm groß, 98 kg schwer) wird wegen einer akuten Appendizitis für die Appendektomie vorbereitet. Aus der Anamnese ist eine chronische Hepatitis B bekannt. Aufgrund einer koronaren Herzkrankheit (KHK) wurde bei ihm eine Koronardilatation mit Stentimplantation durchgeführt. Wegen des Alters und des Erkrankungsprofils des Patienten besteht ein erhöhtes Thromboserisiko. Welche der folgenden Maßnahmen ist am ehesten geeignet, um das Thromboserisiko bei dem Patienten zu minimieren?
(A) Postoperativ am Abend des Operationstages erfolgt eine Thromboseprophylaxe mit einem niedermolekularen Heparin (NMH).
(B) Zunächst erfolgt eine AT-III-Bestimmung, bei erniedrigtem AT-III-Wert Heparin-Gabe i.v. 25 000 I.E. im Dauertropf über 24 Stunden.
(C) perioperativ Gabe eines niedermolekularen Heparins (NMH)
(D) Einnahme eines Thrombozyten-Aggregationshemmers in Kombination mit postoperativer Gabe eines niedermolekularen Heparins (NMH)
(E) Bei dem relativ kleinen Eingriff einer unkomplizierten Appendektomie (offen oder laparoskopisch) genügt die frühzeitige, bereits am Abend des Operationstages beginnende Mobilisation des Patienten.

H07

→ 1.18 Bei einer 61-jährigen Patientin hat sich nach einer Unterarmfraktur ein komplexes regionales Schmerzsyndrom (M. Sudeck) entwickelt, das sich nun im Stadium III befindet. Welches der naturheilkundlichen Verfahren kommt in diesem Stadium als physiotherapeutische Maßnahme am ehesten zur rehabilitativen Therapie in Betracht?
(A) Lösungstherapie nach Schaarschuch-Haase
(B) PNF (propriozeptive neuromuskuläre Fazilitation)
(C) Proliferationstherapie
(D) Atmungstherapie
(E) progressive Muskelrelaxation nach Jacobson

F07

→ 1.19 Ein 80-jähriger Mann wurde wegen eines Colonkarzinoms operiert. Drei Tage nach der Operation trat Fieber bis 39°C verbunden mit abdominellen Schmerzen auf. Die Verdachtsdiagnose „Peritonitis" wurde erhärtet. Bei der Relaparatomie zeigte sich eine Dehiszenz der Anastomose mit Austritt von Coloninhalt. Neben dem fauligen Geruch zeigten sich im Grampräparat viele unterschiedliche gramnegative Mikroorganismen.
Welche Kombination von Mikroorganismen ist die wahrscheinlichste Ursache für die Peritonitis?
(A) Escherichia coli und Brucella melitensis
(B) Enterobacter cloacae und Salmonella enteritidis
(C) Bacteroides fragilis und Fusobacterium ssp.
(D) Haemophilus influenzae und Actinomyces israelii
(E) Shigella dysenteriae und Serratia marcescens

H06

→ 1.20 Bei einem 55-jährigen Patienten wurde vor 6 Tagen wegen eines Colon-ascendens-Karzinoms eine Hemikolektomie rechts durchgeführt. Der Patient ist um 20 kg übergewichtig, leidet an einer Hypertonie und einem Diabetes mellitus Typ 2. Ein sukzessiver Kostaufbau ist am 3. postoperativen Tag begonnen worden mit Reduktion der Infusionstherapie, eine Antibiotika-Therapie wurde als „single shot" am OP-Tag verabreicht. Jetzt leidet der Patient an Atemnot, bietet eine Temperatur von 39°C, eine Leukozytose von 18.000/μL und ein Serum-Kreatinin von 1,8 mg/dL mit Reduktion der Urinproduktion von unter 100 mL/h. Das Abdomen ist gebläht und diffus druckempfindlich. Der Patient ist agitiert und etwas verwirrt mit einer unregelmäßigen Pulsfrequenz zwischen 80 und 100/min.
Welche Diagnose ist bei Darstellung dieses Krankheitsbildes am wahrscheinlichsten?
(A) Pneumonie
(B) Anastomoseninsuffizienz
(C) Exsikkose durch Reduktion der Infusionstherapie
(D) klinisches Bild einer diabetischen Ketoazidose
(E) Herzinfarkt

1.17 (C)   1.18 (B)   1.19 (C)   1.20 (B)

H06
→ 1.21 Eine 87-jährige Frau wird zur Operation einer Katarakt in eine Augenklinik aufgenommen. In der Nacht nach der Operation ist sie unruhig, läuft aufgeregt über die Station und ruft laut um Hilfe. Sie werden von der Nachtschwester gerufen und um eine Sedierung gebeten.
Welcher der folgenden Arzneistoffe kommt jetzt zur Behandlung dieses nächtlichen Unruhezustandes bei dieser Patientin am ehesten in Betracht?
(A) Tiaprid (Tiapridex®)
(B) Pemolin (Tradon®)
(C) Topiramat (Topamax®)
(D) Melperon (Eunerpan®)
(E) Donepezil (Aricept®)

F06
→ 1.22 Welche Aussage zur präoperativen Patientenaufklärung trifft am ehesten zu?
(A) Sie ist für einen bestimmten Eingriff bei allen Patienten gleichartig und gleich umfangreich vorzunehmen.
(B) Es müssen nur die häufigen Risiken genannt werden.
(C) Auch die Darstellung des normalen Behandlungsablaufs gehört hierzu.
(D) Die Aushändigung vorgedruckter standardisierter Aufklärungsbögen kann die persönliche Aufklärung durch den Arzt ersetzen.
(E) Bei elektiven Eingriffen kann die Aufklärung direkt vor Operationsbeginn erfolgen.

F06
→ 1.23 Welche der genannten Maßnahmen ist zur postoperativen venösen Thromboseprophylaxe nach einer Choledochusrevision bei einer 28-jährigen Patientin am wenigsten geeignet?
(A) Thrombozytenaggregationshemmer
(B) Kompressionsstrümpfe
(C) niedermolekulares Heparin
(D) Frühmobilisation
(E) unfraktioniertes Heparin

F06
→ 1.24 Eine ischämische Kontraktur am Arm (Volkmann-Kontraktur) ist am ehesten zu erwarten bei
(A) Durchtrennung der A. brachialis
(B) Stufenbildung infolge einer in Fehlstellung verheilten suprakondylären Extensionfraktur
(C) einer in Fehlstellung verheilten Trümmerfraktur des Unterarmes
(D) Anlegen eines zu engen Gipsverbandes
(E) Verschraubung oder Drahtzuggurtung im Olekranonbereich

F06
→ 1.25 Zur Sympathischen Reflexdystrophie (Sudeck-Dystrophie) nach Extremitätenverletzung gehört am ehesten:
(A) fleckige Knochenentkalkung im Röntgenbild
(B) Gelenkerguss
(C) ischämisch bedingte Nervenschädigung
(D) Anhidrosis
(E) Parästhesien

F99
→ 1.26 Welche Aussage trifft am wenigsten zu?
Eine absolute Indikation zur Operation liegt vor, wenn
(A) die Operation dringend notwendig ist und kein anderer Behandlungsweg die gleiche Heilungschance gewährleistet (z.B. rupturiertes Aortenaneurysma)
(B) nach einem stumpfen Bauchtrauma Verletzungen innerer Organe vorliegen (z.B. einzeitige Milzruptur) mit Hb-Abfall und Schocksymptomatik
(C) der Patient ohne Operation in kurzer Zeit an seinen Verletzungsfolgen sterben würde (z.B. Perforationsperitonitis)
(D) ein klinischer und röntgenologischer Karzinomverdacht histologisch bestätigt wurde (z.B. hochsitzendes Ösophaguskarzinom mit Fernmetastasen)
(E) bei einem vitalen Neugeborenen eine Ösophagusatresie besteht

H93
→ 1.27 Bei länger liegender gutdrainierender Magensonde besteht das Risiko der
(A) metabolischen Azidose
(B) metabolischen Alkalose
(C) respiratorischen Alkalose
(D) Hyperchlorämie
(E) Keine der Aussagen (A)–(D) trifft zu

F98
→ 1.28 Der tägliche Flüssigkeitsbedarf bei totaler parenteraler Ernährung beträgt bei einem Erwachsenen am ehesten:
(A) 40 ml/kg KG
(B) 80 ml/kg KG
(C) 120 ml/kg KG
(D) 140 ml/kg KG
(E) 160 ml/kg KG

H96
→ 1.29 Zur Substitution einer schweren Hypokaliämie sollten wieviel mmol Kalium pro Stunde periphervenös am ehesten infundiert werden?
(A) 20
(B) 60
(C) 100
(D) 140
(E) 200

F96 H94
→ 1.30 Eine postoperative katabole Stoffwechsellage ist charakterisiert durch
(1) erhöhte Kaliumverluste im Urin
(2) Glykogenolyse und Glukoneogenese
(3) negative Stickstoffbilanz

(A) nur 2 ist richtig
(B) nur 3 ist richtig
(C) nur 1 und 2 sind richtig
(D) nur 1 und 3 sind richtig
(E) 1–3 = alle sind richtig

→ 1.31 Welche der nachstehenden Substanzen ist gebräuchlich bei Heparin-Überdosierung?
(A) Vitamin B_{12}
(B) Vitamin C
(C) Vitamin D
(D) Vitamin K
(E) Protaminsulfat

→ 1.32 Welche Aussage über die Blutgerinnungsfaktoren im Zusammenhang mit chirurgischen Erkrankungen trifft zu?
(1) Bei Verschlußikterus mit erniedrigtem Prothrombinspiegel ist präoperativ eine Vitamin-K-Dosierung von 5.0 bis 10.0 mg/die i.v. ausreichend.
(2) Bei Neugeborenen ist eine Hypoprothrombinämie physiologisch.
(3) Bei Leberstoffwechselstörungen sind hohe parenterale Vitamin-K-Dosen zur Verbesserung der Prothrombinbildung angezeigt.
(4) Vitamin-K-Mangel mit Hypoprothrombinämie wird bei Verschlußikterus beobachtet.

(A) nur 4 ist richtig
(B) nur 2 und 4 sind richtig
(C) nur 1, 2 und 3 sind richtig
(D) nur 1, 2 und 4 sind richtig
(E) 1–4 = alle sind richtig

H95 H89
→ 1.33 Die orthograde Darmspülung mit größeren Mengen von Leitungswasser ist am ehesten gefährlich wegen einer/eines sich entwickelnden
(A) hypertonen Hydratation
(B) bakteriellen Besiedlung
(C) Hypovolämie
(D) Hypernatriämie
(E) Lungenödems

F95
→ 1.34 Welche Aussage trifft nicht zu?
Typische Symptome eines hämolytischen Zwischenfalls bei einer Bluttransfusion sind:
(A) Lenden- und Kreuzschmerzen
(B) Übelkeit
(C) Myotonien
(D) Fieber
(E) Schüttelfrost

F88
→ 1.35 Als mögliche Zugangswege für einen zentralen Venenkatheter kommen beim Erwachsenen in Betracht:
(1) Vena subclavia
(2) Vena basilica
(3) Vena jugularis externa
(4) Vena jugularis interna

(A) nur 1 und 2 sind richtig
(B) nur 1 und 3 sind richtig
(C) nur 2 und 3 sind richtig
(D) nur 1, 2 und 3 sind richtig
(E) 1–4 = alle sind richtig

1.28 (A)   1.29 (A)   1.30 (E)   1.31 (E)   1.32 (D)   1.33 (E)   1.34 (C)   1.35 (E)

F94
→ 1.36 Zur Messung des zentralen Venendruckes bestimmen Sie den äußeren Nullpunkt bei Rückenlage des erwachsenen Patienten folgendermaßen:
(A) Rückenfläche des Patienten + 2 cm
(B) Sternumebene – 2 cm
(C) $^{1}/_{5}$ des Thoraxdurchmessers über der Unterlage
(D) $^{3}/_{5}$ des Thoraxdurchmessers über der Unterlage
(E) Keine der Aussagen (A)–(D) trifft zu.

H05
→ 1.37 Eine adäquate perioperative Thromboembolieprophylaxe erfolgt am besten mit:
(A) präoperativ begonnener Gabe von Acetylsalicylsäure (ASS)
(B) postoperativ begonnener Gabe von Acetylsalicylsäure (ASS)
(C) präoperativ begonnener Low-Dose-Heparin-Medikation
(D) Kombination von präoperativer Gabe von Acetylsalicylsäure (ASS) und postoperativer Heparingabe
(E) Low-Dose-Heparin-Medikation am 1. postoperativen Tag beginnend

F98 H95 F94
→ 1.38 Welche der folgenden Maßnahmen sind zur postoperativen Thromboseprophylaxe nach Choledochusrevision bei einem 78-jährigen Patienten mit Hypertonie sinnvoll?
(1) Gabe von Cumarin
(2) Atemübungen
(3) Bettfahrrad
(4) achtstündlich subkutane Gabe von 15000 E Heparin (MG 1400 Dalton)
(5) Frühmobilisation

(A) nur 1 und 3 sind richtig
(B) nur 2 und 4 sind richtig
(C) nur 1, 4 und 5 sind richtig
(D) nur 2, 3 und 5 sind richtig
(E) nur 1, 3, 4 und 5 sind richtig

H94
→ 1.39 In der postoperativen Phase sollten Lungenatelektasen wegen der Gefahr einer Pneumonie möglichst vermieden werden.
Welche der folgenden therapeutischen Maßnahmen sind dazu neben intensiven krankengymnastischen Übungen notwendig?
(1) ausreichende Schmerzmittelgabe
(2) Inhalationen
(3) häufiger Lagewechsel

(A) nur 2 ist richtig
(B) nur 1 und 2 sind richtig
(C) nur 1 und 3 sind richtig
(D) nur 2 und 3 sind richtig
(E) 1–3 = alle sind richtig

F98
→ 1.40 Bei postoperativer Magenatonie ist die vordringlichste Maßnahme:
(A) i. v. Infusion mit Prostigmin
(B) Oberbauchsonographie
(C) Gastroskopie
(D) Legen einer Magensonde
(E) Relaparotomie

F98
→ 1.41 Nach einer Cholezystektomie wegen eines Gallenblasenempyems tritt ein hartnäckiger Singultus auf.
Als mögliche Ursachen ziehen Sie in Betracht:
(1) Stenose des Ductus choledochus
(2) Magenatonie
(3) subphrenischer Abszeß
(4) Peritonitis

(A) nur 1 und 3 sind richtig
(B) nur 2 und 4 sind richtig
(C) nur 1, 2 und 3 sind richtig
(D) nur 1, 3 und 4 sind richtig
(E) nur 2, 3 und 4 sind richtig

F99
→ 1.42 Welche der nachfolgenden Aussagen zur postoperativen Parotitis (nach einer Intubationsnarkose) trifft nicht zu?
(A) Sie ist eine aszendierende Infektion.
(B) Kachektische Patienten bzw. Patienten in schlechtem Allgemeinzustand sind bevorzugt betroffen.
(C) Häufigste Komplikation ist die Fazialislähmung.
(D) Prophylaktisch ist es wichtig, den Speichelfluß aufrecht zu erhalten, z.B. mit Hilfe von Kaugummikauen.
(E) Bei Abszedierung ist eine Inzision angezeigt.

1.36 (D) 1.37 (C) 1.38 (D) 1.39 (E) 1.40 (D) 1.41 (E) 1.42 (C)

H99
→ 1.43 Zum klinischen Bild der sympathischen Reflexdystrophie (komplexes regionales Schmerzsyndrom) zählt <u>nicht</u>:
(A) erhöhte Gelenkmobilität
(B) Hypästhesie
(C) Atrophie der Haut
(D) Ruheschmerz
(E) gestörte Schweißsekretion

H01
→ 1.44 Was trifft für eine posttraumatische Fettembolie <u>am wenigsten</u> zu?
(A) Eine Maßnahme zur Prophylaxe ist die sofortige und adäquate Schockbehandlung gefährdeter Unfallpatienten.
(B) Besonders häufig tritt sie bei einem Schädelhirntrauma auf.
(C) Es werden petechiale Blutungen an der Haut und an den Konjunktiven beobachtet.
(D) Symptome sind Dyspnoe und Verwirrtheitszustände.
(E) Das Röntgenbild der Lunge zeigt fleckige Verschattungen.

H03
→ 1.45 Ein 25-jähriger Motorradfahrer erleidet eine Unterschenkeltrümmerfraktur im distalen Drittel ohne Gelenkbeteiligung. Die Erstversorgung besteht in Reposition, Extension und Anlage eines gespaltenen Oberschenkel-Liegegipsverbandes. Nach 2 Tagen wird eine Heberschwäche der Großzehe bemerkt. Klinisch besteht ein Sensibilitätsverlust im ersten Interdigitalraum, die Fußpulse sind erhalten.
Es handelt sich am ehesten um:
(A) Verletzung des N. suralis
(B) Tibialis-anterior-Syndrom
(C) Abriss der Sehne des M. extensor hallucis longus
(D) Irritation subkutan verlaufender Nervenäste durch zu engen Gips, die durch Spreizen des Gipsverbandes rasch behoben werden kann
(E) Ruptur des Retinaculum extensorum

F97
→ 1.46 Das Postaggressionssyndrom nach chirurgischen Eingriffen ist in den ersten 24 Stunden unter anderem gekennzeichnet durch:
(1) Hypoglykämie
(2) Polyurie
(3) Steigerung des Sympathotonus

(A) nur 2 ist richtig
(B) nur 3 ist richtig
(C) nur 1 und 2 sind richtig
(D) nur 1 und 3 sind richtig
(E) nur 2 und 3 sind richtig

F03
→ 1.47 Bei einer 57-jährigen Patientin findet sich 3 Monate nach einer Radiusfraktur loco typico der folgende klinische Befund: Muskelatrophie, glänzende, zyanotische und trockene Haut an Unterarm und Hand und zunehmende Bewegungseinschränkung der Fingergelenke.
Es handelt sich am ehesten um eine
(A) Algodystrophie
(B) Folge konsequenter psychogener Schonhaltung
(C) Thrombose der A. radialis
(D) Parese des N. medianus
(E) Thrombose der A. ulnaris

1.4 Grundprinzipien der OP-Technik

H05
→ 1.48 Die Abb. 1.1 des Bildanhangs zeigt die mikrochirurgische Technik der Nervennaht.
Welche der angegebenen anatomischen Strukturen wird durch diese Naht vereinigt?
(A) Schwann-Scheiden
(B) ein Nervenfaszikel
(C) das Endoneurium
(D) das Epineurium
(E) intraneurale Arterien

H05
→ 1.49 Welche Aussage zu Punktionstechniken trifft am ehesten zu?
(A) Bei der Pleurapunktion sollte die Punktionsnadel am Unterrand der Rippe entlanggleiten.
(B) Die Aszitespunktion erfolgt zumeist in der Linea alba oberhalb des Nabels.
(C) Bei erhöhtem Hirndruck ist eine Lumbalpunktion kontraindiziert.
(D) Die Kniegelenkspunktion wird in der Regel im unteren Rezessus von medial aus durchgeführt.
(E) Bei der Perikardpunktion wird die Punktionsnadel im 7. ICR rechts parasternal eingeführt und in Richtung linke Klavikulamitte vorgeschoben.

1.43 (A)   1.44 (B)   1.45 (B)   1.46 (B)   1.47 (A)   1.48 (B)   1.49 (C)

H05
→ 1.50 Welche Zuordnung von Osteosyntheseprinzipien zu den entsprechenden Verfahren trifft nicht zu?
(A) intramedullärer Kraftträger – Fixateur interne
(B) dynamische Kompression – Zuggurtungsosteosynthese
(C) extramedulläre Schienung – Plattenosteosynthese
(D) interfragmentäre Kompression – Zugschraube
(E) intramedulläre Schienung – Verriegelungsnagel

H01
→ 1.51 Welche der folgenden Angaben beschreibt am zutreffendsten eine Ankylose?
(A) Sklerosierung des Wirbelkörperkerns bei degenerativen Wirbelsäulenerkrankungen
(B) Gelenkversteifung durch feste Verbindung der artikulierenden Gelenkflächen
(C) Gelenkzwangsstellung mit vermehrter Bewegungsfähigkeit
(D) winklige Verkrümmung der Wirbelsäule (in der Sagittalebene) infolge Keilwirbelbildung
(E) Seitverbiegung der Wirbelsäule ohne kompensatorischen Ausgleich der Wirbelsäulenkrümmung

H05
Ordnen Sie den in Liste 1 genannten Kolonkarzinomen die am ehesten vorzunehmende Operation (Liste 2) zu!

Liste 1
→ 1.52 lokal inoperables Karzinom des Colon ascendens
→ 1.53 gut bewegliches, operables Karzinom des Zäkum

Liste 2
(A) Proktokolektomie
(B) doppelläufige Kolostomie
(C) alleinige Ileotransversostomie
(D) Hemikolektomie rechts
(E) Ileozäkalresektion

H95
→ 1.54 Welche Schnittführung ist als Zugangsweg für die angegebene Operation nicht geeignet?
(A) Kocher-Kragenschnitt – Struma
(B) Wechselschnitt – Appendektomie
(C) inguinaler Längsschnitt – femorale Embolektomie
(D) Pfannenstielschnitt – Magenresektion
(E) Oberbauchquerschnitt – Pankreasresektion

F93 F90
→ 1.55 Eine operative Entfernung des linken Schilddrüsenlappens bezeichnet man als:
(A) Exzision
(B) Enukleation
(C) Exstirpation
(D) Exkochleation
(E) Resektion

H97
→ 1.56 Bei einem stenosierenden Antrumkarzinom des Magens mit Peritonealkarzinose wurde nach subtotaler Magenresektion unter Mitnahme des großen Netzes eine Gastroenterostomie durchgeführt.
Welche ist die treffendste Bezeichnung für diesen Eingriff?
(A) Resektion en bloc
(B) Kontinuitätsresektion
(C) Palliativoperation
(D) Radikaloperation
(E) Tumorexstirpation

H97 H90
→ 1.57 Welche Aussage trifft nicht zu?
Resorbierbare Nahtmaterialien sind:
(A) Catgut
(B) Chromcatgut
(C) Seide
(D) Polydioxanon (PDS)
(E) Polyglykolsäure (PGS)

H93
→ 1.58 Welche der folgenden Techniken ist für die Hautnaht nicht geeignet?
(A) Einzelknopfnaht
(B) Allgöwer-Naht (subkutane Rückstichnaht)
(C) evertierende Naht
(D) Klammernaht
(E) Donati-Naht (Rückstichnaht)

F97
→ 1.59 Eine Lumbalpunktion beim Erwachsenen wird ausgeführt
(1) in Lordose der Lendenwirbelsäule
(2) in Kyphose der Lendenwirbelsäule
(3) in Beckenkammhöhe
(4) in Höhe der Spinae iliacae posteriores

(A) nur 4 ist richtig
(B) nur 1 und 3 sind richtig
(C) nur 1 und 4 sind richtig
(D) nur 2 und 3 sind richtig
(E) nur 2 und 4 sind richtig

1.50 (A)   1.51 (B)   1.52 (C)   1.53 (D)   1.54 (D)   1.55 (E)   1.56 (C)   1.57 (C)   1.58 (C)   1.59 (D)

H96
Geben Sie zu den in Liste 1 genannten Punktionen die am ehesten zutreffende anatomische Lokalisation (Liste 2) an!

Liste 1
→ 1.60 Punktion bei einem Pleuraerguß
→ 1.61 Punktion bei einer Herzbeuteltamponade

Liste 2
(A) hintere Axillarlinie im 7. ICR
(B) vom epigastrischen Winkel aus
(C) Medioklavikularlinie im 5. ICR
(D) Skapularlinie im 9. ICT
(E) Parasternallinie links im 3. ICR

H00
→ 1.62 Bei Punktion der linken Vena jugularis interna mit Einführen eines Katheters zur Messung des zentralvenösen Drucks ist mit welcher der folgenden Komplikationen nicht zu rechnen?
(A) Punktion der Arteria carotis
(B) Perforation von Venenklappen
(C) Vorhofperforation
(D) Luftembolie
(E) Verletzung des Plexus brachialis

H98
→ 1.63 Welche Aussage zur Redon-Drainage trifft zu? Sie
(A) ist eine Saugdrainage
(B) weist am einzulegenden Ende eine trichterförmige Öffnung auf
(C) ist besonders zur Pleuradrainage geeignet
(D) wird transnasal eingeführt
(E) wird in der Regel nach dem 7. postoperativen Tag entfernt

H97
→ 1.64 Die Bildung eines Rolllappens in der plastischen Chirurgie ist vorbereitend für eine
(A) freie Gewebetransplantation
(B) Z-Plastik
(C) gestielte Plastik
(D) Verschiebeplastik
(E) Spalthautlappenplastik

H96
→ 1.65 Bei welcher plastischen Oberflächendeckung bleibt die Blutversorgung nicht erhalten?
(A) Verschiebelappen
(B) Myokutanlappen
(C) Kreuzlappen
(D) Vollhaut
(E) Rundstiellappen

F01
→ 1.66 Welche der folgenden Begriffe aus der Transplantationschirurgie ist nicht richtig erklärt?
(A) Xenogene Transplantation – Organübertragung von engen Verwandten
(B) Allogene Transplantation – Übertragung zwischen genetisch differenten Individuen der gleichen Spezies
(C) Isogene (syngene) Transplantation – Verpflanzung zwischen genetisch identischen Individuen
(D) Autogene (autologe) Transplantation – Verpflanzung im gleichen Individuum
(E) Heterotope Transplantation – Einpflanzung eines Organs an eine von der normalen anatomischen Position abweichende Region

H97
→ 1.67 Was kommt als Zeichen einer Abstoßungsreaktion nach Nierentransplantation vor?
(1) Diureserückgang
(2) Vergrößerung des Transplantats
(3) Bluthochdruck

(A) nur 2 ist richtig
(B) nur 1 und 2 sind richtig
(C) nur 1 und 3 sind richtig
(D) nur 2 und 3 sind richtig
(E) 1–3 = alle sind richtig

1.5 Wundheilung

F00
→ 1.68 Welche der folgenden Aussagen zur Wundheilung trifft nicht zu?
(A) Die Regeneration der Hautanhangsgebilde erfolgt in der Granulationsphase.
(B) Die Epithelisierung beginnt an den Wundrändern.
(C) Die Angiogenese erfolgt in Form endothelialer Kapillarknospen.
(D) Keloide entstehen durch gesteigerte Bindegewebsreaktion.
(E) Bei Muskelverletzungen geht kontraktile Substanz zu Grunde.

1.60 (A)   1.61 (B)   1.62 (B)   1.63 (A)   1.64 (C)   1.65 (D)   1.66 (A)   1.67 (E)   1.68 (A)

1 Grundlagen der Chirurgie

F01 F96
1.69 Welche Aussage zur primären Wundheilung trifft nicht zu?
(A) Fibrin wird ausgefällt.
(B) Die Blutgerinnung wird aktiviert.
(C) Histiozyten bilden Kollagen.
(D) Monozyten wandeln sich in Gewebemakrophagen um.
(E) Eine Migration der die Wunde umgebenden Epithelzellen findet statt.

H99
1.70 Die exsudative Phase (Substratphase) der Wundheilung läuft nach Wundentstehung ab:
(A) bis zum 4. Tag
(B) vom 5.–7. Tag
(C) vom 8. bis 12. Tag
(D) vom 14. bis 21. Tag
(E) in der 5. bis 8. Woche

H01
1.71 Welche der nachfolgenden Aussagen charakterisiert die primäre Wundheilung am besten?
(A) Naht der Wunde innerhalb von 8 Stunden
(B) Heilung der Wunde mit minimaler Bindegewebsbildung
(C) Heilung der Wunde mit vermehrter Bildung von Granulationsgewebe
(D) offene Wundheilung ohne Nacht und Exzision
(E) Heilung der Wunde ohne chirurgische Maßnahmen

F99
1.72 Welche Aussage zur Wundheilung trifft zu?
(A) Die Kollagensynthese ist Vitamin-D-abhängig.
(B) Eiweißmangel stört die Wundheilung.
(C) In der Exsudationsphase findet die Wundkontraktion statt.
(D) Durch die prophylaktische Verordnung von staphylokokken-wirksamen Antibiotika wird die Wundheilung verkürzt.
(E) Die sekundäre Wundheilung dauert zwar länger als die primäre Wundheilung, es entstehen jedoch besser belastbare Narben.

F90
1.73 Ein 45-jähriger Patient wurde mit einem Messer am Unterarm verletzt. Bei Klinikaufnahme 4 Stunden nach der Verletzung stellt man eine klaffende 6 cm lange Wunde fest. Keine Knochenverletzung, keine neurologischen Ausfälle, Durchblutung ungestört.
Welche der nachfolgend genannten Maßnahmen ist am ehesten angezeigt?
(A) steriler Verband nach vorausgegangener Waschung mit antiseptischer Lösung
(B) primäre Naht nach Wundexzision
(C) Verband mit enzymatischer Lösung
(D) Verband mit Antibiotikapuder
(E) Verband mit jodhaltiger Lösung

F95
1.74 Welche der folgenden Wunden darf in der Regel primär durch Naht verschlossen werden?
(A) Bißverletzung
(B) Schußverletzung
(C) Stichverletzung
(D) Pfählungsverletzung
(E) Schnittverletzung

F91 F86
1.75 Welche der nachfolgenden Aussagen zur Wundheilung charakterisiert am ehesten die „sekundäre Wundheilung" (per secundam intentionem)?
(A) verzögerte Heilung von infizierten Wunden mit geringer Narbenbildung
(B) Heilung von größeren Gewebsdefekten oder von klaffenden Wunden mit starker bindegewebiger Vernarbung
(C) Heilung von infizierten oder nichtinfizierten Wunden mit Ablösen des Wundschorfs am 7.–8. Tag
(D) Heilung von Wunden mit geschlossenem Wundspalt oder von Wunden mit geringem Gewebsdefekt unter starker Keloidbildung mit Ablösen des Wundschorfs am 6.–7. Tag
(E) Wundheilung im Bereich einer vorbestehenden Narbe

1.69 (C)   1.70 (A)   1.71 (B)   1.72 (B)   1.73 (B)   1.74 (E)   1.75 (B)

1.6 Begutachtung

H07
1.76 Ein 71-jähriger Rentner steht zur Ergänzung seiner schmalen Rente seit 6 Jahren in einem sog. geringfügigen Beschäftigungsverhältnis bei einem Getränkehändler. Dort ist er mit dem Einsortieren der Ware und der Entgegennahme von Leergut betraut. Beim Tragen zweier voller Wasserkisten gerät er auf nassen Fliesen ins Rutschen, stürzt und zieht sich eine distale Radiusfraktur rechts zu.
Wer hat die Behandlungskosten zu tragen?
(A) die gesetzliche Unfallversicherung
(B) die gesetzliche Krankenversicherung
(C) das Sozialamt
(D) der Rentner selbst
(E) die gesetzliche Rentenversicherung

H07
1.77 Sie betreuen hausärztlich einen 67-jährigen Patienten, dem vor einem Jahr aufgrund einer Coxarthrose rechts eine totale zementfreie Hüftgelenkendoprothese implantiert worden ist. Das Gelenk ist in der Beweglichkeit leicht eingeschränkt; der Patient kann schmerzfrei gehen. Der Röntgenbefund ist ohne Zeichen einer Implantatlockerung. Weitere Erkrankungen liegen nicht vor. Der Patient möchte aufgrund seiner Hüftoperation künftig Schwerbehindertenparkplätze mit seinem Kfz nutzen können und bittet Sie um Rat zur Erlangung eines entsprechenden Schwerbehindertenausweises.
Welche Maßnahme ist der Situation am ehesten angemessen?
(A) Sie raten dem Patienten, einen schriftlichen Antrag an die zuständige Krankenkasse zu stellen. Diese würde ihm dann sehr wahrscheinlich den angestrebten Ausweis ausstellen.
(B) Sie raten dem Patienten, einen schriftlichen Antrag an das zuständige Versorgungsamt zu stellen. Dieses würde ihm dann sehr wahrscheinlich den angestrebten Ausweis ausstellen.
(C) Sie erstellen einen Befundbericht und reichen diesen zusammen mit einer Kopie der Röntgenbilder und einer ärztlichen Beurteilung, in der Sie die Ausstellung des angestrebten Ausweises befürworten, beim Amtsarzt ein.
(D) Sie informieren den Patienten darüber, dass er aufgrund des Ausmaßes seiner Behinderung wenig Aussichten hat, den von ihm angestrebten Ausweis zu erhalten und raten ihm, derzeit von entsprechenden Bestrebungen Abstand zu nehmen.
(E) Sie informieren den Patienten darüber, dass Sie ihm eine ärztliche Bescheinigung ausstellen können, Endoprothesenträger zu sein, und er damit ohnehin immer auf Schwerbehindertenparkplätzen parken dürfe.

F01
1.78 Welche Aussage zur gesetzlichen Unfallversicherung trifft nicht zu?
(A) Zum versicherten Personenkreis gehören u. a. auch Studenten.
(B) Sie ist ungültig für Dienstunfälle von Beamten.
(C) Ihr Prinzip ist die Wiederherstellung der Arbeitsfähigkeit des Verletzten.
(D) Bei Verletzungen von Schülern in der Schule und bei Wegeunfällen ist ein Durchgangsarzt-Bericht erforderlich.
(E) Als Versicherungsfall gelten bei den gewerblichen Berufsgenossenschaften nur Arbeitsunfälle und keine Berufskrankheiten.

1.76 (A)   1.77 (D)   1.78 (E)

1 Grundlagen der Chirurgie

F93
→ 1.79 Welche Aussage zur rechtlichen Verantwortung des Chirurgen bei Operationen trifft **nicht** zu?
(A) Die Rechtsprechung geht davon aus, daß ein operativer Eingriff den äußeren Tatbestand der Körperverletzung erfüllt.
(B) Die Einwilligung eines Patienten zur Operation ist nur wirksam, wenn der Patient ausreichend über den geplanten Eingriff aufgeklärt wurde (informed consent).
(C) Ein vital indizierter operativer Eingriff darf auch gegen den Willen eines geschäftsfähigen Patienten durchgeführt werden.
(D) Ist ein Patient selbst nicht willensfähig, so bedarf es der Einwilligung seines gesetzlichen Vertreters zur Operation.
(E) Bei einem bewußtlosen Patienten, dessen Personalien unbekannt sind, kann der Arzt bei einem unaufschiebbaren operativen Eingriff nach dem mutmaßlichen Willen des Patienten entscheiden.

F98 F95 F90
→ 1.80 Bei der gesetzlichen Unfallversicherung erfolgen Rentenzahlungen
(A) ab 10% Minderung der Erwerbsfähigkeit
(B) ab 20% Minderung der Erwerbsfähigkeit
(C) ab 50% Minderung der Erwerbsfähigkeit
(D) ab 70% Minderung der Erwerbsfähigkeit
(E) rückwirkend vom Unfalldatum

H00
→ 1.81 Nach einem berufsgenossenschaftlich versicherten Arbeitsunfall gilt für den Versicherten:
(A) Für die Festsetzung der Rente wird die Minderung der Erwerbsfähigkeit auf dem allgemeinen Arbeitsmarkt nicht berücksichtigt.
(B) Die Höhe der Rente richtet sich allein nach dem Grad der Behinderung im erlernten Beruf.
(C) Die Rente wird von der Krankenkasse gezahlt.
(D) Die Rente wird von der Berufsgenossenschaft gezahlt.
(E) Zur Rentenzahlung kommt es im Regelfall ab einem Grad der Minderung der Erwerbsfähigkeit von 50%.

H99 H96
→ 1.82 Der Durchgangsarzt
(A) entscheidet über Art und Ort der Behandlung von Arbeitsunfällen
(B) ist ein beratender Arzt der gesetzlichen Krankenversicherung
(C) entscheidet für die Rentenversicherung über eine Berufs- oder Erwerbsunfähigkeit
(D) entscheidet über die Einsetzbarkeit von Langzeitarbeitslosen
(E) ist nicht für die Behandlung von Kindergartenunfällen zuständig

1.7 Chirurgische Diagnostik und Tumorklassifikation

F06
→ 1.83 Ein Karzinoid-Syndrom wird mit welchem der genannten Nachweise am ehesten festgestellt? Bestimmung von
(A) 5-Hydroxytryptamin im 24-h-Urin
(B) 5-Hydroxyindolessigsäure (HIAA) im Serum
(C) Serotonin im Urin
(D) 5-HIAA im 24-h-Urin
(E) Indolessigsäure im Urin

F06
→ 1.84 Eine 35-jährige Patientin, deren Mutter an einem medullären Schilddrüsenkarzinom verstorben ist, zeigt bei der Screening-Untersuchung erhöhte Kalzitoninspiegel und einen Bluthochdruck.
Welcher der nachfolgenden Tests sollte vor der Operation unbedingt durchgeführt werden? Bestimmung
(A) des Kortisonspiegels im Urin
(B) der Vanillinmandelsäure und des Metanephrinspiegels im Urin
(C) des Reninspiegels im Nierenvenenblut
(D) des Dexamethason-Suppressionstestes
(E) des Noradrenalinspiegels im Serum

H89
→ 1.85 An welcher Stelle des Lymphknotens findet sich bei einer lymphogenen Tumormetastasierung typischerweise das erste metastatische Tumorwachstum?
(A) im Lymphknotenhilus
(B) im Randsinus
(C) in der Pulpa
(D) im Randsaum der Sekundärfollikel
(E) in den Keimzentren

1.79 (C)   1.80 (B)   1.81 (D)   1.82 (A)   1.83 (D)   1.84 (B)   1.85 (B)

Schwerpunkt Chirurgie, Orthopädie

H98

→ 1.86 Welcher Metastasierungsweg liegt vor, wenn Tumorzellen eines noch nicht operierten bösartigen Hirntumors im Liquor zytologisch nachgewiesen werden?
(A) lymphogene Metastasierung
(B) hämatogene Metastasierung
(C) kavitäre Metastasierung
(D) Impfmetastasierung
(E) Keiner der Metastasierungswege (A)–(D) trifft zu.

F01

→ 1.87 Eine R2-Klassifikation in der Tumortherapie bedeutet:
(A) Die Tumorgröße beträgt 2 cm.
(B) Der Tumor wurde makroskopisch sichtbar nicht vollständig entfernt.
(C) Die Operationsradikalität hat das Stadium 2.
(D) Es liegt ein Lymphknotenbefall vor.
(E) Es liegt ein gut differenzierter Tumor vor.

Ordnen Sie jedem der in Liste 1 genannten Karzinome den typischen Tumormarker (Liste 2) zu!

Liste 1
→ 1.88 kleinzelliges Bronchialkarzinom
→ 1.89 Prostatakarzinom
→ 1.90 C-Zellkarzinom

Liste 2
(A) CA 19-9
(B) Calcitonin
(C) PSA
(D) NSE
(E) AFP

F99

→ 1.91 Welche der nachfolgenden Aussagen zur chirurgischen Diagnostik, Klassifikation und Behandlung von Kolon- und Rektumtumoren treffen zu?
(1) Aus villösen Adenomen können sich kolorektale Karzinome entwickeln.
(2) Bei tubulären Adenomen ist die Gefahr einer malignen Entartung größer als bei villösen Adenomen.
(3) Breitbasige Polypen mit einem Basisdurchmesser von > 3 cm müssen operativ entfernt werden.

(A) nur 1 richtig
(B) nur 2 ist richtig
(C) nur 3 ist richtig
(D) nur 1 und 3 sind richtig
(E) 1–3 = alle sind richtig

2 Chirurgische Infektionslehre

2.1 Allgemeine Infektiologie

H05

→ 2.1 Eine 24-jährige Frau kommt wegen starker Schmerzen in der rechten Hand in die Poliklinik. Sie gibt an, sie habe sich vor 3 Tagen mit einer Sicherheitsnadel in den Daumen gestochen. Die Verletzungsstelle an der Daumenbeugeseite im Endgelenkbereich ist eben noch sichtbar. Der Daumen ist diffus geschwollen, druckschmerzhaft und wird in Beugestellung gehalten.
Es handelt sich am ehesten um
(A) eine Paronychie
(B) einen Kragenknopfabszess
(C) ein Panaritium subunguale
(D) eine Sehnenscheidenphlegmone
(E) ein Erysipeloid

F04 F06

→ 2.2 Wie bezeichnet man eine Eiteransammlung, die von einer Membran umgeben ist und sich nicht in einer präformierten anatomischen Höhle befindet?
(A) Empyem
(B) Abszess
(C) Gangrän
(D) Phlegmone
(E) Induration

1.86 (C)   1.87 (B)   1.88 (D)   1.89 (C)   1.90 (B)   1.91 (D)   2.1 (D)   2.2 (B)

2 Chirurgische Infektionslehre

H90
→ 2.3 Die in Abb. 2.1 des Bildanhangs gezeigte 19-jährige Patientin kommt wegen einer seit 3 Tagen bestehenden „Entzündung" im linken Oberlippenbereich, die bei Mundbewegungen stark schmerzt, in die chirurgische Ambulanz. Welche der folgenden Aussagen zu diesem Krankheitsbild trifft zu?
(A) Sie behandeln die Patientin wegen der harmlosen Veränderungen ambulant konservativ weiter.
(B) Sie führen in Lokalanästhesie eine Inzision durch mit Spreizung der Wundränder und Drainage.
(C) Die Prognose bei dieser Erkrankung ist um so günstiger, je näher die Veränderung an der Längsmittellinie des Gesichtes liegt und je schwächer die örtliche Reaktion ist.
(D) Es handelt sich um eine dentogene Infektion, die in der kieferchirurgischen Klinik behandelt werden muss.
(E) Keine der Aussagen (A)–(D) trifft zu.

F02
→ 2.4 Welche Aussage zum Nackenkarbunkel trifft nicht zu?
(A) Eine spätere plastische Deckung kann notwendig sein.
(B) Ein Diabetes mellitus muss ausgeschlossen werden.
(C) Typische Erreger sind Streptokokken.
(D) Das gesamte nekrotische Areal muss exzidiert werden.
(E) Es können sich Fisteln ausbilden.

H02
→ 2.5 Eine V-Phlegmone an der Hand breitet sich im Regelfall aus
(A) nur in den radialen palmaren Sehnenscheiden
(B) nur in den karpalen Synovialsäcken
(C) als kombinierte Daumen-Kleinfinger-Sehnenscheidenphlegmone
(D) zwischen 2. und 3. Finger
(E) zwischen 2. und 4. Finger

F94
→ 2.6 Bei einem 27-jährigen drogenabhängigen Patienten mit einem Panaritium articulare des linken Daumenendgelenkes sind in der linken Achselhöhle vergrößerte und druckschmerzhafte Lymphknoten tastbar. Die Körpertemperatur beträgt rektal 38,9°C.
Welche der folgenden Maßnahmen ist nicht angezeigt?
(A) operative Behandlung des Panaritiums
(B) diagnostische Biopsie aus den vergrößerten Achsellymphknoten und Sabin-Feldman-Test
(C) Ruhigstellung der betroffenen Extremität
(D) Gabe von Antibiotika
(E) HIV-Test

H03
→ 2.7 Was trifft für den Sinus pilonidalis am ehesten zu?
(A) Er findet sich im Bereich der Linea arcuata.
(B) Frauen sind häufiger betroffen als Männer.
(C) Der Erkrankungsgipfel liegt um das 50. Lebensjahr.
(D) Es handelt sich um ein Haarnestgrübchen.
(E) Die kurative Therapie besteht in Inzision und Drainage.

H04
→ 2.8 Bei einer 31-jährigen Patientin findet sich ein infizierter eingewachsener Großzehennagel, der mittels Fußbädern und lokaler Applikation von Gentamicin erfolglos behandelt wurde. Es bestehen jetzt im Bereich der Entzündungsstelle starke klopfende Schmerzen.
Welche der nachfolgend genannten Maßnahmen ist therapeutisch am ehesten angezeigt?
(A) topische Weiterbehandlung mit Penicillin
(B) zusätzlich zu den bereits eingeleiteten Maßnahmen Hochlagerung des Beines und systemische Antibiotikabehandlung
(C) Entfernung des Zehennagels
(D) Emmert-Plastik
(E) operative Maßnahmen erst nach mehrtägiger Antibiotikatherapie

F02 H96 F91
→ 2.9 Die adäquate Therapie eines Weichteilabszesses (z. B. Spritzenabszess) ist am ehesten die
(A) Ruhigstellung und systemische Penicillin-Therapie
(B) Inzision und Drainage
(C) Punktion
(D) Exzision
(E) Lokalexzision und systemische Antibiotika-Therapie

2.3 (E)   2.4 (C)   2.5 (C)   2.6 (B)   2.7 (D)   2.8 (D)   2.9 (B)

Schwerpunkt Chirurgie, Orthopädie

H93
→ 2.10 Bei dem dargestellten infizierten Hämatom des Unterschenkels (siehe Abb. 2.2 des Bildanhangs) ist welche der genannten Maßnahmen vordringlich?
(A) orale Therapie mit Sulfonamiden
(B) Inzision
(C) hochdosierte parenterale Behandlung mit Immunoglobulinen
(D) lokale desinfizierte Verbände
(E) Kühlung und Hochlagerung

F00
→ 2.11 Ein Panaritium im Fingerendgliedbereich mit Lymphangitis bis zum Oberarm
(A) erfordert die umgehende Revision in Oberst-Leitungsanästhesie
(B) erfordert die Nagelverkleinerung nach Kocher-Emmert
(C) ist immer auf die Subkutis beschränkt
(D) ist in der Regel eine Infektion mit Streptokokken
(E) erfordert die operative Eröffnung des infektiösen Ausgangsherdes

F99
→ 2.12 Bei einem HIV-Kranken hat sich eine Krankenschwester bei der Blutentnahme verletzt.
Was gehört **nicht** zu den postexpositionellen Maßnahmen bei HIV-Inokulation?
(A) Wunde zum Bluten bringen und ausgiebige Desinfektion
(B) möglichst rasch 250 mg Azidothymidin (AZT) oral
(C) Antikörperbestimmung in regelmäßigen Abständen
(D) Einleitung eines D-Arzt-Verfahrens
(E) sofortige Gabe von Immunglobulin i. v.

F98
→ 2.13 Welche Maßnahme ist bei einer akuten postoperativen Osteitis (stabile Osteosynthese) mit unvollständiger Knochenbruchheilung nicht indiziert?
(A) Nekrosektomie
(B) Spül-Saug-Drainage
(C) gezielte systemische Antibiose
(D) sofortige Entfernung des Osteosynthesematerials
(E) lokale Antibiotikaträger

2.2 Spezifische Infektionen

H07
→ 2.14 Ein 59-jähriger Diabetiker mit Gibbus wird während eines Krankenhausaufenthaltes wegen Hämaturie auffällig. Anamnestisch hatte er angegeben, er leide seit seinem 12. Lebensjahr an dem „Buckel" und habe auch ein Jahr in einer „Lungenheilanstalt" zugebracht. Es wird eine Angiographie durchgeführt, die eine stumme Niere rechts erkennen lässt. Die chirurgisch entfernte Niere zeigt einen Querschnitt wie in Abb. 2.3 des Bildanhangs wiedergegeben.
Welche der Veränderungen liegt am ehesten vor?
(A) Infarkt
(B) maligner Tumor
(C) Nierenstein
(D) akute Infektion
(E) chronische Infektion

F06
→ 2.15 Die Freisetzung von Toxinen ist am wenigsten wahrscheinlich bei:
(A) Kreuzotterbiss
(B) Tetanus
(C) Insektenstich
(D) Tollwut
(E) Gasbrand

F06
Ordnen Sie jeder Krankheit in Liste 1 den am ehesten zutreffenden Befund bzw. die am ehesten zutreffende Komplikation aus Liste 2 zu!

Liste 1
→ 2.16 Aktinomykose
→ 2.17 Rabies
→ 2.18 Tetanus

Liste 2
(A) Hydrophobie
(B) Trismus
(C) thorakales Aortenaneurysma
(D) Drusen
(E) Senkungsabszess in der Leiste

2.10 (B) 2.11 (E) 2.12 (E) 2.13 (D) 2.14 (E) 2.15 (D) 2.16 (D) 2.17 (A) 2.18 (B)

2 Chirurgische Infektionslehre

H05
→ 2.19 Zwei Tage nach einem schweren Verkehrsunfall mit stumpfem Bauchtrauma und Kontusionen, Quetschungen und oberflächlichen Schnitt-Platzwunden im Bereich des rechten Oberschenkels kommt es zu einem septischen Krankheitsbild mit Anstieg der Entzündungsparameter, Nierenversagen, Kreislaufinsuffizienz und zunehmender Somnolenz. Bei Palpation des stark geschwollenen Oberschenkels findet sich Knistern im Bereich der Weichteile.
Welche Diagnose trifft am ehesten zu?
(A) Gasbrand
(B) Magenperforation im Rahmen des stumpfen Bauchtraumas mit retroperitonealem Luftaustritt entlang des M. iliopsoas in Richtung Oberschenkel
(C) ausschließlich durch Gabe von Antibiotika gut zu behandelnde Weichteilinfektion
(D) nekrotisierende Fasziitis
(E) Pyodermia fistulans

H05
→ 2.20 Die Abb. 2.4 und 2.5 des Bildanhangs wurden anhand des Biopsates aus einer tumorartigen Schwellung im Mundhöhlenbereich nach HE-Färbung angefertigt.
Welche Diagnose trifft am ehesten zu?
(A) Sialolithiasis
(B) Leukoplakie
(C) Kryptokokkose
(D) Aktinomykose
(E) Fremdkörpergranulome

H05
→ 2.21 Ein 57-jähriger Patient hat septische Temperaturen mit Blutleukozytose. Die Palpation des Abdomens ergibt linksseitige Unterbauchschmerzen, lokale Abwehrspannung und Verdacht auf Raumforderung.
Das CT der Region in Abb. 2.6 des Bildanhangs zeigt links am wahrscheinlichsten
(A) eine Raumforderung mit Gaseinschlüssen wie bei Abszess
(B) Echinokokkuszysten
(C) freie Luft wie nach Perforation
(D) ein Osteosarkom der Beckenschaufel
(E) eine Pankreatitis mit Nekrosen des Pankreasschwanzes

F01
→ 2.22 Welche Aussage zur Aktinomykose trifft nicht zu?
(A) Es handelt sich um eine brettharte, schwielige Entzündung mit Fistelbildung.
(B) Bevorzugte Lokalisation sind der Gesichts- und Halsbereich.
(C) Der Erreger Actinomyces israelii ist ein fakultativ pathogener Anaerobier (mikroaerophil).
(D) Mikroskopisch finden sich sog. Drusen.
(E) Aminoglykoside sind Antibiotika der Wahl.

H01
→ 2.23 Welche Aussage über die Gasbrandinfektion trifft nicht zu?
(A) Muskelnekrosen kennzeichnen die Erkrankung.
(B) Exotoxine sind für die rasche Gewebszerstörung verantwortlich.
(C) Clostridium perfringens ist der häufigste Erreger.
(D) Die hyperbare Oxygenation kann die primäre chirurgische Therapie unterstützen.
(E) Eine aktive Immunisierung hat die Gabe von Antitoxin ersetzt.

H99
→ 2.24 Symptom der Rabies-Infektion ist nicht:
(A) Hydrophobie
(B) vermehrter Speichelfluss
(C) Risus sardonicus
(D) Atemlähmung
(E) Schlingkrämpfe

F02
→ 2.25 In der computertomographischen Aufnahme der Abb. 2.7 des Bildanhangs erkennen Sie im rechten Leberlappen eine große, runde Formation, die einem typischen Krankheitsbild zugeordnet werden kann.
Was ist die wahrscheinlichste Ursache?
(A) fokale noduläre Hyperplasie (FNH)
(B) Echinococcus granulosus
(C) kongenitale Leberzyste
(D) Gallengangszyste
(E) Hämangiokavernom

2.19 (A) 2.20 (D) 2.21 (A) 2.22 (E) 2.23 (E) 2.24 (C) 2.25 (B)

3 Zentrales und peripheres Nervensystem

3.1 Zentrales Nervensystem

H07
→ 3.1 Eine 66-jährige Frau bekommt drei Wochen nach einer Zahnwurzelbehandlung Kopfschmerzen und leidet seit drei Tagen auch unter Sehstörungen. Zum Zeitpunkt der Krankenhausaufnahme sind Übelkeit und rezidivierendes Erbrechen hinzugetreten. An Vorerkrankungen werden eine Poliomyelitis in der Kindheit sowie ein vor einem halben Jahr entdecktes myeloproliferatives Syndrom im Sinne einer essenziellen Thrombozythämie angegeben.
Welche der Diagnosen ist anhand der axialen CT-Schicht vor und nach Kontrastmittelgabe am wahrscheinlichsten (siehe Abb. 3.1 des Bildanhangs)?
(A) Posteriorinfarkt mit Luxusperfusion links
(B) Plexuspapillom des linken Hinterhorns
(C) Subarachnoidalblutung aus einem Posterioraneurysma
(D) okzipitale Parenchymblutung links
(E) intraventrikuläres Meningeom links

H07
→ 3.2 Ein bisher gesunder 17-Jähriger hatte eine leicht schmerzende Schwellung im Bereich der Stirnhaargrenze links bemerkt. Er bringt ein kontrastmittelangereichertes MRT mit (siehe Abb. 3.2 des Bildanhangs). Nach der operativen Entfernung dieses Befundes durch sparsame Kalottenresektion ist der Patient zunächst unauffällig. Histologisch ergibt sich ein eosinophiles Granulom. 2 Tage nach der Operation wird der Patient deutlich müder, bleibt im Bett liegen und erbricht. Sie lassen zur Kontrolle ein natives CT anfertigen (siehe Abb. 3.3 des Bildanhangs).
Wie ist dieser postoperative Befund am ehesten zu interpretieren?

(A) Es liegen die CT-morphologischen Zeichen einer typischen epiduralen Nachblutung mit Ausdehnung bis deutlich nach kaudal des ursprünglichen Befundes vor.
(B) Es liegen die CT-morphologischen Zeichen einer typischen subduralen Nachblutung in topographischer Höhe des operativen Zuganges vor.
(C) Der Kalottenbefund wurde operativ nicht vollständig erreicht und imponiert postoperativ ödematös aufgetrieben; dies erklärt die klinische Verschlechterung.
(D) Es handelt sich um einen postoperativen Normalbefund. Das linsenförmige helle Areal entspricht blutstillendem Vlies, das beim Eingriff bewusst zurückgelassen wurde.
(E) Der Patient leidet offenbar unter einer bisher nicht diagnostizierten Zweiterkrankung mit Erstmanifestation einer akuten Subarachnoidalblutung infolge des postoperativen Stresses.

F07
→ 3.3 Bei einer 89-jährigen Patientin traten in den vergangenen Jahren und Monaten immer wieder Stürze auf, unter denen es auch zu einer Kompressionsfraktur des 12. Brustwirbelkörpers gekommen ist. Bei der jetzigen Untersuchung stehen eine Blasen- und Mastdarmstörung sowie ein schleppender Gang im Vordergrund. Ein Hacken- oder Zehengang ist nicht möglich, die Füße können kaum vom Boden angehoben werden. Dabei besteht eine auffällige Diskrepanz zu den eher leichtgradigen Paresen bei Einzelfunktionsprüfungen und zu den erhaltenen Reflexen. Die Sensibilitätsprüfung ergibt eine Hypästhesie und -algesie ab Th 6 sowie einen Klopfschmerz in Höhe BWK 5.
Welche der Diagnosen ist anhand der auf den Abb. 3.4, 3.5 und 3.6 des Bildanhangs gezeigten MRT-Untersuchung am wahrscheinlichsten?
(sagittale HWS-BWS-Schicht in T2-Gewichtung bzw. sagittale und transversale T1-gewichtete Schicht nach Kontrastmittelgabe)
(A) transverse Myelitis
(B) Spinalis-anterior-Infarkt
(C) Meningeom
(D) Stiftgliom
(E) epiduraler Abszess

3.1 (D)   3.2 (A)   3.3 (C)

3 Zentrales und peripheres Nervensystem

F06
→ 3.4 Ein 42-jähriger Fliesenleger beklagt seit 3 Wochen akut aufgetretene rechtsseitige Lumboischialgien. Er bringt Ihnen die in Abb. 3.7 des Bildanhangs dargestellten Bilder mit. Sie untersuchen den Patienten und finden einen Befund, den Sie nicht sicher der Bildgebung zuordnen können.
Um welchen Befund handelt es sich am ehesten?
(A) Ausfall des Achillessehnenreflexes
(B) Hypalgesie im Wadenbereich
(C) Parese des M. triceps surae
(D) Parästhesien im Dermatom S1
(E) unerschöpflicher Achillessehnenklonus

H05
→ 3.5 Eine 38-jährige Patientin bemerkt seit einigen Monaten zunehmende Kopfschmerzen, Wesensänderung und Leistungsminderung. Sie legt Ihnen die bildgebende Diagnostik vor (siehe Abb. 3.8 des Bildanhangs) und Sie vermuten, dass es sich bei dem intrakraniellen Prozess, der sich mit Kontrastmittel anfärbt, am ehesten handelt um:
(A) eine intraventrikuläre Massenblutung in den 4. Ventrikel mit leicht raumforderndem Charakter
(B) ein raumforderndes Meningeom im Keilbeinbereich
(C) ein Medulloblastom ausgehend vom Dach des 4. Ventrikels
(D) einen raumfordernden Tumor im Seitenventrikel
(E) einen raumfordernden Kleinhirnbrückenwinkeltumor mit Hirnnervenkompression

H05
→ 3.6 Bei einem 7-jährigen Knaben bemerken die Eltern eine zunehmende Leistungsminderung, Klagen über Kopfschmerzen, Müdigkeit und Erbrechen. Die bildgebende Diagnostik (MRT T2-gewichtet) zeigt den Befund in Abb. 3.9 des Bildanhangs.
Sie stellen welche Verdachtsdiagnose am ehesten?
(A) Migräne
(B) raumfordernder intrakranieller Prozess rechts temporal
(C) Encephalitis disseminata
(D) Hydrocephalus internus
(E) Verdacht auf Meningoenzephalitis

H05
→ 3.7 Ein 68-jähriger Patient klagt seit 3 Jahren über Ohrgeräusche und zunehmenden Hörverlust links und eine Gangunsicherheit. Er bringt Ihnen die in Abb. 3.10 des Bildanhangs dargestellten Bilder mit.
Sie erkennen das Einwachsen eines Tumors (Pfeil) in
(A) das Foramen spinosum
(B) den Porus acusticus internus
(C) die Siebbeinzellen
(D) das Os sphenoidale
(E) das Foramen magnum

H03
→ 3.8 Bei einem 13-jährigen Knaben mit Kopfschmerzen, häufigem Erbrechen und Leistungsminderung findet sich der in Abb. 3.11 des Bildanhangs gezeigte Befund.
Welchen Schluss ziehen Sie am ehesten?
(A) Es zeigt sich kein Befund, der die Beschwerden erklären kann, da die Strukturen des Schädelinneren symmetrisch zur Darstellung kommen.
(B) Der Befund spricht für eine knöcherne Veränderung im Felsenbeinbereich, der seitendifferent dargestellt wird.
(C) Der Befund spricht für eine Subarachnoidalblutung.
(D) Die Temporalhörner sind u. a. deutlich erweitert, so dass der Verdacht auf einen shuntpflichtigen Hydrozephalus besteht.
(E) Es zeigt sich eine äußere Hirnrindenatrophie.

F98
→ 3.9 Bei einem Patienten mit nachgewiesenem Hydrocephalus communicans ergibt sich die Indikation zu folgendem operativen Eingriff:
(A) Ventrikulozisternostomie
(B) Exstirpation des Plexus choroideus
(C) Ventrikulo-peritonealer Shunt
(D) Liquorableitung in die Pleurahöhle
(E) Liquorableitung in das Lymphsystem

H00
→ 3.10 Welches Symptom passt nicht zu einem Bandscheibenvorfall L5/S1?
(A) Hypästhesie am Fußaußenrand
(B) positives Lasègue-Zeichen
(C) Ausfall des Achillessehnenreflexes
(D) strumpfförmige Hypästhesie
(E) Abschwächung der Fußaußenrandhebung

3.4 (E)   3.5 (D)   3.6 (D)   3.7 (B)   3.8 (D)   3.9 (C)   3.10 (D)

F04
→ 3.11 Ein 41-jähriger Mann klagt über seit 2 Wochen bestehende Rückenschmerzen im Lendenwirbelsäulenbereich mit Ausstrahlung in das rechte Bein. Zusätzlich bestünden seit 3 Tagen Kribbelparästhesien an der Vorderseite des rechten Unterschenkels und am Fußrücken und er könne den rechten Vorfuß nicht mehr richtig anheben. Aktuell angefertigte Röntgenaufnahmen der Lendenwirbelsäule in 2 Ebenen zeigen keine pathologischen Veränderungen.
Welche der folgenden Maßnahmen ist zur Diagnosesicherung am besten geeignet?
(A) diagnostische Lokalanästhesie der kleinen Wirbelgelenke L5/S1 beidseits
(B) elektrophysiologische Diagnostik (SEP, EMG)
(C) Magnetresonanztomographie der Lendenwirbelsäule
(D) Knochendichtemessung
(E) Röntgenfunktionsaufnahmen der Lendenwirbelsäule

H99
→ 3.12 Welche der folgenden Behandlungsmaßnahmen gehört nicht zur Behandlung des akuten Bandscheibenvorfalles im LWS-Bereich?
(A) Extension
(B) Stoßwellentherapie
(C) Bettruhe
(D) Stufenlagerung
(E) Analgetikagabe

H99
→ 3.13 Was trifft für das Kaudasyndrom nicht zu?
(A) Ursache ist meist ein lumbaler Bandscheibenvorfall
(B) Blasen-Mastdarm-Störungen
(C) beiderseitige Reflexausfälle
(D) strumpfförmige Anästhesie
(E) schnellstmögliche operative Behandlung

F01
→ 3.14 Die zervikale Myelopathie ist
(A) eine zervikal lokalisierte Syringomyelie
(B) eine zervikal lokalisierte Myelitis disseminata
(C) eine kompressionsbedingte Schädigung des Rückenmarks durch Einengung des Spinalkanals
(D) ein Klippel-Feil-Syndrom
(E) eine Degeneration des Halsmarks bei neurologischer Systemerkrankung

H00 F99
→ 3.15 Eine 35-jährige Patientin mit zunehmendem bitemporalem Gesichtsfeldausfall und Kopfschmerzen im Verlaufe der letzten drei Monate zeigt im Magnetresonanztomogramm (siehe Abb. 3.12 des Bildanhangs) einen raumfordernden intrakraniellen Prozeß.
Es handelt sich am ehesten um
(A) eine Kleinhirnmetastase
(B) ein Optikusneurinom
(C) ein Glioblastom
(D) ein Medulloblastom
(E) ein Hypophysenadenom

F00
Ordnen Sie den in Liste 1 genannten Tumorlokalisationen die in Liste 2 gezeigten typischen Gesichtsfeldausfälle, die dunkel markiert sind, zu!

Liste 1
→ 3.16 Patient mit Sehstörung infolge suprasellär wachsendem Tumor
→ 3.17 Patient mit Sehstörung infolge ausgedehntem Tumor im linken Okzipitalpol

Liste 2

F99
→ 3.18 Welche Aussage trifft am wenigsten zu?
Typische Zeichen bei Kleinhirnbrückenwinkeltumoren (z. B. Neurinom) sind:
(A) Hypoglossusparese
(B) Fazialisparese
(C) Hypakusis
(D) Gleichgewichtsstörungen
(E) Eiweißerhöhung im Liquor

3.11 (C)   3.12 (B)   3.13 (D)   3.14 (C)   3.15 (E)   3.16 (B)   3.17 (D)   3.18 (A)

→ 3.19 Nach einem Sturz infolge von Schwindelanfällen wurde ein 60-jähriger Mann notfallmäßig rechts-temporal kraniotomiert. Es wurden etwa 150 ml geronnenen Blutes entfernt, das sich unter der Dura und einer ablösbaren Membran befand. Die histologische Untersuchung dieser Membran ergab den in Abb. 3.13 des Bildanhangs mit HE-Färbung dargestellten Befund.
Welche Diagnose ist am wahrscheinlichsten?
(A) akutes epidurales Hämatom
(B) äußere Hämatomkapsel eines chronischen Subduralhämatoms mit frischen Hämatomanteilen
(C) hämorrhagischer Hirnabszess mit Kapsel
(D) akute Subarachnoidalblutung
(E) intrazerebrales Hämatom

H95
→ 3.20 Bei einem 25-jährigen Patienten wurde die in Abb. 3.14 des Bildanhangs dargestellte linksseitige Karotisangiographie durchgeführt.
Welche der nachfolgend genannten Diagnosen trifft am ehesten zu?
(A) retroorbitales Kontrastmittelextravasat
(B) intrakranielles Aneurysma der A. carotis interna
(C) Ophthalmica-Aneurysma
(D) nierenförmige arterio-venöse Mißbildung der terminalen Karotis
(E) thrombosiertes intrakranielles Aneurysma der A. carotis interna

F94
→ 3.21 Ein 55-jähriger Patient bemerkt aus völligem Wohlbefinden heraus akut eine Hemiplegie rechts und trübt zunehmend in seiner Bewußtseinslage ein.
Die Computertomographie des Gehirns ohne Kontrastmittel zeigt den Befund in Abb. 3.15 des Bildanhangs.
Welche der folgenden Diagnosen ist am wahrscheinlichsten?
(A) raumforderndes Glioblastom links temporal
(B) Infarkt im Versorgungsgebiet der linken Arteria cerebri media
(C) hypodenses raumforderndes chronisches subdurales Hämatom links temporal
(D) raumforderndes Meningeom links temporal
(E) raumfordernde intrazerebrale Blutung links temporal

F96 H89
→ 3.22 Welcher der genannten Befunde bzw. welches Symptom ist für eine Subarachnoidalblutung nicht typisch?
(A) plötzlich einsetzende heftige Kopfschmerzen
(B) blutiger Liquor
(C) Meningismus
(D) Stauungspapille, die sich innerhalb von 1–2 Stunden ausbildet
(E) Übelkeit und Erbrechen

F95
→ 3.23 Die nachfolgende Abbildung stellt schematisch eine Fraktur des Os temporale dar. Die Arteria meningea wurde dabei verletzt.

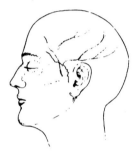

Welche der genannten Diagnosen kommt als Verdachtsdiagnose am ehesten in Betracht?
(A) epidurales Hämatom
(B) subdurales Hämatom
(C) Kephalhämatom
(D) intrazerebrales Hämatom
(E) subarachnoidale Blutung

H98 F97
→ 3.24 Ein 55-jähriger Patient stürzt vom Fahrrad und ist kurz bewußtlos, danach jedoch wieder ansprechbar. Nach einer Stunde trübt er erneut ein, es wird ein kraniales Computertomogramm angefertigt (siehe Abb. 3.16 und 3.17 des Bildanhangs).
Es handelt sich um eine
(1) charakteristischerweise venöse Blutung
(2) Blutung zwischen Dura und Schädelkalotte
(3) typischerweise arterielle Blutung
(4) Subarachnoidalblutung

(A) nur 1 und 2 sind richtig
(B) nur 1 und 4 sind richtig
(C) nur 2 und 3 sind richtig
(D) nur 2 und 4 sind richtig
(E) nur 3 und 4 sind richtig

3.2 Peripheres Nervensystem

H05
→ 3.25 Welche Funktion ist bei Schädigung des N. radialis in erster Linie gestört?
(A) Adduktion des Daumens
(B) Opposition des Daumens
(C) Radialabduktion des Zeigefingers
(D) Beugung von Klein- und Ringfinger
(E) Streckung der Langfinger im Grundgelenk

H05
Auf den nachfolgenden Abbildungen sind typische Handstellungen bei Lähmungen peripherer Nerven schematisch dargestellt und mit Zahlen (1–3) gekennzeichnet.

Ordnen Sie den in Liste 1 angegebenen Handstellungen die am ehesten zugehörige Nervenläsion (Liste 2) zu!

Liste 1
→ 3.26 Handstellung 1 (sog. Schwurhand)
→ 3.27 Handstellung 2 (sog. Krallenhand)
→ 3.28 Handstellung 3 (sog. Fallhand)

Liste 2
(A) Läsion des N. medianus
(B) Läsion des N. ulnaris
(C) Läsion des N. musculo-cutaneus
(D) Läsion des N. axillaris
(E) Läsion des N. radialis

F02
→ 3.29 Ein Mann hat bei der Arbeit eine tiefe Schnittverletzung auf der Beugeseite des distalen Unterarmes mit Nervenverletzung erlitten.
Welcher der von Ihnen erhobenen Befunde spricht am wenigsten für eine Verletzung des N. ulnaris?
(A) Ausfall der Musculi interossei
(B) Sensibilitätsstörungen im Ring- und Kleinfingerbereich
(C) Ausfall des Caput profundum des M. flexor pollicis brevis
(D) Ausfall des M. adductor pollicis
(E) Ausfall des M. opponens pollicis

H91
→ 3.30 Nach einer Stichverletzung des Unterschenkels erheben Sie folgenden Untersuchungsbefund: Sensiblitätsstörungen auf dem Fußrücken zwischen der Großzehe und der 2. Zehe sowie eine Lähmung des M. tibialis anterior und des M. extensor hallucis longus.
Welcher Nerv ist verletzt?
(A) N. peroneus profundus
(B) N. peroneus superficialis
(C) N. tibialis
(D) N. ischiadicus
(E) N. plantaris medialis

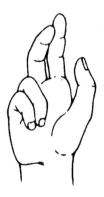

1

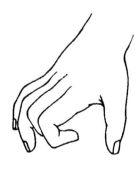

2

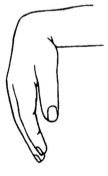

3

F97
→ 3.31 Welche der genannten Leitungsbahnen verlaufen in den tiefen Beugelogen des Unterschenkels und sind hier beim Kompartment-Syndrom gefährdet?
(1) A. tibialis posterior
(2) N. tibialis
(3) N. suralis
(4) N. peronaeus profundus

(A) nur 1 ist richtig
(B) nur 1 und 2 sind richtig
(C) nur 1 und 4 sind richtig
(D) nur 3 und 4 sind richtig
(E) 1–4 = alle sind richtig

4 Gesicht und Hals

4.1 Gesicht

H01
→ 4.1 Ein 14-jähriges Mädchen wird mit einer phlegmonösen Entzündung der rechten Gesichtshälfte, die vom rechten Mundwinkel bis zur Orbita reicht (siehe Abb. 4.1 des Bildanhangs), in die chirurgische Klinik gebracht.
Welche Primärmaßnahmen sind am ehesten indiziert?
(A) Gesichtsruhigstellung (Kau- und Sprechverbot) und hochdosierte Antibiotikatherapie
(B) sofortige Inzision im Zentrum des Infiltrates am rechten Mundwinkel
(C) sofortige zerebrale Angiographie zum Ausschluss einer Sinusvenenthrombose
(D) Empfehlung kühler Umschläge, Rezeptur von lokalen Antiseptika und Wiedervorstellung am nächsten Tag
(E) Eröffnung der Gesichtsphlegmone aus kosmetischen Gründen vom Vestibulum oris aus

4.2 Hals

F06
→ 4.2 Bei dem Onkozytom der Schilddrüse handelt es sich am wahrscheinlichsten um
(A) ein Adenom mit glykogenreichen, wasserhellen Zellen
(B) ein Adenom, dessen Zellen retinierte sekretorische Granula enthalten
(C) einen Tumor, dessen Zellen besonders reich an Mitochondrien sind
(D) ein thyreotoxisches Adenom
(E) ein hochmalignes, anaplastisches Schilddrüsenkarzinom

H05
→ 4.3 Bei einer 31-jährigen Frau findet sich ein im Szintigramm gut abgegrenztes autonomes Adenom der Schilddrüse ohne klinische Symptome. Sie lehnt eine Radioiodtherapie ab.
Welches Vorgehen ist nun am ehesten indiziert?
(A) Knotenresektion mit einem Saum gesunden Schilddrüsengewebes
(B) Thyreoidektomie
(C) Gabe von Thiamazol
(D) Gabe von Thyroxin
(E) Chemotherapie

H05
→ 4.4 Welche Aussage über das papilläre Schilddrüsenkarzinom trifft am ehesten zu?
(A) Es ist in Deutschland die häufigste Ursache eines szintigraphisch kalten Knotens.
(B) Es tritt gehäuft nach Exposition gegenüber ionisierender Strahlung auf.
(C) Es besteht eine 5-Jahres-Überlebensrate von unter 20 %.
(D) Das durch Metastasen am häufigsten betroffene Organ ist das Skelettsystem.
(E) Es produziert typischerweise Kalzitonin.

3.31 (B)   4.1 (A)   4.2 (C)   4.3 (A)   4.4 (B)

Schwerpunkt Chirurgie, Orthopädie

F02
→ **4.5** Welche Aussage zu der in Abb. 4.2 des Bildanhangs dargestellten endemischen euthyreoten Knotenstruma trifft am wenigsten zu?
(A) Die gestaute oberflächliche Halsvene lässt neben dem zervikalen Knoten einen retrosternalen Strumaanteil vermuten.
(B) Sie ist medikamentös wenig beeinflussbar.
(C) Das Krankheitsbild tritt bei Frauen seltener auf als bei Männern.
(D) Das Krankheitsbild entsteht im Rahmen einer anfänglichen Schilddrüsenvergrößerung erst allmählich durch adenomatöse Hyperplasie und nachfolgende regressive Veränderungen.
(E) Wenn der Knoten im Ultraschall echoarm ist, besteht Malignitätsverdacht.

H00
Ordnen Sie die in Liste 2 genannten zutreffenden Aussagen den in Liste 1 genannten Zysten zu!

Liste 1
→ **4.6** mediane Halszyste
→ **4.7** laterale Halszyste

Liste 2
(A) Sie entwickelt sich aus dem 1. Kiemenbogen.
(B) Sie wird durch teilweise Persistenz des Ductus thyreoglossus verursacht.
(C) Sie geht von der Glandula parotis aus.
(D) Sie ist durch eine Fistel mit dem Larynx verbunden.
(E) Ihr korrespondierender Fistelgang verläuft durch die Karotisgabel.

F03
→ **4.8** Bei einem 6-jährigen Kind wird eine mediane Halsfistel diagnostiziert.
Therapie der Wahl ist die
(A) Kürettage des Fistelganges
(B) Fibrinklebung zum Schließen der Fistelöffnungen
(C) Argonplasmakoagulation
(D) Hochfrequenzthermotherapie
(E) komplette Exstirpation

F96 F91
→ **4.9** Welche der nachfolgenden Aussagen zu Probeexzisionen im seitlichen Halsdreieck treffen zu?
(1) Der Eingriff sollte möglichst in Vollnarkose erfolgen.
(2) Als Folge von Gewebeveränderungen nach örtlicher Betäubung im Operationsfeld kann die Darstellung des N. accessorius erschwert sein mit einer höheren Verletzungsgefahr dieses Nerven.
(3) Bei Eingriffen im Bereich des Trigonum colli laterale besteht für den N. accessorius keine Verletzungsgefahr.

(A) nur 2 ist richtig
(B) nur 3 ist richtig
(C) nur 1 und 2 sind richtig
(D) nur 1 und 3 sind richtig
(E) nur 2 und 3 sind richtig

F95
→ **4.10** Welche Aussage trifft nicht zu?
Ein szintigraphisch kalter Knoten bzw. ein szintigraphisch „kaltes Areal" der Schilddrüse kann folgende Ursachen haben:
(A) Thyreoiditis
(B) papilläres Schilddrüsenkarzinom
(C) medulläres Schilddrüsenkarzinom
(D) autonomes Adenom
(E) Zyste

H92 H90
→ **4.11** Bei einer 45-jährigen Patientin soll eine große knotige Struma reseziert werden.
Mit welcher Komplikation ist als Operationsfolge am ehesten zu rechnen?
(A) Hyperparathyreoidismus
(B) einseitige Rekurrens-Parese
(C) Luftembolie
(D) Tracheomalazie
(E) Schädigung des N. accessorius

F96
→ **4.12** Wann ist in der Regel der Operationszeitpunkt zur Resektion einer hyperthyreoten Struma gegeben?
(A) bei hyperthyreoter Stoffwechsellage
(B) bei hyperthyreoter Stoffwechsellage unter thyreostatischer, medikamentöser Therapie
(C) nach Vorbehandlung in euthyreoter Stoffwechsellage
(D) nach Erreichen einer hyperthyreoten Stoffwechsellage
(E) Keine der Aussagen (A)–(D) trifft zu.

4.5 (C)   4.6 (B)   4.7 (E)   4.8 (E)   4.9 (C)   4.10 (D)   4.11 (B)   4.12 (C)

H90
→ 4.13 Das follikuläre Schilddrüsenkarzinom
(A) metastasiert überwiegend auf dem Lymphwege
(B) wird von den C-Zellen der Schilddrüse abgeleitet
(C) kommt in Regionen ohne endemische Jodmangelstruma häufiger vor als das papilläre Schilddrüsenkarzinom
(D) kann so hochdifferenziert sein, daß es erst durch Gefäßinvasion erkannt werden kann
(E) produziert Amyloid

F01
→ 4.14 Welches Symptom gehört nicht zum primären Hyperparathyreoidismus?
(A) Obstipation
(B) Polyurie
(C) Adynamie
(D) Depression
(E) Körpergewichtszunahme

H91
→ 4.15 Welche Feststellung zum primären Hyperparathyreoidismus trifft zu?
(A) Trotz negativer Lokalisationsdiagnostik besteht bei gesicherter Diagnose die Indikation zur Operation.
(B) Häufigste Ursache eines primären Hyperparathyreoidismus ist die Vier-Drüsenhyperplasie.
(C) Entscheidend für die Diagnosestellung ist ein erniedrigter Parathormonspiegel.
(D) Bei renaler Manifestation (Nephrolithiasis) ist die totale Parathyreoidektomie die Behandlungsmethode der Wahl.
(E) Rezidive nach operativer Therapie sind häufig.

5 Thoraxchirurgie

5.1 Zwerchfell

F06
→ 5.1 Ein einseitiger Zwerchfellhochstand im Röntgenthoraxbild ist am wenigsten wahrscheinlich verursacht durch gleichseitige/n
(A) Zwerchfellparese (durch Phrenikusparese)
(B) Atelektase
(C) Zwerchfellruptur
(D) subphrenischen Abszess
(E) Spannungspneumothorax

H03
→ 5.2 Ein 29-jähriger Patient wird nach einem PKW-Unfall primär versorgt. Aufgrund der Thoraxübersichtsaufnahme (siehe Abb. 5.1 des Bildanhangs) kommt von den genannten Diagnosen am ehesten in Betracht:
(A) Hämatopneumothorax
(B) Spannungspneumothorax
(C) Aspiration von Blut
(D) Zwerchfellruptur
(E) Phrenikusparese

F95
→ 5.3 Welche Aussage zur traumatischen Zwerchfellruptur trifft nicht zu?
(A) Die frische Ruptur wird zumeist transthorakal versorgt.
(B) Der entstandene Defekt kann durch Naht verschlossen werden.
(C) Bei einem akuten Polytrauma kann sie übersehen werden.
(D) Eine Verlagerung der Milz in den Thoraxraum ist möglich.
(E) Die linke Zwerchfellhälfte ist häufiger betroffen als die rechte.

4.13 (D)   4.14 (E)   4.15 (A)   5.1 (E)   5.2 (D)   5.3 (A)

H07
→ **5.4** Ein 65-jähriger Mann mit einem Nierenzellkarzinom wird wegen einer pathologischen Oberarmfraktur mit einer Verbund-Verriegelungsnagelung versorgt. Nach der Operation werden Sie auf die Intensivstation gerufen und erhalten die in den Abb. 5.2 und 5.3 des Bildanhangs dargestellten Thorax-Röntgenbilder zur Beurteilung.
Welche der folgenden Aussagen trifft am ehesten zu?
(A) Die ausgeführte Marknagelung des linken Humerus ist gelungen, es liegen keine weiteren pathologischen Befunde vor. Weiterer Handlungsbedarf besteht nicht.
(B) Es liegt eine Mediastinalverschiebung nach rechts vor. Um den vital bedrohenden Spannungspneumothorax zu behandeln, sollte links eine Thoraxdrainage eingelegt werden.
(C) Zur Abklärung des rechten Lungenhilus ist eine Bronchoskopie und CT-Untersuchung des Thorax zu empfehlen. Zudem liegt eine Streifenatelektase links vor.
(D) Auf den Röntgenbildern des Thorax ist ein Upside-down-Stomach zu erkennen.
(E) Bei dem erhobenen Befund handelt es sich um eine Zwerchfelllähmung (Phrenikusparese) links.

5.2 Mediastinum

F98
→ **5.5** Welche Aussage für die akute Mediastinitis trifft nicht zu?
(A) Die lymphogene oder hämatogene Entstehung bei allgemeinen Entzündungsprozessen ist am häufigsten.
(B) Die Mediastinalverbreiterung ist ein typischer Röntgenbefund.
(C) Die orale Gabe eines wasserlöslichen Kontrastmittels dient zum Nachweis einer spontanen Ösophagusperforation (Boerhaave-Syndrom).
(D) Bei abszedierenden Prozessen im vorderen Mediastinum ist eine kollare Mediastinotomie indiziert.
(E) Schwere septische Krankheitsbilder werden durch die rasche Ausbreitung der Erkrankung im lockeren Bindegewebe des Mediastinums begünstigt.

F06
→ **5.6** Nach einem Motorradunfall wird ein 25-jähriger Patient mit Thoraxtrauma in die Klinik eingeliefert. Bei der Untersuchung wird u. a. im Jugulum eine kleine, leicht wegdrückbare, bei Betasten knisternde Vorwölbung festgestellt. Welche Diagnose ist am wahrscheinlichsten?
(A) gestautes akzessorisches Schilddrüsengewebe
(B) rupturierte V. thyroidea inferior
(C) rupturierte V. brachiocephalica sinistra
(D) Gasbrandblase
(E) beginnendes Hautemphysem

H05
→ **5.7** Bei einer Raumforderung im hinteren Mediastinum handelt es sich am ehesten um:
(A) eine Perikardzyste
(B) ein Thymom
(C) einen neurogenen Tumor
(D) Lymphknotenmetastasen
(E) ein Teratom

F04
→ **5.8** Eine zervikale Mediastinitis ist eine lebensbedrohliche Erkrankung, die sofort chirurgisch durch eine breite Drainage behandelt werden muss, weil
(A) die Entzündung sich zwischen den Pleurablättern ausbreiten kann
(B) die Entzündung zur Schädelbasis aufsteigt und dort zur Lähmung der hinteren Hirnnerven führt
(C) die entzündliche Schwellung schnell die oberen Luftwege verlegt und ins Mediastinum weiter kaudal absinkt
(D) die A. carotis communis durch die Entzündung arrodiert wird
(E) es zum Durchbruch nach außen kommen kann

5.4 (E)   5.5 (A)   5.6 (E)   5.7 (C)   5.8 (C)

5.3 Lunge und Pleura

F07
→ 5.9 Der Fahrer eines Kleintransporters wurde bei einer Massenkarambolage in seinem Fahrzeug eingeklemmt. Er klagt über Schmerzen in der linken Brust. Nach Befreiung durch die Feuerwehr wird er vom Notarzt ohne weitere Maßnahmen in die Klinik gebracht. Auf dem Transport dorthin tritt zunehmende Atemnot auf.
Bei der Aufnahmeuntersuchung besteht eine Gesichtszyanose, die Halsvenen sind gestaut, der Blutdruck beträgt 100/70 mmHg und die Herzfrequenz 130/min.
Welche der folgenden Diagnosen trifft aufgrund der Röntgenaufnahme (siehe Abb. 5.4 des Bildanhangs) und des klinischen Bildes am ehesten zu?
(A) Verdacht auf thorakale Aortenruptur
(B) ausgedehnter Hämatothorax links
(C) Kollaps der rechten Lunge
(D) Spannungspneumothorax links
(E) Upside-down-stomach bei linksseitiger Zwerchfellruptur

H05
→ 5.10 Beim Spannungspneumothorax erfolgt die Punktion zur Anlage einer Thoraxdrainage (Monaldi-Drainage) am ehesten im
(A) 2. ICR in der vorderen Axillarlinie
(B) 6. ICR in der vorderen Axillarlinie
(C) 2. ICR in der hinteren Axillarlinie
(D) 8. ICR in der Medioklavikularlinie
(E) 2. ICR in der Medioklavikularlinie

H04
→ 5.11 Bei einem 57-jährigen Patienten in sehr gutem Allgemeinzustand wird die Diagnose eines in der Peripherie des rechten Lungenoberlappens lokalisierten nicht-kleinzelligen Bronchialkarzinoms im Tumorstadium $T_2N_0M_0$ gestellt. Was ist die Therapie der ersten Wahl?
(A) Oberlappenresektion rechts
(B) primäre Strahlentherapie des Tumors einschließlich des ipsilateralen Mediastinums
(C) Oberlappenteilresektion mit lokaler Nachbestrahlung
(D) präoperative Chemotherapie, danach Oberlappenresektion
(E) Pneumektomie rechts

H04
→ 5.12 Unter dem Begriff Manschettenresektion in der Thoraxchirurgie versteht man
(A) eine anatomische Lappenresektion mit anschließendem Einscheiden des Bronchusstumpfes durch Anteile des großen Netzes
(B) die Deckung des Bronchus mit einem gestielten Muskellappen
(C) die Resektion eines tumortragenden Bronchusabschnittes mit Reanastomosierung beider Schnitt-ränder
(D) die Resektion eines tumorinfiltrierten Teiles der V. cava einschließlich einer Manschette des rechten Vorhofs
(E) eine atypische Lungenresektion einschließlich des tumorangrenzenden Lungenparenchyms

H97
→ 5.13 Bei einem 14-jährigen Patienten besteht seit etwa 2 Wochen ein metapneumonisches Pleuraempyem.
Welche der genannten Maßnahmen ist therapeutisch am ehesten indiziert?
(A) Antibiotika-Spülung
(B) kontinuierliche Saugdrainage und Antibiotikatherapie
(C) Drainage kombiniert mit Überdruckbeatmung
(D) Frühdekortikation
(E) endoskopische Verödung des Pleuraspaltes

H03
→ 5.14 Bei welchem der folgenden Krankheitsbilder ist beim Erwachsenen eine Dekortikation am ehesten angezeigt?
(A) traumatischer Pneumothorax
(B) rezidivierender Spontanpneumothorax
(C) Pleuraempyemresthöhle
(D) Luftfistel nach Pneumothorax
(E) Aspergillom

F04
→ 5.15 Ein 25-jähriger asthenischer männlicher Patient stellt sich mit plötzlich aufgetretener Dyspnoe nach einem thorakalen Schmerzereignis vor. Anamnestisch hat er bereits mehrfach solche Ereignisse von geringerer Intensität gehabt, war aber nie zum Arzt gegangen. Die Röntgendiagnostik zeigt einen weitgehenden Kollaps der rechten Lunge mit großer apikaler Bulla. Welches ist das geeignetste Vorgehen?
(A) mechanische Pleurodese
(B) chemische Pleurodese
(C) CT-gesteuerte Punktion der Bulla
(D) Anlage einer Thoraxsaugdrainage
(E) sofortige Thorakotomie und Bulla-Resektion

5.9 (D) 5.10 (E) 5.11 (A) 5.12 (C) 5.13 (B) 5.14 (C) 5.15 (D)

H04
→ 5.16 Die in Abb. 5.5 des Bildanhangs dargestellte Veränderung der Gesichtsweichteile mit typischem Knistern im Unterhautgewebe bei Palpation spricht am ehesten für
(A) eine Bronchusruptur
(B) einen Spontanpneumothorax
(C) eine Mediastinitis
(D) ein akutes Lungenemphysem
(E) ein Quincke-Ödem

F04
→ 5.17 Ein 24-jähriger Mann verunglückt als Fahrer mit dem Pkw und wird komatös am Unfallort aufgefunden. Der Notarzt findet bei der Erstversorgung keine äußeren Verletzungen, allerdings die klinischen Zeichen einer Fraktur an der unteren linken Extremität. Der Patient wird intubiert und beatmet in den Schockraum eingeliefert, wo wenige Minuten später ein Röntgenbild des Thorax im Liegen angefertigt wird (siehe Abb. 5.6 des Bildanhangs).
Welche Diagnose ist am wahrscheinlichsten?
(A) Hämatothorax links
(B) Pneumothorax links
(C) Totalatelektase der linken Lunge durch Fehlintubation
(D) ausgedehnte Aspiration im Bereich der linken Lunge
(E) Spannungspneumothorax rechts

F03
→ 5.18 Ein junger Mann erlitt bei einem Autounfall ein Hochrasanztrauma des Thorax mit Einriss eines Stammbronchus ohne erkennbare Verletzung des knöchernen Thorax.
Welcher der genannten Befunde spricht am ehesten für einen Bronchuseinriss?
(A) Lungenödem
(B) Mediastinalflattern
(C) Pulsus paradoxus
(D) exspiratorischer Stridor
(E) Atelektase

H92
→ 5.19 Der einseitig instabile Thorax infolge von Rippenserienstückbrüchen mit ausgeprägter respiratorischer Insuffizienz wird behandelt mit
(A) maschineller Überdruckbeatmung
(B) Anlage eines therapeutischen Pneumothorax
(C) Anlage eines Heftpflasterstützverbandes (Zingulum)
(D) Rippenextension mittels Saugglocken
(E) Keine der Aussagen (A)–(D) trifft zu.

F02
→ 5.20 Was gehört nicht zum klinischen Bild der Bronchusruptur?
(A) Mediastinalemphysem
(B) Hautemphysem
(C) Atelektasen der Lunge
(D) interstitielles Ödem
(E) Hämoptoe

H01
→ 5.21 Was ist mit der in Abb. 5.7 des Bildanhangs dargestellten Röntgenaufnahme am wenigsten vereinbar?
(A) Tachypnoe
(B) Stauung der Halsvenen
(C) Zyanose
(D) Dyspnoe
(E) Bradykardie

H00
→ 5.22 Eine 24-jährige Patientin hat bei einem Autounfall ein stumpfes Thoraxtrauma erlitten. Im Röntgenbild sind eine Rippenserienfraktur und ein rechtsseitiger Hämatothorax von ca. 500 mL Blut mit Verschattung zu sehen.
Welche der aufgeführten Maßnahmen ist zunächst angezeigt?
(A) Transfusion
(B) endoskopischer Thoraxeingriff
(C) sofortige Intubation und Beatmung
(D) Anlegen einer Thoraxsaugdrainage
(E) primäre Thorakotomie

5.4 Herz

F06
→ 5.23 Die langfristige Antikoagulation nach Herzklappenersatz durch eine Kunststoffprothese wird am besten durchgeführt mit
(A) Phenprocoumon
(B) Acetylsalicylsäure (ASS)
(C) Heparin
(D) niedermolekularen Heparinen
(E) Streptokinase

H05
→ 5.24 Kontraindikation für eine Herztransplantation ist am ehesten:
(A) florides Ulcus ventriculi sive duodeni
(B) vorbestehende supraventrikuläre Tachykardien
(C) Zustand nach Toxoplasmose
(D) pulmonale Hypertonie (rechtsventrikuläre Auswurffraktion von 60 %)
(E) Zustand nach aortokoronarem Bypass

5.16 (A)   5.17 (A)   5.18 (E)   5.19 (A)   5.20 (D)   5.21 (E)   5.22 (D)   5.23 (A)   5.24 (A)

H95
5.25 Die behandlungsbedürftige erworbene Aortenklappenstenose Stadium III–IV wird am besten behandelt durch
(A) Klappenersatz
(B) Ballondilatation
(C) Klappenrekonstruktion
(D) digitale Sprengung
(E) konservativ medikamentöse Therapie

H90
5.26 Als Indikation zur Herzschrittmacherimplantation gilt nicht:
(A) Anfallsprophylaxe bei Adams-Stokes-Anfällen
(B) Bradyarrhythmia absoluta
(C) Kardiomyopathie
(D) permanente Reizleitungsstörungen bei AV-Block III. Grades
(E) pathologische Sinusbradykardie

F00 F94
5.27 Welche Aussage trifft nicht zu?
Zum klinischen Bild einer akuten Herzbeuteltamponade gehören folgende Symptome:
(A) Halsvenenstauung
(B) Tachykardie
(C) Lungenödem
(D) paradoxer Puls
(E) kardiogener Schock

H98
5.28 Welche der Aussagen zum aortokoronaren Bypass trifft am ehesten zu?
(A) Es handelt sich um eine direkte Rekonstruktion verengter Kranzarterien.
(B) Verengte Kranzgefäßabschnitte werden durch Venentransplantate überbrückt.
(C) Der Herzmuskel wird durch Skelettmuskulatur ersetzt.
(D) Es findet eine Tunnelierung des Myokards durch die Arteria mammaria (Vineberg-Operation) statt.
(E) In der Regel werden alloplastische Materialien verwendet.

H90
5.29 Welche der nachfolgenden Aussagen zu stumpfen Verletzungen des Herzens (Contusio cordis) trifft nicht zu?
(A) Ursache sind häufig Straßenverkehrsunfälle mit Brustanprallmechanismus (z. B. Lenkradverletzungen).
(B) Die traumatische Schädigung betrifft in der Regel die epikardialen Arterien, nicht jedoch die Endstrombahn.
(C) Es kommt zu einem Aktivitätsanstieg der Serumenzyme LDH_1 und LDH_2.
(D) Mit Störungen der Erregungsausbreitung im Herzen bzw. mit dem möglichen Auftreten eines Myokardinfarktes muß gerechnet werden.
(E) Aus Kontusionsherden mit Nekrosen können Herzwandaneurysmen resultieren.

5.5 Mamma

F06
5.30 Sie tasten bei einer Frau einen Mammatumor und in der Achselhöhle verschiebliche Lymphknoten.
Wie wird das in der Abbildung schematisch dargestellte Mammakarzinom im TNM-Schema klassifiziert?

T　　　　N　　　　M

(A) $T_1N_2M_1$
(B) $T_1N_1M_1$
(C) T_1N_1MX
(D) T_2N_1MX
(E) $T_2N_1M_1$

Schwerpunkt Chirurgie, Orthopädie

F06

→ 5.31 Ein 60-jähriger Patient bemerkt seit einiger Zeit eine zunehmende Schwellung, Verhärtung und Rötung der linken Brust. Er gibt an, dass er sich vor längerer Zeit im Bereich der Brust gestoßen habe (siehe Abb. 5.8 des Bildanhangs).
Welche Diagnose ist an der linken Brust am wahrscheinlichsten?
(A) inflammatorisches Mammakarzinom
(B) Gynäkomastie
(C) Erysipel
(D) Hämangiom
(E) infiziertes Hämatom

H01

→ 5.32 Bei der in Abb. 5.9 des Bildanhangs dargestellten perimamillären Veränderung handelt es sich um ein Mammakarzinom bei einem 32-jährigen Mann.
Welche Aussage trifft am wenigsten zu?
(A) Eine Infiltration von Haut und Muskulatur ist beim männlichen Mammakarzinom häufiger als beim Mammakarzinom der Frau.
(B) Männliche Mammakarzinome sind in der Regel duktale Karzinome.
(C) Männliche Mammakarzinome sind häufig östrogenrezeptor-positiv.
(D) Etwa 1% aller Mammakarzinome entfällt auf Männer.
(E) Bei einer Überlebensrate von 80% aller männlichen Mammakarzinompatienten 5 Jahre nach Diagnosestellung ist die Prognose günstiger als bei der Frau.

6 Viszeralchirurgie

6.1 Magen-Darm-Trakt

H07

→ 6.1 Bei einem 60-jährigen Patienten mit langjährigem Alkoholabusus kommt es nach heftigem Erbrechen zu einem ausgeprägten Hautemphysem, insbesondere im Bereich des Halses. Außerdem berichtet er über einen unmittelbar nach dem Erbrechen aufgetretenen und anhaltenden retrosternalen Vernichtungsschmerz. Bereits im Röntgenbild des Thorax finden sich Hinweise auf ein Mediastinalemphysem, ohne dass ein Spontanpneumothorax nachzuweisen ist.
Die Verdachtsdiagnose lautet am ehesten:
(A) Mallory-Weiss-Syndrom
(B) Perforation einer Emphysem-Bulla
(C) rupturiertes Trachealdivertikel
(D) rupturiertes Zenker-Divertikel
(E) sog. Spontanruptur des distalen Ösophagus (Boerhaave-Syndrom)

H07

→ 6.2 Ein 60-jähriger Patient klagt in letzter Zeit beim Stuhlgang über hellrote Blutabgänge. Der Stuhlgang habe sich nicht geändert, er habe zeitlebens unter Verstopfung gelitten. Hämorrhoiden wurden bei ihm vor einem Jahr im Rahmen einer Prostata-Vorsorgeuntersuchung festgestellt.
Folgende Laborwerte sind auffällig:
Hämoglobin 112 g/L
Hämatokrit 0,34
Inspektorisch liegt der in Abb. 6.1 des Bildanhangs dargestellte Befund vor. Rektal ist kein Tumor tastbar, der Sphinktertonus ist erhöht.
Welche der folgenden Aussagen zur weiteren Diagnostik trifft am ehesten zu?
(A) Eine weitere Diagnostik ist nicht notwendig, da die peranalen Blutabgänge durch die bereits vor einem Jahr diagnostizierten Hämorrhoiden erklärt sind.
(B) Eine Koloskopie ist indiziert, um einen Dickdarmprozess auszuschließen.
(C) Eine Erythrozyten-Szintigraphie ist indiziert, weil dadurch auch Blutungen im Dünndarm nachgewiesen werden können.
(D) Zunächst sollte ein Haemoccult®-Test durchgeführt werden.
(E) Aufgrund der hellroten Blutabgänge ist eine akute obere gastrointestinale Blutung am wahrscheinlichsten, sodass eine notfallmäßige Gastroskopie durchzuführen ist.

5.31 (A)   5.32 (E)   6.1 (E)   6.2 (B)

H07
6.3
Ein 74-jähriger Patient wird wegen kolikartiger Abdominalschmerzen in die Notfallaufnahme eines Krankenhauses eingeliefert. Anamnestisch sind Meteorismus und Obstipation zu eruieren; bei der klinischen Untersuchung werden sehr starke Darmgeräusche auskultiert.
Auf der Abdomenübersichtsaufnahme im Stehen sind mehrere massiv erweiterte, zentral im Mittelbauch lokalisierte Darmschlingen zu erkennen, versehen mit Plicae circulares sowie zahlreichen Flüssigkeitsspiegeln in unterschiedlicher Höhe. Die Luft-/Gasverteilung im übrigen Abdomen ist unauffällig.
Welche der Diagnosen ist am wahrscheinlichsten?
(A) akuter Schub einer Colitis ulcerosa
(B) Darmperforation
(C) mechanischer Dünndarmileus
(D) Sigmadivertikulose
(E) paralytischer Dickdarmileus

F07
6.4
17 Tage nach einem Unfall mit einer Rippenserienfraktur links wird ein junger Patient wegen akuter abdomineller Beschwerden bei Ihnen vorstellig. Der Patient ist blass, tachykard mit einer Herzfrequenz von 116/min und hypoton.
Bei der klinischen Untersuchung weist er einen Druckschmerz epigastrisch und im linken Ober- und Mittelbauch auf.
Anamnestisch gibt er an, vor längerer Zeit einmal eine Magenschleimhautentzündung gehabt zu haben. Auf weiteres Befragen verneint er jedoch, jemals gastroskopiert worden zu sein. Die Diagnose einer Magenschleimhautentzündung sei eine Verdachtsdiagnose seines Hausarztes gewesen, die dieser aufgrund unspezifischer Oberbauchbeschwerden im Rahmen einer Prüfungssituation des Patienten geäußert habe.
Sie führen eine Sonographie durch und diagnostizieren freie intraabdominelle Flüssigkeit, vor allem subphrenisch links, aber auch in allen anderen abdominellen Quadranten. In der Abdomen-Übersichtsaufnahme im Stehen sowie in Linksseitenlage Nachweis eines sog. Chilaiditi-Syndroms ohne Nachweis freier Luft und Ileuszeichen.
Ihre Verdachtsdiagnose lautet am ehesten:

(A) zweizeitige Milzruptur
(B) perforiertes Magenulkus
(C) schwere posttraumatische Pankreatitis
(D) Colon-transversum-Perforation
(E) Zwerchfellruptur im Rahmen einer Rippenserienfraktur mit sekundär infiziertem, symptomatischem, subphrenischem Hämatom

H06
6.5
Aufgrund eines akuten Myokardinfarktes muss ein 60-jähriger Patient 12 Minuten lang reanimiert werden. Erst nach massivem Einsatz von kreislaufunterstützenden Katecholaminen lässt sich wieder ein suffizienter Blutdruck herstellen. Der Patient wird in die Klinik eingeliefert und auf der Intensivstation überwacht. Im EKG finden sich Zeichen eines massiven Hinterwandinfarktes. Im weiteren Verlauf kommt es zu einer absoluten Arrhythmie, die trotz elektrischer und medikamentöser Kardioversion schwierig einzustellen ist. In einer Laborkontrolle 36 Stunden nach Aufnahme auf die Intensivstation findet sich eine schwere metabolische Azidose mit einem Laktat-Wert, der dem Sechsfachen des üblichen Referenzwertes entspricht. Klinisch finden sich ein mäßig aufgetriebenes Abdomen sowie spärliche Darmgeräusche. Bei der rektalen Untersuchung zeigt sich Blut am Fingerling. In der abdominellen Sonographie sowie der transthorakalen Echokardiographie sieht man eine deutlich vergrößerte Leber bei normalem Fluss in der V. portae und freie Flüssigkeit im Abdomen.
Am ehesten handelt es sich um
(A) eine kardial bedingte Stauungshepatopathie mit hierdurch bedingter Abflussstörung im Bereich des Splanchnikusgebietes
(B) einen akuten Mesenterialinfarkt
(C) eine Pseudoobstruktion des Kolons (Ogilvie-Syndrom)
(D) einen Truncus-coeliacus-Infarkt
(E) eine metabolische Entgleisung im Rahmen eines Reperfusionsschadens aufgrund passagerer Hypoxie

---

6.3 (C)   6.4 (A)   6.5 (B)

Schwerpunkt Chirurgie, Orthopädie

H06
→ 6.6 Ein 52-jähriger Patient stellt sich mit aus völliger Gesundheit heraus akut aufgetretenen Bauchschmerzen in der Klinik vor. Die klinische Untersuchung ergibt ein akutes Abdomen mit diffusem Druckschmerz und Abwehrspannung (bretthartes Abdomen).
Es besteht eine Leukozytose von 18 500/µL.
In der Röntgenübersichtsaufnahme des Abdomens ist subphrenisch deutlich eine Luftsichel zu sehen.
Welche der genannten Diagnosen passt am ehesten zu diesem Krankheitsbild?
(A) Gallenblasenperforation
(B) Magenulkusperforation
(C) M. Crohn
(D) gedeckt perforierte Sigmadivertikulitis
(E) akute Appendizitis

H06
→ 6.7 Gastroskopisch wird bei einem 42-jährigen Mann in der Angulusfalte des Magens ein etwa 2,2 cm großer, leicht erhabener Tumor gesehen. Der histologische Befund ergibt ein Adenokarzinom vom diffusen Typ nach Laurén. Es wird der Verdacht auf Magenfrühkarzinom erhoben.
Welche der angegebenen Therapieformen kommt bei diesem Befund am ehesten in Betracht?
(A) neoadjuvante Chemotherapie mit nachfolgender Gastrektomie
(B) lokale, endoskopische Tumorexzision
(C) Antrektomie
(D) Gastrektomie unter Mitnahme von Omentum minus und Omentum majus und Lymphadenektomie
(E) Helikobaktereradikation

H06
→ 6.8 Bei einer 44-jährigen Patientin mit langjähriger Anamnese einer Colitis ulcerosa kommt es zur Ausbildung eines akuten Abdomens. Bei der Untersuchung imponieren klinisch ein aufgetriebenes Abdomen mit spärlichen Darmgeräuschen und ein diffuser Druckschmerz über dem gesamten Abdomen. Es besteht eine mäßige Hypotonie von 100/60 mmHg. Die Patientin ist tachykard (Pulsfrequenz 96/min), kaltschweißig und zeigt periphere Ödeme. Zudem scheint sie verwirrt zu sein.

Bei den Laborwerten imponiert eine Bizytopenie mit Leukozyten von 3800/µL und Thrombozyten von 98/nL. Der Hb-Wert ist normal.
Das C-reaktive Protein beträgt 233 mg/L.
In der Röntgen-Übersichtsaufnahme finden sich ein mit 13 cm deutlich distendierter Kolonrahmen und ein Dünndarmileus.
Welche Aussage trifft am ehesten zu?
(A) Es handelt sich um ein toxisches Megakolon mit sekundär paralytischem Dünndarmileus. Therapie der Wahl ist die sofortige Notfalllaparotomie, wobei die Patientin darüber aufgeklärt sein sollte, dass hierbei am ehesten eine Kolektomie mit Anlage einer terminalen Ileostomie durchgeführt werden wird.
(B) Ursache der Distension des Kolonrahmens und des Dünndarmileus ist ein vermutlich weiter distal im Rektum entstandenes Karzinom auf dem Boden der lange bestehenden Kolitis. Therapie der Wahl ist eine forcierte orthograde Spülung mit nachfolgender Koloskopie zur Diagnosesicherung.
(C) Es sollte zunächst eine Magensonde gelegt werden, um einer Aspiration vorzubeugen. Im Übrigen sollte der Kreislauf stabilisiert werden, um anschließend bei der Patientin eine Koloskopie und eine Computertomographie vorzunehmen.
(D) Therapie der Wahl ist die sofortige Proktokolektomie mit Anlage einer ileoanalen Pouch-Anastomose ohne protektives Ileostoma, um die Darmflora wieder zu regenerieren.
(E) Die Patientin leidet an einem toxischen Megakolon ohne Anzeichen eines septischen Krankheitsbildes. Daher sollte durch eine intensivierte konservative Behandlung mit retrograden Schwenkeinläufen zunächst die gestörte Darmmotilität wieder in Gang gebracht, sowie die Darmflora durch spezifische antimykotische Therapie stabilisiert werden.

H06
→ 6.9 Ein 21-jähriger Patient wurde unter dem Verdacht „akute Appendizitis" eingewiesen und operiert. Intraoperativ fand sich ein Konglomerattumor im rechten Unterbauch, der eine Ileozäkalresektion erforderlich machte. Das Operationspräparat ist in Abb. 6.2 des Bildanhangs dargestellt.
Welche Diagnose ist am wahrscheinlichsten?
(A) M. Crohn
(B) Colitis ulcerosa
(C) perityphlitischer Abszess
(D) Ileozäkaltuberkulose
(E) infiltrierend wachsendes Zäkumkarzinom

6.6 (B)   6.7 (D)   6.8 (A)   6.9 (A)

H06
→ 6.10 Ein 38-jähriger Mann klagt über seit 3 Wochen im linken Unterbauch bestehende Schmerzen. Zudem bestehe seit einer Woche eine Obstipation.
Bei der klinischen Untersuchung tastet man im linken Unterbauch eine walzenförmige Resistenz.
Bis auf eine leicht erhöhte BSG liegen keine pathologischen Laborwerte vor. Nach Sonographie des Abdomens wird ein Doppelkontrasteinlauf vorgenommen. Das Röntgenbild ist in Abb. 6.3 des Bildanhangs dargestellt.
Welche Diagnose trifft bei diesen Symptomen und dem Röntgenbefund am ehesten zu?
(A) M. Crohn
(B) Colitis ulcerosa
(C) Divertikulose
(D) stenosierendes Dickdarmkarzinom
(E) familiäre Polypose

H06
→ 6.11 Nach einer langen Fahrradtour kann ein junger Mann seit zwei Tagen nicht mehr sitzen. Weder Waschen noch Cremen in der Afterregion haben die Schmerzen zum Schwinden bringen können. Es bestehen Schmerzen am After. Zudem hat er leicht erhöhte Temperatur. Bei der klinischen Untersuchung findet sich neben dem After eine gerötete Schwellung.
Was ist jetzt am ehesten zu tun?
(A) Abwarten und Kontrolle des Befundes in einigen Tagen
(B) Rektoskopie zur Klärung der Diagnose
(C) lokale Kühlung und Antibiose
(D) Punktion und nach Resistenzbestimmung gezielte Antibiose
(E) Entdeckelung resp. Inzision des Abszesses

H06
→ 6.12 Bei einem Patienten wird ein akutes Abdomen diagnostiziert. In der Röntgenübersicht wird freie Luft im Abdomen nachgewiesen. Der Patient wird laparotomiert. Intraoperativ findet sich eine in die Bauchhöhle perforierte Sigmadivertikulitis mit deutlicher Vier-Quadranten-Peritonitis.
Was ist in dieser Situation am ehesten Therapie der Wahl?
(A) Abbruch der Operation, da eine kotige Vier-Quadranten-Peritonitis auch heutzutage prognostisch infaust ist
(B) Proktokolektomie mit Resektion von Kolon und Rektum und Anlage einer ileoanalen Pouch-Anastomose
(C) Diskontinuitätsresektion nach Hartmann mit Resektion des divertikeltragenden Sigmas, provisorischem Ausleiten eines terminalen Deszendostomas, Blindverschluss des Rektums und Spülung der Bauchhöhle
(D) ausgiebige Spülung des gesamten Abdomens und Verschluss des Abdomens
(E) Sigmaresektion mit nachfolgender primärer Deszendorektostomie

F06
→ 6.13 Ein 45-jähriger Patient mit einer 15-jährigen Anamnese einer Pancolitis ulcerosa wird wegen vermehrten Blutabganges in den letzten 4 Wochen erneut koloskopiert. Wegen des Blutabganges hatte der Patient in den letzten 3 Wochen täglich Steroideinläufe durchgeführt. Die koloskopische Untersuchung zeigt eine derbe, polypoide Schleimhautvorwölbung von 3 cm Durchmesser distal der linken Flexur. Die übrigen Kolonabschnitte zeigen eine Pancolitis ulcerosa mittlerer Aktivität, wobei auffallenderweise wenig Entzündung im Rektum nachweisbar war. Die histologische Untersuchung der Proben aus dem Bereich der Läsion distal der linken Flexur zeigt eine hochgradige Dysplasie in drei der sechs Biopsate aus diesem Bereich. Die übrigen Stufenbiopsate des Kolons zeigen histologisch eine Colitis ulcerosa mit mäßiger Entzündung ohne Dysplasie.
Welche Empfehlung ist in dieser Situation am ehesten zu geben?
(A) Durchführung einer virtuellen Koloskopie mittels Spiralcomputertomographie zur besseren Schleimhautbeurteilung
(B) Kontrollkoloskopie mit Biopsie in 6 Monaten
(C) keine weiteren diagnostischen Maßnahmen, da der Befund in Anbetracht des nur gering entzündlich veränderten Rektums für den Übergang in eine Colitis Crohn spricht
(D) Protokolektomie wegen des Risikos eines Karzinoms
(E) endoskopische Abtragung der Läsion nach Chromoendoskopie mit Methylenblau

6.10 (C)   6.11 (E)   6.12 (C)   6.13 (D)

Schwerpunkt Chirurgie, Orthopädie

F06
→ 6.14 Ein älterer Mann leidet seit einiger Zeit an Herzrhythmusstörungen. Nach dem Mittagessen verspürt er plötzlich starke Bauchschmerzen. Vom ärztlichen Notdienst wird er unter der Verdachtsdiagnose „akuter Mesenterialarterienverschluss" sofort in die Klinik eingewiesen.
Welches Zeichen ist für das Initialstadium dieses Krankheitsbildes am wenigsten typisch?
(A) Peritonismus
(B) Diarrhö
(C) weicher Bauch
(D) abnorme Peristaltik
(E) diffuse Bauchschmerzen

F06
→ 6.15 Auf der Abb. 6.4 des Bildanhangs sehen Sie eine Röntgenkontrastdarstellung des Ösophagus bei einem 32-jährigen Patienten, der seit Jahren über Dysphagie und retrosternale Schmerzen klagt. Jetzt wird er wegen plötzlich aufgetretener starker Schluckbeschwerden in die Klinik eingeliefert.
Dieses Röntgenbild entspricht welcher Diagnose am ehesten?
(A) peptische Stenose
(B) Nussknacker-Ösophagus
(C) Achalasie
(D) Adenokarzinom des ösophagogastralen Übergangs
(E) Hiatushernie

F06
→ 6.16 Welche Aussage zum Boerhaave-Syndrom trifft am ehesten zu?
(A) Es handelt sich um eine Ösophagusperforation auf dem Boden eines entzündlichen Traktionsdivertikels im Bereich des mittleren Ösophagus.
(B) Typische Lokalisation ist der Übergang vom zervikalen zum thorakalen Ösophagus im Bereich der oberen Thoraxapertur.
(C) Es handelt sich um einen nicht-transmuralen Schleimhautriss im Bereich des ösophagokardialen Überganges.
(D) Es tritt typischerweise nach Erbrechen auf und ist meistens am unteren Ösophagusdrittel links dorsolateral lokalisiert.
(E) Es handelt sich um eine Ösophagusperforation infolge eines stumpfen Bauchtraumas.

F06
→ 6.17 Ein 55-jähriger Mann wird wegen einer oberen intestinalen Blutung in die Klinik eingewiesen. Er gibt an, in der letzten Nacht reichlich alkoholische Getränke getrunken zu haben. Anschließend habe er sich mehrfach übergeben müssen.
Welche Diagnose ist am wahrscheinlichsten?
(A) Mallory-Weiß-Syndrom
(B) Refluxösophagitis
(C) blutende Ösophagusvarizen
(D) Exulceratio simplex (Dieulafoy)
(E) Hämobilie

F06
→ 6.18 Ein 40-jähriger Patient wird wegen eines rezidivierenden Ulcus ventriculi mit Sitz an der kleinen Kurvatur oberhalb der Incisura angularis seit 3 Monaten konservativ behandelt, wobei der Erreger Helicobacter eradiziert wurde. Die Gastroskopie ergibt unverändert ein kallöses Ulkus. Die entnommenen Biopsate zeigen keinen Anhalt für Malignität.
Welche der genannten Maßnahmen ist am ehesten indiziert?
(A) Fundoplicatio
(B) lokale Exzision des Ulkus mit Übernähung
(C) Magenteilresektion
(D) selektive proximale Vagotomie
(E) trunkuläre Vagotomie

F06
→ 6.19 Welche Aussage zur hypertrophen Pylorusstenose trifft am ehesten zu?
(A) Es werden überwiegend Mädchen betroffen.
(B) Es kommt zu einer hypochlorämischen Alkalose.
(C) Bei der Pyloromyotomie ist mit einer Letalität von über 5 % zu rechnen.
(D) Das Erbrochene ist gallig gefärbt.
(E) Erste Symptome zeigen sich meist nach der 12.–15. Lebenswoche.

F06
→ 6.20 Welche Aussage zum Peutz-Jeghers-Syndrom trifft am ehesten zu?
(A) Es handelt sich um ein heterosomal-rezessiv vererbliches Leiden.
(B) Das Syndrom ist eine Sonderform der familiären Adenomatose.
(C) An der Haut findet man Leukoplakien insbesondere perioral.
(D) Die Polypen treten im Magen, Dünndarm und Kolon auf.
(E) Bei den Polypen handelt es sich um Neurofibrome.

6.14 (A) 6.15 (C) 6.16 (D) 6.17 (A) 6.18 (C) 6.19 (B) 6.20 (D)

F06
6.21 Eine Patientin, die seit vielen Jahren an einer Colitis ulcerosa leidet, wird aufgrund einer starken Zunahme von Durchfällen und peranaler Blutungsneigung koloskopiert. Histopathologisch ergibt sich eine hochgradige Epitheldysplasie.
Welches Vorgehen ist am ehesten indiziert?
(A) weiterhin medikamentöse Therapie, da eine maligne Entartung nicht zu erwarten ist
(B) systematische Lasertherapie der gesamten Kolonschleimhaut in mehreren Sitzungen
(C) Proktokolektomie mit ileoanaler Pouchanastomose, da höchstwahrscheinlich mit einer Karzinomentstehung zu rechnen ist
(D) kombinierte Rektosigmoidresektion, da es sich um eine aufsteigende unspezifische Entzündung handelt, die nach Entfernung des „Krankheitsschrittmachers" spontan abklingt
(E) Empfehlung einer Kontrollkoloskopie in einem Jahr

F06
6.22 Welche ist die häufigste Ursache der primären perianalen Fistel?
(A) M. Crohn
(B) äußere Infektion
(C) Analfissur
(D) Proktodealdrüseninfektion
(E) Operation im Analbereich

F06
6.23 Ein 54-jähriger Patient klagt über rezidivierende Blutauflagerungen auf dem Stuhl. Rektoskopisch findet sich in 5 cm Höhe supraanal eine makroskopisch als villöses Adenom imponierende Veränderung von 2 cm Durchmesser.
Welche der folgenden therapeutischen Maßnahmen ist am ehesten angezeigt?
(A) regelmäßige Kontrollen mit multiplen Biopsien
(B) endoskopische Entfernung
(C) kryochirurgische Therapie
(D) Segmentresektion
(E) anteriore Rektumresektion

F06
6.24 Welche der folgenden Befundkonstellationen spricht am ehesten für einen Gallensteinileus?
(A) Verschlussikterus, multiple Gallenblasenkonkremente, paralytischer Ileus
(B) Dünndarmileus, Luft in den Gallenwegen
(C) septische Temperaturen, Sklerenikterus, Dickdarmileus
(D) kolikartige Oberbauchschmerzen, galliges Erbrechen, Dünndarmileus
(E) Gallensteinanamnese, gürtelförmige Oberbauchschmerzen, paralytischer Ileus

F06
6.25 Ein 88-jähriger Mann mit lange bestehendem Diabetes mellitus und bekannter generalisierter Arteriosklerose wird wenige Stunden nach einer opulenten Mahlzeit mit einem akuten Abdomen in die Notaufnahme eingeliefert. Von den Laborparametern ist insbesondere das Laktat im Serum deutlich erhöht.
Wie ist der Befund der Röntgenaufnahmen des Abdomens im Liegen und in linker Seitenlage am ehesten zu interpretieren (siehe Abb. 6.5 des Bildanhangs)?
(A) Nachweis von freier Luft (V. a. Ulkusperforation)
(B) Dickdarmmeteorismus (V. a. Volvulus)
(C) Gas in der Dünndarmwand (V. a. Enteritis)
(D) Gas in den Gallenwegen (V. a. Gallensteinileus)
(E) Überblähung von Dünn- und Dickdarm, Nachweis von Spiegeln (V. a. Mesenterialischämie)

F06
6.26 Welche der Aussagen über das kolorektale Karzinom trifft am ehesten zu?
(A) Es ist der häufigste bösartige Tumor sowohl beim Mann als auch bei der Frau.
(B) Es entwickelt sich nur in etwa einem Drittel der Fälle auf dem Boden vorbestehender Adenome (Adenom-Karzinom-Sequenz).
(C) Es ist histologisch häufiger ein Plattenepithelkarzinom als ein Adenokarzinom.
(D) Es entsteht beim HNPCC-Syndrom (Syndrom des hereditären nicht Polyposis-assoziierten kolorektalen Karzinoms) durch eine autosomal-dominant vererbte Tumordisposition mit Keimbahnmutationen des p53-Tumorsuppressorgens.
(E) Es ist sehr häufig im rektosigmoidalen Bereich lokalisiert.

6.21 (C)   6.22 (D)   6.23 (B)   6.24 (B)   6.25 (E)   6.26 (E)

F06
6.27 Ein tiefsitzendes Adenokarzinom des Rektums – endoskopisch beginnend bei 6 cm ab Anokutanlinie – im Stadium pT3 pN2 cM0 wird kontinenzerhaltend operiert.
Welche Maßnahme ist am geeignetsten, um postoperativ das hohe Risiko eines Lokalrezidivs zu senken?
(A) alleinige Radiotherapie
(B) alleinige Erhaltungschemotherapie (über 12 Monate)
(C) simultane Radiochemotherapie
(D) Radioimmuntherapie mit ^{131}I-MIBG (Meta-Iod-Benzyl-Guanidin)
(E) ausschließliche engmaschige Nachbeobachtung („watchful waiting")

F06
6.28 Wegen Schluckbeschwerden wurde bei einem Patienten eine Ösophagoskopie durchgeführt und im Bereich der mittleren Ösophagusenge eine Stenose festgestellt. Die Abb. 6.6 des Bildanhangs stammt von dem histologischen Präparat einer Gewebeprobe aus dieser Stenose, die Abb. 6.7 des Bildanhangs zeigt eine starke Vergrößerung aus demselben Schnittpräparat in HE-Färbung.
Welche Diagnose trifft am wahrscheinlichsten zu?
(A) Sarkoidose
(B) Epithelhyperplasie bei chronischer Ösophagitis
(C) Epitheldysplasie im Abgangsbereich eines Traktionsdivertikels
(D) verhornendes Plattenepithelkarzinom
(E) Einbruch eines kleinzelligen Bronchialkarzinoms in den Ösophagus

F06
6.29 Welche der Aussagen zu Magenkarzinomen trifft am wenigsten zu?
(A) Pathogenetisch spielt die Infektion mit Helicobacter pylori eine wichtige Rolle.
(B) Histologisch handelt es sich meist um Adenokarzinome.
(C) Magenfrühkarzinome können bereits metastasieren.
(D) Die Infiltrationstiefe in die Magenwand ist ein wichtiger Prognosefaktor.
(E) Die Gastroskopie erlaubt in aller Regel bereits makroskopisch die sichere Unterscheidung zwischen einem Karzinom mit sekundärer Ulzeration und einem primären gutartigen Ulkus.

F06
6.30 Bei welcher der Krankheiten ist das Risiko zur Entstehung eines Kolonkarzinoms am Ort der Entzündung am höchsten?
(A) lymphozytäre Kolitis
(B) pseudomembranöse Enterokolitis
(C) Colitis ulcerosa
(D) Divertikulitis
(E) ischämische Kolitis

H05
6.31 Bei einem 36-jährigen Patienten mit hypomotiler Achalasie des Ösophagus ist als erste Maßnahme indiziert eine
(A) hochdosierte Spasmolytika-Gabe über längere Zeit
(B) submuköse Kardiomyotomie
(C) Bougierung mit Sonden mit steigendem Durchmesser
(D) pneumatische Dilatation
(E) alleinige Fundoplicatio

H05
6.32 Als Ursache einer primären Refluxkrankheit (gastroösophagealer Reflux) kommt am ehesten in Betracht:
(A) eine paraösophageale Hiatushernie
(B) ein insuffizienter unterer Ösophagussphinkter
(C) eine Ulkuserkrankung des Magens
(D) eine Magenausgangsstenose
(E) eine Sekretionshemmung der Parietalzellen (Belegzellen)

H05
6.33 Welche Aussage zur axialen Hiatushernie trifft zu?
(A) Sie tritt im Centrum tendineum diaphragmatis auf.
(B) Sie verläuft meistens symptomatisch.
(C) Sie muss stets operiert werden.
(D) Sie kann mit Gallensteinen kombiniert sein.
(E) Es handelt sich um eine paraösophageale Hernie.

H05
6.34 Zum Boerhaave-Syndrom gehört/gehören am ehesten:
(A) Hämoptyse
(B) Koliken
(C) Regurgitation
(D) Singultus
(E) Hautemphysem

6.27 (C)   6.28 (D)   6.29 (E)   6.30 (C)   6.31 (D)   6.32 (B)   6.33 (D)   6.34 (E)

H05
→ 6.35 Welcher der genannten Zustände ist für das Auftreten eines Frühdumping-Syndroms am wahrscheinlichsten?
(A) eine reaktive Hyperinsulinämie
(B) eine schnelle unverdünnte Nahrungspassage in das Jejunum
(C) ein Blindsack-Phänomen
(D) das Syndrom der abführenden Schlinge
(E) das Syndrom der zuführenden Schlinge

H05
→ 6.36 Welche Angabe zum Meckel-Divertikel trifft am ehesten zu?
Es handelt sich um
(A) einen persistierenden Anteil des Dotterganges
(B) ein an der mesenterialen Seite des Dünndarms gelegenes Divertikel
(C) eine Sonderform der Sigmadivertikulitis
(D) ein Duodenaldivertikel
(E) ein Pulsionsdivertikel des Ösophagus

H05
→ 6.37 Eine 28-jährige Patientin klagt über krampfartige Schmerzen im Abdomen. Palpatorisch ist eine Resistenz im rechten Unterbauch mit lokalem Peritonismus festzustellen. Es besteht eine Eisenmangelanämie. Auf Befragen gibt die Patientin an, sie habe in der letzten Zeit erheblich an Gewicht verloren.
Welche Diagnose ist unter Berücksichtigung des beigefügten Röntgenbildes (siehe Abb. 6.8 des Bildanhangs) am ehesten wahrscheinlich?
(A) stielgedrehte Geschwulst des rechten Ovars
(B) chronische Appendizitis
(C) M. Crohn
(D) entzündetes Meckel-Divertikel
(E) Karzinom des Dickdarms

H05
→ 6.38 Eine 20-jährige Patientin kommt mit Bauchschmerzen in Ihre Praxis. Im Laufe des Tages seien die Schmerzen vom Nabel in den rechten Unterbauch gewandert. Bei der Untersuchung ist der rechte Unterbauch deutlich druckschmerzhaft.
Die Patientin leidet am wahrscheinlichsten an einer/einem
(A) akuten Cholezystitis
(B) Harnwegsinfekt
(C) Appendicitis acuta
(D) Extrauteringravidität
(E) Ulcus duodeni

H05
→ 6.39 Welche therapeutische Maßnahme ist bei einem fortgeschrittenen Plattenepithelkarzinom des Analrandes (T3) primär indiziert?
(A) großflächige Exzision im Gesunden
(B) Radiochemotherapie
(C) abdominoperineale Rektumresektion
(D) anteriore Rektumexstirpation
(E) Anlage eines Anus praeter

H05
→ 6.40 Ein 50-jähriger Patient stellt sich mit starken perianalen Schmerzen nach dem Stuhlgang und hellroten Blutauflagerungen auf dem Stuhl vor.
Was ist die primär wahrscheinlichste Diagnose?
(A) Perianalthrombose
(B) Hämorrhoiden
(C) Rektumkarzinom
(D) Analprolaps
(E) akute Analfissur

H05
→ 6.41 Eine 22-jährige Patientin erkrankte am Vortag mit krampfartigen Leibschmerzen und Erbrechen. Appendektomie vor 10 Jahren, sonst keine Bauchoperationen. Befund: mäßig gebläht Abdomen, reizlose und feste Appendektomienarbe, Druckschmerz und Abwehrspannung vor allem im rechten Unterbauch, lebhafte, plätschernde Peristaltik. Kein Fieber, keine Leukozytose, CRP normal. Es wird eine Röntgenaufnahme des Abdomens im Stehen angefertigt (siehe Abb. 6.9 des Bildanhangs).
Bei der Anamnese und der Befundkonstellation ist welche der folgenden Diagnosen die mit der höchsten Wahrscheinlichkeit zutreffende?
(A) perforiertes Ulcus duodeni
(B) Briden-Ileus
(C) inkarzerierte Obturationshernie
(D) inkarzerierte paraösophageale Hernie
(E) Mesenterialinfarkt

6.35 (B) 6.36 (A) 6.37 (C) 6.38 (C) 6.39 (B) 6.40 (E) 6.41 (B)

Schwerpunkt Chirurgie, Orthopädie

H05

→ 6.42 Bei einem Patienten wurde ein tief sitzendes Rektumkarzinom (rektoskopisch bei 3 cm kranial der Linea dentata beginnend) im Stadium pT3 pN1 kontinenzerhaltend operiert.
Welche der folgenden Optionen sollte am ehesten zur Senkung des Rezidivrisikos ergriffen werden?
(A) postoperative Radiochemotherapie mit 5-Fluorouracil als Dauerinfusion
(B) alleinige postoperative Chemotherapie mit 5-Fluorouracil und Levamisol über 24 Monate
(C) alleinige postoperative Radiotherapie
(D) prophylaktische niedrig dosierte Bestrahlung der Leber
(E) nur regelmäßige Nachbeobachtung inkl. Sigmoidoskopie und Sonographie der Leber

H05

→ 6.43 Welche Aussage über die Divertikulose des Dickarms trifft am wenigsten zu?
(A) Es handelt sich um hernienartige Ausstülpungen der Tunica mucosa in bzw. durch die Tunica muscularis.
(B) Sie ist typischerweise im Sigma lokalisiert.
(C) Sie geht mit einem wesentlich erhöhten divertikuloseimmanenten Karzinomrisiko einher.
(D) Sie kann bei Perforation Ursache eines akuten Abdomens sein.
(E) Sie kann zu schweren Blutungen führen.

H97

→ 6.44 Abb. 6.10 des Bildanhangs zeigt ein makroskopisches Magenpräparat, die Abb. 6.11 und 6.12 des Bildanhangs zeigen den histologischen Befund nach HE-Färbung bzw. PAS-Reaktion.
Welche Diagnose trifft zu?
(A) Frühkarzinom des Magens
(B) schleimbildendes infiltrierendes Adenokarzinom
(C) undifferenziertes Karzinom
(D) Plattenepithelkarzinom
(E) Non-Hodgkin-Lymphom

H96

→ 6.45 Welche der folgenden Aussagen zu Dünndarmtumoren trifft nicht zu?
(A) Die Mehrzahl der Tumoren ist benigne.
(B) Dünndarmkarzinome haben mit einer 5-Jahres-Heilungsquote von 65% eine gute Prognose.
(C) Multiple Polypen kommen beim Peutz-Jeghers-Syndrom vor.
(D) Symptome sind chronische Obstipation, kolikartige Leibschmerzen, Ileus und gastrointestinale Blutung.
(E) Das Karzinoid metastasiert in die Leber.

F02

→ 6.46 Bei einem Patienten wird ein Karzinom des Colon descendens diagnostiziert und eine Hemikolektomie durchgeführt. Tumorstadium T3 N1 M0 (UICC-Stadium III).
Welche der postoperativen Behandlungen bewirkt nach den Ergebnissen großer klinischer Studien die deutlichste Verbesserung der Überlebenschance dieses Patienten?
(A) alleinige Nachbestrahlung
(B) Bestrahlung und Chemotherapie mit Adriablastin
(C) Chemotherapie mit 5-FU + Folinsäure
(D) konsequente fett- und fleischarme Diät
(E) Frührehabilitation und Misteltherapie

H03

→ 6.47 Welche Aussage über das Plattenepithelkarzinom des Analkanals im Stadium T2 trifft am ehesten zu?
(A) Es metastasiert häufig initial in die Lunge und wird daher in erster Linie chemotherapeutisch behandelt.
(B) Es wird primär durch Amputation und Anlage eines Anus praeter behandelt und im Falle eines Rezidives bestrahlt.
(C) Üblich ist als Erstbehandlungsverfahren die Resektion mit intraoperativer Bestrahlung.
(D) Therapie der 1. Wahl ist eine Radiochemotherapie.
(E) Es metastasiert häufig über die präsakralen in die paraaortalen Lymphknoten und hat daher eine ungünstige Prognose.

H00

→ 6.48 Welche der folgenden Aussagen trifft nicht für die familiäre Adenomatosis coli zu?
(A) Enterokutane Fistelbildungen sind typisch.
(B) Es handelt sich um eine obligate Präkanzerose.
(C) Der genetische Defekt ist im Bereich des APC-Gens lokalisiert.
(D) Es besteht ein autosomal-dominanter Erbgang.
(E) Sie kann mit Weichteiltumoren und Osteomen kombiniert sein (Gardner-Syndrom).

H03

→ 6.49 Bei einer 27-jährigen Patientin wird eine familiäre adenomatöse Polypose des Kolons unter Mitbefall des Rektums diagnostiziert. Die Patientin leidet an Blut- und Schleimabgängen.
Welche der folgenden Maßnahmen ist therapeutisch am ehesten angezeigt?
(A) Zytostatika-Behandlung
(B) Anlage einer Kolostomie
(C) radiologische Therapie
(D) elektrochirurgische Polypabtragung
(E) Proktokolektomie

6.42 (A)   6.43 (C)   6.44 (B)   6.45 (B)   6.46 (C)   6.47 (D)   6.48 (A)   6.49 (E)

H97
6.50 Welche Aussage zu Karzinoiden trifft nicht zu?
(A) Häufigste Lokalisation ist die Appendix.
(B) Sie wachsen in der Regel langsam.
(C) Sie metastasieren u. a. in die Leber.
(D) Typisches Symptom ist ein anfallsweise auftretender Flush.
(E) Zytostatika sind bei Metastasierung unwirksam.

F03
6.51 Was kommt für die Entstehung eines Zenker-Divertikels ätiologisch am ehesten in Betracht?
(A) gehäuftes Luftschlucken
(B) unbemerktes Hängenbleiben kleiner Fremdkörper
(C) Refluxösophagitis
(D) Ausstülpen der Schleimhaut im Killian-Dreieck
(E) eine muskuläre Fehlanlage am pharyngo-ösophagealen Übergang

H03
6.52 Ein 36-jähriger Lehrer (175 cm, 67 kg) klagt über von Körperhaltung und Konsistenz der aufgenommenen Nahrung unabhängige Schluckbeschwerden und gelegentliche retrosternale, druckartige Schmerzen, vermehrt bei beruflicher Überlastung. Selten Regurgitation von Speisen, keine Gewichtsabnahme, Stuhlgang und Miktion ohne Besonderheiten. Klinisch und laborchemisch kein pathologischer Befund. Die Röntgenuntersuchung ergibt den wiedergegebenen Befund (siehe Abb. 6.13 des Bildanhangs).
Welche Diagnose ist am wahrscheinlichsten?
(A) Ösophaguskarzinom
(B) Kardiakarzinom
(C) Mallory-Weiss-Syndrom
(D) Achalasie
(E) Ösophagusvarizen

F97
6.53 Ein 45-jähriger Mann kommt mit akuter Hämatemesis zur Aufnahme. Eine Ulkuskrankheit ist nicht bekannt, und Medikamente werden nicht eingenommen. Er trinkt normalerweise 2-3 Whisky täglich und hat in den letzten beiden Wochen seinen Alkoholkonsum erheblich gesteigert. In den 3 zurückliegenden Tagen hatte er morgendliche Übelkeit und Erbrechen. Welche Diagnose ist am wahrscheinlichsten?
(A) Ulcus ventriculi
(B) intestinales Lymphom
(C) akute Pankreatitis
(D) Mallory-Weiss-Syndrom
(E) foveoläre Hyperplasie (M. Ménétrier)

H04
6.54 Beim Ulcus simplex Dieulafoy handelt es sich um
(A) eine Ulkusbildung im Bereich einer zu engen Anastomose nach vorausgegangener Magenoperation
(B) eine stark blutende Läsion des Magens, infolge Arrosion einer submukös gelegenen aneurysmatisch veränderten Arteriole
(C) eine bevorzugt im Duodenum lokalisierte Ulkusbildung, die vorwiegend in der Spätphase ausgedehnter Verbrennungen auftritt
(D) ein distales Ulcus ventriculi, das vorwiegend auf dem Boden einer schockbedingten Minderdurchblutung der Magenschleimhaut entsteht
(E) eine Komplikation nach Gastrojejunostomie wegen Magenausgangsstenose

F04
6.55 Ein 52-jähriger Mann mit rezidivierenden Ulcera ventriculi wurde wegen einer schweren Magenblutung operiert. Ein Röntgenbild der Magen-Darm-Passage ist beigefügt (siehe Abb. 6.14 des Bildanhangs).
Welche Operationsmethode wurde bei dem Patienten angewandt?
(A) proximale selektive Vagotomie mit Pyloroplastik
(B) Magenteilresektion nach Billroth I
(C) Magenteilresektion nach Billroth II
(D) Kardia-Resektion
(E) Gastrektomie mit Jejunum-Interponat zwischen Ösophagus und Duodenum

H88
6.56 Im Notfalldienst werden sie zu einem 46-jährigen Patienten gerufen, der seit ca. einer halben Stunde über anhaltende, an Stärke zunehmende Schmerzen im Unterbauch klagt. Sie finden den Patienten in deutlich reduziertem AZ und gutem Ernährungszustand vor. Der Patient ist blass. Blutdruck 115/80 mmHg, Puls 78/min. Bei der Untersuchung fällt Ihnen ein leichter Druckschmerz auf, der sich von der Nabelgegend in den rechten Unterbauch erstreckt. Es besteht keine Abwehrspannung, die Peristaltik ist regelrecht. Sonst erscheinen keine pathologischen Veränderungen.
Welche Vermutungsdiagnose ist am wahrscheinlichsten?
(A) Appendicitis acuta
(B) Mesenterialinfarkt
(C) Colitis ulcerosa
(D) Ileitis terminalis
(E) Hinterwandinfarkt

Schwerpunkt Chirurgie, Orthopädie

H90
→ 6.57 Bei einem 8-jährigen Jungen wurde wegen akuter Unterbauch-Symptomatik eine Appendektomie durchgeführt. Der histologische Befund der Appendixmukosa ist in den Abb. 6.15 und 6.16 des Bildanhangs dargestellt (Übersicht als HE-Färbung bzw. stärkere Vergrößerung daraus).
Welche Diagnose trifft zu?
(A) Tuberkulose
(B) Karzinoid-Tumor
(C) Masernappendizitis
(D) Burkitt-Lymphom
(E) riesenzellige Fremdkörperreaktion

F04
→ 6.58 Ein jugendlicher Patient hat mehrere perianale Fisteln, die relativ wenig Beschwerden bereiten.
Was kommt als Ursache am ehesten in Betracht?
(A) Colitis ulcerosa
(B) Folge einer unspezifischen Kolitis
(C) mangelnde Hygiene
(D) M. Crohn
(E) Chlamydieninfektion

F02
→ 6.59 Welche Aussage zum toxischen Megakolon trifft nicht zu?
(A) Es tritt zumeist bei der Enteritis regionalis Crohn auf.
(B) Es handelt sich um ein lebensbedrohliches Krankheitsbild.
(C) Zu den Komplikationen gehört die Darmperforation.
(D) Es gehen blutig-schleimige Durchfälle voraus.
(E) Führen medikamentöse Maßnahmen nicht zu einer Besserung, kann eine Kolektomie indiziert sein.

F04
→ 6.60 Bei welcher Erkrankung ist eine Proktokolektomie mit ileoanalem Pouch am ehesten als Therapie der Wahl indiziert?
(A) T4-Zökumkarzinom
(B) Rektumkarzinom
(C) Colitis ulcerosa mit schweren Dysplasien
(D) Sigmadivertikulitis
(E) Divertikulose des Rektums

H01
→ 6.61 Hinweis auf das Vorliegen einer chronischen Angina intestinalis ist am ehesten
(A) Abwehrspannung im Bereich des Oberbauchs
(B) postprandialer Bauchschmerz
(C) postprandiales Erbrechen
(D) paradoxe Diarrhö
(E) Rückenschmerz

F04
→ 6.62 Eine 85-jährige Frau wird wegen eines Ileus notfallmäßig operiert, und der Chirurg tastet einen stenosierenden Tumor im Bereich des Sigma, der reseziert wird.
Welcher der folgenden pathologisch-anatomischen Befunde dürfte am ehesten dafür verantwortlich sein?
(A) starke Verbreiterung der Basalmembran unter dem Oberflächenepithel im Sinne einer kollagenen Kolitis
(B) Melanosis coli bei Laxantienabusus
(C) Divertikulose mit Ruptur und chronischer granulierender Divertikulitis und Peridivertikulitis
(D) Bridenbildung bei Zustand nach Hysterektomie vor 30 Jahren
(E) ulzerierende Kolitis mit Schleimhautumbau und Kryptenabszess wie bei einer Colitis ulcerosa

H04
→ 6.63 Ein 56-jähriger Patient gibt anamnestisch rezidivierende linksseitige Unterbauchbeschwerden mit Fieberschüben an. Im Intervall wird ein röntgenologischer Kontrasteinlauf des Kolons durchgeführt (siehe Abb. 6.17 des Bildanhangs).
Welche der folgenden Aussagen trifft am ehesten zu?
(A) Es liegt eine unkomplizierte Divertikulose vor.
(B) Es besteht dringender Verdacht auf ein Kolonkarzinom.
(C) Unter Berücksichtigung der Anamnese muss ein M. Crohn angenommen werden.
(D) Es liegt eine Colitis ulcerosa mit Perforation vor.
(E) Es liegt eine Fistel nach Divertikelperforation vor.

6.57 (C)   6.58 (D)   6.59 (A)   6.60 (C)   6.61 (B)   6.62 (C)   6.63 (E)

F97
6.64 Bei einer 70-jährigen Frau ist es nach Defäkation zum Hervortreten einer „Geschwulst" aus dem After gekommen. Die lokale Inspektion zeigt eine ödematös verquollene, zirkulär gefältete Schleimhaut mit zentraler Öffnung.
Es handelt sich am ehesten um:
(A) Hämorrhoiden Grad III
(B) Analprolaps
(C) Vaginalprolaps
(D) Rektumprolaps
(E) Sigmainvagination

H95
6.65 Ursache eines Analprolaps kann sein:
(A) Senkung des Beckenbodens
(B) prolabierende Hämorrhoiden
(C) ungenügende sakrale Rektumfixation
(D) Insuffizienz des M. levator ani
(E) chronischer Laxantienabusus

F99
6.66 Welche Aussage zum Peutz-Jeghers-Syndrom trifft nicht zu?
(A) Es handelt sich um Dünndarmpolypen (Hamartome).
(B) Die Erkrankung wird autosomal-dominant vererbt.
(C) Typisch sind Melaninflecken an den Lippen.
(D) Es ist eine obligate Präkanzerose.
(E) Komplikationen sind Blutung und Invagination.

F98
6.67 Welche Aussage trifft nicht zu?
Hamartome
(A) bestehen aus regulären Gewebsbestandteilen des entsprechenden Organs
(B) sind in der Regel benigne
(C) zeigen definitionsgemäß Gewebsdifferenzierungen aller drei Keimblätter
(D) sind Fehlbildungen
(E) können im Rahmen hereditärer Erkrankungen auftreten

F98
6.68 Ein 55-jähriger adipöser Autofahrer erleidet bei einem Autounfall einen Sprunggelenksbruch rechts. Nach 2 Tagen entwickelt er Fieber und unbestimmte Bauchschmerzen. Röntgenologisch ist ein Pneumoretroperitoneum nachweisbar. Der Patient gibt auf Befragen an, mit dem Sicherheitsgurt vorschriftsmäßig angeschnallt gewesen zu sein.
Es handelt sich am ehesten um:
(A) Magenruptur
(B) Jejunalruptur
(C) Zwerchfellruptur
(D) Duodenalruptur
(E) Nierenruptur

H97
6.69 Beim Absturz vom Baugerüst zieht sich ein 25-jähriger Arbeiter eine perineale Pfählungsverletzung zu. Bei der Inspektion findet sich auf der rechten Seite eine Zerreißung der Rektumwand bis etwa 4 cm oberhalb der Linea dentata.
Welche der genannten Maßnahmen ist angezeigt?
(A) dichter Verschluss der Verletzung mit Allschichtnaht
(B) zunächst nur Verband mit desinfizierender Lösung (z.B. mit PVP-Iod-Lösung) bis sich Nekrosen abgestoßen haben
(C) Jejunokolostomie
(D) vorgeschaltete Kolostomie (Deviationskolostomie) und Darmnaht
(E) laparoskopischer Verschluß der Wunde

F02
6.70 Bei einer 50-jährigen Patientin mit Blutauflagerungen auf dem Stuhl wurden proktoskopisch Hämorrhoiden II. Grades festgestellt. Der Koloskopie-Befund ergab keinen Hinweis auf ein Malignom.
Welche der genannten Maßnahmen ist am ehesten indiziert?
(A) Verschreibung von cortisonhaltigen Suppositorien, keine Sklerosierungsbehandlung
(B) zunächst Abwarten der spontanen Rückbildung
(C) Sklerosierungsbehandlung
(D) Hämorrhoidektomie nach Milligan-Morgan
(E) Kontrollen des Hämoglobin-Wertes und Untersuchung des Stuhls auf okkultes Blut

6.64 (D)   6.65 (B)   6.66 (D)   6.67 (C)   6.68 (D)   6.69 (D)   6.70 (C)

6.2 Peritoneum, Ileus, Akutes Abdomen

H97
→ 6.71 Welche Aussage trifft für die diffuse (sekundäre) Peritonitis nicht zu?
(A) meist ausgeprägte Leukozytose
(B) deutliche Bauchdeckenspannung
(C) operative Intervention selten sinnvoll
(D) primär hyperdyname Kreislaufsituation
(E) Oligurie

H04
→ 6.72 Eine 78-jährige Patientin wird wegen Übelkeit und diffuser Leibschmerzen stationär aufgenommen. Sie gibt an, seit 3 Monaten zunehmend unter Verstopfung zu leiden und 4 Tage lang keinen Stuhlgang gehabt zu haben. Sie habe sich zu Hause noch selbst versorgen können und nehme wegen des Herzens täglich ein Digitalispräparat.
Der klinische Befund ergibt: starker Meteorismus, der Leib ist weich, pathologische Resistenzen sind nicht zu tasten, bei tiefer Palpation gibt die Patientin einen Druckschmerz im rechten und linken Unterbauch an. Der Kreislauf ist stabil. Fieber besteht nicht. Die Röntgenaufnahme des Abdomens im Stehen ist in Abb. 6.18 des Bildanhangs zu sehen.
Es handelt sich am ehesten um
(A) einen paralytischen Ileus bei Mesenterialinfarkt
(B) einen mechanischen Ileus bei stenosierendem Karzinom des Colon descendens
(C) ein toxisches Megakolon bei Colitis ulcerosa
(D) eine perforierte Appendizitis
(E) einen tiefen Dünndarmileus bei Gallensteineinklemmung

H00
→ 6.73 Welche Aussage trifft nicht zu?
Beim ausgeprägten paralytischen Ileus finden sich folgende Symptome bzw. Befunde:
(A) fehlende Darmgeräusche
(B) kolikartige Schmerzen
(C) Zwerchfellhochstand
(D) fehlende Peristaltik
(E) Meteorismus

H04
→ 6.74 Ein 34-jähriger Mann hat seit 2 Wochen persistierende Oberbauchschmerzen, die durch Einnahme von Antazida gebessert wurden. Er stellt sich in der Notaufnahme eines Krankenhauses vor wegen sehr heftiger Oberbauchschmerzen seit 3 Stunden, denen ein Erbrechen von Magensaft vorausging. Puls 110/min, RR 120/80 mmHg, Atemfrequenz 24/min. Der Patient macht einen schwerkranken Eindruck. Das Abdomen zeigt Abwehrspannung und einen ausgeprägten tympanitischen Klopfschall. Eine vorsichtige Palpation des Abdomens führt zu stärksten Schmerzen, Darmgeräusche sind nicht auskultierbar.
Blutleukozyten $16000 \cdot 10^6/l$, Hb 132 g/l (Referenzbereich 140–180 g/l), Erythrozyten $4,4 \cdot 10^{12}/l$. Die Serumaktivitäten von Transaminasen und Amylase sind normal.
Welche der Behandlungsmaßnahmen ist unabdingbar, falls eine Abdomenübersichtsaufnahme freie Luft unterhalb des Zwerchfells zeigt?
(A) kontinuierliches Absaugen des Mageninhaltes
(B) Therapie mit Antibiotika gegen aerobe und anaerobe Keime
(C) Laparotomie
(D) endoskopische Unterspritzung der Perforationsstelle
(E) Bluttransfusion

H96
→ 6.75 Befunde bzw. klinische Zeichen einer Peritonitis sind:
(1) Polyurie
(2) Abwehrspannung der Bauchdecken
(3) Darmparalyse
(4) Fieber

(A) nur 1 und 3 sind richtig
(B) nur 2 und 4 sind richtig
(C) nur 1, 2 und 3 sind richtig
(D) nur 2, 3 und 4 sind richtig
(E) 1–4 = alle sind richtig

6.71 (C)   6.72 (B)   6.73 (B)   6.74 (C)   6.75 (D)

F00 H94
Folgende Angaben beziehen sich auf die Aufgaben Nr. 6.76 und Nr. 6.77.
Ein 62jähriger Patient klagt über seit einem Tag bestehende abdominelle Schmerzen, die in den letzten Stunden zugenommen hätten. Er habe auch zweimal erbrochen. Bei der klinischen Untersuchung findet sich ein Druckschmerz im gesamten Abdomen, besonders ausgeprägt im rechten Unterbauch. Die Darmperistaltik ist spärlich. Leukozyten: $13\,000 \cdot 10^6$/l. Die Röntgenübersichtsaufnahme zeigt freie Luft unter beiden Zwerchfellkuppeln.

→ 6.76 Welche der genannten Erkrankungen kommt differentialdiagnostisch am ehesten in Betracht?
(A) Nierenkolik
(B) diffuse Peritonitis bei Ulkusperforation
(C) intraabdominelle Blutung
(D) mechanischer Ileus
(E) Porphyrie

→ 6.77 Als weitere Maßnahme ist am ehesten sinnvoll:
(A) Rekto-Sigmoidoskopie
(B) Gastro-Duodenoskopie
(C) Röntgen-Kontrasteinlauf
(D) Laparotomie
(E) Urographie

F02
→ 6.78 Eine 55-jährige appendektomierte Patientin leidet an akuten krampfartigen Abdominalbeschwerden mit Erbrechen. Die Beschwerden haben vor 4 Stunden begonnen. Die Röntgenaufnahme des Abdomens ist in Abb. 6.19 des Bildanhangs dargestellt.
Welche ist die wahrscheinlichste Verdachtsdiagnose?
(A) Fremdkörperingestion
(B) Adhäsionsileus
(C) Gallensteinileus
(D) Mesenterialembolie
(E) stenosierendes Rektumkarzinom

F00
Folgende Angaben beziehen sich auf die Aufgaben Nr. 6.79, Nr. 6.80 und Nr. 6.81.
Eine 64jährige Patientin mit Peritonitis infolge einer akuten Pankreatitis erhält seit 3 Tagen eine Nulldiät bei einwandfrei drainierender Magensonde. Bei der Visite stellen Sie eine deutliche Hypoventilation und eine leichte Zyanose fest.
pO_2: 9,6 kPA (72 mmHg), pCO_2: 8,9 kPA (67 mmHg), pH_{art}: 7,51.

→ 6.79 Es handelt sich am ehesten um:
(A) intrapulmonale Shunts
(B) respiratorische Alkalose
(C) respiratorische Azidose
(D) metabolische Alkalose
(E) metabolische Azidose

→ 6.80 Hierbei handelt es sich am ehesten um die Folge
(A) von fehlgesteuerten vasovagalen Reflexen
(B) der Grundumsatzminimierung
(C) der Behinderung der Zwerchfellatmung
(D) des Verlustes von HCl
(E) einer Hungerazidose

→ 6.81 Welche der genannten Maßnahmen ist am ehesten angezeigt?
(A) kontrollierte Beatmung (Hyperventilation mit O_2-Überschuss)
(B) Applikation von O_2 (95 %) und CO_2 (5 %) per Nasensonde
(C) Applikation von O_2 (100 %) per Nasensonde
(D) Infusion von Arginin-Hydrochlorid
(E) Infusion von hochkalorischen Nährlösungen

H94
→ 6.82 Ein 59-jähriger Patient wird in schlechtem Allgemeinzustand aufgenommen. Er klagt über heftigste diffuse Bauchschmerzen, die plötzlich vor einer halben Stunde einsetzten. Anamnestisch gibt er an, seit 2 Jahren bestünden öfter etwa eine halbe Stunde nach dem Essen leichte Bauchschmerzen im linken Mittelbauch und Durchfall.
Befunde: Abdomen diffus und außerordentlich schmerzhaft, weich, ohne tastbare Resistenzen; spärliche Peristaltik,
rektale Untersuchung unauffällig;
Temperatur 36,4°C axillar, 37,0°C rektal;
RR 130/80 mmHg, Puls 108/min;
Leukozyten: $18\,000 \cdot 10^6$/l im Blut;
Laktat im Serum: 0,39 mmol/l (35 mg/l);
Abdomenleeraufnahme: o. B.
Welche Diagnose kommt am ehesten in Betracht?
(A) Ulkusperforation
(B) akute Pankreatitis
(C) Invaginationsileus
(D) akuter Mesenterialarterienverschluß
(E) akute Enteritis

6.76 (B)　6.77 (D)　6.78 (B)　6.79 (D)　6.80 (D)　6.81 (D)　6.82 (D)

F00 F93
→ 6.83 Im Beginn macht sich ein hoher mechanischer Dünndarmileus vor allem bemerkbar durch
(A) krampfartige Schmerzen
(B) fäkulentes Erbrechen
(C) „Totenstille" im Abdomen
(D) Stuhlverhaltung
(E) Windverhaltung

H93
→ 6.84 Beim Strangulationsileus
(1) kommt es zu einer Störung der mesenterialen Durchblutung
(2) entwickelt sich ein Schock
(3) wird der Stop präoperativ röntgenologisch durch einen Barium-Breischluck lokalisiert

(A) nur 2 ist richtig
(B) nur 3 ist richtig
(C) nur 1 und 2 sind richtig
(D) nur 1 und 3 sind richtig
(E) 1–3 = alle sind richtig

H95 H90
→ 6.85 Der mechanische Dünndarmileus beim Erwachsenen ist am häufigsten verursacht durch
(A) Briden und Adhäsionen
(B) Morbus Crohn
(C) gutartige Dünndarmtumoren
(D) Invagination
(E) Hernien

F97
→ 6.86 24-jähriger Patient mit krampfartigen Bauchschmerzen; seit 8 Stunden mehrfaches Erbrechen; auskultatorisch Hyperperistaltik
(A) penetrierendes Ulcus duodeni
(B) mechanischer Dünndarmileus
(C) akute Pankreatitis
(D) Uretersteinkolik
(E) Dickdarmileus

F98
→ 6.87 Bei der vorliegenden Abdomenübersichtsaufnahme einer 46-jährigen Patientin (siehe Abb. 6.20 des Bildanhangs) ist ursächlich am wahrscheinlichsten:
(A) eine Infektion mit gasbildenden Bakterien im Gallengangsystem
(B) Paralyse des Gallenwegsystems in der Nachbarschaft einer akuten Pankreatitis
(C) Leberechinococcus
(D) Hämobilie
(E) Gallenblasenperforation in den Gastrointestinaltrakt

H93
→ 6.88 Bei einer Messerstecherei wird ein Jugendlicher durch einen Stich in den Bauch verletzt. Bei der Aufnahmeuntersuchung in der chirurgischen Ambulanz ist er kreislaufstabil und ohne klinische Zeichen einer Peritonitis. Die Abdomenübersichtsaufnahme im Stehen zeigt eine Luftsichel unter dem Zwerchfell.
Welche diagnostischen bzw. therapeutischen Maßnahmen führen sie nach Inspektion der Wunde durch?
(A) Einlegen einer Redondrainage und stationäre Aufnahme
(B) Einlage einer Redondrainage mit primärem Wundverschluß und Entlassung zur ambulanten Nachsorge
(C) Einlegen einer Redondrainage mit primärem Wundverschluß und stationäre Aufnahme
(D) Einlegen einer Redondrainage mit primärem Wundverschluß und stationäre Aufnahme sowie Sonographie des Abdomens zum Ausschluß freier Flüssigkeit
(E) stationäre Aufnahme und sofortige Laparotomie

H05
→ 6.89 Therapie der Wahl bei der primär bakteriellen Peritonitis (z. B. kindliche Pneumokokkenperitonitis) ist am ehesten:
(A) sofortige Operation mit Fokussanierung
(B) abwartendes Verhalten ohne gezielte Maßnahmen, da die primäre Peritonitis regelhaft spontan ausheilt
(C) selektive Darmdekontamination
(D) Gabe von Antibiotika
(E) ausschließlich abführende Maßnahmen, um die der Erkrankung zugrunde liegenden bakteriellen Translokationen zu unterbrechen

---

6.83 (A)   6.84 (C)   6.85 (A)   6.86 (B)   6.87 (E)   6.88 (E)   6.89 (D)

6.3 Leber, Gallenblase und -wege, Pankreas

H06
→ 6.90 Bei einem Patienten mit bioptisch gesichertem Pankreaskarzinom ergibt die präoperative Diagnostik multiple, in beiden Leberlappen lokalisierte, metastasensuspekte Raumforderungen. Der Patient hat einen hochgradigen mechanischen Ikterus (Gesamt-Bilirubin 24,5 mg/dL). Außerdem leidet er an einer zunehmenden Magenausgangsstenose. Bei Aufnahme berichtet er, in den letzten Tagen fünf- bis sechsmal pro Tag erbrochen zu haben. Gastroskopisch ist der Bulbus duodeni aufgrund des Tumors nicht mehr zu passieren.
Welches Vorgehen ist am ehesten indiziert?
(A) kurative Resektion des Tumors (sog. Whipple-Resektion) mit Resektion der Lebermetastasen
(B) Anlegen einer Witzel-Fistel
(C) neoadjuvante Radio-Chemotherapie und nachfolgende Operation in kurativer Intention
(D) Splenopankreatektomie (sog. Pankreaslinksresektion)
(E) palliativer Eingriff mittels biliodigestiver Anastomose und Gastroenterostomie

H06
→ 6.91 Eine 64-jährige Frau stellt sich in der Sprechstunde mit einem obstruktiven Ikterus vor. In den letzten 3 Monaten hat sie 7 kg abgenommen. Fieber, Schmerzen, Übelkeit und Erbrechen bestehen nicht. Bei der Untersuchung des Abdomens wird nichts Auffälliges festgestellt.
Das Magnetresonanzcholangiogramm zeigt eine fokale Stenose im Ductus choledochus mit Dilatation des Ductus hepaticus communis und der intrahepatischen Gallengänge.
Die Laboruntersuchungen ergeben:
normale Leukozytenzahl,
Bilirubin total = 40 µmol/L,
Bilirubin direkt = 42 µmol/L,
alkalische Phosphatase 1900 U/L und
normale Transaminasen.
Was ist die wahrscheinlichste Diagnose?
(A) distales Gallengangskarzinom
(B) Mirizzi-Syndrom
(C) Choledochuszyste
(D) Cholangitis
(E) primäre sklerosierende Cholangitis

H06
→ 6.92 Ein 34-jähriger Unternehmensberater kommt in die Notaufnahme. Seit 12 Stunden bestehen schwere Schmerzen im Oberbauch, die in den Rücken ausstrahlen. Anamnestisch gibt er an, vor 9 und vor 4 Monaten ähnliche Schmerzattacken gehabt zu haben. Am vorhergehenden Abend feierte er mit Freunden ausgiebig einen erfolgreichen Vertragsabschluss.
Welches ist die wahrscheinlichste Diagnose?
(A) akute Cholezystitis
(B) Magenulkusperforation
(C) Gastroenteritis
(D) akute Pankreatitis
(E) akute Hepatitis A

F06
→ 6.93 Eine biliodigestive Anastomose wird am häufigsten durchgeführt zwischen:
(A) Gallengang und Magen
(B) Gallengang und Ileum
(C) Gallengang und Jejunum
(D) Gallengang und Kolon
(E) linkem Gallengangshauptast und distalem Ductus choledochus

F06
→ 6.94 Bei einem Patienten mit akut aufgetretenen abdominellen Schmerzen ist im Sonogramm des Abdomens freie Flüssigkeit zu sehen. Welche Ursache ist am wahrscheinlichsten?
(A) akute Gastroenteritis
(B) akute Pankreatitis
(C) Colitis ulcerosa
(D) Cholelithiasis
(E) WDHA-Syndrom (Verner-Morrison-Syndrom)

F06
→ 6.95 Ein 65-jähriger Patient mit einer AFP-Erhöhung auf das 100fache der Norm bietet das in Abb. 6.21 des Bildanhangs dargestellte computertomographische Bild der Leber.
Um welche Diagnose handelt es sich am ehesten?
(A) Hämochromatose
(B) Hämangion
(C) follikulär noduläre Hyperplasie (FNH)
(D) Leberadenome
(E) hepatozelluläres Karzinom (HCC)

6.90 (E)   6.91 (A)   6.92 (D)   6.93 (C)   6.94 (B)   6.95 (E)

F06
→ 6.96 Welche der folgenden Befundkonstellationen spricht am ehesten für einen Gallensteinileus?
(A) Verschlussikterus, multiple Gallenblasenkonkremente, paralytischer Ileus
(B) Dünndarmileus, Luft in den Gallenwegen
(C) septische Temperaturen, Sklerenikterus, Dickdarmileus
(D) kolikartige Oberbauchschmerzen, galliges Erbrechen, Dünndarmileus
(E) Gallensteinanamnese, gürtelförmige Oberbauchschmerzen, paralytischer Ileus

F06
→ 6.97 Welche der genannten Erkrankungen ist bei einem Patienten mit zunehmendem Ikterus und einer Vergrößerung der Gallenblase ohne Schmerzen (Courvoisier-Zeichen) am ehesten wahrscheinlich?
(A) inkarzeriertes Konkrement im Papillenbereich
(B) biliäre Leberzirrhose
(C) Stein im Ductus cysticus
(D) Gallenblasenkarzinom
(E) Karzinom der Papillenregion

F06
→ 6.98 Welche der genannten Maßnahmen ist bei einer traumatisch entstandenen, 3 Monate bestehenden großen Pankreaspseudozyste am Übergang vom Korpus zum Schwanzbereich am sinnvollsten?
(A) partielle Duodenopankreatektomie
(B) innere Drainage in das Jejunum (Zystojejunostomie)
(C) äußere Drainage (Marsupialisation)
(D) ultraschallgesteuerte Punktion
(E) abwartendes Verhalten mit sonographischen Kontrollen in 4-wöchigen Abständen, da sich auch große Pseudozysten meist spontan zurückbilden

F06
→ 6.99 Die Übersichtsabbildung 6.22 und die Ausschnittsvergrößerung 6.23 des Bildanhangs stellen in HE-Färbung einen Tumorherd in der Leber dar.
Um was für eine Tumorart handelt es sich am wahrscheinlichsten?
(A) hepatozelluläres Karzinom
(B) hepatozelluläres Adenom
(C) Gallengangsadenom
(D) Metastase eines Kolonkarzinoms
(E) fokale noduläre Hyperplasie

H05
→ 6.100 Ein 50-jähriger Patient mit einer Leberzirrhose im Stadium CHILD B ist bei einem operativen Eingriff (z. B. einer Gallenblasenoperation) durch welche der folgenden Komplikationen am ehesten gefährdet?
(A) maligne Hyperthermie
(B) Blutung
(C) Nierenversagen
(D) Herzinsuffizienz
(E) Thromboseneigung

H05
→ 6.101 Was trifft für die fokale noduläre Hyperplasie der Leber am ehesten zu?
(A) Malignitätsrisiko hoch
(B) Resektion von Läsionen kleiner als 3 cm unbedingt erforderlich
(C) α-Fetoprotein massiv erhöht
(D) interventionelle Drainage erforderlich
(E) zentrale sternförmige Narbe

H05
→ 6.102 Nach einer laparoskopischen Cholezystektomie vor einigen Wochen wird ein Stein im Ductus choledochus festgestellt. Der Patient ist ikterisch.
Welche Therapie sollte jetzt am ehesten zur Anwendung kommen?
(A) perkutane transhepatische Lithotripsie
(B) operative Gallengangsrevision
(C) endoskopische Papillotomie
(D) systemische Lyse
(E) extrakorporale Stoßwellenlithotripsie

H05
→ 6.103 Auf dem Röntgenbild (siehe Abb. 6.24 des Bildanhangs) ist der Ductus pancreaticus major (Wirsungianus) nach einer diagnostischen ERP (endoskopische retrograde Pankreatikographie) zu erkennen. Das Kontrastmittel füllt neben dem Ductus pancreaticus major eine rundliche Formation.
Aufgrund der Untersuchung kann welche Diagnose am ehesten gestellt werden?
(A) Pankreaskarzinom
(B) Insulinom
(C) Pankreaszyste
(D) Pancreas divisum
(E) Pankreasruptur nach Trauma

6.96 (B)   6.97 (E)   6.98 (B)   6.99 (A)   6.100 (B)   6.101 (E)   6.102 (C)   6.103 (C)

H05
→ 6.104 Bei einem 65-jährigen Patienten findet sich ein typisches Courvoisier-Zeichen. Welche der folgenden Diagnosen ist am wahrscheinlichsten?
(A) Karzinom der Leberpforte
(B) Choledocholithiasis
(C) Zystikusverschlussstein
(D) Pseudozyste des Pankreas
(E) Pankreaskarzinom

H05
→ 6.105 Welcher computertomographische Befund ist am wenigsten als Hinweis auf eine Leberzirrhose zu deuten?
(A) Deformierung der Leberkontur
(B) (relative) Vergrößerung des Lobus caudatus bei gleichzeitiger Schrumpfung des rechten Leberlappens
(C) Regeneratknoten mit irregulärer Dichtestruktur
(D) Aszites
(E) Abnahme der nativen computertomographischen Organdichte auf weniger als 40 HE

H05
→ 6.106 Eine 30-jährige Frau, die mehrfach wegen einer akuten myeloischen Leukämie therapiert wurde und jahrelang Ovulationshemmer eingenommen hatte, verstarb an den Folgen einer intrazerebralen Blutung. Bei der Obduktion fand sich in der Leber der in den Abb. 6.25 und 6.26 des Bildanhangs makroskopisch bzw. histologisch in Elastica-van-Gieson-Färbung gezeigte Befund. Welche der folgenden Diagnosen trifft am ehesten zu?
(A) tumorförmiges Infiltrat der AML
(B) Leberzelladenom
(C) hepatozelluläres Karzinom
(D) fokale noduläre Hyperplasie
(E) Aspergillus-Abszess

F02
→ 6.107 Welches der folgenden Operationsverfahren zählt zu den palliativ chirurgischen Eingriffen beim lokal irresektablen Pankreaskopfkarzinom mit Cholestase?
(A) biliodigestive Anastomose
(B) partielle Duodenopankreatektomie nach Kausch-Whipple
(C) subtotale linksseitige Pankreasresektion
(D) totale Pankreatektomie
(E) duodenumerhaltende Pankreaskopfresektion

F98
→ 6.108 Welche der folgenden Aussagen über das Insulinom trifft nicht zu?
(A) Insulinome können multipel auftreten.
(B) Charakteristisch sind anfallsweise auftretende hypoglykämische Zustände.
(C) Zur Diagnostik eignet sich der Hungerversuch mit Bestimmung des Glucose- und Insulinspiegels.
(D) Diagnostisch hinweisend ist ein Abfall des Insulinspiegels im Tolbutamid-Test.
(E) Die Therapie besteht in Tumorenukleation.

F02
→ 6.109 An der Entstehung einer portalen Hypertension (eines Pfortaderhochdrucks) bei Leberzirrhose ist am wenigsten wahrscheinlich beteiligt:
(A) Umwandlung von Ito-Zellen (Fettspeicherzellen) in Myofibroblasten
(B) Endothelin-1
(C) Behinderung des Blutflusses durch Regeneratknoten
(D) Kollagenablagerungen im Disse-Raum
(E) Mangel an intrahepatischem Angiotensin II

H99
→ 6.110 Welche der genannten Shunt-Operationen zählt nicht zu den gebräuchlichen bzw. sinnvollen Operationen bei der portalen Hypertension?
(A) portokavaler Shunt
(B) portokavale Anastomose mit Arterialisation der Leber
(C) splenorenale Anastomose (Warren-Shunt)
(D) mesenterikosplenaler Shunt
(E) mesenterikokavale Anastomose (H-Shunt)

H00
→ 6.111 Welche der folgenden Aussagen zu pyogenen Leberabszessen trifft nicht zu?
(A) Sie treten im Rahmen einer eitrigen Cholangitis auf.
(B) Das Thoraxröntgenbild zeigt einen sympathischen Pleuraerguss rechts.
(C) Sie treten häufiger multipel auf.
(D) Typische Symptome sind Oberbauchschmerzen rechts mit Fieber und Schüttelfrost.
(E) Die Behandlung erfolgt in der Regel allein konservativ durch Gabe von Antibiotika.

6.104 (E)   6.105 (E)   6.106 (D)   6.107 (A)   6.108 (D)   6.109 (E)   6.110 (D)   6.111 (E)

H03
6.112 Bei einem pyogenen intrahepatischen Abszess ist welche der genannten Drainageformen am ehesten indiziert?
(A) Redon-Vakuumdrainage
(B) CT-gesteuerte perkutane Drainage
(C) Monaldi-Drainage
(D) T-Drainage
(E) Bülau-Drainage

H03
6.113 Ein 16-jähriger Junge wurde wegen eines familiären Hämophagozytosesyndroms chemotherapiert und immunsuppressiv behandelt. Er verstarb 6 Tage nach einer wegen spontaner Milzruptur durchgeführten Splenektomie im respiratorischen Versagen. Die Abb. 6.27 des Bildanhangs zeigt den makroskopischen Aspekt von Schnittflächen durch die Leber, auf den Abb. 6.28 und 6.29 des Bildanhangs sind die histologischen Befunde bei schwacher und starker Vergrößerung mit HE- bzw. PAS-Färbung zu sehen.
Um welches Krankheitsbild handelt es sich am wahrscheinlichsten?
(A) Septikopyämie mit multiplen hämatogenen Mikroabszessen
(B) Kaposi-Sarkom der Leber bei erworbenem Immundefektsyndrom
(C) fokale noduläre Hyperplasie der Leber nach Chemotherapie
(D) Zahn-Infarkte nach Aspergillus-induzierten Thrombosen
(E) ausgedehnte Leberparenchymblutungen bei Chemotherapie-induzierter Panzytopenie

F04
6.114 Eine 54-jährige Frau verspürt nach den Mahlzeiten häufig einen Druckschmerz im rechten Oberbauch. Es besteht kein Ikterus und sie hat nicht an Gewicht verloren. In Abb. 6.30 des Bildanhangs zeigt sich links die Cholezystographie und rechts ihr Befund 30 Minuten nach einer Reizmahlzeit.
Welche der folgenden Schlussfolgerungen trifft am ehesten zu?
(A) Es handelt sich um eine regelrechte Gallenblase ohne Konkrementverdacht.
(B) Es besteht eine Indikation zur Cholezystektomie.
(C) Es handelt sich um eine septierte Gallenblase ohne Konkremente.
(D) Die Behandlung besteht in dem Rat, fettarm zu essen, und der Verordnung von Cholagoga.
(E) Es handelt sich um Pigmentkalksteine, bei denen ein Behandlungsversuch mit Chenodesoxycholsäure gerechtfertigt ist.

H97
6.115 Bei welchem der genannten Befunde ist eine Stoßwellenlithotripsie am ehesten erfolgreich?
(A) Cholesterinsolitärstein von 28 mm Durchmesser in der Gallenblase
(B) septierte Gallenblase mit 3 erbsgroßen Cholesterinpigmentkalksteinen
(C) akute Cholezystitis bei eingeklemmtem Cholesterinstein im Gallenblasenhals
(D) multiple, reiskorngroße Gallensteine
(E) erbsgroßes verkalktes Konkrement im Ductus choledochus

F96
6.116 Welches der genannten Symptome bzw. welcher der Befunde kommt bei einer akuten Pankreatitis nicht vor?
(A) Subileus
(B) elastische Bauchdeckenspannung („Gummibauch")
(C) Caput medusae
(D) Cullen-Zeichen (periumbilikale Zyanose)
(E) Grey-Turner-Zeichen (bläuliche Flecken der Flanken mit ödematöser Subkutis)

H04
6.117 Ein 12-jähriger Junge stürzt mit seinem Fahrrad über den Lenker und wird 2 Tage später mit einem akuten Abdomen und heftiger Schmerzsymptomatik, insbesondere im Oberbauch, stationär aufgenommen. Bei der durchgeführten ERCP (endoskopisch retrograde Cholangiopankreatikographie) zeigt sich der Befund in Abb. 6.31 des Bildanhangs.
Aus diesem Bild ist am ehesten folgende Diagnose zu stellen:
(A) Duodenalruptur
(B) Pankreasruptur
(C) Gallengangsverletzung
(D) Mirizzi-Syndrom
(E) Pankreaszyste

6.112 (B)   6.113 (D)   6.114 (B)   6.115 (A)   6.116 (C)   6.117 (B)

F95
6.118 Ein 18-jähriger Motorradfahrer, bei dem vor 3 Wochen eine zentrale Leberruptur mit durchgreifenden Kollagenbandnähten versorgt wurde, bemerkt kurz vor der Entlassung kolikartige Schmerzen. Hb 75 g/l, kein Fieber.
Es handelt sich am ehesten um
(A) blutende Stresserosionen der Magenschleimhaut
(B) ein blutendes Ulcus duodeni
(C) eine Ösophagusvarizenblutung
(D) eine Hämobilie
(E) eine Colitis ulcerosa

6.4 Nebenniere, Milz, Hernien

F07
6.119 17 Tage nach einem Unfall mit einer Rippenserienfraktur links wird ein junger Patient wegen akuter abdomineller Beschwerden bei Ihnen vorstellig. Der Patient ist blass, tachykard mit einer Herzfrequenz von 116/min und hypoton.
Bei der klinischen Untersuchung weist er einen Druckschmerz epigastrisch und im linken Ober- und Mittelbauch auf.
Anamnestisch gibt er an, vor längerer Zeit einmal eine Magenschleimhautentzündung gehabt zu haben. Auf weiteres Befragen verneint er jedoch, jemals gastroskopiert worden zu sein. Die Diagnose einer Magenschleimhautentzündung sei eine Verdachtsdiagnose seines Hausarztes gewesen, die dieser aufgrund unspezifischer Oberbauchbeschwerden im Rahmen einer Prüfungssituation des Patienten geäußert habe.
Sie führen eine Sonographie durch und diagnostizieren freie intraabdominelle Flüssigkeit, vor allem subphrenisch links, aber auch in allen anderen abdominellen Quadranten. In der Abdomen-Übersichtsaufnahme im Stehen sowie in Linksseitenlage Nachweis eines sog. Chilaiditi-Syndroms ohne Nachweis freier Luft und Ileuszeichen.
Ihre Verdachtsdiagnose lautet am ehesten:
(A) zweizeitige Milzruptur
(B) perforiertes Magenulkus
(C) schwere posttraumatische Pankreatitis
(D) Colon-transversum-Perforation
(E) Zwerchfellruptur im Rahmen einer Rippenserienfraktur mit sekundär infiziertem, symptomatischem, subphrenischem Hämatom

F06
6.120 Ein 16-jähriger Junge muss wegen traumatischer Milzruptur nach Mopedunfall splenektomiert werden.
Mit welcher der Veränderungen ist als Folge des Milzverlustes am wahrscheinlichsten zu rechnen?
(A) vorübergehende Polyglobulie
(B) bleibende Polyglobulie
(C) vorübergehendes Vorkommen von Howell-Jolly-Körpern in den Erythrozyten
(D) bleibendes Vorkommen von Howell-Jolly-Körpern in den Erythrozyten
(E) vorübergehende Thrombozytopenie

F06
6.121 Welches Verfahren gehört nicht zum therapeutischen Spektrum bei einer Milzruptur?
(A) interventioneller Verschluss des Truncus coeliacus
(B) Kollagenvlies
(C) Netzummantelung
(D) Fibrinklebung
(E) Infrarotkoagulation

F06
6.122 Bei einer 45-jährigen Frau wurde wegen eines adrenalen Cushing-Syndroms die rechte Nebenniere entfernt. Ihr Hausarzt weist sie unter dem Verdacht einer Addison-Krise in die Klinik ein.
Was spricht am wenigsten für eine Addison-Krise?
(A) Übelkeit und Erbrechen
(B) Exsikkose
(C) Hyperglykämie
(D) Hypotonie
(E) erniedrigtes Serum-Cortisol

F06
6.123 Eine 80-jährige Frau wird wegen einer seit dem Morgen bestehenden druckdolenten Schwellung im Bereich der rechten Leiste sowie Übelkeit und rezidivierendem Erbrechen stationär eingewiesen. Klinisch und radiologisch finden sich die in den Abb. 6.32 und 6.33 des Bildanhangs dargestellten Befunde.
Welche Diagnose trifft am ehesten zu?
(A) Liposarkom der rechten Leistenregion
(B) inkarzerierte Schenkelhernie mit Dünndarmileus
(C) massive Koprostase
(D) Leistenlymphom
(E) Aneurysma der A. femoralis

F06
Ordnen Sie den Hernien aus Liste 1 die entsprechende Lokalisation im Zwerchfell aus Liste 2 zu!

Liste 1
→ 6.124 Morgagni-Hernie
→ 6.125 Bockdalek-Hernie

Liste 2
(A) Centrum tendineum
(B) Linea semilunaris
(C) Hiatus oesophagei
(D) Trigonum sternocostale
(E) Trigonum lumbocostale

H05
→ 6.126 Eine 62 Jahre alte exsikkierte Patientin, bei der schon lange ein Leistenbruch rechts bekannt ist, klagt seit einem Tag über stärkste abdominelle krampfartige Beschwerden, begleitet von Übelkeit und Erbrechen. Seit drei Tagen hat die Patientin keinen Stuhlgang. Bei der klinischen Untersuchung zeigt sich im Bereich der rechten Leistenregion eine sehr schmerzhafte prallelastische Schwellung, deren Reposition nicht gelingt. Das Abdomen ist meteoristisch aufgetrieben. Die Darmgeräusche sind hochgestellt.
Welches weitere Vorgehen ist am ehesten indiziert?
(A) Aufgrund des Erbrechens und der Übelkeit müssen zum Ausschluss eines tumorösen Prozesses im Gastrointestinaltrakt zunächst eine Gastroskopie und Koloskopie erfolgen.
(B) In den nächsten 48 Stunden muss zunächst der durch das Erbrechen entgleiste Wasser- und Elektrolythaushalt ausgeglichen werden.
(C) In Vollnarkose wird erneut versucht, den inkarzerierten Leistenbruch zu reponieren.
(D) Aufgrund des seit drei Tagen bestehenden Stuhlverhaltes muss die Patientin zunächst mittels Trinklösung und Klysmen abführen.
(E) Die Patientin muss sofort zur Operation vorbereitet werden.

H05
→ 6.127 Bei einem Patienten wurden Vanillinmandelsäure im Urin und Adrenalin in Urin und Serum erhöht gefunden. Das in Abb. 6.34 des Bildanhangs dargestellte Kernspintomogramm zeigt im Oberbauch eine tumoröse Veränderung.
Es handelt sich um:
(A) Conn-Syndrom
(B) Insulinom
(C) fokal noduläre Hyperplasie
(D) Zollinger-Ellison-Syndrom
(E) Phäochromozytom

H04
→ 6.128 Welche Aussage zu den anatomischen Strukturen des Leistenkanals trifft am ehesten zu?
(A) Die Sehnenplatte des M. obliquus internus abdominis bildet die Hinterwand.
(B) Der äußere Leistenring wird lateral von der Fascia transversalis begrenzt.
(C) Die untere Begrenzung des Leistenkanals wird vom Ligamentum pubicum gebildet.
(D) Der innere Leistenring wird lateral vom Ligamentum interfoveolare begrenzt.
(E) Kranial wird er vom M. transversus abdominis begrenzt.

H03
Ordnen Sie den Diagnosen (Liste 1) die am ehesten entsprechende anatomische Lokalisation des Bruchsackes (Liste 2) zu!

Liste 1
→ 6.129 direkte Leistenhernie
→ 6.130 indirekte Leistenhernie

Liste 2
(A) Bruchverlauf entlang dem Samenstrang
(B) Bruchpforte medial der Vasa epigastrica
(C) Bruchsack durch die Lacuna musculorum
(D) Bruchpforte durch die Lacuna vasorum
(E) Bruchsack unter dem horizontalen Schambeinast

6.124 (D)   6.125 (E)   6.126 (E)   6.127 (E)   6.128 (E)   6.129 (B)   6.130 (A)

F97
→ 6.131 Welche der folgenden Aussagen zur Therapie von Leistenhernien trifft nicht zu?
(A) Bei der indirekten Leistenhernie wird der Bruchsack aus dem Samenstrang freipräpariert, der Bruchinhalt reponiert, der Bruchsackhals verschlossen und der Bruchsack abgetragen.
(B) Zur sicheren Versorgung der direkten Leistenhernie ist die Doppelung der Fascia transversalis wichtig.
(C) Zur Versorgung einer Rezidivleistenhernie kann die Bruchlinie durch ein Kunststoffnetz verschlossen werden.
(D) Die Externusaponeurose wird über dem Samenstrang geschlossen.
(E) Zur Sicherung des Operationsergebnisses muss der Patient 5 Tage strenge Bettruhe einhalten.

H02
→ 6.132 Welche Aussage zu Schenkelhernien trifft nicht zu?
(A) Sie treten überwiegend jenseits des 50. Lebensjahres auf.
(B) Bei Frauen kommen sie häufiger vor als bei Männern.
(C) Sie unterkreuzen das Leistenband medial der V. femoralis.
(D) Sie können in der Fossa ovalis in Erscheinung treten.
(E) Eine Inkarzeration ist selten (< 10 %).

F04
→ 6.133 Die epigastrische Hernie
(A) entsteht durch eine Einklemmung des Magens im Zwerchfell
(B) entsteht durch eine Bruchpforte in der Linea alba
(C) ist eine innere Hernie im Oberbauch
(D) ist eine Sonderform der Bochdalek-Hernie
(E) bewirkt eine Vorwölbung unterhalb des Nabels

F99
→ 6.134 Welche der nachfolgenden Aussagen zu den kongenitalen Zwerchfellhernien bei Neugeborenen trifft nicht zu?
(A) Bruchpforte ist in der Regel der Hiatus oesophageus.
(B) Sie können mit einer Lungenhypoplasie einhergehen.
(C) Eine wichtige Erstmaßnahme ist das Legen einer Magensonde.
(D) Die Beatmung mit einer Atemmaske ist kontraindiziert.
(E) Die kurative Therapie ist die Operation.

F97
→ 6.135 Eine 43-jährige Patientin klagt über mitunter auftretende dysphagische Beschwerden und Schmerzen in der Zwerchfellregion. Es wird eine Ösophagus-Breischluck-Untersuchung durchgeführt (siehe Abb. 6.35 des Bildanhangs).
Der Befund zeigt
(A) eine unkomplizierte axiale Hiatushernie
(B) eine axiale Hiatushernie mit peptischer Stenose
(C) eine Mischhernie
(D) eine paraösophageale Hernie
(E) ein epiphrenisches Divertikel

F04
→ 6.136 Ein Patient, bei dem 7 Tage zuvor eine Fraktur der 9. Rippe links nach einem Sturz auf die linke Körperhälfte diagnostiziert wurde, wird mit den Zeichen eines hämorrhagischen Schocks wieder aufgenommen. Der Patient berichtet über jetzt neu aufgetretene Schmerzen im linken Oberbauch mit Ausstrahlung in die linke Schulterregion. Der Blutdruck beträgt 80/40 mmHg, die Herzfrequenz 128 Schläge/min. Laborchemisch besteht eine Anämie von 73 g/l. Sonographisch findet sich freie intraabdominelle Flüssigkeit in allen abdominellen Quadranten. Das Abdomen ist diffus druckschmerzhaft mit Punctum maximum im linken Oberbauch.
Welche Aussage trifft am ehesten zu?
(A) Es handelt sich um eine primär übersehene linksseitige Zwerchfellruptur.
(B) Aufgrund einer im Rahmen seines ersten Aufenthaltes nicht durchgeführten Ulkusprophylaxe ist es zu einer Stressulkusperforation gekommen.
(C) Es handelt sich um eine Pankreasruptur.
(D) Eine larvierte Perikardtamponade hat zu einer zunehmenden kardialen Einflussstauung mit Aszitesbildung geführt.
(E) Es handelt sich um eine zweizeitige Milzruptur.

F01
→ 6.137 Zum therapeutischen Spektrum einer Milzruptur gehört folgendes Verfahren nicht:
(A) interventioneller Verschluss des Truncus coeliacus
(B) Kollagenvlies
(C) Netzummantelung
(D) Fibrinklebung
(E) Heißluftkoagulation

6.131 (E)   6.132 (E)   6.133 (B)   6.134 (A)   6.135 (D)   6.136 (E)   6.137 (A)

7 Gefäßchirurgie

7.1 Arterielles System

H07
→ 7.1 Bei einem 44-jährigen Patienten kommt es vor allem bei starker Belastung der Arme zu Schwindelattacken sowie ataktischen Beschwerden. Außerdem kommen zentrale Sehstörungen und Parästhesien hinzu. Bei genauerer Befragung verneint der Patient eine gleichzeitige Klaudikatio-Symptomatik der Arme.
Bei der klinischen Untersuchung finden sich ein linksseitig abgeschwächter Radialispuls und eine Blutdruckdifferenz beider Arme von 35 mmHg. Der Patient gibt an, in früher Jugend starker Raucher (ca. 35 Zigaretten/Tag) über 5 Jahre gewesen zu sein.
Welche der folgenden Verdachtsdiagnosen trifft am ehesten zu?
(A) Subclavian-steal-Syndrom
(B) Marfan-Syndrom
(C) Mykotische Aortitis
(D) Arteria-axillaris-Sklerose links
(E) Paget-von-Schroetter-Syndrom

H06
→ 7.2 Ein 56-jähriger Raucher kommt wegen einer seit 3 Monaten bestehenden Impotentia coeundi in die Sprechstunde. Er gibt an, er werde in der letzten Zeit beim Gehen rasch müde („die Beine machen nicht mehr mit"). Außerdem leide er insbesondere nach größeren Anstrengungen an ziehenden Schmerzen im Kreuz und im Gesäß.
Die Beschwerden sprechen am ehesten für:
(A) Postischämiesyndrom
(B) lumbale Spondylarthrose
(C) Aortenbifurkationsverschluss (Leriche-Syndrom)
(D) L5-Syndrom
(E) S1-Syndrom

H06
→ 7.3 Bei einem 70-jährigen Patienten ist anamnestisch eine rezidivierende Nephrolithiasis bekannt. Jetzt sind akut linksseitig kolikartige Flankenschmerzen aufgetreten. Das kontrastmittelverstärkte Computertomogramm ist in Abb. 7.1 des Bildanhangs dargestellt. In ihm ist prävertebral eine rundliche, peripher verkalkte Struktur zu erkennen, die zentral Kontrastmittel anreichert und randständig hypodense Areale aufweist.
Die wahrscheinlichste Diagnose lautet:
(A) Harnleitertumor links
(B) retroperitonealer, zentral nekrotisierter Lymphknoten
(C) Echinokokkuszyste
(D) Aortenaneurysma
(E) Pankreaspseudozyste

F06
→ 7.4 Ein 60-jähriger Mann, mit Hypertonie und Diabetes mellitus, kommt mit seit 3 Wochen bestehenden Schmerzen im linken Fuß und zeigt das in Abb. 7.2 des Bildanhangs dargestellte Bild.
Was ist die wahrscheinlichste Diagnose?
(A) Clavus
(B) Erysipel
(C) Nekrosen (AVK Stadium IV nach Fontaine)
(D) Pemphigus
(E) akute arterielle Thrombose

F06
→ 7.5 Die Aortenruptur bei einem Dezelerationstrauma ist am häufigsten lokalisiert
(A) intraperikardial im Bereich der Aorta ascendens
(B) an der Konvexseite des Aortenbogens
(C) in der Mitte der Aorta descendens
(D) im Bereich des Aortenisthmus
(E) an der Dorsalseite der Aorta abdominalis

7.1 (A)   7.2 (C)   7.3 (D)   7.4 (C)   7.5 (D)

F06
7.6 Ein 65-jähriger Patient leidet unter therapieresistentem Schwindel, drop attacks, Innenohrstörungen und uncharakteristischen bilateralen Gefühlsempfindungsstörungen. Die selektive Angiographie des rechten Truncus brachiocephalicus zeigt die Ursache (siehe Abb. 7.3 des Bildanhangs).
Es handelt sich am wahrscheinlichsten um eine symptomatische Stenose der
(A) A. carotis interna
(B) A. carotis communis
(C) A. subclavia dextra
(D) A. cerebri anterior
(E) A. vertebralis dextra

F06
7.7 Eine 58-jährige Patientin klagt über Beschwerden im Sinne eines Subclavian-Steal-Syndroms (Durchblutungsstörung im Arm, Schwindelanfälle, gelegentlich Sehstörungen).
Welcher MRA-Befund kommt als Ursache am wahrscheinlichsten in Betracht?
(A) hochgradige Stenose im proximalen Segment der A. subclavia
(B) Kompression der A. subclavia durch den M. scalenus
(C) Kompression der V. subclavia durch eine große Halsrippe
(D) ipsilaterale Vertebralis-Abgangsstenose
(E) Entrapment-Syndrom

F06
7.8 Bei einem 58-jährigen Patienten mit Marfan-Syndrom wird wegen akut aufgetretener Rückenschmerzen, vergesellschaftet mit Schweißausbruch, Tachykardie und Hypotonie, eine Computertomographie des Abdomens vorgenommen.
Welcher Befund ist am wahrscheinlichsten und in der Regel erst nach Kontrastmittelapplikation eindeutig zu erkennen?
(A) exsudative Pankreatitis
(B) Aortenaneurysma
(C) rupturiertes Nierenarterienaneurysma
(D) Aortendissektion
(E) perforierte Appendizitis

H05
7.9 Eine 45-jährige Frau erlitt spontan eine computertomographisch nachgewiesene Intrazerebralblutung links parieto-okzipital. Bei der Angiographie findet sich der in Abb. 7.4 des Bildanhangs dargestellte Befund.
Welche Aussage trifft am ehesten zu?
(A) Die Hirngefäße sind nicht hinreichend beurteilbar, weil das Kontrastmittel die A. carotis interna und auch die A. carotis externa gefüllt hat.
(B) Gezeigt ist eine digitale Subtraktionsangiograhie, bei der die Beziehung zwischen Gefäßen und Schädelknochen schlecht abschätzbar ist.
(C) Es liegt eine typische arteriovenöse Missbildung (Angiom) mit früh abführender Vene vor.
(D) Die angiographische Aufnahme zeigt eine traubenförmige, aus dem vertebrobasilären System gespeiste Gefäßmissbildung.
(E) Es liegt eine infratentoriell gelegene Hirngefäßmissbildung mit ausgedehnter avaskulärer Zone in der hinteren Schädelgrube vor.

H05
7.10 Mit welchen der genannten Befunde bzw. mit welchen Symptomen ist bei penetrierenden Bauchaortenaneurysmen am häufigsten zu rechnen?
(A) Rücken- oder Flankenschmerzen
(B) schmerzhafte Pulsationen unterhalb des Nabels
(C) Leistenschmerzen
(D) Claudicatio intermittens
(E) Ischämie der Beine

H05
7.11 Als Folge eines Subclavian-Steal-Syndroms kommt/kommen am wenigsten in Betracht:
(A) zentrale Sehstörungen
(B) Raynaud-Phänomen
(C) Ataxie
(D) Schwindel
(E) Parästhesien

7.6 (E) 7.7 (A) 7.8 (D) 7.9 (C) 7.10 (A) 7.11 (B)

H05
→ 7.12 Ein 62-jähriger Mann kann nur 150 Meter laufen, bevor er Schmerzen in beiden Waden und Oberschenkeln bekommt. Er bleibt dann stehen und kann nach 5 Minuten wieder 300 Meter laufen, bevor er erneut anhalten muss. Die Leistenpulse sind nicht tastbar und es besteht eine Impotentia coeundi.
Die Abb. 7.5 des Bildanhangs zeigt das Angiogramm dieses Patienten.
Welche der angegebenen Diagnosen trifft am ehesten zu?
(A) Multiple Sklerose
(B) Schaufensterkrankheit Typ 3
(C) Leriche-Syndrom
(D) Mönckeberg-Krankheit
(E) Endangitis obliterans

H05
→ 7.13 Welcher der folgenden Befunde ist bei einem Patienten mit Aneurysma dissecans der Aorta ascendens mit geringster Wahrscheinlichkeit zusätzlich anzutreffen?
(A) horizontaler Intimaeinriss oberhalb der Ebene der Aortentaschenklappen
(B) akute Aorteninsuffizienz
(C) mukoide Mediadegeneration
(D) leptosomer Phänotyp mit Spinnenfingrigkeit
(E) ANCA-assoziierte Vaskulitis

F04
→ 7.14 Eine Aortendissektion Typ A bei Einteilung nach Stanford bedeutet, dass
(A) die Dissektion auf die Aorta descendens beschränkt ist
(B) die Dissektion dorsal beginnt
(C) die Dissektion sich über den thorakoabdominalen Abschnitt der Aorta ausdehnt
(D) die Dissektion in der Aorta ascendens beginnt
(E) eine Operation nicht notwendig ist

H03
→ 7.15 Eine 70-jährige Patientin wird bei vor 5 Stunden eingetretener Embolie der linken A. iliaca communis stationär eingewiesen. Es besteht eine absolute Arrhythmie.
Therapeutisch am ehesten sinnvoll ist:
(A) die Gabe von Vasodilatanzien
(B) die Hochlagerung des Beines
(C) eine Embolektomie mittels Fogarty-Katheter
(D) eine Urokinase-Infusion in die A. femoralis
(E) das Einlegen einer Babcock-Sonde

H04
→ 7.16 Ein 30-jähriger Pkw-Fahrer wird nach einem Frontalzusammenstoß mit Gesichtsschädelverletzungen und einer Thoraxkontusion eingeliefert. Die Röntgenaufnahme des Thorax zeigt eine linksbetonte Verbreiterung des oberen Mediastinums. RR 90/60 mmHg, Puls 130/min.
Welche der folgenden Diagnosen trifft am ehesten zu?
(A) Mediastinalemphysem bei Bronchusriss
(B) traumatische Aortenruptur
(C) Hämatothorax bei Lungeneinriss
(D) Lungenkontusion
(E) unfallabhängiger Mediastinaltumor

7.2 Venöses System

H01
→ 7.17 Welcher der folgenden Befunde bei einer tiefen Beinvenenthrombose weist auf das Vorliegen einer Phlegmasia coerulea dolens hin?
(A) Ödem des Unterschenkels und des Knöchels
(B) Umfangsdifferenz der Waden
(C) betroffenes Bein gegenüber der gesunden Seite zyanotisch und geschwollen
(D) Kompressionsschmerz der Wade
(E) Wadenschmerz bei Dorsalflexion des Fußes

H03
→ 7.18 Welche der folgenden Maßnahmen ist zur Therapie einer akuten perianalen Thrombose (Analvenenthrombose) von etwa Kirschgröße mit starken Schmerzen am ehesten indiziert?
(A) systemische antithrombotische Therapie mit einem Heparinpräparat
(B) systemische Behandlung mit einem Thrombozytenaggregationshemmer (z. B. Clopidogrel)
(C) systemische Fibrinolyse
(D) operative Thrombusentfernung (mittels Stichinzision bzw. Exzision)
(E) strenge Bettruhe mit lokaler Wärmezufuhr

7.12 (C)   7.13 (E)   7.14 (D)   7.15 (C)   7.16 (B)   7.17 (C)   7.18 (D)

F97
→ 7.19 Bei einer 58-jährigen Patientin besteht eine ausgeprägte Varikosis der Unterschenkel. Es finden sich abgeheilte Ulzera an den Unterschenkeln. Welche der nachfolgenden Aussagen zur Therapie bei dieser Patientin treffen zu?
(1) Vor einem operativen Eingriff muss die Durchgängigkeit der tiefen Venen geprüft werden.
(2) Die Sklerosierung sollte einer Operation vorgezogen werden.
(3) Wesentliches Operationsprinzip ist die Ligatur von insuffizienten Vv. perforantes.

(A) nur 1 ist richtig
(B) nur 1 und 2 sind richtig
(C) nur 1 und 3 sind richtig
(D) nur 2 und 3 sind richtig
(E) 1–3 = alle sind richtig

H94
→ 7.20 Welche der nachfolgenden Zuordnungen treffen zu?
(1) tiefe Beinvenenthrombose – Schmerz im medialen Fußsohlenbereich
(2) Postthrombotisches Syndrom – Ulcus cruris
(3) Thrombose der A. femoralis – Wadenschmerz

(A) nur 1 ist richtig
(B) nur 1 und 2 sind richtig
(C) nur 1 und 3 sind richtig
(D) nur 2 und 3 sind richtig
(E) 1–3 = alle sind richtig

7.3 Lymphsystem

H99
→ 7.21 Was ist nicht typisch für das primäre Lymphödem?
(A) druckdolente Schwellung
(B) bei Beinhochlagerung keine vollständige Rückbildung
(C) einseitig vorkommend
(D) Stemmer-Zeichen
(E) rezidivierendes Auftreten eines Erysipels

8 Traumatologie

8.1 Kopf, Hals und Wirbelsäule

F06
→ 8.1 Hinweis auf eine Jochbein- und Jochbogenfraktur ist am wenigsten:
(A) Kieferklemme
(B) Rhinoliquorrhö
(C) Sensibilitätsausfall im Bereich des N. infraorbitalis
(D) Monokelhämatom
(E) Diplopie

F06
→ 8.2 Ein Radfahrer erleidet beim Zusammenprall mit einem PKW eine Schädelprellung und wird Ihnen wegen zunehmender Kopfschmerzen in der Unfallambulanz vorgestellt. Die kraniale Computertomographie (CCT) zeigt Abb. 8.1 des Bildanhangs (obere Reihe). Um Mitternacht wird der Patient schläfrig und zeigt eine Mydriasis links, woraufhin Sie ein Kontroll-CCT anfertigen, siehe Abb. 8.1 des Bildanhangs (untere Reihe).
Welche der Feststellungen zur Bildgebung und zum klinischen Verlauf ist am wenigsten zutreffend?

(A) Es handelt sich um ein typisches „freies Intervall" nach einer Kopfverletzung.
(B) Die erneute Bewusstseinseintrübung ist Zeichen eines erhöhten Kopfinnendruckes.
(C) Die Mydriasis beruht auf einer Kompression des N. facialis durch das intrakranielle Hämatom.
(D) Die Kontroll-CCT-Untersuchung weist auf ein im posttraumatischen Verlauf entstandenes epidurales Hämatom hin.
(E) Die posttraumatisch nachgewiesene Blutung entsteht meistens durch Läsion der A. meningea media.

H05
→ 8.3 Eine Mittelgesichtsfraktur vom Typ LeFort I ist definiert als
(A) eine isolierte Verletzung des Nasenskeletts
(B) eine basale Absprengung der Maxilla
(C) die pyramidale Absprengung der Maxilla einschließlich der knöchernen Nase
(D) die hohe Absprengung des gesamten Mittelgesichtsskelettes einschließlich der knöchernen Nase
(E) die Luxationsfraktur des Kiefergelenkes

7.19 (C)   7.20 (E)   7.21 (A)   8.1 (B)   8.2 (C)   8.3 (B)

H05
8.4 Ein 44-jähriger Patient klagt über zunehmende Beschwerden beim Gehen und Stehen. Ein Motorradunfall vor 12 Jahren ist bekannt.
Nach dem Seitenbild der LWS (siehe Abb. 8.2 des Bildanhangs) ist folgende Diagnose am wahrscheinlichsten:
(A) Hämangiomwirbel
(B) Wirbelkörpermetastase
(C) Zustand nach Spondylitis
(D) Blockwirbel
(E) Zustand nach Wirbelfraktur

H04
8.5 Zur Versorgung eines Verletzten mit isoliertem Schädel-Hirn-Trauma wird eine kontrollierte Hyperventilation am ehesten empfohlen, weil
(A) es durch die $PaCO_2$-Senkung zur Erschlaffung der glatten Muskulatur der Hirngefäße kommt
(B) sich dadurch die O_2-Bindungskapazität erhöhen lässt
(C) durch die $PaCO_2$-Senkung ein erhöhter intrakranieller Druck gesenkt werden kann
(D) dadurch eine peridurale Blutung verhindert werden kann
(E) dadurch die neurologische Symptomatik besser beurteilbar wird

H96
8.6 Ein Patient zeigt nach einem Verkehrsunfall mit Kopfprellung folgende Symptome: Schwellung der linken Parotisregion mit Druckschmerz präaurikular, eingeschränkte Kieferöffnung (Kieferklemme), Abweichung des Unterkiefers nach links, Okklusionsstörung, Schmerz präaurikulär links bei Stauchung des Unterkiefers.
Es handelt sich am ehesten um:
(A) Kiefergelenkfortsatzfraktur
(B) gedeckte Zerreißung der Ohrspeicheldrüse
(C) Oberkieferfraktur
(D) Schädelbasisfraktur
(E) einseitige Kiefergelenkluxation

H04
8.7 Die einseitige Unterkieferluxation (z. B. durch eine Ohrfeige) wird reponiert durch
(A) Schlag auf die andere Wange
(B) Zug nach ventral durch Einhaken des Zeigefingers hinter die Incisivi in der Medianlinie
(C) Aufforderung zur extremen Mundöffnung
(D) beidseitigen Daumendruck auf die Molaren mit nachfolgendem Druck nach dorsal
(E) Einlegen eines Gummistöpsels zwischen die Molaren der nichtluxierten Seite, danach kräftig zubeißen lassen

H98
8.8 Welche Aussage trifft nicht zu?
Durch einen Unfall wurde einem 14-Jährigen ein mittlerer, oberer Schneidezahn ausgeschlagen.
Die Zahnlücke kann versorgt werden
(A) durch Reimplantation des Zahnes
(B) durch einen Stiftzahn
(C) durch ein Implantat
(D) durch kieferorthopädische Behandlung
(E) auf prothetischem Weg

H93
8.9 Welche Aussage trifft für die im Röntgenbild (siehe Abb. 8.3 des Bildanhangs) dargestellte Fraktur nicht zu?
(A) Dieser Bruch ist häufiger als Quer- und Längsbrüche dieses Knochens.
(B) Sie ist u.a. Folge einer extremen Beugung des Kopfes nach vorne.
(C) Es handelt sich um eine Fraktur des 1. Halswirbels.
(D) Begleitende neurologische Ausfälle sind selten.
(E) Eine konservative Behandlung ist möglich.

H95
8.10 5 Wochen nach Bodenberührung des Kopfes nach Sprung in zu flaches Wasser klagt ein 16-Jähriger über Nackenschmerz.
Unter Berücksichtigung des radiologischen Befundes (siehe Abb. 8.4 des Bildanhangs) handelt es sich um:
(A) Tumordestruktion des 4. Halswirbelkörpers
(B) Flexionsfraktur mit Dornfortsatzabriss
(C) hyperostotische Spondylose (M. Forestier)
(D) unspezifische Spondylitis
(E) angeborene Kyphose mit Teilverschmelzung der Halswirbel 3 und 4

8.4 (E)　8.5 (C)　8.6 (A)　8.7 (D)　8.8 (B)　8.9 (C)　8.10 (B)

F99
8.11 Ein 22-jähriger Mann hat bei einem Autounfall ein Polytrauma erlitten und ist bewusstlos. Sie lassen routinemäßig Röntgenübersichtsaufnahmen des kranio-zervikalen Übergangs anfertigen. Die Abb. 8.5 des Bildanhangs zeigt Ihnen die Röntgenübersichtsaufnahme der oberen Halswirbelsäule im seitlichen Strahlengang. Welche Aussage trifft nicht zu?
(A) Zur akuten Immobilisation der Halswirbelsäule zur Vermeidung sekundärer Schäden ist das Anbringen einer stabilen Halskrawatte indiziert.
(B) Patienten mit dieser Befundkonstellation sollten möglichst bald operativ stabilisiert werden.
(C) Es besteht eine Fraktur des 2. Halswirbels mit Abriss von Wirbelbogen und Gelenkfacetten (hanged man's fracture).
(D) Es finden sich eine Fraktur des 3. Halswirbels (Typ II nach Anderson).
(E) Die Fraktur bedingt eine Instabilität der Halswirbelsäule.

F97
8.12 Eine 30-jährige Patientin klagt über bewegungsabhängige zeitweilige Parästhesien des Stammes und der Extremitäten.
Sie erkennen in der Röntgenaufnahme der Halswirbelsäule im seitlichen Strahlengang (siehe Abb. 8.6 des Bildanhangs):
(A) deutliche osteochondrotische Randkanten der Halswirbelkörper 3–6 mit einer Stenose des zervikalen Spinalkanals
(B) eine atlanto-axiale Luxation
(C) eine Instabilität der Halswirbelsäule betont in Höhe Halswirbelkörper 3/4
(D) eine Blockwirbelbildung in Höhe Halswirbelkörper 3/4 mit Stenose des zervikalen Spinalkanals
(E) einen zervikalen Bandscheibenvorfall in Höhe des 2./3. Halswirbelkörpers mit Stenose des zervikalen Spinalkanals

F96
8.13 Welche Aussage zur Schleuderverletzung der Halswirbelsäule trifft nicht zu?
(A) Sie stellt eine Beschleunigungsverletzung dar.
(B) Sie kann ein posttraumatisches Zervikalsyndrom zur Folge haben.
(C) ein Entstehungsmechanismus ist die Hyperextension mit nachfolgender Hyperflexion der Halswirbelsäule.
(D) Sie wird am besten durch manuelle Therapie (Chiropraktik) behandelt.
(E) Sie hat oft ein beschwerdefreies Intervall zwischen Verletzung und dem Auftreten der ersten Symptome.

H92
8.14 Eine Ruptur der Ligg. alaria führt vor allem zu:
(A) Subluxation zwischen HWK 2 und HWK 3
(B) Kopfzwangshaltung nach dorsal
(C) Rotationsinstabilität
(D) Einbruch des Dens axis in das Foramen magnum
(E) extremer Zwangshaltung des Kopfes nach ventral

F88
8.15 Ein 26-jähriger Mann erleidet bei einem Autounfall ein Schädelhirntrauma. Auf dem Weg zum Krankenhaus erbricht er. Die erste Röntgenaufnahme nach Intubation zeigt links eine Verschattung (siehe Abb. 8.7 des Bildanhangs). Unmittelbar danach wird abgesaugt (siehe Abb. 8.8 des Bildanhangs).
Bei den nachgewiesenen Lungenveränderungen handelt es sich um
(A) eine Atelektase der linken Lunge
(B) einen Pneumothorax der rechten Lunge
(C) eine Kontusion der linken Lunge
(D) einen Pleuraerguss links
(E) einen Perikarderguss

F01
8.16 Eine 65-jährige Patientin erleidet bei einem Sturz eine stabile Kompressionsfraktur des 6. Brustwirbelkörpers. Die Wirbelkörperhinterkante ist erhalten. Neurologische Ausfälle bestehen nicht.
Welche der angegebenen Maßnahmen ist am ehesten angezeigt?
(A) Osteosynthese mit Wirbelverblockung
(B) Spondylodese
(C) Aufrichten der Fraktur im ventralen Durchhang
(D) frühfunktionelle Behandlung
(E) absolute Bettruhe für mindestens 3 Monate

8.17 Bei einem Patienten mit akut-traumatischer Rückenmarksläsion besteht ein „spinaler Schock" mit Blasenatonie und kompletter Harnverhaltung.
Welche therapeutische Maßnahme zur Blasenentleerung ist in erster Linie indiziert?
(A) Legen eines Blasendauerkatheters
(B) Anlegen einer suprapubischen Blasenfistel
(C) Anlegen eines Ileum-Conduits
(D) intermittierender aseptischer Katheterismus
(E) Resektion der Nn. hypogastrici

8.11 (D) 8.12 (B) 8.13 (D) 8.14 (C) 8.15 (A) 8.16 (D) 8.17 (D)

8.2 Obere Extremität

H07
→ 8.18 Ein 56-jähriger Patient bemerkt beim Hochheben einer vollen Getränkekiste einen heftigen Schmerz an der Vorderseite des rechten Oberarms.
Bei der klinischen Untersuchung sehen Sie bei aktiver Beugung im Ellenbogengelenk einen Muskelwulst einige Zentimeter oberhalb der Ellenbeuge. Der Sulcus intertubercularis ist druckschmerzhaft.
Welche Diagnose ist am ehesten zutreffend?
(A) Ruptur der langen Bizepssehne
(B) Ruptur der kurzen Bizepssehne
(C) Ruptur der distalen Bizepssehne
(D) Ruptur des Musculus brachialis
(E) Einriss der Fascia brachii

H07
→ 8.19 Ein 37-jähriger Mann kommt wegen Schmerzen in der rechten Schulter am Montag in Ihre hausärztliche Praxis. Am Wochenende war er beim Handballspielen auf den gestreckten rechten Arm gestürzt. Der Trainer hatte zwar die Schulter zunächst mit Eisspray behandelt, damit er das Spiel fortsetzen könne, aber die Schmerzen hätten ihn dann doch zum Spielabbruch gezwungen.
Welcher klinische Untersuchungsbefund spricht am ehesten für eine Ruptur der Rotatorenmanschette?
(A) Bizepsmuskelbauch verlagert sich bei Flexion im Ellenbogen nach distal
(B) Flexion im Ellenbogengelenk gegen Widerstand nicht möglich
(C) Kraftminderung bei Abduktion; zunehmende Schmerzen bei Abduktion des Armes bis zur Horizontalen, die bei weiterer Elevation wieder abnehmen
(D) Hochstand der lateralen Klavikula mit Klaviertastenphänomen
(E) Schulterhochstand rechts; abstehende Scapula

F07
→ 8.20 Eine 60-jährige Frau erleidet während ihres Asienurlaubes nach Sturz auf den rechten Ellbogen eine Oberarmfraktur. Im dortigen Krankenhaus wird eine eingestauchte nicht-dislozierte subkapitale Humerusfraktur diagnostiziert und mit einem Desault-Verband versorgt.
10 Tage nach diesem Ereignis kehrt die Patientin aus dem Urlaub zurück und sucht ihren Hausarzt zur Weiterbehandlung auf. Es bestehen keine aktuellen Beschwerden. In der veranlassten Röntgenkontrolle finden sich keine Dislokationszeichen. Der Desault-Verband ist in den vergangenen 10 Tagen nicht verrutscht und fixiert den Arm weiterhin.
Welche Weiterbehandlung ist nun am ehesten richtig?
(A) Desault-Verband für weitere 14 Tage belassen
(B) Entfernung des Desault-Verbandes und Veranlassung einer Abduktionsschienung
(C) Entfernung des Desault-Verbandes und Anlegen eines Rucksackverbandes
(D) Entfernung des Desault-Verbandes und Verordnung von krankengymnastischen Übungen (z. B. Pendelübungen)
(E) stationäre Einweisung zur operativen Osteosynthese

F07
→ 8.21 Eine Motorradfahrerin stürzt beim Versuch, einem ihr die Vorfahrt nehmenden PKW auszuweichen, vom Rad. Als sie dabei den Sturz mit der rechten Hand abfängt, verspürt sie sofort in Unterarm und Handgelenk Schmerzen. Bei der Klinikaufnahme besteht eine erhebliche Schwellung und Deformierung des Handgelenkes. Am 4. u. 5. Finger gibt sie Kribbelparästhesien an. Der Weichteilmantel am Unterarm ist geschlossen, die Beweglichkeit im Handgelenk schmerzbedingt aufgehoben. Darüber hinaus findet sich am Daumen eine Schwellung, der durch ein Hämatom zudem verfärbt ist.
Aufgrund der klinischen Symptomatik wird eine Röntgenaufnahme der Hand und des Handgelenkes angefertigt, die in Abb. 8.9 des Bildanhangs zu finden ist.
Welche Diagnosen sind nach den vorliegenden Befunden am ehesten zu stellen?
(A) Monteggiaverletzung und Daumengrundgliedfraktur
(B) Radiusschaftfraktur, Metakarpale-I-Fraktur und Neurapraxie des N. medianus
(C) Galeazziverletzung, Metakarpale-I-Fraktur und Neurapraxie des N. ulnaris
(D) komplette Unterarmschaftfraktur, Metakarpale-I-Fraktur und Irritation des N. ulnaris
(E) distale Radiusfraktur, Sprengung des Radioulnargelenkes, Metakarpale-I-Fraktur und Irritation des N. ulnaris

---

8.18 (A)   8.19 (C)   8.20 (D)   8.21 (C)

F07
→ 8.22 Ein 3-jähriger Junge spielt mit seinem 8-jährigen Bruder auf der Rutschbahn eines Spielplatzes. Nachdem der 3-Jährige hinunter gerutscht ist, versucht er, die Rutschbahn wieder hinaufzuklettern. Mit Schwung rennt er hoch, streckt seinen rechten Arm aus, der vom älteren Bruder gefasst wird. Mit einem kräftigen Ruck versucht dieser, seinen jüngeren Bruder auf das Podest zu ziehen, was jedoch misslingt, da dem Kleinen die Beine wegrutschen und er kräftig schreiend bäuchlings auf die Rutsche fällt. Der ältere Bruder löst den Griff, sodass der Kleine auf dem Bauch nach unten rutscht. Er jammert daraufhin über Schmerzen im Arm; der Unterarm ist in mäßiger Pronationsstellung fixiert. Der ältere Bruder beteuert, dass „so etwas" bisher noch nie passiert sei.
Welche der folgenden Maßnahmen stellt die für diesen Fall am wahrscheinlichsten geeignete Therapie dar?
(A) lokale Kühlung und Gabe eines Analgetikums bis zur Rückbildung der Zerrung des M. pronator teres
(B) offene Reposition in Narkose mit anschließender Ruhigstellung im Oberarmgipsverband für 2 Wochen
(C) geschlossene Reposition mittels Supination im Ellenbogengelenk, u. U. mit Druck auf das Radiusköpfchen
(D) schonende Remobilisierung des Ellenbogengelenkes mittels krankengymnastischer Behandlung auf neurophysiologischer Grundlage nach Bobath
(E) primäre Versorgung mit einem Oberarmgipsverband für etwa 3 Wochen

H06
→ 8.23 Bei einem 39-jährigen Mann tritt nach Heben eines Kühlschrankes eine Schwellung und diskrete Blauverfärbung an der Beugeseite handbreit oberhalb des Ellenbogengelenkes auf. Die Funktion im Ellenbogengelenk ist erhalten. Der Arm kann nicht mehr gegen Widerstand supiniert und gebeugt werden.
Welche Diagnose ist am wahrscheinlichsten?
(A) Ruptur der V. cephalica
(B) Bizepssehnenausriss am distalen Ansatz
(C) Ruptur der langen Bizepssehne
(D) Tendinitis calcarea
(E) Tendovaginitis hypertrophicans

H06
→ 8.24 Beim Einstopfen des Leintuchs verspürt eine 32-jährige Hotelangestellte einen plötzlichen Schmerz im Endgelenk des 3. Fingers rechts. Bei der ersten Untersuchung bemerken Sie eine Verdickung des distalen Interphalangealgelenkes. Das Endgelenk kann kraftvoll gebeugt, aber nur unvollständig gestreckt werden. Das Streckdefizit beträgt 20°. Das Röntgenbild schließt eine knöcherne Verletzung aus.
Welche Aussage trifft am ehesten zu?
(A) Es handelt sich um eine sog. Busch-Fraktur, die operativ versorgt werden muss.
(B) Der Befund entspricht einer Endgelenkluxation, die durch ein forciertes Überstrecken reponiert werden muss.
(C) Es handelt sich um eine Knopflochdeformität, die konservativ versorgt wird.
(D) Der Meniskus des Fingergelenks ist eingeklemmt und muss arthroskopisch reponiert oder entfernt werden.
(E) Es handelt sich um einen subkutanen Strecksehnenriss, der meist konservativ therapiert wird.

H06
→ 8.25 Ein 20-jähriger Mopedfahrer ist auf regennasser Straße gerutscht, nach rechts gefallen und hat sich auf die ausgestreckten Hände gestützt.
Bei der klinischen Untersuchung findet sich eine schmerzhaft eingeschränkte Beweglichkeit im rechten Handgelenk mit einer angedeuteten Bajonettstellung. Im Ausbreitungsgebiet des rechten N. medianus werden Parästhesien angegeben. Es besteht kein isolierter Druckschmerz im Bereich der Tabatière.
Es handelt sich am ehesten um:
(A) perilunäre Luxationsfraktur
(B) Smith-Fraktur
(C) Bennett-Fraktur
(D) Karpaltunnelsyndrom
(E) Beugesehnenverletzung

8.22 (C)   8.23 (B)   8.24 (E)   8.25 (A)

Schwerpunkt Chirurgie, Orthopädie

H06
→ 8.26 Ein 14-jähriger Junge fügte sich beim Schnitzen eine Schnittverletzung an der palmaren Seite der Grundphalanx des Zeigefingers zu. Der Chirurg stellt eine intakte Sensibilität der Fingerkuppe fest. Obwohl die aktive Beugung des Zeigefingers im Grundgelenk möglich ist, kann der Patient weder im Mittelgelenk noch im Endgelenk den Zeigefinger aktiv beugen. Es handelt sich am ehesten um eine Durchtrennung
(A) der oberflächlichen und tiefen Beugesehne
(B) nur der tiefen Beugesehne
(C) nur der oberflächlichen Beugesehne
(D) der Sehnen der Mm. lumbricales
(E) der Sehnen der Mm. interossei

H06
→ 8.27 Ein 25-jähriger Patient ist bei Glatteis nach vorn auf die ausgestreckten Hände gefallen. Er klagt über Schmerzen im rechten Handgelenk radial. Es besteht ein Druckschmerz distal am Processus styloideus des Radius. Das Bewegen des Handgelenkes ist ebenfalls schmerzhaft. Es handelt sich am ehesten um eine
(A) Galeazzi-Fraktur
(B) Bennett-Fraktur
(C) Kahnbeinfraktur
(D) Lunatumfraktur
(E) Fraktur des Processus styloideus radii

F06
→ 8.28 Bei jungen Menschen liegt einer rezidivierenden Schulterluxation nach traumatischer Erstluxation meistens zugrunde:
(A) Riss von Supraspinatus- und Subskapularissehne
(B) Fraktur der Skapula mit knöchernem Abriss des Processus coracoideus, eine sogenannte „floating shoulder"
(C) Abriss des Tuberculum majus mit Ruptur der langen Bizepssehne
(D) Abriss des Labrum glenoidale und der Kapsel vom vorderen Pfannenrand
(E) massive Überdehnung der Rotatorenmanschette

F06
→ 8.29 Die N.-radialis-Lähmung bei Humerusschaftfraktur ist am ehesten erkennbar an:
(A) Fallhandstellung
(B) Pfötchenstellung der Hand
(C) Krallenhandstellung
(D) Sensibilitätsstörung im Bereich von Daumen und Zeigefinger
(E) Ausbildung einer sog. Schwurhand

F06
→ 8.30 Bei der Verletzung in Abb. 8.10 des Bildanhangs
(A) handelt es sich am ehesten um eine Ulnafraktur bei vorbestehender Dysplasie des Ellenbogengelenks
(B) handelt es sich um eine Monteggia-Verletzung
(C) handelt es sich um eine Galeazzi-Verletzung
(D) ist in einem Viertel der Fälle der N. radialis mitbetroffen
(E) wird üblicherweise eine konservative Behandlung durchgeführt

F06
→ 8.31 Die auf Abb. 8.11 des Bildanhangs dargestellte Röntgenaufnahme des linken Handgelenks in 2 Ebenen nach Sturz zeigt am wahrscheinlichsten
(A) einen Normalbefund
(B) eine Grünholzfraktur
(C) eine Spiralfraktur
(D) eine Osteomyelitis
(E) eine Epiphysenfraktur

F06
→ 8.32 Was versteht man unter einer Bennett-Fraktur?
(A) Fraktur des Daumenendgliedes (proximale Phalanx)
(B) extraartikuläre Schaftfraktur des Os metacarpale I
(C) Luxationsfraktur an der Basis des Os metacarpale I
(D) Fraktur des Os naviculare
(E) distale Radiusfraktur loco typico

F06
→ 8.33 Welche der nachfolgenden Kapselbandverletzungen bzw. Gelenkverletzungen der Hand ist eine typische Verletzung des Skifahrers?
(A) Ruptur (Ausriss) des ulnaren Seitenbandes am Daumengrundgelenk
(B) Bennett-Fraktur
(C) Luxation des Mittelgelenkes am Mittelfinger
(D) Luxation des Daumengrundgelenkes
(E) Volarluxation der Grundgliedbasis am Zeigefingergrundgelenk

---

8.26 (A)   8.27 (C)   8.28 (D)   8.29 (A)   8.30 (B)   8.31 (B)   8.32 (C)   8.33 (A)

F06
8.34 Nach einer einmaligen vorderen Schulterluxation verordnen Sie eine krankengymnastische Nachbehandlung.
Welcher der genannten Muskeln sollte hierbei in besonderem Maße gekräftigt werden?
(A) M. supraspinatus
(B) M. infraspinatus
(C) M. teres minor
(D) M. subscapularis
(E) M. serratus anterior

F06
8.35 Bei einem jungen Volleyballspieler verbleibt nach Aufprall des Balls auf seinen gestreckten Mittelfinger der Finger im Endgelenk gebeugt und kann nicht mehr aktiv gestreckt werden. Es handelt sich am ehesten um einen/eine
(A) Schwanenhalsfinger
(B) Hammerfinger (Riss der Strecksehne)
(C) Knopflochdeformität (Riss der Strecksehnenaponeurose über dem Mittelgelenk)
(D) Kamptodaktylie
(E) Klinodaktylie

H05
8.36 Bei der Luxatio subcoracoidea ist der Humeruskopf disloziert nach
(A) vorne
(B) hinten
(C) kranial
(D) lateral
(E) unten in die Achselhöhle

H05
8.37 Welche anatomische Struktur ist u. a. bei der Schultereckgelenkssprengung Typ III nach Tossy bzw. Rockwood involviert?
(A) Lig. coracoacromiale
(B) Lig. glenohumorale superius
(C) Supraspinatussehne
(D) Lig. coracoclaviculare
(E) Labrum glenoidale

H05
8.38 Ein 2-jähriges Kind will über die Straße laufen. Die Mutter zieht es am Arm zurück. Nun hat das Kind starke Schmerzen im Arm und hält ihn schonend an den Körper.
Die wahrscheinlichste Diagnose lautet:
(A) suprakondyläre Humerusfraktur
(B) Monteggia-Fraktur
(C) Smith-Fraktur
(D) Colles-Fraktur
(E) Subluxation des Radiusköpfchens

H05
8.39 Der in Abb. 8.12 des Bildanhangs dargestellte Röntgenbefund der Hand spricht am ehesten für eine
(A) Rachitis
(B) Knochenmetastasierung bei Mamma-Karzinom
(C) Inaktivitätsatrophie
(D) Sudeck-Dystrophie
(E) Tuberkulose der Handwurzel

H05
8.40 Ein 20-jähriger Sportler ist beim Handballspiel auf die ausgestreckte linke Hand gestürzt. Klinisch bestehen eine druckschmerzhafte Weichteilschwellung im Bereich des radialen Handgelenkes, ein Druckschmerz in der Tabatière und eine endgradige Bewegungseinschränkung im Handgelenk.
Die klinischen Befunde und das Röntgenbild 8.13 des Bildanhangs ergeben die Diagnose:
(A) Distorsion des Handgelenkes ohne Frakturnachweis
(B) beginnende Algodystrophie
(C) Kahnbeinfraktur
(D) Distorsion mit skapholunärer Dissoziation
(E) Luxation des Os lunatum

H05
8.41 Der Funktionsausfall bei Durchtrennung einer tiefen Beugesehne an einem Langfinger ergibt folgenden Befund:
(A) aktive Streckung aufgehoben
(B) aktive Beugung im Endgelenk aufgehoben
(C) aktive Beugung im Mittel- und Endgelenk aufgehoben
(D) aktive Beugung im Mittel- und Grundgelenk aufgehoben
(E) aktive Beugung im Mittelgelenk aufgehoben

8.34 (D)   8.35 (B)   8.36 (A)   8.37 (D)   8.38 (E)   8.39 (D)   8.40 (C)   8.41 (B)

F02
8.42 Welche Aussage zu Klavikulafrakturen trifft nicht zu?
(A) Sie stellen typische Gurtverletzungen bei Autounfällen dar.
(B) Zu den möglichen Komplikationen gehört eine Verletzung der A. subclavia.
(C) Das mediale Bruchstück ist in der Regel nach kaudal disloziert.
(D) Zur Ruhigstellung eignet sich der Rucksackverband.
(E) Pseudarthrosen bilden sich nur in seltenen Fällen aus.

F04
8.43 Nach einem Sturz auf die Schulter stellt sich ein 40-jähriger Patient bei Ihnen vor. Bei der klinischen Untersuchung findet sich ein im Seitenvergleich deutlicher Hochstand des lateralen Klavikulaendes. Palpatorisch findet sich in diesem Bereich ein federnder Widerstand (Klaviertastenphänomen). Eine Krepitation oder andere Anhaltspunkte für eine knöcherne Verletzung finden sich nicht. Insgesamt ist die Beweglichkeit des Schultergelenkes schmerzbedingt deutlich eingeschränkt.
Welche Verdachtsdiagnose äußern Sie bereits vor Durchführung von Röntgenaufnahmen am ehesten?
(A) Klavikulafraktur am Übergang vom sternalen zum medialen Drittel
(B) Luxation des Sternoklavikulargelenkes
(C) subkapitale Humerusfraktur
(D) Ruptur der ligamentären Fixierung des Akromioklavikulargelenkes vom Typ Tossy III
(E) Läsion des N. axillaris

H02
8.44 Welche Aussage zur Schultergelenkluxation trifft am ehesten zu?
(A) Eine Sensibilitätsstörung über der lateralen Schulter weist auf eine Schädigung des N. axillaris hin.
(B) Die hintere Luxation zählt zu den häufig vorkommenden Luxationen.
(C) Die Bankart-Läsion ist eine Impressionsfraktur.
(D) Bei der Hill-Sachs-Läsion ist das Labrum glenoidale abgerissen.
(E) Eine Ruhigstellung des Armes nach Reposition ist kontraindiziert.

F97
8.45 Welche Aussage ist aufgrund des Röntgenbildes der abgebildeten Humerusfraktur (siehe Abb. 8.14 des Bildanhangs) zutreffend?
(A) Bei der Verletzung handelt es sich um eine Schaftfraktur bei einem Kind.
(B) Diese Fraktur kommt typischerweise beim älteren Menschen vor.
(C) Wegen der Gefahr einer Lähmung des Nervus medianus ist unbedingt eine Osteosynthese erforderlich.
(D) Nach Reposition der Fraktur ist eine Ruhigstellung im Gips- oder Desault-Verband für mindestens 3 Monate erforderlich.
(E) Das Röntgenbild zeigt eine pathologische Oberarmschaftfraktur.

H99
8.46 Welche der folgenden Behandlungsformen ist bei einer Oberarmschaftfraktur mit Dislokation und Radialisschädung am ehesten indiziert?
(A) Ruhigstellung im Abduktionsgips
(B) Plattenosteosynthese
(C) Marknagelung nach Küntscher
(D) Spickdrahtosteosynthese
(E) Ellenbogenüberkopfextension (Hanging-cast-Verband)

F04
8.47 Ein vierjähriges Kind stürzt bei gestrecktem Arm auf die rechte Hand. Bei der klinischen Untersuchung findet sich eine hochgradige schmerzhafte Bewegungseinschränkung mit erheblicher Schwellung im rechten Ellenbogengelenk.
Welche der genannten Verletzungen ist am wahrscheinlichsten?
(A) Grünholzfraktur des Radius
(B) Radiusköpfchenfraktur
(C) suprakondyläre Humerusfraktur
(D) subkapitale Humerusfraktur
(E) Monteggia-Fraktur

8.42 (C)   8.43 (D)   8.44 (A)   8.45 (A)   8.46 (B)   8.47 (C)

8 Traumatologie

F04
→ 8.48 Welche Aussage zur Ruptur der langen Sehne des M. biceps brachii ist am wenigsten zutreffend?
(A) Bei aktiver Flexion im Ellenbogen gegen den Widerstand des Untersuchers zeigt sich ein Muskelwulst am distalen Oberarm.
(B) Die Ruptur kann spontan ohne adäquates Trauma auftreten.
(C) Der Kraftverlust ist für Patienten über 70 Jahre im Allgemeinen gering.
(D) Die Pronationsbewegung ist deutlich abgeschwächt.
(E) Sie kann sonographisch dargestellt werden.

F99
→ 8.49 In Abb. 8.15 des Bildanhangs (Röntgenaufnahme des Ellenbogens a.-p. und seitlich) sehen Sie
(A) ein abgeschlossenes Knochenwachstum
(B) eine frische Fraktur
(C) einen freien Gelenkkörper
(D) eine reine Ellenbogengelenksluxation
(E) einen Knochentumor

F92
→ 8.50 Komplette Unterarmschaftfrakturen bei Erwachsenen werden in der Regel stabilisiert mittels
(A) Oberarmgipsverband
(B) Fixateur externe
(C) Marknagelung
(D) Zuggurtung
(E) Plattenosteosynthese

F98
→ 8.51 Welche Aussage zu Radiusköpfchenfrakturen trifft nicht zu?
(A) Der typische Unfallmechanismus ist der Sturz auf die Hand bei gestrecktem Ellenbogengelenk und proniertem Unterarm.
(B) Die Radiushalsfraktur ist eine typische Verletzung im Kindesalter.
(C) Als komplizierende Begleitverletzung ist die Läsion des N. ulnaris typisch.
(D) Unverschobene Meißelfrakturen des Radiusköpfchens werden konservativ behandelt.
(E) Bei Trümmerfrakturen des Erwachsenen wird das Radiusköpfchen reseziert.

H04
→ 8.52 Die Galeazzi-Fraktur ist gekennzeichnet durch
(A) eine Radiusschaftfraktur im distalen Drittel
(B) eine Ulnaschaftfraktur mit Luxation im proximalen Radioulnargelenk
(C) eine Ulnaschaftfraktur im distalen Drittel mit Luxation des distalen Radioulnargelenkes
(D) eine distale Radiusschaftfraktur mit Luxation der Ulna im distalen Radioulnargelenk
(E) eine Radiusschaftfraktur mit Luxation des proximalen Radioulnargelenkes

F90
→ 8.53 Ein 45-jähriger Patient wurde mit einem Messer am Unterarm verletzt. Bei Klinikaufnahme 4 Stunden nach der Verletzung stellt man eine klaffende 6 cm lange Wunde fest. Keine Knochenverletzung, keine neurologischen Ausfälle, Durchblutung ungestört.
Welche der nachfolgend genannten Maßnahmen ist am ehesten angezeigt?
(A) steriler Verband nach vorausgegangener Waschung mit antiseptischer Lösung
(B) primäre Naht nach Wundexzision
(C) Verband mit enzymatischer Lösung
(D) Verband mit Antibiotikapuder
(E) Verband mit jodhaltiger Lösung

H04
→ 8.54 Nach einem Sportunfall mit Sturz auf die rechte Hand klagt ein 25-jähriger Mann über Schmerzen bei Bewegung der rechten Hand. Bei der klinischen Untersuchung zeigt sich ein Druck- und Stauchungsschmerz im Bereich des rechten Daumens. Der Patient lehnt eine Operation ab.
Welche Therapie gehört am ehesten zu dem in Abb. 8.16 des Bildanhangs dargestellten Röntgenbefund?
(A) Gipsverband der oberen Extremität mit Daumeneinschluss für etwa 8–12 Wochen
(B) volare Unterarm-Gipsschiene für eine Woche
(C) elastische Wicklung des Handgelenkes
(D) Analgetikagabe, Kühlung und Schonung des Handgelenkes bis zu Abklingen der Schmerzen
(E) Unterarmgipsverband mit Daumeneinschluss (Rehbein-Gips)

8.48 (D) 8.49 (B) 8.50 (E) 8.51 (C) 8.52 (D) 8.53 (B) 8.54 (A)

Schwerpunkt Chirurgie, Orthopädie

F04
8.55 Der „Skidaumen" (Stener-Läsion) wird am ehesten verursacht durch
(A) Fraktur des Os metacarpale 1
(B) Erfrierungen an der Fingerkuppe
(C) Ruptur der Strecksehne
(D) Ruptur des ulnaren Seitenbandes im Grundgelenk
(E) Übermüdung der Thenarmuskulatur

H04
Ordnen Sie den Strecksehnenverletzungen aus Liste 1 die am ehesten zutreffende Therapie aus Liste 2 zu!

Liste 1
8.56 subkutane Ruptur der Strecksehne am Fingerendglied
8.57 Ausriss der Strecksehne am Fingerendglied mit einem größeren Knochenfragment

Liste 2
(A) Stack-Schiene
(B) sekundäre Sehnennaht
(C) Rückstichnaht nach Donati
(D) Z-Plastik
(E) transossäre Ausziehnaht

F02
8.58 Beim Erwachsenen ist bei allgemeiner und lokaler Operabilität eine absolute Indikation zur Replantation abgetrennter Gliedmaßen am wenigsten gegeben bei
(A) einem abgetrennten Daumen
(B) Verlust mehrerer Langfinger
(C) einem abgetrennten Zeigefinger
(D) Amputation der Mittelhand
(E) Amputation der Hand im Handgelenk

H03
8.59 Ein 37-jähriger Patient kommt aufgrund starker Schmerzen in der rechten Schulter in die Praxis, nachdem er beim Handballspielen auf den gestreckten rechten Arm gestürzt war.
Welcher klinische Untersuchungsbefund spricht am ehesten für eine Ruptur der Rotatorenmanschette?
(A) Bizepsmuskelbauch verlagert sich bei Flexion im Ellenbogen nach distal
(B) Flexion im Ellenbogengelenk gegen Widerstand nicht möglich
(C) Kraftminderung bei Abduktion und Schmerzzunahme bei Abduktion des Armes bis zur Horizontalen, danach wieder Schmerzabnahme
(D) Hochstand der lateralen Klavikula mit Klaviertastenphänomen
(E) Schulterhochstand rechts, abstehende Scapula

H05
8.60 Was ist als Begleitverletzung, Komplikation oder Spätfolge einer Schultergelenkluxation am wenigsten wahrscheinlich?
(A) Humerus varus
(B) Abrissfraktur des Tuberculum majus
(C) Deltamuskellähmung durch Läsion des N. axillaris
(D) Adduktionskontraktur infolge Immobilisation
(E) Omarthrose

H05
8.61 Nach nicht optimal reponierten Speichenköpfchenfrakturen bei Kindern droht im Langzeitergebnis am wahrscheinlichsten ein/eine
(A) Cubitus valgus
(B) Streckhemmung des Ellenbogens
(C) Supinationsverlust des Unterarmes
(D) Radialisparese
(E) chronische Epicondylitis radialis

H05
8.62 Eine 28-jährige Frau ist vor 6 Wochen auf die rechte Hand gestürzt. Das Handgelenk wurde dabei überstreckt. Sie stellt sich nun erstmalig vor, da sie immer noch belastungs- und bewegungsabhängige Schmerzen im Handgelenk verspürt.
Aufgrund der Röntgenaufnahme des Handgelenkes (siehe Abb. 8.17 des Bildanhangs) ist welche der Diagnosen am wahrscheinlichsten?
(A) Kahnbeinpseudoarthrose
(B) Prellung des Handgelenkes ohne sichtbare röntgenologische Veränderungen
(C) skapholunäre Dissoziation
(D) Lunatummalazie (M. Kienböck)
(E) perilunäre Luxation

8.55 (D)   8.56 (A)   8.57 (E)   8.58 (C)   8.59 (C)   8.60 (A)   8.61 (A)   8.62 (C)

8.3 Untere Extremität

H07
→ 8.63 Ein 27-jähriger Mann wird kurz vor Mitternacht wegen akuter Schmerzen im Bereich des linken Kniegelenkes in die Klinik gebracht. Er berichtet, dass er beim Tanzen in der Disco plötzlich einen einschießenden Schmerz im linken Kniegelenk verspürt habe und dann gestürzt sei. Es habe dann kurz geknackt, dann sei das Kniegelenk dick geworden.
Bei der klinischen Untersuchung findet man einen deutlichen Binnenerguss. Palpatorisch ist der Gelenkspalt nicht druckempfindlich, die Stabilitätsprüfung ergibt keinen Hinweis für eine ligamentäre Verletzung, die Meniskuszeichen sind negativ, Streckung/Beugung 0/0/110°. Die Röntgenaufnahmen des Kniegelenkes sind in Abb. 8.18 und 8.19 des Bildanhangs wiedergegeben. Aufgrund der Anamnese sowie des klinischen Untersuchungsbefundes stellen Sie die Verdachtsdiagnose einer Patella-Erstluxation mit Spontanreposition.
Welche Konsequenz ergibt sich aus dieser Verdachtsdiagnose am ehesten?
(A) Mit osteochondralen Frakturen am medialen Femurkondylus ist zu rechnen.
(B) Aus den anamnestischen Angaben und erhobenen Befunden ergibt sich zunächst die Indikation zur Arthroskopie.
(C) Bei einer Erstluxation ist ein Krafttraining der ischiokruralen Muskulatur angezeigt.
(D) Zu prädisponierenden Faktoren der Patella-Luxation gehört das Genu varum.
(E) Von einer Zerreißung des lateralen Retinakulums ist auszugehen.

H07
→ 8.64 Ein 45-jähriger Badminton-Spieler verspürt beim Ausfallschritt nach hinten ohne Fremdeinwirkung einen starken Schmerz im Bereich des Sprunggelenkes und berichtet über ein hörbares Krachen.
Welcher der Befunde ist bei der klinischen Untersuchung am ehesten zu erwarten?
(A) starke Schwellung im Außenknöchelbereich
(B) tastbare Delle proximal des Fersenbeins im Verlauf der Achillessehne
(C) Instabilität im oberen Sprunggelenk
(D) Fußheberschwäche
(E) bei Wadenkompression der betroffenen Seite Plantarflexion des Fußes

H07
→ 8.65 Ein 72-jähriger Mann, allgemeinkörperlich und geistig in sehr gutem Zustand, hat wegen einer massiven Koxarthrose rechts, die seine Lebensqualität drastisch einschränkte, vor zwei Jahren eine totale Hüftgelenksendoprothese erhalten. Nach komplikationsloser Operation und anschließenden 6-wöchigen Reha-Maßnahmen kam er mit der Endoprothese sehr gut zurecht. Jetzt klagt er, ohne dass ein Trauma anamnestisch eruierbar wäre, über Schmerzen im Bereich des rechten Hüftgelenks und der rechten Leiste. Die Beweglichkeit im rechten Hüftgelenk ist etwas eingeschränkt. Die Röntgenuntersuchung des Hüftgelenks in 2 Ebenen ergibt keinen eindeutig pathologischen Befund, sodass die Frage einer eventuellen Prothesenlockerung weiterhin im Raume steht.
Welche der diagnostischen Maßnahmen bietet hier die größte Aussicht, eine Klärung dieser Frage herbeizuführen?
(A) gehaltene Röntgenaufnahmen unter Varus- und Valgusstress
(B) Sonographie
(C) Computertomographie
(D) Skelettszintigraphie
(E) NMR

H06

→ 8.66 Ein 25-jähriger Patient wird intubiert und beatmet in die Notaufnahme eingeliefert. Bei der körperlichen Untersuchung findet sich bei manueller Kompression und Distraktion am Beckenkamm und durch Zug am Bein ein komprimierbares, sog. weiches Becken mit einem etwa 7 cm breiten Symphysenspalt (instabile Beckenringverletzung). Außerdem bestehen eine Quetschverletzung der rechten Hand mit einer zweitgradig offenen Mittelhandfraktur, eine erstgradig offene Unterschenkelfraktur und eine Amputation des linken Daumens.
Die Sonographie zeigt keine freie Flüssigkeit im Abdomen.
Die Beatmung ist unproblematisch. Der Patient hat trotz massiver Infusion einen Blutdruck von 100/75 mmHg bei einer Herzfrequenz von 150/min.
Die Beckenübersichtsaufnahme zeigt eine Symphysensprengung und eine hochstehende rechte Beckenhälfte.
Welche Maßnahme sollte vorrangig vom Chirurgen getroffen werden?
(A) Notfallangiographie zum Ausschluss eines rupturierten Bauchaortenaneurysmas
(B) Anweisung, die Standarddiagnostik schnell zu erledigen und dann Versorgung auf der Intensivstation, bis der Patient operabel ist
(C) Anweisung an den Anästhesisten, den Kreislauf zu stabilisieren und Versorgung der Handverletzungen, da diese für den Patienten funktionell am bedeutsamsten sind
(D) sofortige Laparotomie ohne weitere Diagnostik
(E) sofortiges Schließen des Beckenringes und Fixierung mittels Fixateur externe oder Beckenzwinge

H06

→ 8.67 Vier Jahre nach Versorgung einer offenen Unterschenkelfraktur durch Fixateur externe klagt ein 22-jähriger Patient über belastungsabhängige Schmerzen und eine druckschmerzhafte Verdickung auf der Außenseite des Unterschenkels. Klinisch findet sich bei unauffälligen Weichteilen eine druckschmerzhafte, subkutane Verhärtung auf der Außenseite des Unterschenkels. Röntgenologisch besteht der in der Abb. 8.20 des Bildanhangs erhobene Befund.
Aufgrund der Anamnese, des klinischen und röntgenologischen Befundes stellen Sie die Diagnose:
(A) hypertrophe Pseudarthrose der Fibula
(B) atrophische Pseudarthrose der Fibula
(C) nicht ossifizierendes Fibrom
(D) Ewing-Sarkom
(E) Spätinfekt

H06

→ 8.68 Ein 45-jähriger Freizeit-Tennisspieler (Spieler A) verspürt wenige Minuten nach Spielbeginn einen plötzlich einsetzenden heftigen Schmerz „wie einen Messerstich" in der rechten Wade, der eine Fortsetzung des Spiels unmöglich macht. Jede Bewegung ist schmerzhaft. Auf dem Nachbarplatz muss ein gleichaltriger Spieler (Spieler B) ebenfalls das Spiel nach einer Spielzeit von 40 Minuten beenden, nachdem er einen dumpfen Schmerz in der rechten Wade verspürt, bei dessen Auslösung er einen richtigen Knall („Peitschenschlag") wahrgenommen hat.
Welche der folgenden Aussagen trifft am ehesten zu?
(A) Beide Spieler haben dieselbe Verletzung, die im Volksmund auch Tennisferse genannt wird.
(B) Nur mit einer Magnetresonanztomographie können die Unterschiede der Verletzungen bei Spieler A und B objektiviert werden.
(C) Spieler A hat eine Achillessehnenruptur, Spieler B einen Ermüdungsbruch des Schienbeins erlitten.
(D) Der Thompson-Test ist geeignet, eine definitive Diagnose bei Spieler B zu stellen.
(E) Bei Spieler A besteht der dringende Verdacht auf eine arterielle Embolie, so dass eine Angiographie durchgeführt werden muss.

8.66 (E)   8.67 (A)   8.68 (D)

H06
→ 8.69 Ein 34-Jähriger verdrehte sich bei einem Sturz beim Snowboarden das rechte Kniegelenk. Er verspürte sofort Schmerzen, konnte jedoch leidlich gehen. Nach ca. einer Stunde kommt es zu einer zunehmenden Schwellung des Kniegelenkes.
Bei der klinischen Untersuchung zeigt sich ein deutlicher Erguss. Der Patient gibt einen Druckschmerz am medialen Gelenkspalt an. Die Beweglichkeit beträgt passiv 0–10–70°. Der Lachman-Test ist ein- bis zweifach positiv. Beim Valgus-Varusstress besteht eine seitengleiche mediale Aufklappbarkeit (einfach positiv in 20° Beugung).
Die Standard-Röntgenaufnahmen des rechten Kniegelenkes und die Tangentialaufnahme der Patella ergeben keinen pathologischen Befund. Welche Verdachtsdiagnose stellen Sie am ehesten anhand des klinischen und radiologischen Befundes?
(A) Es liegt eine mediale Seitenbandruptur vor, eine begleitende Meniskusverletzung ist nicht auszuschließen.
(B) Die Streckhemmung von 10° ist beweisend für eine Korbhenkelruptur des Innenmeniskus.
(C) Wahrscheinlich liegt eine Verletzung des vorderen Kreuzbandes vor.
(D) Bei dem diagnostizierten Erguss handelt es sich um einen Hämarthros, der eine zusätzliche knöcherne Verletzung zur Voraussetzung hat.
(E) Die starke Einschränkung der Beugefähigkeit weist zwangsläufig auf die Einklemmung eines freien Gelenkkörpers hin.

F06
→ 8.70 Eine mediale Schenkelhalsfraktur vom Adduktionstyp wird bei einer 80-jährigen Patientin am ehesten behandelt durch
(A) Verschraubung
(B) Endoprothese
(C) Winkelplatte
(D) Extension
(E) Ender-Nagelung

F06
→ 8.71 Bei Erwachsenen wird eine geschlossene diaphysäre C-Verletzung in Schaftmitte des Femur als Monoverletzung am besten versorgt durch einen/eine
(A) Verriegelungsmarknagel
(B) Kompressionsschraubenosteosynthese
(C) anatomische Fragmentreposition und Plattenosteosynthese
(D) Spongiosaschraubenosteosynthese
(E) Fixateur externe

F06
→ 8.72 Ein 34-jähriger 120 kg schwerer und 194 cm großer Patient war unbeabsichtigt die Bordsteinkante hinuntergetreten. Er verspürte einen stechenden Schmerz im rechten Kniegelenk und stürzte. Bei der klinischen Untersuchung kann das Kniegelenk nicht aktiv gestreckt werden.
In Zusammenschau von Anamnese, klinischem Befund und seitlicher Röntgenaufnahme (siehe Abb. 8.21 des Bildanhangs) ist folgende Diagnose am ehesten zu stellen:
(A) Patellaluxation
(B) Quadrizepssehnenruptur
(C) Patellarsehnenruptur
(D) Patellafraktur
(E) eingeklemmte Korbhenkelruptur des Innenmeniskus

F06 F03
→ 8.73 Welche der Aussagen zu Pilon-tibial-Frakturen trifft am ehesten zu?
(A) Es handelt sich um Stauchungsfrakturen der proximalen Tibia.
(B) Die Stauchung erfolgt horizontal.
(C) Der begleitende Weichteilschaden ist meist unerheblich.
(D) Die definitive Versorgung erfolgt mittels Marknagelung.
(E) Die Arthrose ist eine häufige Komplikation.

F06
→ 8.74 Zu einer Sprunggelenksfraktur vom Typ Weber A gehört welches Verletzungsmerkmal am ehesten?
(A) Fibulafraktur oberhalb der Syndesmose
(B) zerrissene Syndesmose
(C) rupturierte Membrana interossea
(D) Ausriss des Lig. collaterale fibulare
(E) Fraktur des Innenknöchels

F06
→ 8.75 Abb. 8.22 des Bildanhangs zeigt eine dislozierte Abrissfraktur an der Basis des Metatarsale V. Welche Maßnahme ist am ehesten indiziert?
(A) Fraktur mittels Mädchenfänger reponieren
(B) Anlegen eines Gehgipses
(C) Bruch unter Bildwandlerkontrolle reponieren und Anlegen einer Gipsschale
(D) Plattenosteosynthese als Methode der Wahl
(E) Zuggurtungsosteosynthese

8.69 (C)   8.70 (B)   8.71 (A)   8.72 (C)   8.73 (E)   8.74 (E)   8.75 (E)

H05
→ **8.76** Nach einem Sturz auf die rechte Körperhälfte wird eine 78-jährige Patientin aus dem Altersheim ins Krankenhaus eingeliefert. Bei der klinischen Untersuchung fällt eine Rotationsfehlstellung sowie eine deutliche Beinverkürzung rechts auf. In der Beckenübersichts- und axialen Zielaufnahme findet sich eine stark dislozierte Schenkelhalsfraktur (Typ Pauwels III). Therapie der Wahl ist die
(A) operative Versorgung mit einer Endoprothese
(B) rein konservative Behandlung durch 6-wöchige Ruhigstellung
(C) Zugschrauben-Osteosynthese mit Erhaltung des Femurkopfes
(D) sofortige Mobilisierung ohne operative Maßnahmen, da bei Belastung des Beines ein stabiles Einstauchen der Frakturfragmente (sog. Impaktierung) zu erwarten ist
(E) Osteosynthese mit einer dynamischen Hüftkopfschraube

H05
→ **8.77** Eine 80-jährige demente, an einer Sturzkrankheit leidende Großmutter wird von ihrer Enkelin in die Klinik gebracht. Die alte Dame war am Vortag auf der Treppe zu Hause gestürzt und klagt seitdem über Schmerzen in der linken Hüfte.
Aufgrund der in Abb. 8.23 des Bildanhangs dargestellten Beckenübersicht ist welche Diagnose am wahrscheinlichsten?
(A) frische dislozierte mediale Schenkelhalsfraktur links, Typ Pauwels III
(B) Hüftprellung links bei Osteolyse von Scham- und Sitzbein symphysennah rechts infolge unbekannten Primärtumors
(C) Hüftprellung links bei Hüftgelenksdeformität infolge eines M. Perthes
(D) Hüftprellung links und Hüftgelenksbeschwerdesymptomatik durch eine aktivierte Koxarthrose
(E) Schenkelhalspseudarthrose links nach medialer Schenkelhalsfraktur Typ Pauwels III

H05
→ **8.78** Ein Fußballspieler erleidet ein schweres Distorsionstrauma des rechten Kniegelenkes und wird mit einem prallen Gelenkerguss (Hämarthros) in die Notaufnahme gebracht. Der Pivot-Shift-Test ist positiv.
Welche der aufgeführten Diagnosen ist am wahrscheinlichsten?
(A) isolierte Meniskusläsion
(B) vordere Kreuzbandruptur
(C) Patellaluxation
(D) hintere Kreuzbandruptur
(E) isolierte mediale Seitenbandruptur

H05
→ **8.79** Eine 81-jährige, seit Geburt blinde und wegen einer Arrhythmia absoluta bei Vorhofflimmern unter Marcumar®-Therapie stehende Frau stürzt auf der Treppe zu Hause und klagt über heftige Knieschmerzen links. Bei Klinikaufnahme ist ihr linkes Knie stark geschwollen. Eine Kniegelenkspunktion ergibt einen blutigen Erguss mit Fettaugen.
Zusammen mit der bildgebenden Diagnostik des linken Kniegelenks in 2 Ebenen (siehe Abb. 8.24 und 8.25 des Bildanhangs, Zustand nach Versorgung einer Oberschenkelschaftfraktur) lässt sich welche Diagnose am ehesten stellen?
Kontusion des linken Kniegelenkes mit Hämarthros infolge einer/eines
(A) Marcumar®-bedingten vermehrten Einblutung ohne sicheren Anhalt für Fraktur
(B) Marcumar®-Therapie und Ruptur des vorderen Kreuzbandes
(C) bikondylären Fraktur
(D) Schienbeinkopfimpressionsfraktur
(E) knöchernen Kreuzbandrisses

H05
→ **8.80** Durch einen Tritt bricht bei einem 18-jährigen Fußballspieler das Wadenbein in Unterschenkelschaftmitte.
Welche der genannten Behandlungsmaßnahmen ist am ehesten angezeigt?
(A) funktionelle Behandlung
(B) Oberschenkel-Gehgips
(C) dünner Marknagel
(D) Streckverband
(E) Plattenosteosynthese

8.76 (A)   8.77 (E)   8.78 (B)   8.79 (D)   8.80 (A)

8 Traumatologie

H05
→ 8.81 Welche Aussage zu den Röntgenbildern (siehe Abb. 8.26 und 8.27 des Bildanhangs) trifft am ehesten zu?
(A) Es handelt sich um eine nicht dislozierte Sprunggelenksfraktur.
(B) Zusätzlich zur Außenknöchelfraktur liegt eine Ruptur des Lig. deltoideum vor.
(C) Es liegt eine Außenknöchelfraktur Weber A vor.
(D) Es besteht eine Luxation des Talus gegenüber der Tibia.
(E) Es liegt eine sog. Maisonneuve-Verletzung vor.

H05
→ 8.82 Welcher der angegebenen Befunde ist am ehesten charakteristisch für eine Achillessehnenruptur links?
(A) Zehenstand links nicht möglich
(B) tastbare Delle distal der Rissstelle
(C) Plantarflexion bei Kompression der Wadenmuskulatur
(D) Druckschmerz über Außen- und Innenknöchel
(E) Achillodynie

H03
→ 8.83 Welche Aussage für die in Abb. 8.28 des Bildanhangs dargestellte Verletzung trifft am ehesten zu?
Es handelt sich um eine
(A) Luxatio posterior ischiadica
(B) Arthrose im Iliosakralgelenk
(C) Symphysensprengung
(D) Sacroiliitis condensans
(E) Luxatio anterior obturatoria

H00
→ 8.84 Welche Aussage über die in der Abb. 8.29 des Bildanhangs dargestellte Hüftluxation vor und nach Repositionsmanöver trifft nicht zu?
(A) Es handelt sich um eine Luxatio iliaca.
(B) Beim Repositionsmanöver (Narkose-Relaxation) werden Knie und Hüfte rechtwinkelig flektiert und in der Femurachse unter Rotationsbewegung gezogen.
(C) Für diese Luxationsform ist eine Läsion des N. ischiadicus eine typische Nebenverletzung.
(D) Bei diesem röntgenologisch dokumentierten Repositionsergebnis sind keine weiteren diagnostischen Maßnahmen erforderlich.
(E) Die Hüftluxation ist wegen der Gefahr der späteren Kopfnekrose notfallmäßig zu reponieren.

H04
→ 8.85 Ein 15-jähriger Patient erleidet bei einem Autounfall ein Anpralltrauma des rechten Beines am Armaturenbrett und zieht sich dabei eine mediale Schenkelhalsfraktur vom Typ Garden III zu.
Welches therapeutische Vorgehen ist am ehesten indiziert?
(A) Zugschraubenosteosynthese
(B) bipolare Kopfprothese
(C) Nagelung
(D) konservative Behandlung
(E) Endoprothese des Hüftgelenkes

H97
→ 8.86 Ein 70-jähriger Patient klagt nach einem Sturz über starke Schmerzen in der rechten Hüfte. Die Röntgenaufnahmen des Schenkelhalses in 2 Ebenen zeigen eine eingestauchte Abduktionsfraktur vom Typ Pauwels I.
Welche der folgenden Behandlungsmaßnahmen ist angezeigt?
(A) endoprothetischer Ersatz des rechten Hüftgelenks
(B) konservative funktionelle Behandlung
(C) Drahtextension in Abduktionsstellung
(D) Beckenbeingips
(E) Schenkelhalsnagelung

H00
→ 8.87 Eine 65-jährige Frau stürzte auf die rechte Hüfte und hat seither starke Schmerzen beim Versuch, das rechte Bein zu belasten. Die Abb. 8.30 des Bildanhangs zeigt den Röntgenbefund des rechten Hüftgelenkes bei der stationären Aufnahme.
Die Diagnose lautet am ehesten:
(A) laterale Schenkelhalsfraktur
(B) pertrochantäre Femurfraktur
(C) Hüftprellung mit Abriss des Trochanter minor
(D) in Varusstellung abgeheilte, ältere pertrochantäre Fraktur
(E) Spontanfraktur bei osteolytischen Metastasen

H00
→ 8.88 Was kommt bei dieser Patientin als Therapie am ehesten in Betracht?
(A) dynamische Hüftschraube (DHS)
(B) Marknagel nach Küntscher
(C) Hemiendoprothese
(D) Verschraubung
(E) Zuggurtung

8.81 (D)   8.82 (A)   8.83 (C)   8.84 (D)   8.85 (A)   8.86 (B)   8.87 (B)   8.88 (A)

F04
→ 8.89 Welche der folgenden Aussagen über Femurschaftfrakturen des Erwachsenen trifft nicht zu?
(A) Bei geringfügigem ursächlichem Trauma ist an eine pathologische Fraktur zu denken.
(B) Bedingt durch den hohen Blutverlust besteht bei Femurschaftfrakturen häufig ein Schockzustand.
(C) Treten etwa 24 Stunden nach dem Unfall eine Dyspnoe und zerebrale Störungen auf, so ist an eine Fettembolie zu denken.
(D) Zu den häufig vorkommenden Komplikationen zählt die Verletzung des N. obturatorius.
(E) Für die Therapie von Quer- und kurzen Schrägfrakturen des mittleren Femurdrittels ist die Marknagelung das bevorzugte Osteosyntheseverfahren.

F90
→ 8.90 Ein 23-jähriger Patient wird unmittelbar nach einem Mopedunfall mit einer geschlossenen Oberschenkelfraktur aufgenommen. Das verletzte Bein ist kühl, blass und pulslos. Ein Femoralisangiogramm ist abgebildet (siehe Abb. 8.31 des Bildanhangs).
Welches Vorgehen ist richtig?
(A) Osteosynthese der Fraktur, Flachlagerung der Extremität sowie Verabreichung vasoaktiver Medikamente.
(B) Osteosynthese der Fraktur, Ligatur der verletzten Arterie.
(C) Osteosynthese der Fraktur, Gefäßrekonstruktion durch End-zu-End-Naht, gegebenenfalls Venentransplantat.
(D) Tibiakopfextension, kurzfristige Kontrollen der Durchblutungsverhältnisse.
(E) Keines der unter (A)–(D) genannten Verfahren ist richtig.

H02
→ 8.91 Ein 1 1/2-jähriges Kind wird mit einer geschlossenen Oberschenkelfraktur rechts in Schaftmitte aufgenommen.
Welche der folgenden Behandlungsformen ist am ehesten indiziert?
(A) Drahtextension
(B) Plattenosteosynthese
(C) Heftpflasterextensionsverband
(D) Marknagel
(E) Oberschenkelliegegips

F03
→ 8.92 Ein 65-jähriger adipöser Patient stürzt beim Treppensteigen infolge eines plötzlichen Kraftverlustes im linken Bein. Es kann nicht mehr aktiv gestreckt werden. Oberhalb der Patella ist eine Delle zu tasten. Röntgenologisch besteht links ein Patellatiefstand. Der Wert der Harnsäure im Serum ist erhöht.
Es handelt sich am ehesten um die Folge einer
(A) Quadrizepssehnenruptur
(B) Arthritis urica
(C) Innenmeniskuseinklemmung
(D) Ruptur des Ligamentum patellae
(E) Ruptur des vorderen Kreuzbandes

H04
→ 8.93 Typische Begleitverletzung der in Abb. 8.32 des Bildanhangs dargestellten Patellaluxation ist
(A) die Zerreißung des medialen Retinakulums
(B) ein knöcherner Ausriss an der Eminentia intercondylaris
(C) eine Ruptur des Ligamentum patellae
(D) eine chondrale Läsion an der Vorderfläche der Patella
(E) eine chondrale Läsion am medialen Femurkondylus

H95
→ 8.94 Ein Drachenflieger erleidet bei der Landung eine Kniegelenksluxation. Bei Klinikaufnahme wird die Luxation klinisch und röntgenologisch nachgewiesen. Durchblutung, Sensibilität und Motorik der Zehen sind vor und nach der erfolgreichen Reposition sowie der Anlage eines Oberschenkelliegegipses intakt. Mehrere Stunden nach der Klinikaufnahme klagt der Patient über heftige Schmerzen in der verletzten Extremität und über ein Kältegefühl des Fußes.
Welche diagnostische bzw. therapeutische Maßnahme führen Sie neben Kontrolle des Oberschenkelliegegipses auf passgerechten Sitz und Kontrolle der korrekten Lage des Beines auf einer Schaumstoffschiene durch?
(A) Verordnung eines Schmerzmittels
(B) Messung des Logendruckes am Unterschenkel zum Ausschluß eines Kompartment-Syndroms
(C) Röntgenuntersuchung des Kniegelenkes in 2 Ebenen zum Abschluß einer Reluxation
(D) neurologische Kontrolluntersuchung zum Ausschluß einer hämatombedingten N.-peroneus-Läsion
(E) Angiographie zum Ausschluss einer arteriellen Durchblutungsstörung

8.89 (D)   8.90 (C)   8.91 (C)   8.92 (A)   8.93 (A)   8.94 (E)

H04

8.95 Welcher Befund bzw. welche klinische Untersuchung ist mit einer Ruptur des vorderen Kreuzbandes am wenigsten in Zusammenhang zu bringen?
(A) Lachman-Test
(B) Hämarthros
(C) Steinmann-I-Zeichen
(D) Schubladenphänomen
(E) Pivot-Shift-Zeichen

F94

8.96 Eine 18-jährige Frau wird beim Überqueren der Straße von links her von einem PKW angefahren. Nach dem Unfall kann die Patientin das linke Kniegelenk, das gegen die Stoßstange des Autos geprallt war, nicht mehr bewegen. Es besteht ein deutliches Genu valgum. Der Unfallmechanismus und der klinische Befund sprechen am ehesten für eine Fraktur
(A) des lateralen Tibiakondylus
(B) beider Tibiakondylen
(C) des medialen Tibiakondylus
(D) der Patella
(E) beider Femurkondylen

F98

8.97 Welche Komplikation ist am ehesten nach Operation einer isolierten Tibiaschaftfraktur zu erwarten?
(A) Sudeck-Dystrophie
(B) Pseudarthrose
(C) Bildung von Brückenkallus (überschießende Kallusbildung)
(D) Osteomyelitis
(E) Dupuytren-Kontraktur

H03

8.98 Das Röntgenbild des oberen Sprunggelenkes eines Patienten zeigt eine Abrissfraktur des Innenknöchels, einen Längsriss der Membrana interossea und eine subkapitale Fibulafraktur. Es handelt sich am ehesten um eine
(A) Weber-A-Fraktur
(B) Weber-B-Fraktur
(C) Maisonneuve-Fraktur
(D) Pilon-tibial-Fraktur
(E) trimalleolare Fraktur

F00

8.99 Welche Aussage zu Frakturen des Sprunggelenkes ist nicht richtig?
(A) Eine konservative Therapie ist bei undislozierter Weber-A-Fraktur möglich.
(B) Bei der Weber-B-Fraktur handelt es sich um eine Fibulafraktur in Höhe der Syndesmose.
(C) Nach operativer Versorgung ist eine gipsfreie Vollbelastung spätestens nach einer Woche möglich.
(D) Zusätzlich zur Außen- und Innenknöchelfraktur kann ein dorsolaterales Kantendreieck (Volkmann) abgeschert sein.
(E) Bei der Weber-C-Fraktur ist auch die Syndesmose rupturiert.

F03

8.100 Die Röntgenaufnahmen (siehe Abb. 8.33 und 8.34 des Bildanhangs) lassen eine Verletzung des oberen Sprunggelenkes vom Typ Aitken bzw. Salter Harris erkennen.
Welche Verletzung liegt vor?
(A) Epiphysenfraktur mit metaphysärem Fragment Aitken 1
(B) reine Epiphysiolyse Salter Harris 1
(C) Epiphysenfraktur mit metaphysärem Fragment Salter Harris 3
(D) Epiphysenfragment mit meta- und epiphysärem Fragment Aitken 3
(E) Crush-Verletzung der Epiphyse ohne Fraktur Salter Harris 5

H00

8.101 Welche Aussage trifft für die Achillessehnenruptur nicht zu?
(A) Sie ist ein häufiger subkutaner Sehnenriss bei degenerativem Vorschaden.
(B) Sie lässt sich sonographisch nachweisen.
(C) Beim Druck auf die Wade kommt es zu einer spontanen Plantarflexion des Fußes (Thompson-Zeichen).
(D) Bei einem knöchernen Ausriss der Achillessehne am Fersenbein ist die operative Therapie die Methode der Wahl.
(E) Sie tritt meist oberhalb des Ansatzes der Achillessehne am Fersenbein auf.

F92

8.102 Eine sog. vordere Schublade im oberen Sprunggelenk besteht bei einem/einer
(A) Abriss der Sehne des Musculus tibialis anterior
(B) Osteochondrosis dissecans
(C) Ruptur des Ligamentum talofibulare posterius
(D) Ruptur des Ligamentum mediale (Lig. deltoideum)
(E) Ruptur des Ligamentum talofibulare anterius

H98

→ 8.103 Zu den Maßnahmen bei habituellem Umknicken infolge Außenbandinsuffizienz am oberen Sprunggelenk gehört ein konsequentes Muskeltraining unter krankengymnastischer Anleitung.
Welche Muskelgruppe sollte bevorzugt trainiert werden?
(A) Triceps surae
(B) Quadrizeps
(C) Dorsalextensoren
(D) die kurzen Fußmuskeln
(E) Pronatoren

H01

→ 8.104 Welche Aussage zur Kalkaneusfraktur trifft nicht zu?
(A) Sie wird zumeist durch ein axiales Stauchungstrauma verursacht.
(B) Klinisch finden sich Fersenbeindruckschmerz, Schwellung, Hämatom und Deformierung des Rückfußes.
(C) Als Entscheidungshilfe zur operativen Versorgung ist bei komplexen Verletzungen ein CT erforderlich.
(D) Der „Entenschnabelbruch" ist eine knöcherne Abrissfraktur der Achillessehne.
(E) Der posttraumatische Hackenfuß ist eine typische Komplikation.

F02

→ 8.105 Eine 65-jährige Patientin ist mit dem Fuß umgeknickt und hat ein Supinationstrauma erlitten. Auf dem Röntgenbild der Fußwurzel (siehe Abb. 8.35 des Bildanhangs) entdecken Sie den mit Pfeil markierten Befund.
Wie sollte die Patientin in Bezug auf diesen Befund beraten werden?
(A) Da ist ein Knochenstück abgebrochen. Sie brauchen einen Gips.
(B) Da ist ein Knochenstück abgebrochen. Sie brauchen keinen Gips, ein Tapeverband reicht aus.
(C) Das ist kein abgebrochener Knochen, sondern ein zusätzlicher Knochen, der bei Ihnen schon vor dem Umknicktrauma vorhanden war.
(D) Der Knochen ist bei jedem Menschen vorhanden.
(E) Zur Diagnosesicherung muss noch eine Computertomographie erfolgen.

F98

→ 8.106 Die Veränderungen am 2. Mittelfußknochen dieses 42-jährigen Joggers (siehe Abb. 8.36 des Bildanhangs) sprechen am ehesten für:
(A) frische Fraktur
(B) Tumor, z. B. Osteosarkom
(C) Osteomyelitis
(D) spontane Osteonekrose M. Köhler
(E) Ermüdungsfraktur

H99

→ 8.107 Welcher der nachfolgend genannten Befunde ist für eine frische Meniskusverletzung am ehesten typisch?
(A) passive Streckhemmung im Kniegelenk bei erhaltener aktiver Streckmöglichkeit
(B) aktive Streckhemmung im Kniegelenk bei erhaltener passiver Streckmöglichkeit
(C) Schonhaltung des Kniegelenks in leichter Beugestellung, aktive und passive Streckung im Kniegelenk nicht vollständig möglich
(D) Schonhaltung des Kniegelenks in Streckstellung, Schmerzhaftigkeit, der Patient kann das Kniegelenk nicht vollständig beugen
(E) aktive und passive Beugehemmung im Kniegelenk

F00

→ 8.108 Bei welcher Verletzung ist ein Hämarthros am Kniegelenk nicht typisch?
(A) Tibiakopffraktur
(B) Patellaluxation
(C) vordere Kreuzbandruptur
(D) Korbhenkelriss des Innenmeniskus
(E) Patellafraktur

H05

→ 8.109 Im Anschluss an eine indirekte Kniegelenkverletzung beim Fußballspielen (Freizeitaktivität) wird durch Punktion ein blutiger Gelenkerguss festgestellt.
Welche der folgenden Läsionen ist am wenigsten anzunehmen?
(A) vordere Kreuzbandruptur
(B) Flake-Fraktur
(C) Außenbandruptur
(D) basisnaher Innenmeniskusabriss
(E) traumatische Patellaluxation

8.103 (E)   8.104 (E)   8.105 (C)   8.106 (E)   8.107 (C)   8.108 (D)   8.109 (C)

F02
→ 8.110 Ein 22-jähriger Patient verspürt beim Fußballspielen plötzlich starke Schmerzen im Kniegelenk, kann aber noch vom Platz gehen und sucht am nächsten Tag den Arzt auf. Der stellt eine Beuge- und Streckhemmung im Kniegelenk mit Spontanschmerz an der Knieinnenseite sowie einen intraartikulären Kniegelenkserguss fest.
Welche Diagnose ist am wahrscheinlichsten?
(A) Patellaluxation
(B) Tibiakopffraktur
(C) Korbhenkelriss des Innenmeniskus
(D) Meniskusganglion
(E) Chondropathia patellae

H06
→ 8.111 Nach einem längeren, äußerst anstrengenden Marsch verspürt der 50-jährige Wanderer am rechten Unterschenkel zunehmende heftige Schmerzen, die lateral der vorderen Tibiakante gelegen sind. Er stellt tastend fest, dass die Muskulatur in dem schmerzenden Bereich prallhart angeschwollen ist. Bei passiver Dehnung dieser Muskulatur (passive Plantarflexion des Fußes durch einen Wanderfreund) nehmen die Schmerzen zu.
Es handelt sich am wahrscheinlichsten um folgende der genannten Erkrankungen/Störungen:
(A) Cheiralgia paraesthetica
(B) paradoxe Embolie
(C) Tibialis-anterior-Syndrom
(D) Neuromyotonie
(E) Tethered-cord-Syndrom

8.4 Thermische Verletzungen

H01
→ 8.112 Welche Aussage zur Abschätzung des Verbrennungsausmaßes trifft zu?
(A) In die Abschätzung des Ausmaßes der verbrannten Körperoberfläche gehen die verbrannten Areale mit Blasenbildung oder höhergradigem Schaden ein, nicht jedoch die Areale mit einer alleinigen Rötung.
(B) Die Größe der Handfläche beim Erwachsenen entspricht 5% der Körperoberfläche.
(C) Entscheidend für die Prognose eines Verbrennungsunfalls ist allein der bei der Erstuntersuchung erhobene Befund.
(D) Eine Verbrennung Grad IIb unterscheidet sich von einer Verbrennung Grad IIa durch die nach dem Trauma stets folgende erhebliche Narbenbildung.
(E) Die Oberfläche eines Beines beträgt beim Erwachsenen 30% der Körperoberfläche.

F99
→ 8.113 Welche Aussage trifft am wenigsten zu?
Bei einer drittgradigen lokalen Erfrierung kommen folgende Maßnahmen frühzeitig in Betracht:
(A) Sympathikusblockade
(B) durchblutungsfördernde Medikamente
(C) Grenzzonenamputation
(D) steriler Verband
(E) bei fehlendem Impfschutz Tetanusprophylaxe

F98 F95 H85
Ordnen Sie den Diagnosen der Liste 1 den Befund der Liste 2 zu, der die betreffende Diagnose am ehesten charakterisiert.

Liste 1
8.114 Verbrennung 1. Grades
8.115 Verbrennung 3. Grades

Liste 2
(A) Analgesie
(B) Hautrötung
(C) abgeschwächte Sensibilität
(D) Verbrennung von etwa 20% der Körperoberfläche
(E) Verbrennung von einem Drittel der Körperoberfläche

H93
→ 8.116 Welche Feststellungen treffen auf die oberflächliche zweitgradige (IIa) Verbrennung im Gegensatz zur zweitgradig tiefen dermalen (IIb) und zur drittgradigen Verbrennung zu?
(1) Zur Vermeidung ausgedehnter Narbenbildungen sind die frühzeitige Exzision und Spalthautdeckung der verbrannten Areale sinnvoll und erforderlich.
(2) Sie betrifft die Epidermis ohne Beteiligung der Hautanhangsgebilde.
(3) Durch Mitbeteiligung der Hautanhangsgebilde kann der Bezirk schmerzfrei palpiert werden.

(A) nur 1 ist richtig
(B) nur 2 ist richtig
(C) nur 3 ist richtig
(D) nur 1 und 2 sind richtig
(E) nur 1 und 3 sind richtig

F99
→ 8.117 Ein 45-jähriger – bisher gesunder – Bergwanderer hat sich bei einem Schneetreiben verirrt und wird in extrem unterkühltem Zustand aufgefunden. Während der Behandlung mit externer Wärmeanwendung ist am ehesten mit folgender Komplikation zu rechnen:
(A) generalisierte zerebrale Krämpfe
(B) Herzrhythmusstörungen
(C) Hirnödem
(D) Lungenödem
(E) hypoglykämisches Koma

H00
→ 8.118 Welche Maßnahmen ergreifen Sie zunächst nach der Rettung eines 9-jährigen Jungen, der ca. 10 Minuten unter Wasser (Temperatur 8°C) lag und keine Spontanatmung zeigt?
(A) keine weiteren Maßnahmen, da die Hypoxietoleranzgrenze bereits überschritten ist
(B) Anwendung des Heimlich-Handgriffes
(C) unverzüglicher Beginn einer Beatmung
(D) Versuch, das in den Magen-Darm-Kanal eingedrungene Wasser durch Ausschütteln zu entfernen
(E) aktive Wiedererwärmung durch Bewegungsübungen

9 Generelle Knochen-, Gelenk- und Weichteilerkrankungen

9.1 Metabolische Knochenerkrankungen

F07
→ 9.1 Eine 84-jährige Patientin verspürt beim Treppabgehen plötzlich heftige Rückenschmerzen. Die klinische Untersuchung zeigt lokalen Klopfschmerz und schmerzhafte Bewegungseinschränkung der thorako-lumbalen Wirbelsäule. Neurologische Störungen der Motorik oder Sensibilität werden nicht gefunden. Eine orientierende Blutuntersuchung erbringt u. a. folgende Ergebnisse: BSG (nach 1 h) 20 mm, CRP 4 mg/L; Leukozytenzahl 7500/μL, davon: Stabkernige 3 %, Segmentkernige 65 %, Eosinophile 2 %, Lymphozyten 26 %, Monozyten 4 %.
Welche der folgenden Diagnosen ist – unter Berücksichtigung des vorliegenden Röntgenbildes (siehe Abb. 9.1 des Bildanhangs) – mit größter Wahrscheinlichkeit zu stellen?
(A) tuberkulöse Spondylitis
(B) osteoporotische Wirbelkörperfraktur
(C) Chondrosarkom
(D) aktivierter M. Scheuermann
(E) intraossäres Hämangiom

F07
→ 9.2 Abb. 9.2 des Bildanhangs zeigt in zwei Ebenen eine Röntgenaufnahme der LWS einer 76-jährigen Patientin mit Rückenschmerzen, die seit einigen Jahren bestehen und langsam progredient verlaufen sind. Die klinisch-neurologische Untersuchung ergab keinen pathologischen Befund.
Welche der Diagnosen ist am wahrscheinlichsten?
(A) degenerative Veränderungen
(B) Spondylarthritis im Rahmen einer rheumatoiden Arthritis
(C) Osteopetrose
(D) Osteosarkom im thorakolumbalen Bereich
(E) M. Bechterew

F06
→ 9.3 Mit welchem Begriff wird eine Höhenminderung des Bandscheibenraumes, vergesellschaftet mit bandförmiger subchondraler Sklerosierung der Grund- und Deckplatten, am ehesten bezeichnet?
(A) Spondylitis ankylosans
(B) Spondylolisthesis
(C) Spondylarthrose
(D) Osteochondrose
(E) Spondylolyse

H05
→ 9.4 Welches ist das typischste Symptom der Altersosteoporose?
(A) S-förmige Skoliose der Wirbelsäule
(B) Verbiegung der belasteten langen Röhrenknochen
(C) Abflachung der Hals- und Lendenlordose
(D) Senkspreizfüße
(E) Rumpfverkürzung

8.117 (B)   8.118 (C)   9.1 (B)   9.2 (A)   9.3 (D)   9.4 (E)

H04
→ 9.5 Welche Aussage zu Knochenerkrankungen und Knochenumbaustörungen trifft am ehesten zu?
(A) Bei der primären Osteoporose ist die alkalische Phosphatase im Serum erniedrigt.
(B) Die Ostitis deformans Paget manifestiert sich beim älteren Menschen überwiegend als generalisierte Osteopathie.
(C) Die Osteomalazie ist ein pathologischer Knochenschwund, der den organischen Anteil des Knochens mehr betrifft als seinen Mineralanteil.
(D) Die primäre Osteoporose ist ein pathologischer Knochenschwund, der den organischen und Mineralanteil des Knochens gleichermaßen betrifft.
(E) Bei der Osteomalazie ist die alkalische Phosphatase im Serum erniedrigt.

H04
→ 9.8 Welche Aussage zur Osteomyelitis trifft am wahrscheinlichsten zu?
(A) Der häufigste Erreger unspezifischer Osteomyelitiden ist Staphylococcus epidermidis.
(B) Der Brodie-Abszess ist Folge eines schweren septischen Krankheitsbildes.
(C) Die tuberkulöse Osteomyelitis wird primär rein chirurgisch behandelt (Anlegen einer Redon-Drainage).
(D) Die tuberkulöse Osteomyelitis ist die häufigste spezifische Knochenentzündung.
(E) Primärer Manifestationsort der hämatogenen Säuglingsosteomyelitis ist vorzugsweise die Diaphyse.

9.2 Knocheninfektionen

H05
→ 9.6 Die primäre hämatogene Aussaat der Erreger der akuten Osteomyelitis erfolgt bei 4- bis 8-jährigen Kindern bevorzugt in die
(A) Metaphysen der langen Röhrenknochen
(B) Beckenschaufel
(C) Handwurzelknochen
(D) Epiphysen der langen Röhrenknochen
(E) Metaphysen der kurzen Röhrenknochen

H05
→ 9.7 Eine 23-jährige Patientin klagt über Schmerzen im Bereich der Brustwirbelsäule. Die Anamnese ergibt eine Scheuermann-Krankheit sowie eine fieberhafte Angina vor 14 Tagen. Es besteht ein umschriebener Druck- und Klopfschmerz über Th 7/8.
Welche ist die wichtigste Verdachtsdiagnose?
(A) Blockierung der Zwischenwirbelgelenke
(B) Spondylitis
(C) postinfektiöser Bandscheibenvorfall
(D) Antibiotika-induzierte Myalgie
(E) Exazerbation der Scheuermann-Krankheit

9.3 Knochen- und Weichteilgeschwülste

H07
→ 9.9 Bei einem 36-jährigen Mann wird anlässlich einer Krankenhausroutineuntersuchung zur Operationsvorbereitung eine Röntgennativaufnahme des Thorax angefertigt. Dabei wird unerwarteterweise eine Veränderung festgestellt, die vorher keine klinischen Symptome hervorgerufen hatte.
Welche der Diagnosen ist anhand des auf Abb. 9.3 des Bildanhangs gezeigten Ausschnittes am ehesten zu stellen?
(A) Bronchialkarzinom
(B) Lungenmetastase
(C) M. Paget einer Rippe
(D) Osteochondrom einer Rippe
(E) Interlobärerguss

F06
→ 9.10 Welche der Aussagen über das Ewing-Sarkom trifft am wenigsten zu?
(A) Es befällt typischerweise die kleinen Knochen des Hand- und Fußgelenkes.
(B) Charakteristisch sind kleine runde Tumorzellen mit PAS-positiven Glykogenablagerungen.
(C) Es wird mit einer Kombination aus chirurgischer, Chemo- und/oder Strahlentherapie behandelt.
(D) Typisch sind chromosomale Translokationen (z. B. t11;22).
(E) Es exprimiert häufig CD99.

9.5 (D)   9.6 (A)   9.7 (B)   9.8 (D)   9.9 (D)   9.10 (A)

Schwerpunkt Chirurgie, Orthopädie

H05
9.11 Ein 35-jähriger Mann bemerkt am linken Oberschenkel eine zunehmende Schwellung. Der behandelnde Arzt veranlasst die Durchführung einer Magnetresonanztomographie.
Welche Aussage zu dem transversalen T_1-gewichteten Magnetresonanztomogramm trifft am wenigsten zu (siehe Abb. 9.4 des Bildanhangs)?
(A) Im Magnetresonanztomogramm erscheint die Kortikalis des Knochens signalarm.
(B) In der Quadriceps-femoris-Muskulatur links lässt sich ein fettisointenser Tumor abgrenzen.
(C) Die linke Adduktorenloge wird vom Tumor nicht erreicht.
(D) Der Tumor hat keinen direkten Kontakt zu A. und V. femoralis links.
(E) Die fettisointense Signalintensität im Markraum des linken Femurs spricht für eine Tumorinfiltration.

H05
9.12 Ein 15-jähriger bisher gesunder Junge entwickelte nach einem Trauma vor einem halben Jahr eine Schwellung und zunehmende Schmerzen im distalen Femurbereich mit leichter Hautrötung und erhöhten Entzündungsparametern im Serum. Eine einfache Röntgenaufnahme zeigt eine gemischte osteolytisch-sklerotische Läsion in der epiphysennahen Metaphyse mit diskreten Spiculae, einem Codman-Dreieck und Weichteilschatten.
Welche Diagnose ist am wahrscheinlichsten?
(A) traumatische Grünholzfraktur des distalen Femurs mit Periostreaktion
(B) traumatisierte kartilaginäre Exostose
(C) Osteosarkom
(D) fibröse Dysplasie des Knochens
(E) traumatisierte aneuysmatische Knochenzyste

F98
9.13 Die Abb. 9.5 des Bildanhangs zeigt den makroskopischen Befund, Abb. 9.6 des Bildanhangs das Röntgenbild und Abb. 9.7 des Bildanhangs den histologischen Aspekt einer tumorösen Läsion der Femurdiaphyse eines 28-jährigen Patienten.
Es handelt sich um
(A) einen Riesenzelltumor des Knochens (Osteoklastom)
(B) ein Osteosarkom
(C) ein zentrales Chondrosarkom der Femurdiaphyse
(D) ein Osteochondrom
(E) ein Ewing-Sarkom

H99
9.14 Für das klassische Chondrosarkom trifft nicht zu, dass es
(A) durch Osteoidbildung gekennzeichnet ist
(B) durch radikale Resektion behandelt wird
(C) sich aus einem benignen Knorpeltumor entwickeln kann
(D) vor allem im knöchernen Becken und in den stammnahen Abschnitten der großen Röhrenknochen lokalisiert ist
(E) ein Tumor des mittleren und höheren Lebensalters ist

F88
9.15 Ein 12-jähriger Junge wird Ihnen vorgestellt, weil er über dem rechten Außenknöchel schon länger eine Vorwölbung hat.
Aufgrund der Röntgenaufnahme (siehe Abb. 9.8 des Bildanhangs) handelt es sich dabei am wahrscheinlichsten um:
(A) osteogenes Sarkom
(B) Chondrosarkom
(C) juvenile Knochenzyste
(D) Osteochondrom (kartilaginäre Exostose)
(E) fibröse Knochendysplasie

F02
9.16 Welche Aussage über das Osteoid-Osteom trifft nicht zu?
(A) Häufig betroffen sind Jugendliche und junge Erwachsene.
(B) Typisch ist der Nachtschmerz.
(C) Schmerzlinderung gelingt häufig durch ASS.
(D) Röntgenologisch ist oft ein Nidus sichtbar.
(E) Therapie der Wahl ist die Chemotherapie.

F90
9.17 Die Abb. 9.9 und 9.10 des Bildanhangs zeigen eine Röntgenaufnahme und ein histologisches Bild des Operationspräparates (15-jähriges Mädchen).
Es handelt sich hier um
(A) eine Osteomyelitis
(B) ein nichtossifizierendes Fibrom
(C) ein Ewing-Sarkom
(D) ein osteogenes Sarkom
(E) ein Chondrosarkom

9.11 (E)   9.12 (C)   9.13 (B)   9.14 (A)   9.15 (D)   9.16 (E)   9.17 (B)

F01
→ 9.18 Welche Aussage über die juvenile (solitäre) Knochenzyste trifft am ehesten zu?
(A) Sie geht in der Regel frühzeitig mit starken, vorwiegend nächtlichen Schmerzen einher.
(B) Sie entartet häufig maligne.
(C) Sie kann durch Gabe von Salizylaten zur Ausheilung gebracht werden.
(D) Sie kann durch Instillation von Kortikoiden ausheilen.
(E) Sie muss primär radikal reseziert werden.

F99
→ 9.19 Worum handelt es sich typischerweise bei der Dupuytren-Kontraktur?
(A) Krallenhand infolge Radialislähmung
(B) Fingerbeugekontraktur(en) infolge Veränderungen der Palmarfaszie
(C) Beugekontraktur am Bein nach Schlaganfall
(D) Hüftbeugekontraktur infolge Hüftgelenkserkrankung
(E) Hüftbeugekontraktur infolge Parese der Hüftbeugemuskulatur

F02
→ 9.20 Welche Aussage zu Fibromatosen trifft am wenigsten zu?
(A) Sie wachsen lokal infiltrierend.
(B) Sie können als Dupuytren-Kontraktur auftreten.
(C) Sie metastasieren hämatogen.
(D) Sie können in der Bauchwand als sog. Desmoidtumor auftreten.
(E) Sie neigen im Allgemeinen zu Rezidiven.

9.4 Sonstige Knochenerkrankungen

H89
→ 9.21 Die Myopathia ossificans localisata (circumscripta) kann nicht auftreten nach
(A) Querschnittsläsion des Rückenmarks
(B) Implantation einer Totalendoprothese an der Hüfte
(C) wiederholter Massage eines verletzten Muskels
(D) stumpfem Muskeltrauma
(E) überdosierter Kalziumtherapie

F06
→ 9.22 Die klinische Untersuchung eines neugeborenen Jungen zeigt, dass der linke Arm fehlt, die linke Hand jedoch vollständig ausgebildet ist und unmittelbar am Rumpf ansetzt.
Um welche Fehlbildung handelt es sich?
(A) Achondroplasie
(B) Amelie
(C) Perodaktylie
(D) Peromelie
(E) Phokomelie

F85
→ 9.23 Welche Aussage trifft nicht zu?
Neugeborene mit Osteogenesis imperfecta congenita haben häufig
(A) blaue Skleren
(B) kaum Überlebenschancen
(C) ein dünnes membranöses Schädeldach
(D) multiple Frakturen zum Zeitpunkt der Geburt
(E) überwiegend enchondrale Ossifikationsstörungen

F07
→ 9.24 Ein 14-jähriger Schüler klagt ohne erinnerliches Trauma seit ca. 8 Wochen über Schmerzen im linken Kniegelenk. Die Beschwerden zeigen deutlich zunehmende Tendenz und stören mittlerweile den Nachtschlaf. Bei einer vor 6 Wochen durchgeführten Röntgenuntersuchung des Kniegelenkes in 2 Ebenen wurde kein pathologischer Befund erhoben. Klinisch fehlen Auffälligkeiten im Bereich des linken Kniegelenkes. Ein aktuell angefertigtes 3-Phasen-Skelettszintigramm zeigt im Tibiakopf eine intensive Mehrbelegung des Isotops in allen 3 Phasen. Die Laborwerte für die gängigen Entzündungsparameter im Blut liegen im Normbereich.
Welche der folgenden Untersuchungen kommt – neben nochmaligem Röntgen – als nächste diagnostische Maßnahme am ehesten in Betracht?
(A) Arthroskopie des Kniegelenks
(B) Bestimmung der Konzentration von Calcitonin (hCT) im Serum als Knochentumormarker
(C) digitale Subtraktionsangiographie in Form einer i. v. DSA von Becken und Beinen
(D) Magnetresonanztomographie von Kniegelenk und Tibia
(E) sofortige Nadelbiopsie vom Tibiakopf

9.18 (D)   9.19 (B)   9.20 (C)   9.21 (E)   9.22 (E)   9.23 (E)   9.24 (D)

H06
→ 9.25 Ein 73-jähriger Mann klagt über diffuse Knochenschmerzen, zunehmende Deformierung langer Röhrenknochen und zunehmende Schwerhörigkeit. Aufgefallen war dem Patienten eine Überwärmung seiner Haut über den schmerzenden Knochen. Das Ca i. S. ist normal, die alkalische Phosphatase i. S. sehr stark erhöht. Die Hydroxyprolinausscheidung im Urin ist gesteigert.
Welche der Diagnosen ist am wahrscheinlichsten?
(A) Osteoporose
(B) Osteomalazie
(C) M. Paget
(D) Prostatakarzinom mit Skelettmetastasen
(E) Osteopetrosis Albers-Schönberg

9.5 Gelenkerkrankungen

F07
→ 9.26 Eine 61-jährige, korpulente Patientin mit großem Haushalt kommt wegen radialseitigen Beschwerden bei Bewegungen im Bereich des Handgelenkes zu Ihnen: Eine schmerzhafte Funktionsbehinderung bemerke sie insbesondere, wenn sie etwas auswringen, Schraubverschlüsse drehen oder Türen aufschließen müsse. Es findet sich der in Abb. 9.11 des Bildanhangs dargestellte Röntgenbefund.
Welche der folgenden Diagnosen kann mit größter Wahrscheinlichkeit gestellt werden?
(A) Daumensattelgelenkarthrose (Rhizarthrose)
(B) Polyarthrose der Metakarpophalangealgelenke II–V
(C) Lunatummalazie
(D) Pseudarthrose des Os scaphoideum
(E) Tendovaginitis stenosans mit sog. schnellendem Finger

H06
→ 9.27 Eine 56-jährige Patientin mit chronischer Polyarthritis klagt über starke Schmerzen im rechten Knie. Sie ist nicht zuletzt wegen ihrer Kniedeformität in hohem Maße gehbehindert. Der Röntgenbefund des Knies ist in Abb. 9.12 des Bildanhangs dargestellt.
Als Therapie kommt bei diesem Befund am ehesten in Betracht eine
(A) Korrekturosteotomie
(B) Arthrodese des Kniegelenkes
(C) lateral aufklappende Tibiavarisationsosteotomie
(D) endoprothetische Behandlung
(E) Tibiakopfumstellungsosteotomie

F06
→ 9.28 Welche der genannten Veränderungen führt in der Regel nicht zu einer sekundären Koxarthrose?
(A) idiopathische Hüftkopfnekrose
(B) persistierende Pfannendysplasie
(C) schwere Verlaufsform des M. Perthes
(D) alte Hüftkopfepiphysenlösung mit einem Kippwinkel über 30°
(E) Bursitis trochanterica

H05
→ 9.29 Bei welcher der genannten Diagnosen ist bei einem 60-jährigen Patienten am ehesten ein ausgeprägter und äußerst schmerzhafter Kniegelenkerguss zu erwarten?
(A) M. Osgood-Schlatter
(B) Osteochondrosis dissecans loco typico
(C) Patella bipartita
(D) Gicht
(E) Ruptur der Quadrizepssehne

9.25 (C)   9.26 (A)   9.27 (D)   9.28 (E)   9.29 (D)

10 Regionale Knochenerkrankungen

10.1 Wirbelsäule

H07
→ 10.1 Ein 67-jähriger, übergewichtiger pensionierter Beamter klagt seit fast 10 Jahren über eine zunehmende Bewegungseinschränkung seiner Wirbelsäule, ohne klinische Hinweise auf Wurzelreizsymptome, die im Bereich der Brust- und später Lendenwirbelsäule begann und seit ca. 2 Jahren auch die Halswirbelsäule erfasst habe. Aus diesem Grund habe er Schwierigkeiten mit der Kopfwendung beim Autofahren. Schmerzen bestünden in der Wirbelsäule nur selten. Wiederholt sei es vor Monaten zu einer schmerzhaften Rötung und Schwellung des rechten Großzehengrundgelenkes gekommen, weswegen er seinen Hausarzt aufgesucht habe. Dieser habe eine Erhöhung der Serum-Harnsäure auf 9,8 mg/dL und des Nüchtern-Blutzuckers auf 6,8 mmol/L festgestellt. Das Gesamt-Cholesterin habe 310 mg/dL und das Gesamteiweiß 82 g/L betragen. Der Rheumafaktor ist negativ. Die BSG lag bei 13/18 mm n.W., der CRP-Wert bei 3,2 mg/L. Durch diätetische Maßnahmen habe sich der Blutzuckerwert fast normalisiert. Die Gabe von 300 mg Allopurinol/Tag habe zu einer Normalisierung der Serum-Harnsäure geführt. Eine vom Hausarzt veranlasste Röntgenuntersuchung der Wirbelsäule ergab die in Abb. 10.1 des Bildanhangs dargestellten Befunde.
Welche Diagnose ist die wahrscheinlichste?
(A) abgelaufener M. Scheuermann
(B) seronegative Spondylarthritis
(C) Spondylosis hyperostotica
(D) Spondylitis tuberculosa
(E) Spondylitis ankylosans

F07
→ 10.2 Eine 46-jährige Frau klagt seit mehreren Wochen über Schmerzen in der Schulter-Nacken-Region. Seit 10 Tagen bestünde eine intermittierende Schmerzausstrahlung in den rechten Arm bis in den Daumen und die Radialseite des Zeigefingers; hier träte auch ein zeitweiliges Kribbeln auf. Seit 4 Tagen empfindet die Patientin ein zunehmendes Taubheitsgefühl im rechten Daumen. Schwellungen oder Hautverfärbungen von Arm und Hand wurden nicht beobachtet. Ein pathologisches Hoffmann-Tinel-Zeichen ist nicht auslösbar.
Welche der Verdachtsdiagnosen ist vor einer Muskelfunktionsprüfung am ehesten zu stellen?
(A) Karpaltunnel-Syndrom
(B) Sulcus-ulnaris-Syndrom
(C) Thoracic-outlet-Syndrom infolge einer Halsrippe
(D) zervikales Wurzelreizsyndrom C6
(E) zervikales Wurzelreizsyndrom C8

F07
→ 10.3 Ein Vater kommt mit seiner 12-jährigen Tochter in Ihre Praxis, nachdem ihm im Sommerurlaub aufgefallen ist, dass das Kind eine Verkrümmung des Rückens mit tieferstehendem Schulterblatt links aufweist. Bei der Zwölfjährigen sind keine anderweitigen Erkrankungen bekannt, und es liegen keinerlei Beschwerden oder Einschränkungen vor. Bei der Inspektion der Patientin im Stehen von dorsal zeigt sich eine umgekehrt S-förmige Seitabweichung der Dornfortsätze (thorakal rechts konvex, lumbal links konvex). Eine Beinlängendifferenz wird nicht gefunden.
Wie ist die Torsions- bzw. Rotationskomponente der zu vermutenden Wirbelsäulenerkrankung bei der körperlichen Untersuchung am besten nachzuvollziehen?
(A) durch den Mennel(l)-Test in Seitentage der Patientin
(B) durch Rotationsprüfung der Wirbelsäule in sitzender Haltung der Patientin
(C) durch Seitneigung der Patientin nach rechts und links im Seitenvergleich
(D) durch Fällung eines Lotes vom Dornfortsatz des VII. Halswirbelkörpers der Patientin zur Beurteilung des sog. Überhanges
(E) durch tangentialen Blick des Untersuchers über die Rücken- und Lendenkontur der vorgebeugten Patientin

10.1 (C)   10.2 (D)   10.3 (E)

Schwerpunkt Chirurgie, Orthopädie

F06
→ 10.4 Der Begriff Übergangswirbel (Assimilationswirbel) bezeichnet
(A) einen Keilwirbel im Gibbus
(B) eine Hemmungsmissbildung
(C) den Neutralwirbel zwischen zwei benachbarten Fehlkrümmungen
(D) eine numerische Variation an den Grenzen der Wirbelsäulenabschnitte
(E) einen Blockwirbel

F06
→ 10.5 Welches der genannten Symptome gilt bei seinem Auftreten am ehesten als charakteristisches Frühzeichen eines M. Bechterew?
(A) Kopfschmerzen
(B) Gangunsicherheit
(C) Gewichtsabnahme
(D) Schmerzen im Großzehengrundgelenk
(E) Fersenschmerzen

F06
→ 10.6 Die Röntgenuntersuchung der Lendenwirbelsäule in 2 Ebenen erbrachte den in Abb. 10.2 und 10.3 des Bildanhangs dargestellten Zufallsbefund am 2. Lendenwirbelkörper.
Welche Diagnose ist am wahrscheinlichsten?
(A) Knochenmetastase
(B) Osteoporose
(C) Schmetterlingswirbel
(D) Spondylitis
(E) Wirbelkörperhämangiom

H05
→ 10.7 Bei Nichtbehandlung des angeborenen muskulären Schiefhalses (Torticollis muscularis congenitus) kommt es durch die ständige Schiefhaltung des Kopfes zu Sekundärerscheinungen. Welche ist/sind am wahrscheinlichsten zu erwarten?
(A) Hörstörungen auf der Seite des verkürzten Muskels
(B) Unterentwicklung der Gesichtshälfte auf der Seite des verkürzten Muskels
(C) Sehstörungen mit Strabismus divergens
(D) Verbiegung der Wirbelsäule hauptsächlich in der Sagittalebene
(E) Veränderung der vorderen atlantodentalen Distanz

H05
→ 10.8 Beginnende idiopathische Skoliosen werden bei Anamnese und klinischer Untersuchung am ehesten erkannt durch
(A) präpubertären Wachstumsstillstand
(B) Rückenschmerzen
(C) Beckenschiefstand
(D) seitliches Abweichen der Dornfortsätze von der Mittellinie
(E) Rippenbuckel beim Vorwärtsbeugen

H05
→ 10.9 Das Symptom der Hüftlendenstrecksteife geht mit einer Anspannung hauptsächlich welches/r der folgenden Muskeln einher?
(A) M. quadriceps femoris
(B) M. iliopsoas
(C) Bauchmuskeln
(D) Ischiokruralmuskeln
(E) Hüftadduktoren

H05
→ 10.10 Ein 70-jähriger Patient hat Beschwerden in beiden Beinen, die sich beim Gehen und Stehen verstärken und bei Rumpfvorbeugung wieder bessern. Neurologische Ausfälle bestehen nicht.
Aufgrund der Magnetresonanztomographie (siehe Abb. 10.4 des Bildanhangs) besteht am ehesten Verdacht auf
(A) arterielle Durchblutungsstörungen
(B) lateralen Bandscheibenvorfall rechts
(C) Wirbelgleiten
(D) lumbale Spinalkanalstenose
(E) Osteoporose

10.4 (D) 10.5 (E) 10.6 (E) 10.7 (B) 10.8 (E) 10.9 (D) 10.10 (D)

10 Regionale Knochenerkrankungen

H05
→ 10.11 Ein 61-jähriger Patient klagt über morgendliche Rückenschmerzen, die sich im Verlaufe des Tages bei körperlicher Bewegung leicht bessern. Zu den seit 8 Jahren bestehenden Beschwerden sind in letzter Zeit schmerzhafte Bewegungseinschränkungen hinzugekommen. Es besteht keine radikuläre Symptomatik. Die zunächst angefertigten LWS-Aufnahmen in zwei Ebenen dokumentieren keine Höhenverminderungen der LWK, keine Osteolysen, jedoch deutliche Sklerosierungen der Grund- und Deckplatten sowie kräftige spangenartige Osteophytenbildungen.
Welche Diagnose ist am wahrscheinlichsten?
(A) Spondylosis deformans
(B) Spondylarthritis
(C) Spondylodiszitis
(D) Osteomalazie
(E) Osteoporose

F95
→ 10.12 Welche Aussage über Kyphosen trifft nicht zu?
(A) Die Kyphose ist eine pathologische Abweichung der Wirbelsäule in der Frontalebene.
(B) Kongenitale Kyphosen neigen in besonderem Maße zur Progredienz.
(C) Ursachen der Alterskyphose sind Osteoporose und Osteomalazie.
(D) Die Kyphose nach einer zu spät diagnostizierten Spondylitis tuberculosa ist kurzbogig.
(E) Die Kyphose der Lendenwirbelsäule ist pathologisch.

F90
→ 10.13 Ein 12-jähriger klagt über heftige, seit 3 Monaten bestehende Kreuzschmerzen.
Das Röntgenbild zeigt (siehe Abb. 10.5 des Bildanhangs)
(A) eine multifokale Spondylitis
(B) einen thorakolumbalen und lumbalen Morbus Scheuermann (juvenile Aufbaustörungen)
(C) multiple aseptische Nekrosen
(D) die typischen Spätfolgen nach Wirbelsäulenfrakturen
(E) Osteoklastome (Riesenzelltumoren) am 12. BWK sowie am 1. und 3. LWK

H03
→ 10.14 Welche Aussage zur Skoliose trifft am ehesten zu?
(A) Die Klassifikation nach Tanner beinhaltet die Beurteilung der Skelettreife anhand der Ossifikation der Beckenkammapophyse.
(B) Der Cobb-Winkel gibt die Neigung zwischen oberem Endwirbel (Neutralwirbel) und Scheitelwirbel (Wirbel im Zentrum der Krümmung mit der größten Torsion) an.
(C) Der Cobb-Winkel gibt die Neigung zwischen oberem und unterem Endwirbel (Neutralwirbel) an.
(D) Die sog. Säuglingsskoliose beruht in der Regel auf Wirbelkörpermissbildungen.
(E) Lähmungsskoliosen sind nur während des Wachstums progredient.

H02
→ 10.15 Bei einer 25-jährigen Geräteturnerin werden aufgrund eines starken Hohlkreuzes Röntgenaufnahmen der Lendenwirbelsäule (LWS) in 2 Ebenen angefertigt.
Unter Berücksichtigung der seitlichen Röntgenaufnahme der LWS (siehe Abb. 10.6 des Bildanhangs) ist welche der folgenden anamnestischen Angaben bzw. welcher Befund am wenigsten wahrscheinlich?
Es besteht/bestehen
(A) tief sitzende Kreuzschmerzen mit Ausstrahlung bis zum Oberschenkel
(B) Kreuzschmerzen nur bei Belastung der Lendenwirbelsäule
(C) Kreuzschmerzen, die vorwiegend bei Reklination (Rückneigung) auftreten
(D) eine druckschmerzhafte Schwellung mit Rötung und Überwärmung im unteren Lendenwirbelsäulenbereich
(E) beidseitige Ischiasschmerzen

H03
→ 10.16 Welche der folgenden Aussagen zur Spondylolyse/Spondylolisthese ist am wenigsten zutreffend?
(A) Sie entsteht oft bereits im Kindes- und Jugendalter.
(B) Ihr Auftreten wird begünstigt durch sportliche Belastung in maximaler Beugung der LWS (z. B. Radrennfahrer, Bobfahrer).
(C) Die Häufigkeit ihres Auftretens in der mitteleuropäischen Bevölkerung beträgt ca. 6 %.
(D) Ihre Behandlung durch dorsoventrale Spondylodese ist möglich.
(E) Der Gleitvorgang entsprechend Meyerding Grad 2 kann klinisch asymptomatisch sein.

10.11 (A)   10.12 (A)   10.13 (B)   10.14 (C)   10.15 (D)   10.16 (B)

F04
10.17 Ein 29-jähriger HIV-positiver Patient klagt nach mehrjährigem Aufenthalt in Afrika über zunehmende dumpfe Rückenschmerzen im Bereich der LWS, die insbesondere auch nachts vorhanden sind. Zusätzlich seien jetzt eine schmerzhafte Schwellung in der rechten Leiste sowie subfebrile Temperaturen aufgefallen.
Welche der Diagnosen ist am wahrscheinlichsten?
(A) Malaria
(B) Hüftkopfnekrose
(C) Spondylitis tuberculosa mit Senkungsabszess
(D) Plasmozytom
(E) Becken-Beinvenen-Thrombose

H93
10.18 Welche Aussage trifft nicht zu?
Die Spondylodiszitis ist durch folgende Röntgenbefunde gekennzeichnet:
(A) Verschmälerung des Intervertebralraumes
(B) Arrosionen der Wirbelkörperabschlussplatten ober- und unterhalb der betroffenen Bandscheibe
(C) paravertebraler Weichteilschatten
(D) Syndesmophyten
(E) Destruktionen der Spongiosa der betroffenen Wirbelkörper

F00
10.19 Der 67-jährige Patient (siehe Röntgenbild der LWS, Abb. 10.7 des Bildanhangs) klagt über Kreuzschmerzen, die besonders nach dem Heben, Tragen und Bücken auftreten.
Welche Maßnahme ist zu empfehlen?
(A) Dekompressionsoperation zur Spangenentfernung
(B) Fusion der noch beweglichen Segmente L5/S1
(C) kalziumarme Kost
(D) Mobilisierung der Wirbelsäule
(E) stabilisierende Krankengymnastik

H90
10.20 Welche Aussage trifft nicht zu?
Pathogenetisch wirksam für das Syndrom des engen Spinalkanals im Lumbalbereich sind:
(A) arthrotische Ausziehungen an den Wirbelgelenken
(B) dorsale spondylotische Ausziehungen an den Wirbelkanten
(C) Körperhaltungen mit Hyperlordose der Lendenwirbelsäule
(D) anlagenbedingte Veränderungen z. B. bei der Chondrodystrophie
(E) langes Sitzen auf Stühlen ohne Rückenlehne

H01
10.21 Ein älteres Ehepaar geht gern spazieren; der an einem engen Wirbelkanal (lumbale Spinalkanalstenose) leidende Ehemann klagt nach etwa einer halben Stunde, indem er sich immer weiter nach vorn neigt, über starke Kreuzschmerzen mit Ausstrahlung in das Gesäß und auch beide Beine.
Welcher Ratschlag der Ehefrau an ihren Mann wäre in diesem Fall am ungünstigsten?
(A) Lass uns langsamer gehen und halt dich bitte gerade.
(B) Wir wollen uns ein Weilchen auf die Bank setzen.
(C) Wir wollen uns auf die grüne Wiese legen und etwas ausruhen.
(D) Lass uns das nächste Mal besser Rad fahren.
(E) Lass uns nicht mehr bergab gehen.

10.17 (C)   10.18 (D)   10.19 (E)   10.20 (E)   10.21 (A)

10.2 Obere Extremität

H07
→ 10.22 Eine 65-jährige Patientin, untersetzt, klagt über Schmerzen in den Fingergelenken. Der Schmerz trete bei Belastung auf, z. B. kräftigem Faustschluss oder Spitzgriff. Ein Ruheschmerz bestehe nicht, bei kaltem Wetter seien die Beschwerden tendenziell stärker. Auf gezieltes Befragen gibt die Patientin an, dass der Schmerz in folgenden Gelenken lokalisiert sei:
Karpometakarpalgelenk I (CMC I): links mehr als rechts
Distales Interphalangealgelenk II (DIP II) beidseits
Distales Interphalangealgelenk IV (DIP IV) rechts
Distales Interphalangealgelenk III (DIP III) links
Proximales Interphalangealgelenk II (PIP II) rechts
Die Untersuchung ergibt: knotig erscheinende Verdickung dorsolateral an den DIP-Gelenken II bds. mit ulnarer Deviation im DIP-Gelenk, volle aktive Streckbarkeit. DIP II bds., DIP IV rechts, DIP III links und PIP II rechts sind druckempfindlich, aber nicht geschwollen. Der aktive Faustschluss gelingt vollständig. Neurologische Defizite fehlen. Vollständige Sehnenfunktionen an beiden Händen.
Die Abb. 10.8 des Bildanhangs zeigt den linken Zeige- und Mittelfinger der Patientin.
Es handelt sich am wahrscheinlichsten um:
(A) Wurstfinger
(B) veralteter, traumatischer Strecksehnenabriss
(C) Nagelveränderungen bei einer Psoriasis
(D) artikuläres Panaritium
(E) Heberden-Arthrose

H06
→ 10.23 Eine 40 Jahre alte Patientin, die schon seit 3 Jahren Badminton spielt, verspürt bei einem Spiel plötzlich einschießende Schmerzen im Schulter-Oberarmbereich links. Bei der klinischen Untersuchung sind die Schmerzen bei Außenrotation und Abduktion im Schultergelenk gegen Widerstand auslösbar. Sie treten bei Abduktion zwischen 70° und 120° auf.
Röntgenologisch ist eine schattenbildende Struktur (röntgendicht) zwischen Numerus und Akromion zu sehen.
Welche Diagnose ist am wahrscheinlichsten?
(A) Tendinitis der langen Bizepssehne
(B) Zervikobrachialsyndrom
(C) Skalenussyndrom
(D) Impingementsyndrom
(E) Subluxation der Schulter

F06
→ 10.24 Eine 45-jährige Rechtshänderin klagt über nächtlich auftretende Schmerzen in der rechten Hand, die sie wach werden lassen. Dann verspürt sie neben den Schmerzen auch ein Taubheitsgefühl im 2. und 3. Finger. Reiben und Schütteln des Armes bessert die Beschwerden gelegentlich. Die Feinmotorik ist mit zunehmender Belastung der Gebrauchshand gestört.
Ihre Verdachtsdiagnose lautet am ehesten:
(A) Sulcus-ulnaris-Syndrom
(B) Karpaltunnelsyndrom
(C) Engpasssyndrom des N. ulnaris am Handgelenk
(D) Pronator-teres-Syndrom
(E) Supinatorlogen-Syndrom

F06
→ 10.25 Bei welcher Erkrankung wird am ehesten ein dem M. Dupuytren vergleichbarer ätiologischer Prozess angenommen?
(A) M. Osgood-Schlatter
(B) M. Kienböck
(C) M. Sinding-Larsen(-Johansson)
(D) M. Ledderhose
(E) M. Ahlbäck

10.22 (E)   10.23 (D)   10.24 (B)   10.25 (D)

F06
10.26 Unter der Epicondylitis humeri radialis versteht man am ehesten eine
(A) Insertionstendopathie der Unterarmstreckmuskulatur
(B) aseptische Knochennekrose im Bereich der Apophysis radii am Humerus
(C) Bursitis im Bereich des Ellenbogengelenkes
(D) entzündliche Schwellung des Periosts
(E) fibröse Dysplasie infolge Überbelastung beim Golfspielen

H05
10.27 Welche der folgenden Diagnosen stellt kein Nervenengpasssyndrom dar?
(A) Supinatorlogensyndrom
(B) Supraspinatusengesyndrom
(C) kostoklavikuläres Engesyndrom
(D) Ulnarisrinnensyndrom
(E) Karpaltunnelsyndrom

H05
10.28 Welche der Behandlungsmethoden kommt bei einer Epicondylitis humeri ulnaris (Golferellenbogen) am wenigsten in Betracht?
(A) Sehneneinkerbung bzw. Desinsertion am ulnaren Epikondylus
(B) lokale Injektionen
(C) Krankengymnastik
(D) Sportpause
(E) Synovektomie

F04
10.29 Die Rhizarthrose ist die Arthrose des
(A) distalen Radioulnargelenkes
(B) Handgelenkes
(C) Daumensattelgelenkes
(D) Daumengrundgelenkes
(E) Daumenendgelenkes

H98
10.30 Welche Aussage zur Tendovaginitis stenosans de Quervain trifft nicht zu?
(A) Differenzialdiagnostisch muss man an eine Rhizarthrose denken.
(B) Frauen sind überwiegend befallen.
(C) Es handelt sich um eine Sehnenscheidenentzündung im 6. Strecksehnenfach.
(D) Betroffen ist die Bewegungsfähigkeit der Sehnen des M. abductor pollicis longus und M. extensor pollicis brevis.
(E) Die operative Spaltung des Sehnenfaches führt prompt zu Beschwerdefreiheit.

F03
10.31 Ein 45-jähriger Montagearbeiter klagt seit 3 Monaten über bewegungsabhängige Schmerzen auf der Beugeseite des linken Daumens. Seit ca. 4 Wochen bestehen zusätzlich z. T. schmerzhafte Beuge- und Streckhemmungen des Daumens.
Welche der folgenden Diagnosen ist am wahrscheinlichsten?
(A) maligner Knochentumor
(B) Osteochondrosis dissecans des Daumensattelgelenkes
(C) partielle Ruptur der Sehne des M. extensor pollicis longus
(D) M. Dupuytren
(E) Tendovaginitis stenosans (schnellender Finger)

F02
10.32 Ein „schnellender Finger" wird sinnvollerweise behandelt mittels
(A) Z-förmiger Sehnenverlängerung
(B) perkutaner Tenotomie
(C) Fixationsnaht zwischen oberflächlicher und tiefer Fingerbeugesehne
(D) Spaltung des Ringbandes
(E) Tenodese im Bereich der Fingergrundgelenke

F00
10.33 Welche Übungen sind einem Patienten zur Rezidivprophylaxe bei einem Supraspinatussehnensyndrom zu empfehlen?
(A) Liegestützübungen morgens und abends
(B) Pendelübungen bei herabhängendem Arm
(C) möglichst viele Arbeiten „über Kopf", z. B. Fensterputzen, Ein- und Ausräumen von Regalen
(D) Übungen im Vierfüßlerstand
(E) Aushängen am Türrahmen oder an der Teppichklopfstange

F00
10.34 Typisch für eine Epicondylitis radialis humeri (sog. Tennisellbogen) ist vor allem:
(A) Abszess im Ellbogengelenk mit erheblicher Anschwellung
(B) N.-ulnaris-Kompressionssyndrom
(C) chronische Luxation oder Subluxation des Radiusköpfchens mit massiver Auftreibung des Epicondylus lateralis humeri
(D) umschriebener Druckschmerz am Epicondylus lateralis humeri
(E) chronische Osteochondrosis dissecans am Capitulum humeri mit unförmiger knöcherner Auftreibung

10.26 (A)   10.27 (B)   10.28 (E)   10.29 (C)   10.30 (C)   10.31 (E)   10.32 (D)   10.33 (B)   10.34 (D)

H00
→ 10.35 Welche der folgenden Therapiearten wird bei der Epicondylopathia humeri radialis nicht durchgeführt?
(A) Lockerungsmassagen der Unterarmstreckmuskulatur
(B) lokale Ultraschallbehandlung
(C) operative Verlagerung des Nervus ulnaris
(D) Ruhigstellung
(E) operative Einkerbung bzw. Ablösung der Handgelenksextensoren an ihrem Ursprung

H03
→ 10.36 Die Madelung-Deformität beruht am ehesten auf einer
(A) Verschiebung der Elle im proximalen Radioulnargelenk
(B) knöchernen Verbindung zweier Finger
(C) Phokomelie
(D) Wachstumsstörung der distalen Radiusepiphyse
(E) Wachstumsstörung der proximalen Ulnaepiphyse

10.3 Untere Extremität

H07
→ 10.37 Ein 6-jähriger Junge klagt seit drei Wochen über Knieschmerzen, die nach Belastung beim Spielen beginnen, sich aber nach einer Ruhepause zurückbilden. Weil den Eltern aufgefallen ist, dass ihr Kind hinkt, bringen sie das Kind zum Arzt.
Die klinische Untersuchung des Kniegelenkes ergibt keinen pathologischen Befund.
Welche der genannten weiterführenden diagnostischen Maßnahmen ist als erste indiziert?
(A) MRT des Kniegelenkes
(B) Sonographie des Kniegelenkes
(C) Röntgen: Beckenübersicht
(D) Röntgen: Kniegelenk
(E) Arthroskopie des Kniegelenkes

H07
→ 10.38 Ein 13-jähriger Schüler klagt seit 4 Monaten über zunehmende Schmerzen unterhalb des rechten Kniegelenkes über dem vorderen Schienbeinkopf. Er spielt im Verein Fußball und Tennis, fährt Skateboard, regelmäßig Rad und fürchtet, dass er an der geplanten Skifreizeit der Schule in 4 Wochen nicht teilnehmen kann. Ferner ist in 8 Wochen ein Hallenfußballturnier geplant, bei dem er als einziger Mittelstürmer im Team entscheidend zum Erfolg seiner Mannschaft beitragen müsse. Die klinische Untersuchung zeigt eine Kniegelenksbeweglichkeit von Beugung/Streckung 150/0/0°. Die Kreuz- und Seitenbänder sind fest. Meniskuszeichen sind negativ. Kein Hinweis für eine retropatellare Knorpelalteration. Es wird lediglich ein Druckschmerz über der Tuberositas tibiae angegeben. Das Röntgenbild zeigt den in Abb. 10.9 des Bildanhangs dargestellten Befund.
Welche Aussage ist am ehesten richtig?
(A) Das vorliegende Krankheitsbild zählt aufgrund einer reaktiven Ossikelbildung zu den präarthrotischen Deformitäten des Kniegelenkes.
(B) Das Krankheitsbild geht typischerweise mit rezidivierenden Kniegelenksergüssen einher.
(C) Ohne mindestens einjährige Sportpause ist die Prognose dieses Leidens ungünstig.
(D) Es ist eine frühzeitige operative Behandlung mit Versetzung der Tuberositas tibiae in eine biomechanisch günstigere Position indiziert.
(E) Als therapeutische Maßnahmen sind Entlastung und Sportverbot für einige Wochen indiziert.

H07
→ 10.39 Eine übergewichtige 75-jährige Patientin klagt über Beschwerden im rechten Fuß, die sich insbesondere bei engem Schuhwerk bemerkbar machen. Sie hat außerdem einen Diabetes mellitus und Krampfadern.
Abb. 10.10 des Bildanhangs zeigt das Röntgenbild des Fußes.
Wo befinden sich am wahrscheinlichsten die Hauptschmerzpunkte?
(A) unter dem Fußlängsgewölbe
(B) an den Mittelfußköpfchen II und III
(C) im Hauptbelastungsbereich der Ferse
(D) an den Zehenspitzen
(E) am Fußaußenrand

10.35 (C)   10.36 (D)   10.37 (C)   10.38 (E)   10.39 (B)

F07
10.40 Eine 24-jährige, sehr schlanke Musikpädagogin klagt seit einem Wanderurlaub vor einem Jahr, bei dem sie beim Begehen eines Geröllfeldes gestürzt und auf die rechte Hüfte gefallen war, über ein „Herausspringen der rechten Hüfte", das immer wieder beim normalen Gehen auftreten und in letzter Zeit zunehmen würde. Bei der klinischen Untersuchung kann die Patientin das „Herausspringen der rechten Hüfte" selbst provozieren. Es fällt zudem auf, dass eine Überstreckbarkeit von Ellenbogen- und Kniegelenken besteht. Über dem Trochanter major rechts findet sich eine Druckdolenz, der Einbeinstand ist rechts unsicher. Das Trendelenburg-Zeichen ist beidseits negativ, ein Duchenne-Hinken nicht nachweisbar. Die Rotationsbewegungen im rechten Hüftgelenk sind im Vergleich zu links tolerabel schmerzhaft. Im Liegen ist kein pathologischer Befund zu erheben. Aus Erzählungen ihrer Mutter weiß die Patientin ergänzend zu berichten, dass sie als Säugling einmal eine „Schiene für beide Hüften" getragen habe. Weitere Details sind ihr nicht bekannt.
Welche der Diagnosen trifft am wahrscheinlichsten zu?
(A) schlaffe (lockere) Schenkelhalspseudarthrose nach Sturz auf das Hüftgelenk
(B) schnappende Hüfte (Coxa saltans)
(C) traumatische Lähmung (Paralyse) des N. gluteus superior
(D) hochstehende Hüftluxation infolge einer angeborenen Instabilität
(E) Algodystrophie (transiente Osteoporose) der Hüfte

F07
10.41 Eine 30-jährige Altenpflegerin klagt über Schmerzen im rechten Vorfuß mit Ausstrahlung in die 2. Zehe. Die Zehenbeweglichkeit ist schmerzhaft eingeschränkt. Die Beschwerden treten vor allem beim Abrollen des Fußes auf. Sensibilitätsstörungen des Fußes bestehen nicht. Eine Röntgenaufnahme des rechten Fußes zeigt den in Abb. 10.11 des Bildanhangs dargestellten Befund.
Das Beschwerdebild ist demnach am wahrscheinlichsten zurückzuführen auf ein(e)(n)
(A) Ermüdungsfraktur (sog. Marschfraktur) vor mehreren Wochen
(B) M. Köhler I
(C) M. Köhler II
(D) M. Kienböck
(E) sog. Morton-Neur(in)om (Morton-Metatarsalgie)

F06
10.42 Zu den Frühzeichen bei einem M. Perthes gehört am wenigsten:
(A) belastungsabhängige Schmerzen in der Hüfte
(B) Schmerzen im Knie
(C) im Röntgenbefund Fragmentierung des Hüftkopfkernes mit scholligem Zerfall
(D) schmerzhafte Innenrotation im Hüftgelenk
(E) schmerzhafte Abduktion im Hüftgelenk

F06
10.43 Der rechte Unterschenkel eines 17 Monate alten Mädchens ist antekurviert und schmerzt beim Laufen. Der linke Unterschenkel ist unauffällig.
Unter Berücksichtigung des in Abb. 10.12 des Bildanhangs dargestellten radiologischen Befundes handelt es sich am ehesten um:
(A) Skorbut
(B) Crus varum congenitum
(C) Rachitis
(D) fibröse Dysplasie
(E) Lues congenita

F06
10.44 Dicke schmerzhafte Schwielen unter den Köpfchen des II. und III. Mittelfußknochens sind am ehesten kennzeichnend für eine/einen
(A) Marschfraktur
(B) Spitzfuß
(C) Plattfuß (Pes planus)
(D) Spreizfuß
(E) Hallux valgus

F06
10.45 Bei der Untersuchung eines Neugeborenen zeigt sich ein Füßchen in Spitzfußstellung mit Varusstellung des Rückfußes und Adduktion und Supination des Vorfußes. Die Fehlstellungen sind manuell nicht vollständig ausgleichbar.
Es handelt sich am ehesten um einen/eine
(A) angeborenen Sichelfuß
(B) angeborenen kontrakten Klumpfuß
(C) Klumpfußhaltung
(D) angeborenen Plattfuß
(E) angeborenen Hohlfuß

10.40 (B)   10.41 (C)   10.42 (C)   10.43 (B)   10.44 (D)   10.45 (B)

H05
→ 10.46 Welche Aussage zur manuellen Redression ist am ehesten zutreffend?
Sie
(A) ist zur Korrektur einer beidseitigen Valgusfehlstellung der Kniegelenke eines 4-jährigen Kindes indiziert
(B) ersetzt bei der Mobilisierung von Gelenken mit ossärer Ankylose operative Maßnahmen
(C) ist zur Formkorrektur der Crura vara bei florider Rachitis als bevorzugte Maßnahme einzusetzen
(D) geht beim angeborenen Klumpfuß der Gipsbehandlung voran
(E) ist bei doppelseitiger dysplastischer Hüftluxation zur Überwindung einer Abspreizhemmung eine möglichst energisch durchzuführende Maßnahme

H05
→ 10.47 Ein 36-jähriger Bauarbeiter klagt über zunehmende Schmerzen im Bereich der rechten Hüfte.
Nach dem Röntgenbild (siehe Abb. 10.13 des Bildanhangs) ist welche der Diagnosen am wahrscheinlichsten?
(A) primäre juvenile Koxarthrose
(B) pertrochantäre Fraktur des Hüftkopfes („jumpers fracture")
(C) idiopathische Hüftkopfnekrose
(D) Osteochondrosis dissecans
(E) Osteomyelitis

H05
→ 10.48 Der Habitus des in Abb. 10.14 des Bildanhangs gezeigten Patienten ist am häufigsten Begleiterscheinung welcher der folgenden Erkrankungen am Bewegungsapparat?
(A) kongenitale Hüftdysplasie
(B) Arachnodaktylie
(C) juvenile Epiphysenlösung
(D) M. Perthes
(E) diabetische Osteopathie

H05
→ 10.49 Welche Aussage über den Hallux rigidus ist am wenigsten zutreffend?
Er
(A) beruht auf einer Arthrose des Großzehengrundgelenkes
(B) beginnt mit einer Beugehemmung im Großzehengrundgelenk
(C) behindert das Abrollen des Fußes
(D) wird konservativ durch eine starre Einlage behandelt
(E) kann eine Indikation zur operativen Behandlung darstellen

H05
→ 10.50 Ein 31-jähriger, nierentransplantierter Mann kommt mit Hüftschmerzen. Es wird ein Magnetresonanztomogramm mit T_1-gewichteten koronaren Aufnahmen angefertigt (siehe Abb. 10.15 des Bildanhangs).
Welche Diagnose ist am wahrscheinlichsten?
(A) Normalbefund
(B) Hüftkopfnekrose beidseits
(C) Koxarthrose beidseits
(D) Osteoporose
(E) Hüftgelenksdysplasie beidseits

H91
→ 10.51 Die bei der hereditären Ataxie (Friedreich) entstehende Fußdeformität ist im allgemeinen ein
(A) Klumpfuß
(B) Spitzfuß
(C) Hohlfuß mit Krallenzehen
(D) Knickfuß
(E) keine der unter (A)–(D) genannten Fußdeformitäten

H95
→ 10.52 Eine bakterielle Hüftgelenksentzündung zeigt sich im Frühstadium am besten durch das/die
(A) Trendelenburg-Zeichen
(B) Einschränkung der Beugung des Beines
(C) Einschränkung der Außenrotation des Beines
(D) Einschränkung der Innenrotation des Beines
(E) Palpation der Trochanterregion

H99
→ 10.53 Bei einer bakteriellen Arthritis des Huftgelenks im Säuglingsalter ist neben der antibiotischen Therapie welche Vorgehensweise indiziert?
(A) Ruhigstellung des Gelenkes durch geschlossenen Beckengips
(B) Extensionsbehandlung
(C) krankengymnastische Übungsbehandlung
(D) Ultraschalltherapie
(E) Gelenkeröffnung und Saug-Spül-Drainage

10.46 (D) 10.47 (C) 10.48 (C) 10.49 (B) 10.50 (B) 10.51 (C) 10.52 (D) 10.53 (E)

F04
10.54 Ein 3-jähriger Junge klagt über rechtsseitige Beinschmerzen und will nicht mehr laufen. Eine Woche vorher war ein fieberhafter Infekt abgeklungen. Bei der klinischen Untersuchung in Bauchlage findet sich eine schmerzhafte Einschränkung der Innenrotation am rechten Hüftgelenk; sonographisch erkennt man dort eine Kapseldistension. Körpertemperatur, Blutbild, BSG und CRP liegen im Normbereich, die Röntgenuntersuchung des rechten Hüftgelenkes ergibt keinen pathologischen Befund.
Welche Diagnose ist am wahrscheinlichsten?
(A) tuberkulöse Koxitis
(B) Coxitis fugax
(C) beginnende Hüftkopfepiphysenlösung
(D) Wachstumsschmerz
(E) eitrige Koxitis

F03
10.55 Welche Aussage zur Koxarthrose trifft am wenigsten zu?
(A) Die Koxarthrose kann durch eine Epiphyseolysis capitis femoris bedingt sein.
(B) Ein häufiges Symptom ist die zunehmende schmerzhafte Bewegungseinschränkung, z. B. beim Treppensteigen.
(C) Sie kann Schmerzen in der Leiste und im Oberschenkel verursachen, die zu Fehldiagnosen führen können.
(D) Das Ortolani-Zeichen ist bei der Koxarthrose positiv.
(E) Bei völliger Gelenkdestruktion kann ein endoprothetischer Gelenkersatz indiziert sein.

H00
10.56 Was empfehlen Sie Ihrem 40-jährigen normalgewichtigen Patienten mit einer arthroskopisch gesicherten beginnenden medial lokalisierten Gonarthrose?
(A) Er sollte das Kniegelenk möglichst wenig bewegen, um die Gelenkkapsel nicht zu reizen.
(B) Eine Erhöhung des Schuhsohleninnenrandes auf der erkrankten Seite sollte veranlasst werden.
(C) Bergwandern ist besonders günstig.
(D) Radfahren und Schwimmen sind besonders geeignete Sportarten.
(E) Intermittierendes Lastentragen mit regelmäßigem Wechsel zwischen Be- und Entlastung ist zu empfehlen.

F04
10.57 Bei einem 45-jährigen Patienten mit belastungsabhängigen Knieschmerzen bei medial betonter Gonarthrose (siehe Abb. 10.16 des Bildanhangs) wird die Indikation zur Umstellungsosteotomie am Tibiakopf mit Entnahme eines Knochenkeils und anschließender Osteosynthese gestellt.
In diesem Fall muss ein Knochenkeil mit Basis und Spitze am Tibiakopf entnommen werden mit
(A) lateraler und dorsaler Basis
(B) medialer Basis
(C) ventraler Basis
(D) lateraler Basis
(E) medialer und dorsaler Basis

H00
10.58 Welche Aussage ist in Bezug auf den Hallux valgus nicht zutreffend?
(A) Er tritt gehäuft beidseits auf.
(B) Die Schmerzen sind häufig im Bereich der Pseudoexostose lokalisiert.
(C) Wesentliche Ursache ist eine aseptische Nekrose des Metatarsalköpfchens.
(D) Meist besteht gleichzeitig ein Spreizfuß.
(E) Die Pseudoexostose entsteht meist durch einen Metatarsus varsus des 1. Mittelfußknochens.

H03
10.59 Eine 14-jährige Patientin wird wegen wiederholt aufgetretener Beschwerden im Patellabereich, u. a. beim Treppenlaufen, vorgestellt. Die klinische Untersuchung ist bis auf einen Verschiebeschmerz der Patella unauffällig. Labor und Röntgenaufnahmen ergeben keinen pathologischen Befund.
Welche der folgenden therapeutischen Maßnahmen ist zunächst am ehesten indiziert?
(A) Arthroskopie und Glättung der Patellaunterfläche
(B) Training der Kniebeugemuskeln
(C) Übungen in Hockstellung
(D) Training des M. vastus medialis
(E) suprakondyläre varisierende Umstellungsosteotomie

10.54 (B)   10.55 (D)   10.56 (D)   10.57 (D)   10.58 (C)   10.59 (D)

H03
→ 10.60 Eine 25-jährige Frau klagt seit mehreren Monaten über ein Schnappphänomen im Bereich des Trochanter major beim Gehen, das von ihr auch willkürlich herbeigeführt werden kann. Zeitweise bestünden hier auch Schmerzen, die sich durch die Einnahme von nichtsteroidalen Antirheumatika beheben lassen. Anamnestisch waren keine Vorerkrankungen zu erheben.
Welche Diagnose ist die wahrscheinlichste?
(A) beginnende Coxarthrose
(B) Chondromatose des Hüftgelenkes
(C) Coxa saltans
(D) Epiphysiolysis capitis femoris lenta
(E) psychogene Gangstörung

F97
→ 10.61 Ein 37-jähriger, übergewichtiger Mann klagt seit 3 Monaten über zunehmende Leistenschmerzen rechtsseitig. Er gibt an, seit vielen Jahren täglich 4–6 Liter Bier zu trinken. Ferner sei eine Erhöhung der Harnsäure im Serum bekannt. Die Innenrotation des rechten Hüftgelenkes ist eingeschränkt, das Röntgenbild des rechten Hüftgelenkes in 2 Ebenen zeigt einen unauffälligen Befund.
Welche der folgenden Maßnahmen ist zur frühestmöglichen Sicherung der vermuteten Diagnose die sinnvollste?
(A) Computertomographie des rechten Hüftgelenkes
(B) Magnetresonanztomographie des rechten Hüftgelenkes
(C) konventionelle Tomographie des rechten Hüftgelenkes
(D) Sonographie der Hüftgelenke
(E) Punktion und Arthrographie des rechten Hüftgelenkes

F97
→ 10.62 Ein 13-jähriger klagt über Knieschmerzen, die beim Schulsport nach Sprungdisziplinen auftreten. Der knöcherne Patellarsehnenansatz ist deutlich druckdolent.
Welche therapeutische Maßnahme ist zu diesem Zeitpunkt unter Berücksichtigung des Röntgenbildes (siehe Abb. 10.17 des Bildanhangs) vor allem zu empfehlen?
(A) Sportverbot bei Sprungdisziplinen
(B) mehrmonatige Ruhigstellung im Gipstutor
(C) lokale Injektion von Cortison
(D) Schraubenfixation des knöchernen Fragmentes
(E) operative Entfernung des knöchernen Fragmentes

H98
→ 10.63 Welche der folgenden Zuordnungen aseptischer Osteonekrosen zu ihrem anatomischen Lokalisationsort trifft nicht zu?
(A) Morbus Perthes-Calvé-Legg – Hüftkopfepiphyse
(B) Morbus Ahlbäck – medialer Femurcondylus
(C) Morbus Kienböck – Os naviculare pedis
(D) Morbus Köhler II – Metatarsalköpfchen II–IV
(E) Morbus Osgood-Schlatter – Tibia-Apophyse

F00
→ 10.64 Eine Adduktionskontraktur der rechten Hüfte beim M. Perthes
(A) kann man am besten in der Magnetresonanztomographie erkennen
(B) führt zu einer Spitzfußstellung des linken Beines
(C) führt zu einer funktionellen Beinverkürzung rechts
(D) kann mit einer rechtsseitigen intertrochanteren Varisierungsosteotomie beseitigt werden
(E) erfordert eine Absatzerhöhung auf der linken Seite

F92
→ 10.65 Ein 76-jähriger Mann klagt über zunehmende Funktionsbehinderung mit Schmerzen in den Hüften. Der radiologische Befund (siehe Abb. 10.18 des Bildanhangs) spricht für:
(A) idiopathische Schenkelkopfnekrose
(B) Hüftdysplasie
(C) Spätfolgen eines Morbus Perthes
(D) Achondroplasie
(E) Protrusio acetabuli

F01
→ 10.66 Die Osteochondrosis dissecans am oberen Sprunggelenk findet sich am häufigsten an der
(A) Gelenkfläche des Innenknöchels
(B) Gelenkkante der Talusrolle
(C) gelenknahen Seite der Fibula
(D) Tibiagelenkfläche im Hauptbelastungsbereich
(E) Außenknöchelspitze

10.60 (C)   10.61 (B)   10.62 (A)   10.63 (C)   10.64 (C)   10.65 (C)   10.66 (B)

H00
→ 10.67 Ein 14-jähriger Schüler klagt über belastungsabhängige Knieschmerzen; Sie finden eine freie Gelenkbeweglichkeit, keinen Erguss, stabile Bandverhältnisse und keine positiven Meniskuszeichen. Im Stehen zeigt sich ein Genu valgum von ca. 7°.
Aufgrund des Röntgenbildes (siehe Abb. 10.19 des Bildanhangs) empfehlen Sie:
(A) Szintigraphie zum Ausschluss von Metastasen
(B) arthroskopische Biopsie zur histologischen Untersuchung
(C) Arthroskopie, eventuell retrograde Anbohrung
(D) varisierende hohe Tibiaosteotomie
(E) Ruhigstellung im Oberschenkelliegegips für 12 Wochen

H04
→ 10.68 Beim angeborenen Klumpfuß ist nach der Geburt welche der angegebenen Maßnahmen am wenigsten angezeigt?
(A) Redressement in Etappen
(B) Gipsverband zur Retention
(C) operative Achillessehnenverlängerung innerhalb der ersten 6 Wochen zur Spitzfußkorrektur
(D) Beginn mit Krankengymnastik
(E) eine Redression, die sich gegen die Adduktions-Supinationskomponente der Deformität richtet

11 Störungen der Bewegung

F06
→ 11.1 Bei einer Gutachtenuntersuchung beider Kniegelenke wird nach der Neutral-Null-Methode folgender Befund erhoben:
Rechts (Streckung/Beugung) 10/0/130
Links (Streckung/Beugung) 0/20/20
Welche Bewertung ist am ehesten zutreffend?
(A) Das linke Kniegelenk ist in 20° Beugestellung versteift bei normaler Beweglichkeit des rechten Kniegelenks.
(B) Das rechte Kniegelenk ist normal beweglich und das linke Kniegelenk hat ein Streck-, Beugedefizit von jeweils 20°.
(C) Das rechte Kniegelenk ist normal beweglich und das linke Kniegelenk hat ein Beugedefizit von 20°.
(D) Die Neutral-Null-Methode findet keine Anwendung bei der Dokumentation von Bewegungsausmaßen im Kniegelenk.
(E) Das linke Kniegelenk hat einen Bewegungsumfang von 40°, die Streckung ist 20° und die Beugung ebenso groß.

F06
→ 11.2 Das Ott-Maß (z. B. Ott 30/34 cm) dient am ehesten zur Beurteilung der
(A) Beugefähigkeit (Inklination) der Brustwirbelsäule
(B) Streckfähigkeit (Reklination) der Brustwirbelsäule
(C) Beugefähigkeit (Inklination) der Lendenwirbelsäule
(D) Streckfähigkeit (Reklination) der Lendenwirbelsäule
(E) Streckfähigkeit (Reklination) der Halswirbelsäule

F06
→ 11.3 Was bezeichnet bei der orthopädischen Untersuchung der Begriff „schmerzhafter Bogen"?
(A) die Unterarmzerrung beim klassischen Bogenschießen
(B) die letzten Grade der Kniebeugung beim Meniskusschaden
(C) schmerzhafte Schulteradduktion zwischen ca. 30° und 50°
(D) schmerzhafte Schulterabduktion zwischen ca. 70° und 130°
(E) Bewegungsschmerz beim Ellenbogenstrecken

F06
→ 11.4 Eine funktionelle Beinverkürzung rechts kann am ehesten bedingt sein durch eine/einen
(A) Kniegelenksbeugenkontraktur links
(B) Spitzfußkontraktur rechts
(C) kompensatorischen Beckenschiefstand bei rechtskonvexer LWS-Skoliose
(D) Adduktionskontraktur des rechten Hüftgelenkes
(E) Hüftgelenksdysplasie links

10.67 (C)   10.68 (C)   11.1 (A)   11.2 (A)   11.3 (D)   11.4 (D)

F06
11.5 Bei einer 16-jährigen altersentsprechend entwickelten Patientin ist eine Femurverkürzung von 10 cm am linken Bein vorzugsweise durch welche der folgenden Maßnahmen zu behandeln?
(A) orthopädischer Schuhausgleich ohne weitere Maßnahmen
(B) Verordnung einer entlastenden Orthese links (z. B. Thomas-Schiene)
(C) Wachstumsstimulation der Epiphysenfuge am linken Bein durch Reizstrom
(D) Epiphyseodese am rechten Femur distal
(E) Femurosteotomie am linken Bein mit nachfolgender Distraktion

H92
11.6 Spastische Paraparesen beim Kind verändern das Gangbild typischerweise durch
(A) Genu recurvatum
(B) schmerzhaftes Schonhinken mit Abstützbedürfnis
(C) Scherengang infolge Hypertonus der Adduktoren
(D) sog. Steppergang (Storchengang wegen eines Hängefußes)
(E) Verkürzungshinken, das durch Absatzerhöhung kompensierbar ist

F02
11.7 Eine Beckenkippung nach vorn (mit Zunahme des anatomischen Beckenneigungswinkels) beim aufrecht stehenden Menschen führt in erster Linie zur
(A) Skoliose der Lendenwirbelsäule
(B) Gibbusbildung
(C) Verstärkung der Lendenlordose
(D) Überstreckung der Hüftgelenke
(E) Spitzfußstellung beidseits

F04
11.8 Die Beweglichkeitsmessung (Neutral-Null-Methode) an einem Kniegelenk ergibt folgende Werte: Extension/Flexion 0°-5°-10°.
Es besteht eine
(A) Versteifung in 10 Grad Beugestellung
(B) Versteifung in 5 Grad Beugestellung
(C) Streckfähigkeit von 10 Grad
(D) Beugekontraktur von 10 Grad
(E) Beugekontraktur von 5 Grad

H03
11.9 Eine knöcherne Versteifung des rechten Ellenbogengelenkes in einer Beugestellung von 15° wird im Protokoll nach der Neutral-Null-Methode wie folgt festgehalten:
(A) Flexion/Extension 15/0/0
(B) Flexion/Extension 0/15/15
(C) Flexion/Extension 15/15/0
(D) Flexion/Extension 0/15/0
(E) Flexion/Extension 15/0/15

11.5 (E)   11.6 (C)   11.7 (C)   11.8 (E)   11.9 (C)

Kommentare

1 Grundlagen der Chirurgie

1.1 Topografische Anatomie

F06
→ Frage 1.1: Lösung E

Zu (E): Der **N. facialis** verlässt den Hirnstamm im Kleinhirnbrückenwinkel und zieht durch den Porus acusticus internus in den Meatus acusticus internus. Hier biegt er rechtwinklig im Genu externum nervi facialis um und verläuft dann im Canalis nervi facialis nach dorsal. Er verlässt den Schädel dann durch das **Foramen stylomastoideum** und zieht in die Glandula parotidea. Hier spaltet er sich in seine Äste zur motorischen Versorgung der mimischen Muskulatur auf.
Zu (A): Die **Fissura petrooccipitalis** grenzt das Os occipitale von der Pars petrosa des Os temporale ab. Sie ist nur am mazerierten Schädel als solche zu erkennen und wird sonst auch als Synchondrosis petrooccipitalis bezeichnet.
Zu (B): Das **Foramen spinosum** liegt in der Ala major des Os sphenoidale. Hierdurch treten die A. sowie die V. meningea media.
Zu (C): Die **Fissura tympanomastoidea** grenzt die Pars tympanica des Os temporale vom Processus mastoideus ab.
Zu (D): Die **Fissura sphenopetrosa** liegt zwischen der Pars petrosa (Felsenbein) des Os temporale und der Ala major des Os sphenoidale. Sie ist die laterale Fortsetzung des Foramen lacerum und enthält den N. petrosus minor (sekretorischer Ast des N. glossopharyngeus).

F06
→ Frage 1.2: Lösung A

Die rautenförmige **Fossa poplitea** wird von verschiedenen Muskeln begrenzt: nach proximal medial vom **M. semimembranosus** (C) und **M. semitendinosus** (B) sowie **proximal lateral vom M. biceps femoris** (E). Distal ist es der mediale und laterale Kopf des **M. gastrocnemius** (D).
Zu (A): Der **M. gracilis** entspringt symphysennah am Ramus inferior ossis pubis und zieht zur medialen Tibiafläche. Er setzt hier gemeinsam mit dem M. semitendinosus und dem M sartorius im Pes anserinus superficialis an. Mit diesem setzt er an der Tuberositas tibiae und der Faszia cruris an. Er liegt hierbei weiter medial und ventral als der M. semimembranosus und der M semitendinosus und **hat keinen direkten Kontakt zur Fossa poplitea**.

F06
→ Frage 1.3: Lösung D

Zu (D): Generell kann man sich merken, dass der Dickdarm bis zur Flexura coli sinistra von Ästen der A. mesenterica superior versorgt wird.
Die **A. ileocolica** ist ein Ast der A. mesenterica superior und gibt die A. appendicularis zur Appendix sowie die Aa. caecales anteriores et posteriores zum Caecum ab. Weiterhin werden noch Äste zum Ileum abgegeben. Die **Aa. ileae** gehen zum Teil aus der A. ileocolica und zum Teil aus der A. mesenterica superior direkt ab.
Die **A. colica dextra** zieht zum Colon ascendens und die **A. colica media** zum Colon transversum; beide entspringen aus der A. mesenterica superior.
Die **A. mesenterica inferior** gibt die A. colica sinistra zum Colon descendens, die Aa. sigmoideae zum Colon sigmoideum sowie die A. rectalis superior zum oberen Teil des Rektums ab.
Die jeweiligen Stromgebiete stehen über Anastomosen miteinander in Verbindung.

H05
→ Frage 1.4: Lösung D

Die Arterien des Magens stammen aus dem Truncus coeliacus und bilden einen Gefäßkranz an der großen und kleinen Kurvatur.
Der Truncus coeliacus teilt sich in die A. gastrica sinistra, die A. hepatica communis und die A. lienalis. Die A. gastrica sinistra zieht zur kleinen Kurvatur des Magens ((B) ist falsch).
Die A. hepatica communis setzt sich in die A. hepatica propria fort und gibt im Bereich des Bulbus duodeni die A. gastroduodenalis ab. Aus der A. hepatica propria geht die A. gastrica dextra ab, die ebenfalls zur kleinen Kurvatur des Magens zieht ((A) ist falsch).
Die Venen verlaufen mit den gleichnamigen Arterien und münden in die V. portae ((C) und (E) sind falsch).
An der großen Kurvatur des Magens verlaufen die Aa. gastroomentales dextra ((D) ist richtig) und sinistra. Die A. gastroomentalis dextra entspringt aus der A. gastroduodenalis (siehe oben), die A. gastroomentalis sinistra ist ein Seitenast der A. lienalis.

H95
→ Frage 1.5: Lösung B

Die Vena subclavia verläuft bogenförmig zwischen Clavicula und der 1. Rippe. Sie liegt im Wesentlichen über der 1. Rippe.

1 Grundlagen der Chirurgie

F93
→ Frage 1.6: Lösung B

Der **N. laryngeus inferior** ist der Endast des N. laryngeus recurrens. Er zieht dorsal oder zwischen den Verzweigungen der A. thyreoidea inf. in den Larynx zu den inneren Kehlkopfmuskeln. Er liegt außerhalb der Schilddrüsenkapsel.

F02
→ Frage 1.7: Lösung E

Zu (E): Die **Aorta ascendens** bildet den Anfangsteil der thorakalen Aorta. Sie liegt wie das Herz im **mittleren Mediastinum**. Erst der Aortenbogen zieht in das hintere Mediastinum und geht dort dann über in die Aorta descendens. Die anderen angegebenen Leitungsbahnen liegen im hinteren Mediastinum.

H94
→ Frage 1.8: Lösung B

Nach Durchtrennung des **Mesocolon transversum** links der Wirbelsäule gelangt man von unten in die Bursa omentalis. Durch das Mesocolon transversum ist das Querkolon an der dorsalen Bauchwand befestigt. Es bildet den unteren Abschluss der Bursa omentalis und führt die Vasa colica media, Lymphgefäße und Nerven.

F91
→ Frage 1.9: Lösung B

Das Areal unter dem **Lig. inguinale** wird durch den bindegewebigen **Arcus iliopectineus** in die laterale **Lacuna musculorum** und die mediale **Lacuna vasorum** unterteilt.
Zu (A): Die **A. femoralis** liegt in der Lacuna vasorum lateral der **Vena femoralis**.
Zu (C): Der **Ramus femoralis** des **N. genitofemoralis** verläuft lateral und ventral von der A. femoralis durch die **Lacuna vasorum**.
Zu (D): Der **N. femoralis** zieht mit dem **M. iliopsoas** durch die **Lacuna musculorum**.
Zu (E): Der **Rosenmüller-Lymphknoten** liegt in der Lacuna vasorum medial der V. femoralis.

H97
→ Frage 1.10: Lösung C

Das **Lig. pubicum** (superius) liegt zwischen li. und re. Pecten ossis pubis und überbrückt die Symphyse.

1.2 Asepsis, Antisepsis, Hospitalismus

F94
→ Frage 1.11: Lösung C

Die **Dampfsterilisation** mit Wasserdampf bei 134°C ist das typische Verfahren zur Sterilisation von chirurgischen Instrumenten.
Zu (D): Die **Gassterilisation** mit Äthylenoxid wird für Kunststoffe, Gummi etc. verwendet.

H99
→ Frage 1.12: Lösung C

Die **Desinfektion** führt als Oberflächenbehandlung im Gegensatz zur **Sterilisation** nicht zur Keimfreiheit. Sporen bzw. hochresistente apathogene Keime können noch vorhanden sein.

F01
→ Frage 1.13: Lösung E

Die **hygienische Händedesinfektion** erfolgt durch alkoholische Lösungen und dauert nur eine bis wenige Minuten. Sie soll hautfremde Keime beseitigen und hauteigene Keime reduzieren. Dadurch wird vermieden, dass die Hände des Arztes bzw. des Pflegepersonals zum Keimüberträger von Patient zu Patient werden (A).
Bei der **chirurgischen Händedesinfektion** kommt es auch zu einer weitgehenden Eliminierung der hauteigenen Keime. Nach einer Vorwaschung und Bürsten der Fingernägel erfolgt die chemische Desinfektion (meist alkoholische Lösungen) über **5 Minuten** (3 Minuten Hände und Unterarme und 2 Minuten nur Hände).

H96
→ Frage 1.14: Lösung B

Zu (B): Der **Staphylococcus aureus** ist als sehr resistenter Hospitalkeim am häufigsten für chirurgische Wundinfektionen nach aseptischen Eingriffen verantwortlich. Weitere, typischerweise durch Staphylococcus aureus verursachte Erkrankungen: Furunkel, Karbunkel, Pyodermien, Mastitis, Pemphigus neonatorum, Osteomyelitis etc.
Zu (A): **Klebsiellen** sind häufig im Trachealsekret von Intensivpatienten nachweisbar und verursachen insbesondere eitrige Infektionen der Atemwege (Bronchopneumonie), jedoch auch Infektionen der Harnwege.
Zu (C): In der T-Drain-Galle nach Ductus-choledochus-Revision sind am ehesten die häufigsten Erreger der akuten Cholezystitis zu erwarten: Escherichia coli, Streptokokken, Enterokokken etc.
Zu (D): Bei einer **Lungenkaverne** handelt es sich um eine krankhafte Hohlraumbildung, z.B. infolge Einschmelzung bei **Tuberkulose**. Auch Bronchiektasen und Karzinome können Kavernen bilden. Je nach

Ursache kommen unterschiedliche Keime in Betracht: z. B. Tuberkelbakterien.
Zu (E): Im Wundsekret eines **Gasödems** befinden sich **Clostridien**.

H96
→ Frage 1.15: Lösung A

Siehe Kommentar zu Frage 1.14.

F02
→ Frage 1.16: Lösung A

Nosokomiale Infektionen sind Infektionen, die durch den Aufenthalt im Krankenhaus bzw. einer Arztpraxis erworben werden. Als Ursachen kommen Vernachlässigung der Hygienevorschriften und eine vermehrte Antibiotikaverabreichung mit Ausbildung von Resistenzen in Frage. Die häufigsten Erreger sind **Staphylokokken** (A), gramnegative Keime, Pseudomonaden und Pilze. Bei der hier angesprochenen zunehmenden Resistenzbildung handelt es sich um den **Oxacillin-resistenten-Staphylococcus aureus (ORSA)**. Er zeichnet sich durch Resistenzen gegenüber penicillinasefesten Penicillinen (z. B. Oxacillin) und Cephalosporinen aus. Hier ist Vancomycin das Mittel der Wahl.

1.3 Postoperative Komplikationen und perioperative Maßnahmen

H07
→ Frage 1.17: Lösung C

Zu (C): Der 62-jährige **adipöse** Patient (bei dem bereits im Rahmen einer **KHK** eine Koronardilatation mit **Stenteinlage** durchgeführt wurde) hat ein **erhöhtes Thromboserisiko**. Aus diesem Grund sollte eine **perioperative** (d. h. bereits präoperativ begonnene) **Gabe eines niedermolekularen Heparins** als Thromoboseprophylaxe erfolgen.
Zu (A): Die Thromboseprophylaxe sollte bereits **präoperativ** erfolgen, da unter der Operation das Thromboserisiko bereits deutlich erhöht ist.
Zu (B): Die gerinnungshemmende Wirkung von Heparin ist abhängig von der Bindung an Antithrombin III (AT III) und wird hierdurch um ein vielfaches verstärkt. **Bei erniedrigtem AT III**-Wert ist die **Wirkung von Heparin** demnach **vermindert**. Bei relevantem Mangel an AT III sollte gegebenenfalls eine AT III-Substitution erfolgen. In der Thromboseprophylaxe ist das unfraktionierte Heparin aufgrund der einfacheren Anwendung durch niedermolekulares Heparin (einmal täglich subkutane Gabe) weitgehend ersetzt worden.
Zu (D): **Thrombozyten-Aggregationshemmer** (z. B. Azetylsalizylsäure) kommen in der Thromboseprophylaxe nicht zum Einsatz. Sie führen zu einer irreversiblen Hemmung der Cyclooxygenase und hemmen hierdurch die Thromboxansynthese. Die Wirkung ist in den Arterien stärker ausgeprägt als in den Venen. Aufgrund der schlechten Steuerbarkeit sollten sie perioperativ vermieden werden.
Zu (E): Bei diesem Patienten liegt ein erhöhtes Thromboserisiko vor. Eine bereits präoperativ begonnene Thromboseprophylaxe mit niedermolekularem Heparin ist deswegen unerlässlich. Die **frühzeitige Mobilisation des Patienten** reicht allein nicht aus, sein Thromboserisiko zu minimieren.

H07
→ Frage 1.18: Lösung B

Zu (B): Die **propriozeptive neuromuskuläre Faszilitation (PNF)** soll zur Bahnung von Bewegungen über die funktionelle Einheit von Nerv und Muskel führen. Diese Bahnung lässt sich stimulieren durch exterozeptive Reize über Haut, Auge, Gehör, d. h. durch taktile, visuelle und verbale Stimulation. Die Ziele sind eine Koordinierung physiologischer Bewegungsabläufe, ein Abbau pathologischer Bewegungsmuster und eines erhöhten Muskeltonus sowie eine Muskelkräftigung und Muskeldehnung. Die PNF kommt als naturheilkundliches Verfahren bei einem M. Sudeck im Stadium III am ehesten in Betracht.
Zu (A): Die **Lösungstherapie nach Schaarschuch-Haase** ist eine Körperwahrnehmungstherapie. Behandlungsziele sind u. a. ein optimaler Muskeltonus, eine optimale periphere Durchblutung, Akzeptanz des Körpers bei Veränderungen, Schmerzfreiheit und Wohlbefinden.
Zu (C): Die **Proliferationstherapie** ist ein Verfahren, mit dessen Hilfe Bandverbindungen im Bereich der Wirbelsäule, des Beckens oder der Extremitätengelenke verfestigt werden sollen. Hierzu werden z. B. Zuckerlösungen an die betroffene Bandstruktur injiziert. Es kommt zu einer Reizreaktion, und das Wachstum von Bindegewebszellen (Fibroblasten) wird angeregt. Diese produzieren in der Folge neues kollagenes Bindegewebe, das die vorhandene Bandstruktur verstärkt.
Zu (D): Bei der **Atmungstherapie** wird versucht, durch verschiedene Atemübungen zur gleichmäßigen Belüftung aller Lungenabschnitte anzuleiten. Sie kommt z. B. bei Lungenerkrankungen zum Einsatz, dient aber auch der Entspannung und dem Stressabbau.
Zu (E): Bei der **progressiven Muskelrelaxation nach Jacobson** lernt der Patient, eine muskuläre Entspannung bewusst herbeizuführen. Das Verfahren wird bei der Behandlung von Angststörungen, Kopfschmerzen, Schlafstörungen oder auch Stress eingesetzt.

F07
→ **Frage 1.19:** Lösung C

Zu (C): Bei der Relaparatomie des 80-jährigen Patienten zeigt sich eine Anastomoseninsuffizienz mit Austritt von Coloninhalt. In der Gramfärbung lassen sich gramnegative Bakterien nachweisen. Als wahrscheinlichste Ursache für die Peritonitis kommen hier **Bacteroides fragilis und Fusobacterium ssp.** in Frage. Diese Bakterien gehören zur normalen menschlichen Darmflora. **Bacteroides** sind **obligat anaerobe, gramnegative Stäbchenbakterien.** Sie verursachen fast ausschließlich **endogene Infektionen** (vor allem Peritonitiden, intraabdominelle Abszesse und Leberabszesse), da sie nur eine geringe Pathogenität aufweisen. Der häufigste Vertreter ist Bacteroides fragilis. **Fusobacterium** gehört wie die Bacteroides zur Gruppe der Bacteroidaceae. Sie sind ebenfalls **obligat anaerobe, gramnegative Stäbchenbakterien** und gehören zur normalen Schleimhautflora von Respirations-, Intestinal- und Genitaltrakt. Sie verursachen **endogene Infektionen** (z. B. im ZNS, in Mund- und Bauchhöhle sowie im Respirations- und Urogenitaltrakt).

Zu (A): **Escherichia coli** ist ein **gramnegatives, stäbchenförmiges Bakterium**, welches im menschlichen und tierischen Darm vorkommt. Außerhalb des Darmes kann es u. a. Infektionen des Urogenitaltraktes, Peritonitis und Meningitis bei Neugeborenen hervorrufen. **Brucellen** sind gramnegative, stäbchenförmige, aerobe Bakterien und kommen im Harn- und Geschlechtsapparat von Kühen, Schafen und Schweinen vor. Bei Übertragung auf den Menschen können sie die Brucellose (M. Bang) auslösen.

Zu (B): **Enterobacter** gehört zur Gruppe der **fakultativ anaeroben, gramnegativen Stäbchenbakterien.** Sie kommen in fast allen Lebensräumen einschließlich des menschlichen Darmes vor. Nur wenige Arten sind pathogen und können selten zu Harnwegsinfekten, Hirnhautentzündungen oder Atemwegsinfekten führen. **Salmonellen** sind **gramnegative, fakultativ anaerobe, kurze Stäbchen** aus der Gruppe der Enterobacteriaceae. Sie gehören zu den Zoonosen, da sie sowohl im Darm des Menschen als auch von Tieren vorkommen und eine Ansteckung in beide Richtungen möglich ist. Weiterhin kann die Übertragung auch über Lebensmittel erfolgen. Salmonella enteritis kommt z. B. im Darm von Rindern, Enten und Menschen vor und kann beim Menschen eine **akute Gastroenteritis** auslösen.

Zu (D): **Haemophilus** gehört zu einer Gruppe **gramnegativer, fakultativ aerober Stäbchen**, die z. T. als Parasiten in den Schleimhäuten von Menschen und Tieren leben. **Haemophilus influenzae** lebt ausschließlich in den Schleimhäuten des Menschen, vor allem des oberen Respirationstraktes und kann zu Epiglottitis, Bronchitis oder Pneumonie führen. **Actinomyces israelii** ist ein **grampositives,** anaerobes Stäbchen, das zur Normalflora von Mensch und Tier gehört. Erst bei Eindringen in die Mundschleimhaut führt es zu einer endogenen Infektion. Typisch sind hierbei sog. Drusen, weshalb dieser Keim auch früher zu den Pilzen gezählt wurde.

Zu (E): **Shigellen** sind **gramnegative, fakultativ anaerobe Stäbchenbakterien**, die zur Familie der Enterobacteriaceae zählen. Sie sind Erreger der **Bakterienruhr** und werden durch verschmutztes Wasser oder Nahrungsmittel übertragen. Shigella dysenteriae ist vor allem in den Tropen und Subtropen verbreitet. **Serratia marcescens** ist ein **gramnegatives, fakultativ anaerobes, stäbchenförmiges Bakterium** und kommt ubiquitär vor. Es handelt sich um einen fakultativen Krankheitserreger, der bei immungeschwächten Personen zu Harnwegsinfekten, Sepsis und Pneumonien führen kann.

H06
→ **Frage 1.20:** Lösung B

Zu (B): Ein 55-jähriger Patient zeigt 6 Tage nach einer Hemikolektomie rechts ein diffus druckschmerzhaftes, geblähtes Abdomen. Er leidet an Atemnot und bietet eine Temperatur von 39 °C, eine Leukozytose, einen Anstieg des Serum-Kreatinins und eine Reduktion der Urinproduktion. Der Patient ist weiterhin agitiert und tachykard. Im dem beschriebenen Fall besteht klinisch am ehesten der Verdacht auf eine **Anastomoseninsuffizienz mit Peritonitis und bereits vorliegender Sepsis.** Die Therapie muss in einer umgehenden operativen Revision bestehen, um den Fokus zu sanieren.

Zu (A), (C), (D) und (E): Die Befundkonstellation spricht eher **nicht** für eine **Pneumonie**, eine **Exsikkose durch Reduktion der Infusionstherapie**, das **klinische Bild einer diabetischen Ketoazidose** oder einen **Herzinfarkt**.

H06
→ **Frage 1.21:** Lösung D

Zu (D): Die 87-jährige Frau wird in der Nacht nach einer Katarakt-Operation unruhig und läuft um Hilfe schreiend über die Station. Sie werden von der Nachtschwester gebeten, eine Sedierung anzusetzen. Hier bietet sich von den angegebenen Möglichkeiten das **Melperon** an. Es handelt sich um ein Butyrophenonderivat aus der Gruppe der schwach antipsychotisch wirkenden **Neuroleptika**. Indikationen sind Schlafstörungen, Verwirrtheitszustände, psychomotorische Unruhe sowie Erregungszustände bei Psychosen und organisch bedingter Demenz. Als initiale Dosis können bei dieser Patientin 50–100 mg i. m. gegeben werden.

Zu (A): **Tiaprid** ist ein D_2-**Dopaminrezeptorantagonist** und hat seinen Wirkungsort im Corpus striatum. Indikationen sind fokale Dystonien, Dyskinesien,

Dyskinesien nach Neuroleptikatherapie sowie choreatische Symptome.

Zu (B): **Pemolin** ist ein **zentrales Psychostimulans**. Es ist selbst kein Amphetamin-Derivat, sondern ein Oxazolin, wird aber der Amphetamin-Gruppe zugeordnet. Es wirkt zentral stimulierend, der Wirkungsmechanismus ist jedoch unbekannt. Es wird eingesetzt bei Leistungs- und Antriebsschwäche sowie bei verzögerter Erholung nach Operationen und Krankheiten. Ergänzend kommt es beim hyperkinetischen Syndrom des Kindesalters zum Einsatz, wobei es hier eine paradoxe Wirkung zeigt.

Zu (C): **Topiramat** wird bei Erwachsenen und Kindern ab dem 2. Lebensjahr eingesetzt zur **Mono- und Kombinationstherapie einer Epilepsie** mit fokalen, epileptischen Anfällen mit und ohne sekundäre Generalisierung. Weiterhin wird es bei primär generalisierten, tonisch-klonischen Anfällen angewendet. Topiramat wirkt über eine Natriumstromblockade, Verstärkung der GABA-ergen Hemmung, Verringerung der glutamatergen Exzitation sowie eine Carboanhydrasehemmung.

Zu (E): **Donezepil** kommt bei einer **leichten bis mittelschweren Demenz vom Alzheimer-Typ** zum Einsatz. Es handelt sich um einen Acetylcholinesterasehemmer der 2. Generation, der hochselektiv und reversibel an die Acetylcholinesterase überwiegend im ZNS bindet. Hierdurch wird die Acetylcholinkonzentration an den cholinergen Synapsen des ZNS erhöht.

F06
→ **Frage 1.22:** Lösung C

Zu (C): Zu einem **präoperativen Aufklärungsgespräch** gehört natürlich auch die **Besprechung des normalen Behandlungsablaufes**. Dem Patienten wird also mitgeteilt, wie lange z. B. der postoperative stationäre Aufenthalt wahrscheinlich ist, wann mit dem Kostaufbau begonnen wird oder wann Drainagen gezogen werden.

Zu (A): Die **Aufklärung für einen bestimmten Eingriff** hängt u. a. vom Bildungsgrad des Patienten oder der psychischen Verfassung ab. Ebenso sollte unterschieden werden zwischen Notfalleingriffen aufgrund einer lebensbedrohlichen Erkrankung oder einem elektiven Eingriff, bei dem sicherlich auch seltene Komplikationen eingehend besprochen werden müssen.

Zu (B): Neben den **häufigen Komplikationen** müssen auch seltene, jedoch für diesen Eingriff **typische Komplikationen** angesprochen werden. Bei einer Schilddrüsenresektion liegt die Inzidenz eines postoperativen Hypoparathyreoidismus bei einem Ersteingriff bei ca. 0,4 % und ist damit seltener als eine Nachblutung mit Wundhämatom. Da es sich aber um eine für diese Operation typische Komplikation handelt, muss sie in jedem Fall erwähnt werden.

Zu (D): Das **persönliche Aufklärungsgespräch durch den Arzt** kann durch standardisierte Aufklärungsbögen lediglich ergänzt, jedoch **nicht ersetzt** werden. Sie dienen zusätzlich der Dokumentation der Aufklärung durch Gegenzeichnung des Patienten.

Zu (E): Die **Aufklärung für einen elektiven Eingriff** muss **spätestens am Tag vor dem Eingriff** erfolgen, da der Patient die Möglichkeit haben muss, diese Entscheidung nochmals zu überdenken bzw. mit einem Angehörigen zu besprechen. Im engeren Sinne darf dies auch nicht am Abend vor der Operation stattfinden, sondern spätestens am Nachmittag, da der Patient wie oben erwähnt die Möglichkeit haben muss, sich nochmals mit Angehörigen zu besprechen.

F06
→ **Frage 1.23:** Lösung A

Die adäquate Thromboseprophylaxe besteht in einer **low-dose-Heparinisierung, entweder mit niedermolekularem** (C) **oder unfraktioniertem** (E) **Heparin**. Hierdurch kommt es zu einer Aktivierung des physiologischen Gerinnungsinhibitors Antithrombin (AT) III. Da Thromboembolien häufig bereits intraoperativ entstehen, sollte die Behandlung bereits präoperativ begonnen werden. Ergänzend kommen Kompressionsstrümpfe (B) zum Einsatz sowie eine Frühmobilisation (D) der Patienten.

Zu (A): **ASS** gehört zur Gruppe der Thrombozytenaggregationshemmer und führt über eine irreversible Acetylierung der Cyclooxygenase sowie Hemmung der Thromboxan-A$_2$-Synthese zu einer Verminderung der Thrombozytenaggregation. Sie wirkt stärker im arteriellen als im venösen Gefäßsystem. **ASS ist schlecht steuerbar** und wirkt über seine irreversible Hemmung noch lange nach. Patienten sollten je nach Größe der Operation ASS ca. 7 Tage präoperativ absetzen, um intra- und postoperative Blutungen zu vermeiden.

F06
→ **Frage 1.24:** Lösung D

Zu (D): Eine **Volkmann-Kontraktur** entsteht als **Folge eines Kompartment-Syndroms** am Arm. Die häufigste Ursache sind **enge, zirkuläre Verbände** oder **nicht gespaltene Gipse**. Durch die Kompression kommt es zu einem Druckanstieg in den Muskellogen und einer Behinderung des kapillaren und venösen Blutflusses. Die Folge ist eine Ischämie und Permeabilitätserhöhung der Kapillaren. Durch den Flüssigkeitsaustritt ins Gewebe kommt es im Sinne eines Circulus vitiosus zu einem weiteren Druckanstieg. Die Folge sind Muskelnekrosen und Nervenschäden. Als Endzustand kommt es zu narbigen Kontrakturen der Muskulatur, der sog. Volkmann-Kontraktur. Klinisch berichten die Patienten über zunehmende Schmerzen und Spannungsgefühl sowie sensible und motorische Ausfälle. Da bereits ab

40 mm Hg in der Muskelloge ein manifestes Kompartment-Syndrom vorliegt, sind die peripheren Pulse in der Regel noch tastbar.
Die Therapie besteht zunächst in einer Lösung evtl. Gipsverbände und Hochlagerung, bei einem manifesten Kompartment-Syndrom muss eine sofortige Faszienspaltung zur Druckentlastung erfolgen. Nach Abschwellen wird die Faszie durch Sekundärnaht wieder verschlossen.

F06
→ Frage 1.25: Lösung A

Bei der **Sudeck-Dystrophie**, auch als **komplexes regionales Schmerzsyndrom (CRPS)** bezeichnet, handelt es sich um eine neurovaskuläre Fehlregulation, die insbesondere nach gelenknahen Frakturen vorkommt. Ursächlich sind meist wiederholte Repositionsmanöver, einschnürende Verbände oder langandauernder Frakturschmerz. Es kommt aufgrund einer überschießenden vasomotorischen Reflexantwort zu lokalen Perfusions- und Stoffwechselstörungen und nachfolgender Entzündungsreaktion von Weichteilen und Knochen. Im Sinne eines Circulus vitiosus kommt es zu einer erneuten Reizung von Schmerzrezeptoren und Verstärkung der Reflexantwort.
Die Krankheit verläuft typischerweise in 3 Stadien:
Stadium I
Entzündungsstadium:
Ruhe- und Bewegungsschmerz, Schwellung, bläulich livide, glänzende und überwärmte Haut, **Hyperhidrosis**, Hypertrichiosis; im Röntgen ist bereits eine Rarefizierung der subchondralen Spongiosa sichtbar
Stadium II
Dystrophie:
beginnende Fibrosierung und Weichteilschrumpfung, nachlassende Schmerzen, blasse, kühle Haut, röntgenologisch **fleckige Entkalkung der Knochen (A)**
Stadium III
Atrophie:
Atrophie von Haut, Bindegewebe und Muskulatur, Versteifung der Gelenke, Schmerzlosigkeit, ausgeprägte diffuse Osteoporose im Röntgenbild
Therapeutisch sollte im Stadium I eine Ruhigstellung zur Schmerzausschaltung und Durchbrechung des Circulus vitiosus erfolgen. In den Stadien II und III sind Bewegungsübungen zur Erhaltung der Gelenkbeweglichkeit indiziert. Medikamentös können nicht-steroidale Antiphlogistika, Analgetika und Calcitonin verabreicht werden.
Eine Rückbildung der Veränderungen ist nur in den ersten beiden Stadien zu erwarten.

F99
→ Frage 1.26: Lösung D

Bei einem hoch sitzenden Ösophaguskarzinom mit **Fernmetastasen** liegt eine **Kontraindikation** zur Operation vor, da keine Besserung der Erkrankung durch die Operation zu erwarten ist. Am ehesten kommen Palliativmaßnahmen (Radiatio, Einlage eines Tubus) in Betracht.

H93
→ Frage 1.27: Lösung B

Durch **gastralen Sekretverlust** (über Magensonde, Erbrechen) verliert der Organismus neben sauren Valenzen (HCl) vor allem Kalium- und Chloridionen. Die Folge ist eine hypochlorämische Alkalose, *Hypokaliämie* und eine *Dehydration* je nach Ausmaß des Flüssigkeitsverlustes.

F98
→ Frage 1.28: Lösung A

Beim Erwachsenen beträgt der tägliche Bedarf an Wasser **40 ml/kg KG**. Bei Beatmungspatienten 30 ml/kg KG. Der Korrekturbedarf lässt sich nicht „durchschnittlich" berechnen, da er von individuellen Flüssigkeitsverlusten (Fieber, Menge der Drainageflüssigkeit und des Magensaftes etc.) abhängig ist.

H96
→ Frage 1.29: Lösung A

Zur Substituion einer schweren **Hypokaliämie** können je nach Schweregrad 20–40 mmol Kalium pro Stunde infundiert werden. Wegen der Gefahr lebensgefährlicher Herzrhythmusstörungen darf die Zufuhr von Kalium 40 mmol pro Stunde **nicht** überschreiten. Periphervenös sollte zusätzlich eine Infusionslösung zur Verdünnung gegeben werden, um eine mögliche Venenreizung zu vermeiden.

F96 H94
→ Frage 1.30: Lösung E

Die postoperative katabole Stoffwechsellage ist als pathophysiologische Veränderung Teil des **Postaggressionssyndroms**.
Zu (1): Zunächst kommt es postoperativ zu einer Vermehrung des Kaliums im Serum durch Gewebstraumatisierung und Abbau von Eiweiß und Kohlenhydraten. Die nachfolgenden erhöhten Kaliumverluste im Urin sind vor allem durch den **Hyperaldosteronismus** bedingt.
Zu (2): Aufgrund der postoperativ verminderten Nahrungsaufnahme gewinnt der Organismus die lebensnotwendige Glucose aus eigenen Energiereserven über die Glykogenolyse und Gluconeogenese.

Zu (3): Die negative Stickstoffbilanz entspricht der gesteigerten Proteinolyse. Dabei werden zur Energiegewinnung nicht nur Muskeleiweiße, sondern auch Enzymproteine benutzt. Dieser Verlust kann zu postoperativen Komplikationen (Wundheilungsstörungen, Infektionen etc.) führen.

→ **Frage 1.31:** Lösung E

Die häufigste Komplikation bei einer **therapeutischen Heparinisierung** ist die Blutung infolge Überdosierung oder Nichtbeachtung der gesteigerten Blutungsneigung bei Niereninsuffizienz. Bei bedrohlichen Blutungen erfolgt die i. v. Gabe des Antidots **Protaminsulfat**.

→ **Frage 1.32:** Lösung D

Vitamin K ist für die von der Leber synthetisierten Gerinnungsfaktoren II, VII, IX und X erforderlich.
Bei Leberparenchymschäden (z. B. Zirrhose) ist die Prothrombinbildung (Faktor II) nicht durch Gabe von Vitamin K anzuheben *(Koller-Test)*.

H95 H89
→ **Frage 1.33:** Lösung E

Bei einer **orthograden Darmspülung** mit größeren Mengen Leitungswasser (hypoton) würde es aufgrund des osmotischen Gefälles zu einem intravasalen Flüssigkeitseinstrom mit Gefahr eines Lungenödems kommen. Es muss deshalb eine isotonische Lösung verwendet werden. 10 l der körperwarmen Flüssigkeit werden über eine Magensonde in 2–4 Stunden am Vorabend der Operation gegeben. Kontrollen des Elektrolyt- und Säuren-Basen-Haushaltes sind erforderlich. Kontraindikationen der orthograden Darmspülung sind dekompensierte Darmstenosen, manifeste Herz- und/oder Niereninsuffizienz.

F95
→ **Frage 1.34:** Lösung C

Weitere Symptome bzw. Folgen eines **hämolytischen Transfusionszwischenfalls** sind: Hitzegefühl, Atemnot und retrosternale Schmerzen, Blutdruckabfall, Tachykardie sowie Verbrauchskoagulopathie und akutes Nierenversagen.
Zu (C): **Myotonien** sind tonische Kontraktionen quergestreifter Muskulatur mit verminderter Muskelerschlaffung, z. B. bei der Myotonia congenita hypertrophica.

F88
→ **Frage 1.35:** Lösung E

Zu (1): Ein **Subklaviakatheter** kann auch im schweren Schock gelegt werden.
Nachteil: erhöhte Pneumothoraxgefahr.

Zu (2): Die Applikation eines zentralen Venenkatheters kann auch über eine oberflächliche Armvene (V. basilica oder V. cephalica) erfolgen.
Nachteil: häufig Thrombophlebitis, Probleme beim Vorschieben (oft bei V. cephalica) durch Hindernisse, atypische Lagen.
Zu (3): Der Zugangsweg über die **V. jugularis externa** ist relativ einfach und komplikationsarm.
Nachteil: häufig erschwertes Vorschieben durch Venenklappen und Abweichen des Katheters in oberflächliche Venen.
Zu (4): Der Zugang über die **V. jugularis interna** hat sich als günstigste Methode erwiesen und wird am häufigsten gewählt. Fehlpunktionen mit Gefahr der Einblutung möglich, selten Pneumothorax.

F94
→ **Frage 1.36:** Lösung D

Um Messfehler zu vermeiden, sollte der 0-Punkt oder Bezugspunkt möglichst exakt bei $3/5$ des sagittalen Thoraxdurchmessers oberhalb der Liegefläche festgelegt werden bzw. $2/5$ unterhalb des Sternums.

H05
→ **Frage 1.37:** Lösung C

Siehe Kommentar zu Frage 1.23.

F98 H95 F94
→ **Frage 1.38:** Lösung D

Zu (1): Die Gabe von **Cumarin** (z. B. Marcumar®) hat sich in der **Langzeit**-Thromboseprophylaxe bewährt, da eine optimale Einstellung mehrere Tage dauert.
Zu (4): Die **Low-dose-Heparinisierung** hat sich zur perioperativen Thromboseprophylaxe durchgesetzt. Dosierung: 3 × 5000 IE oder 2 × 7500 IE subkutan pro 24 Stunden.

H94
→ **Frage 1.39:** Lösung E

Bei **Atelektasen** handelt es sich um einen verminderten oder fehlenden Luftgehalt der Alveolen. Der betroffene Lungenabschnitt ist unzureichend oder nicht entfaltet.
Zu (1): Postoperativ ist – v. a. nach Bauch-Operationen – eine ausreichende Schmerzmittelgabe erforderlich, um ein weitgehend schmerzfreies Durchatmen zur Prophylaxe von Minderbelüftungen zu erreichen.

F98
→ **Frage 1.40:** Lösung D

Bei der postoperativen Magenatonie ist die vordringlichste Maßnahme das Legen einer Magensonde zur Dekompression bzw. Entlastung des Magens.

Hierdurch können das Erbrechen mit Aspirationsgefahr, Elektrolytstörungen etc. verhindert werden.
Zu **(A)**: Die Gabe des Parasympathikomimetikums **Prostigmin** kann ggf. nach Legen der Magensonde zur Stimulation der Magen-Darmmotilität erfolgen.

F98
→ Frage 1.41: Lösung E

Eine **Stenose** des **Ductus choledochus** führt zum **Gallengangsstau** mit Anstieg des Bilirubins (Ikterus).

F99
→ Frage 1.42: Lösung C

Die Komplikation einer **Fazialislähmung** kommt infolge Inzision einer Parotis-Abszedierung vor. Deshalb bei der Abszesseröffnung Rücksicht auf Fazialisäste nehmen!

H99
→ Frage 1.43: Lösung A

Siehe Kommentar zu Frage 1.25.

H01
→ Frage 1.44: Lösung B

Eine **Fettembolie** tritt v.a. bei Frakturen großer Knochen in Zusammenhang mit einer Schocksituation auf. Es kommt dabei zu einer Verlegung von Blutgefäßen durch Fetttröpfchen, wobei noch diskutiert wird, ob es sich um Fettzellen aus dem Knochenmark handelt oder um Fettstoffwechselstörungen im Rahmen des Traumas. Betroffen sind v.a. die Lunge sowie Gehirn und Herz. Als Prophylaxe sollte eine adäquate Behandlung von Unfallpatienten durchgeführt werden (A).
Symptome sind **Dyspnoe**, Tachykardie, **Verwirrtheitszustande**, in ernsten Fällen auch Somnolenz und Koma (D). Inspektorisch können Petechien an Haut und Konjunktiven beobachtet werden (C). Auf dem **Röntgen-Thorax** sind **diffuse, kleinfleckige Verschattungen** zu finden (E).

H03
→ Frage 1.45: Lösung B

Großzehenheberschwäche und Sensibilitätsstörung im 1. Interdigitalraum sind typische Zeichen des **Tibialis-anterior-Syndroms**. Es ist die häufigste Form des **Kompartmentsyndroms**. Vorwiegend posttraumatisch und postoperativ kommt es zu einem Druckanstieg in den unnachgiebigen Muskellogen durch Hämatombildung und Ödemschwellung (Circulus vitiosus). Die Minderdurchblutung führt zu Störungen der neuromuskulären Funktion. Sämtliche Strukturen der betroffenen Muskelloge sind gefährdet und werden bei Nichtbehandlung nekrotisch. Therapeutisch ist die **sofortige** ausgedehnte **Faszienspaltung** erforderlich.

Merke: Auch beim Vollbild eines **Kompartmentsyndroms** bleiben die peripheren Pulse erhalten.

F97
→ Frage 1.46: Lösung B

Zu **(1)**: Trotz vermehrter Insulinausschüttung kommt es beim **Postaggressionssyndrom** zu einer Erhöhung der Glucosekonzentration. Verantwortlich sind: **Glucoseverwertungsstörung**, **Glykogenolyse** durch erhöhte Katecholaminspiegel, gesteigerte **Gluconeogenese** durch Glukagon, Corticoide und Adrenalin etc.
Zu **(2)**: Durch verstärkte Ausschüttung des antidiuretischen Hormons **(ADH)** und Flüssigkeitssequestration im Gewebe (sog. 3. Raum) geht die Urinausscheidung zurück.

F03
→ Frage 1.47: Lösung A

Zu **(A)**: Bei der **Algodystrophie (Sudeck-Erkrankung)** handelt es sich um eine posttraumatische Dystrophie, die insbesondere bei gelenknahen Frakturen (bevorzugt distaler Radius) vorkommt. Vor allem nach wiederholten, schmerzhaften Repositionsversuchen und zu früh einsetzender Nachbehandlung kommt es zu folgenden Veränderungen:
1. Stadium: Überwärmung der glänzenden Haut mit rötlich-livider Verfärbung, Weichteilschwellung, Ruhe- und Bewegungsschmerz. Röntgenologisch ist bereits eine Rarifizierung der subchondralen Spongiosa zu erkennen.
2. Stadium: Nachlassende Schmerzen, kühle Haut, Schrumpfung der Weichteile mit Muskelatrophie. Röntgenologisch findet man eine Zunahme des Knochenabbaus (fleckige Entkalkung).
3. Stadium: Endstadium mit erheblicher Atrophie von Haut, Knochen, Subcutis und Muskulatur. Die Gelenke sind bis hin zur Gebrauchsunfähigkeit der Extremität versteift. Im Röntgenbild lässt sich eine ausgeprägte diffuse Osteoporose nachweisen.
Therapie: Im ersten Stadium Ausschalten der Schmerzen durch Ruhigstellung im Gipsverband; Gabe von Schmerzmitteln, Psychopharmaka, Antiphlogistika, Steroide, Sympathikolytika. Später Krankengymnastik mit physikalischen Maßnahmen. Eine Rückbildung der pathologischen Veränderungen ist nur im Stadium I und II zu erwarten.
Zu **(C)** und **(E)**: Bei einer Thrombose der A. radialis bzw. der A. ulnaris kann es zu Durchblutungsstörungen der Hand kommen mit Symptomen wie Kälte, Blässe, Schmerzen usw.
Zu **(D)**: Eine Parese der vom **N. medianus** versorgten Muskulatur führt zur „Schwurhand".

1.4 Grundprinzipien der OP-Technik

H05
→ Frage 1.48: Lösung B

Zu (B): Auf der Abbildung sind die einzelnen **Faszikel eines Nerven** zu sehen. Ein Nerv besteht aus Bündeln von Nervenfasern (Axone), die von einem bindegewebigen **Endoneurium** umgeben sind (C). Durch das **Perineurium** werden die Nervenfasern zu Faszikeln zusammengefasst und mehrere Faszikel von dem **Epineurium** umgeben. Das Epineurium ist auf der Abbildung teilweise reseziert und man erkennt, dass die einzelnen Faszikel zum Teil schon wieder adaptiert sind.
Zu (A): Die **Schwann-Scheiden** bilden die Myelinscheide der markhaltigen peripheren Nerven.
Zu (E): Blutgefäße verlaufen sowohl im Endo- als auch im Epineurium, lassen sich chirurgisch jedoch nicht versorgen.

H05
→ Frage 1.49: Lösung C

Zu (A): Eine **Pleurapunktion** sollte **am Oberrand einer Rippe** erfolgen, um Nerven und Gefäße, die am Unterrand der Rippe verlaufen, nicht zu verletzen.
Zu (B): Die **Aszitespunktion** erfolgt unter sonographischer Kontrolle im rechten oder linken Unterbauch lateral der epigastrischen Gefäße beim Patienten in Rückenlage.
Zu (C): **Bei erhöhtem Hirndruck ist eine Liquorpunktion kontraindiziert**, da es durch das Ablassen von Liquor zu einer Einklemmung des Gehirns im Foramen magnum oder im Tentorialschlitz kommen kann.
Zu (D): Die **Punktion des Kniegelenkes** wird in der Regel im **lateralen oberen Recessus** durchgeführt.
Zu (E): Bei der **Perikardpunktion** wird mit einer Nadel zwischen **Xiphoid und linkem Rippenbogen eingegangen** und die Nadel unter sonographischer Kontrolle in Richtung auf die linke Clavikulamitte vorgeschoben. Hierbei wird wiederholt aspiriert. Sobald sich Erguss aspirieren lässt, wird die Nadel etwas zurückgezogen und die Plastikkanüle vorgeschoben.

H05
→ Frage 1.50: Lösung A

Zu (A): Der **Fixateur interne** gehört zu den **extramedullären Kraftträgern** und kommt bei der Versorgung von instabilen Frakturen der BWS und LWS zum Einsatz. Hierzu werden Schanz'sche Schrauben über die Wirbelbögen von dorsal in die benachbarten intakten Wirbelkörper eingebracht. Über Längsstangen werden die Schrauben miteinander verbunden und der frakturierte Wirbel aufgerichtet. Evtl. können Defekte des Wirbelkörpers noch mit Knochenspongiosa aufgefüllt werden. Der Fixateur kommt dabei unter der Rückenmuskulatur zu liegen und steht nicht über die Haut heraus. Deswegen wird er als Fixateur interne bezeichnet.
Zu (B): Eine **Zuggurtungsosteosynthese** kommt z. B. bei der Patellafraktur und der Olecranonfraktur zum Einsatz. Hierbei werden über eine Drahtcerclage die über die Muskeln am proximalen Fragment einsetzenden Kräfte auf das distale Fragment übertragen. Hierdurch erfolgt bei Muskelaktivität eine **dynamische Kompression der Fragmente**.
Zu (C): Eine **Plattenosteosynthese** wird von außen auf den Knochen aufgelegt und wird deshalb als eine **extramedulläre Schienung** bezeichnet.
Zu (D): Eine **Zugschraube** wird angelegt, um eine **interfragmentäre Kompression** zu erreichen. Hierbei läuft die Schraube im proximalen Knochenfragment frei und greift erst im distalen Fragment. Durch den Schraubenkopf, welcher am proximalen Fragment greift, und das Schraubengewinde, welches am distalen Fragment greift, kommt es zu einer Kompression.
Zu (E): Ein **Verriegelungsnagel** wird **intramedullär** in den Knochen eingebracht und zusätzlich mit Schrauben proximal und distal verriegelt, um eine Rotationsstabilität der Fraktur zu erreichen.

H01
→ Frage 1.51: Lösung B

Eine **Ankylose** ist eine knöcherne oder kapsuläre Gelenkversteifung mit vollständigem Bewegungsverlust. Im Rahmen der Gelenkversteifung entsteht eine Verkürzung und Verwachsung von Sehnen, Faszien und Ligamenten bzw. eine Fusion der artikulierenden Gelenkflächen.
Eine winkelige Verkrümmung der Wirbelsäule, z. B. durch eine Keilwirbelbildung, nennt man **Kyphose** (D).
Eine Seitverbiegung der Wirbelsäule wird als **Skoliose** (E) bezeichnet.

H05
→ Frage 1.52: Lösung C

Zu (C): Bei einem lokal inoperablen Karzinom des Colon ascendens liegt eine palliative Situation vor. Hier geht es darum, eine Stenosierung mit Ausbildung eines mechanischen Ileus zu verhindern. Es kann entweder eine **Ileotransversostomie** (C) zur Wiederherstellung der Darmpassage oder die Anlage eines doppelläufigen Ileostomas erfolgen, wobei es hier jedoch zu ausgeprägten Flüssigkeits- und Elektrolytverlusten kommen kann.

H05
→ Frage 1.53: Lösung D

Zu (A): Bei einer **Proktokolektomie** werden Colon und Rektum einschließlich der Rektumschleimhaut entfernt. Bei der kontinenzerhaltenden Operation wird der Analsphinkter belassen und die Kontinuität durch einen J-Ileum-Pouch, welcher an den Anus angenäht wird, wieder hergestellt. Alternativ wird bei Exstirpation des Analsphinkters ein Ileostoma angelegt – wird aber heute soweit vermeidbar nicht mehr durchgeführt. Diese Operationsverfahren kommen bei der familiären Adenomatosis coli sowie bei der Colitis ulcerosa zum Einsatz.
Zu (B): Die **Anlage einer doppelläufigen Kolostomie** stellt eine palliative Maßnahme bei einem inoperablen Kolonkarzinom mit Gefahr der Stenosierung dar. Sie kommt bei distal gelegenen Karzinomen zum Einsatz.
Zu (D): Bei einem operablen Karzinom des Zäkum sollte eine **Hemikolektomie rechts** mit anschließender Ileotransversostomie erfolgen. Ergänzend werden die Gefäße zentral unterbunden und die Lymphabflussgebiete entlang der A. ileocolica bis zur Aorta entfernt.

H95
→ Frage 1.54: Lösung D

Der **Pfannenstielschnitt** ist ein querer Bauchdeckenschnitt 2–3 Querfinger oberhalb der Symphyse. Er kommt vor allem bei Schnittentbindungen und anderen gynäkologischen sowie urologischen Eingriffen zur Anwendung. Für die **Magenresektion** ist in der Regel der **Oberbauchmedianschnitt** Zugang der Wahl.

F93 F90
→ Frage 1.55: Lösung E

Bei einer **Resektion** handelt es sich um eine Entfernung von Organ*teilen*.
Die Totalentfernung der gesamten Schilddrüse wird als Schilddrüsenexstirpation oder als Thyreoidektomie bezeichnet.
Die komplette Entfernung eines Schilddrüsenlappens bezeichnet man besser als **Hemithyreoidektomie**.
Zu (A): **Exzision**: Ausschneiden von pathologisch verändertem Gewebe einschließlich des umgebenden Gewebes (z. B. Hauttumor).
Zu (B): **Enukleation**: Ausschälung, z. B. eines Adenoms aus Schilddrüsengewebe.
Zu (C): **Exstirpation**: Entfernung eines Organs oder eines umschriebenen Gewebeanteils (z. B. durch Tumorwachstum verändert).
Zu (D): **Exkochleation**: Auskratzung mit Hilfe eines scharfen Löffels.

H97
→ Frage 1.56: Lösung C

Es ist eine **Palliativoperation**, da die subtotale Magenresektion zwar die Antrumstenose beseitigt, die Erkrankung jedoch wegen der Peritonealkarzinose nicht heilbar ist. Die Operation lindert folglich das Leiden ohne kurativ zu sein.
Zu (A): Bei der **Resektion en bloc** handelt es sich um eine **Radikaloperation** (D), bei der einzeitig ein bösartiger Tumor bis in die gesunde Umgebung einschließlich der erreichbaren regionären Lymphknoten, Gefäße etc. entfernt wird; häufig auch als **erweiterte Radikaloperation** mit Entfernung von Nachbarorganen.
Zu (B): Unter einer **Kontinuitätsresektion** versteht man eine Darmresektion, bei der die Kontinuität des Darmes (meist End-zu-End-Anastomose) wiederhergestellt wird. Im Gegensatz dazu gibt es die **Inkontinuitätsresektion** (z. B. Rektumresektion mit Hartmannstumpf).
Zu (D): Bei einer **Radikaloperation** handelt es sich um eine vollständige operative Entfernung eines Tumors (auch mikroskopisch freie Tumorränder) einschließlich evtl. Metastasen.
Zu (E): **Exstirpation**: Entfernung eines Organs oder eines umschriebenen Gewebeteils (z. B. durch Tumorwachstum verändert).

H97 H90
→ Frage 1.57: Lösung C

Zu (A): **Catgut** ist ein Kollagen, das aus dem Dünndarm von Rindern oder Schafen hergestellt wird. Resorptionszeit 8–12 Tage.
Zu (B): **Chromcatgut** entsteht durch Gerbung mit Chromsalzen; ca. doppelte Resorptionszeit von Catgut.
Zu (C): **Seide** wird als geflochtener Naturseidefaden wegen erheblicher Fremdkörperreaktion nur noch selten angewandt.
Zu (D): **Polydioxanon (PDS)** ist ein resorbierbarer Kunststofffaden mit einer Resorptionszeit von ca. 3 Monaten.
Zu (E): **Polyglykolsäure (PGS)** ist ebenfalls ein resorbierbarer Kunststofffaden (z. B. Dexon®) mit einer Resorptionszeit von ca. 40 Tagen.

H93
→ Frage 1.58: Lösung C

Die **evertierende Naht** ist durch Ausstülpung beider Wundschichten z. B. bei Gefäßnähten charakterisiert.

F97
→ Frage 1.59: Lösung D

Die **Lumbalpunktion** wird durchgeführt zur diagnostischen Liquorentnahme, Myelographie und zur Applikation von Medikamenten. Der Einstich erfolgt in Lokalanästhesie in der Medianlinie zwischen dem 3. und 4. Lendenwirbeldornfortsatz, entsprechend dem Schnittpunkt zwischen Wirbelsäule und Verbindungslinie beider Beckenkämme. Die Punktion wird am sitzenden oder seitlich liegenden Patienten in **Kyphose** („Katzenbuckel") durchgeführt, um ausreichend Platz zwischen den Dornfortsätzen zu haben. Beim Vorschieben der Nadel ist eine Abnahme des Widerstandes nach Durchtritt durch das Lig. flavum zu spüren. Bei korrekter Lage tropft Liquor nach Entfernen des Mandrins.
Vorsicht! Vor jeder Lumbalpunktion erhöhten Hirndruck ausschließen (Stauungspapille bei Kontrolle des Augenhintergrundes?), da Einklemmungsgefahr der Medulla oblongata besteht.

H96
→ Frage 1.60: Lösung A

Die Punktion eines Pleuraergusses wird in der Regel über dem 7. oder 8. Interkostalraum (ICR) der hinteren oder mittleren Axillarlinie durchgeführt. Um Interkostalgefäße nicht zu verletzen muss die Punktion am oberen Rippenrand erfolgen. Prinzipiell kommt der 5.–8. ICR der hinteren Axillarlinie als Punktionsort in Betracht. Beim Pneumothorax erfolgt die Punktion gewöhnlich über den 2.–3. ICR der Medioklavikularlinie. Aus kosmetischen Gründen wird diese Punktionsstelle von einigen Autoren nicht empfohlen.

H96
→ Frage 1.61: Lösung B

Zugang der Wahl bei der Punktion einer **Herzbeuteltamponade** ist der epigastrische Winkel zwischen Xiphoid und linkem Rippenbogenrand.
Zu (C): Die Perikardpunktion ist auch über der 4. oder 5. ICR der Medioklavikularlinie möglich.

H00
→ Frage 1.62: Lösung B

In den Halsvenen befinden sich keine Venenklappen! In den **Arm- und Beinvenen** verhindern sie einen retrograden Fluss.

H98
→ Frage 1.63: Lösung A

Eine **Redon-Drainage** dient der Ableitung von Wundsekret und Blut zur Vermeidung eines Seroms oder Hämatoms. Es handelt sich um einen Kunststoffschlauch, der im Wundgebiet mehrere Perforationen aufweist und mit einer Vakuumflasche verbunden ist.
Zu (C): Eine **Pleuradrainage** wird an eine Saugpumpe mit **regulierbarem** Sog angeschlossen.
Zu (E): Die Redon-Drainage wird in der Regel nach 24–72 Stunden entfernt.

H97
→ Frage 1.64: Lösung C

Ein **Rolllappen** entsteht durch Vernähen der parallelen Ränder eines Hautstreifens, der von der Unterlage gelöst wurde. Es resultiert ein geschlossenes Rohr (**Rundstiellappen**). Er wird gewöhnlich am Rumpf gebildet und dient zur Gewebeverlagerung entweder an Kopf, Hals oder an eine Gliedmaße. Über Zwischenstationen kann der Rundstiellappen auch als **Wanderlappen** dienen. Nach mehreren Wochen ist erstmals eine Umschneidung des zu versetzenden Endes des Rundstiellappens möglich. Eine vollständige Durchtrennung darf erst erfolgen, wenn die Lappendurchblutung nach Abklemmen des Stielendes unbeeinflusst bleibt.
Zu (A): Die **freie Gewebetransplantation** erfolgt ohne vaskuläre, nervale oder sonstige Verbindung im Gegensatz zur **gestielten Transplantation** mit – zumindest vorübergehendem – Gefäßstiel zur Entnahmestelle (C).
Zu (B): Bei der **Z-Plastik** handelt es sich um eine Verschiebeplastik, bei der durch ein- oder mehrfaches z-förmiges Einschneiden der Haut eine Verlängerung zur **Narbenkorrektur** erreicht wird.
Zu (D): Die **Verschiebeplastik** dient der Deckung eines Haut- oder Weichteildefektes durch Verschiebung der benachbarten Hautregion. Um eine gute Durchblutung des Verschiebelappens zu gewährleisten, sollte das Längen-Breiten-Verhältnis höchstens 2:1 betragen.
Zu (E): **Spalthautlappen** bestehen aus oberflächlichen Schichten der Haut. Sie kommen zur Deckung größerer Wundflächen, Verbrennungen und Ablederungen in Betracht.

H96
→ Frage 1.65: Lösung D

Vollhauttransplantate (Epidermis mit Cutis) dienen zur Deckung von Defekten im Gesicht, an Hohlhand und Fußsohle. Typische Entnahmestellen der sog. freien Transplantate sind Leistenbeuge, Unterarm, Handgelenksbeuge und Innenseite des Oberarms.
Zu (A): Durch besondere Schnittführung und Unterminierung von Haut und Subkutangewebe werden **Verschiebelappen** zur Deckung von benachbarten Defekten verwendet. An der Basis bleibt die Durchblutung über Blutgefäße erhalten. Voraussetzung ist eine gut verschiebliche Haut.
Zu (B): Bei einem **Myokutanlappen** wird ein Muskel mit Haut und subkutanem Fettgewebe unter Erhaltung des Gefäßbündels geschwenkt. Hierdurch kön-

nen relativ große und weiter entfernt liegende Defekte versorgt werden (z. B. Latissimus-dorsi-Lappen nach Ablatio mammae).
Zu (C): Bei der **Kreuzlappenplastik** (Cross-flap) werden Extremitätendefekte durch gestielte Lappen der kontralateralen Seite versorgt.
Zu (E): **Rundstiellappen** dienen der Deckung weit entfernter Defekte. Nach zwei parallelen Hautinzisionen wird die dazwischen liegende Subkutis unterminiert und die Hautränder so miteinander vernäht, dass ein geschlossenes Rohr entsteht. Bei ausreichender Durchblutung kann nach 2–3 Wochen ein Schenkel durchtrennt und an neuer Stelle vernäht werden. Bei guter Vaskularisation wird nach weiteren 2–3 Wochen der Lappen vollständig am zweiten Schenkel durchtrennt. Der Lappen wird bei Verwendung eines sog. Zwischenträgers (z. B. Arm) auch als **Wanderlappen** bezeichnet. Heute weitgehend durch freie myokutane mikrovaskuläre Lappen ersetzt.

F01
→ Frage 1.66: Lösung A

Bei der **xenogenen Transplantation** handelt es sich um eine Transplantation zwischen Individuen **verschiedener Spezies** (z. B. Tier zu Mensch).

H97
→ Frage 1.67: Lösung E

Zu (1): Die Funktionsverschlechterung des Transplantats ist das wichtigste und häufigste Symptom einer Abstoßungsreaktion nach Nierentransplantation. Neben dem Rückgang der Diurese kommt es zum Anstieg des Serumkreatinins.
Zu (2): Eine Vergrößerung des Transplantats ist meist ödembedingt und kommt gelegentlich vor.
Zu (3): Der Bluthochdruck kommt ebenfalls als Zeichen einer Abstoßung vor, ist jedoch nicht obligat. Weitere mögliche Symptome sind Fieber, allgemeines Unwohlsein und Müdigkeit. Die Abstoßungsreaktion wird durch eine perkutane Nierenbiopsie gesichert.

1.5 Wundheilung

F00
→ Frage 1.68: Lösung A

Hautanhangsgebilde (Haare, Nägel, Drüsen) regenerieren nur unvollständig oder gar nicht.

F01 F96
→ Frage 1.69: Lösung C

Histiozyten bewirken mit Monozyten und Granulozyten eine Fibrinolyse mit Abbau von Nekrosen. Die **Kollagensynthese** erfolgt durch **Fibroblasten**.

H99
→ Frage 1.70: Lösung A

Es werden verschiedene Formen der Wundheilung unterschieden:
Bei der **primären Wundheilung** kommt es zu einer direkten Adaptation der Wundränder mit minimaler Bindegewebsbildung.
Die **sekundäre Wundheilung** durchläuft mehrere Phasen und führt zu einer starken Bindegewebsreaktion mit starker Narbenbildung.
Exsudative Phase (bis 48 h):
Es kommt zu einer Exsudation von Blut, Lymphe und Fibrin sowie Makrophagen zur Infektabwehr. Die Wunde wird durch einen Schorf abgedichtet.
Proliferative Phase (24–72 h):
Einsprossen von Fibroblasten und Kapillaren, es kommt zur Bildung von Granulationsgewebe.
Reparative Phase (3–21 Tage):
Ausbildung von kollagenen Fasern, das Wundgewebe wird durch Kontraktionsvorgänge kleiner, Zunahme der Reißfestigkeit.

H01
→ Frage 1.71: Lösung B

Zu (B): Bei einer **primären Wundheilung** kommt es zu einer Wundheilung mit minimaler Bindegewebsbildung. Dies wird durch eine Naht der Wunde mit guter Adaptation der Wundränder erreicht.
Zu (A): Die Naht einer Wunde sollte **innerhalb der ersten 6–8 Stunden** erfolgen, da danach aufgrund der Keimvermehrung eine erhöhte Infektionsgefahr besteht. In diesem Fall wird zunächst eine offene Wundbehandlung durchgeführt und nach der Bildung von sauberem Granulationsgewebe die Wunde sekundär verschlossen.
Zu (C): Die Heilung einer Wunde mit vermehrter Bildung von Granulationsgewebe wird als **sekundäre Wundheilung** bezeichnet. Diese tritt auf bei einer Heilung der Wunde ohne chirurgische Maßnahmen (E) oder bei einer offenen Wundheilung ohne Naht und Exzision (D).

F99
→ Frage 1.72: Lösung B

Zu (A): Die **Kollagensynthese** ist **Vitamin C**-abhängig.
Zu (C): In der **Exsudationsphase** wird die Wunde mit Blut, Lymphe und Fibrin ausgefüllt. die **Wundkontraktion** findet in der **reparativen Phase** (3–21 Tage) statt.
Zu (D): Antibiotika wirken sich **nicht** positiv auf die Wundheilung aus.
Zu (E): Die Narben nach **sekundärer** Wundheilung sind in der Regel kosmetisch ungünstiger und weniger stark belastbar als Narben nach **primärer** Wundheilung.

F90
→ Frage 1.73: Lösung B

Offene Wunden sind innerhalb der *6–8-Stunden-Grenze* unter Beachtung anti- und aseptischer Maßnahmen primär zu verschließen. Zur Entfernung von Narben bzw. verschmutzter Gewebeanteile müssen die Wundränder vorher mit einem Skalpell exzidiert werden **(Wundausschneidung nach Friedrich)**.
Gesichts- und Fingerwunden werden gewöhnlich ohne Wundexzision versorgt.
Ältere Wunden (Unfall vor 6–8 Stunden) dürfen nicht primär verschlossen werden, da die Gefahr einer Wundinfektion durch fortgeschrittene Keimbesiedlung zu groß ist. Es erfolgt eine **offene Wundbehandlung** bis ein sauberes Granulationsgewebe den sekundären Verschluss nach einigen Tagen ermöglicht.

F95
→ Frage 1.74: Lösung E

Unkomplizierte Schnittverletzungen dürfen in der Regel primär (innerhalb von 6–8 Stunden) verschlossen werden. Kein primärer Verschluss hingegen bei Biss-, tiefen Stich-, Pfählungsverletzungen sowie bei stark verschmutzten, infizierten und fremdkörperhaltigen Wunden.

F91 F86
→ Frage 1.75: Lösung B

Zu (A): Gelegentlich heilen auch infizierte Wunden primär mit geringer Narbenbildung.
Zu (C): Die Ablösung des Wundschorfs am 8. Tag nach der Verletzung ist typisch für die **primäre Wundheilung**.
Zu (D): Geschlossener Wundspalt oder geringe Gewebsdefekte charakterisieren eine **primäre Wundheilung**. Bei einer **Keloidbildung** handelt es sich um eine proliferative Narbenwucherung in das benachbarte Gewebe unabhängig von der Wundheilung. Es liegt eine Störung des Prolinstoffwechsels vor. Manche Patienten neigen zu extrem starken Keloiden.
Zu (E): Eine vorbestehende Narbe stört die Wundheilung in der Regel nicht. Es kommen primäre oder sekundäre Heilungen vor.

1.6 Begutachtung

H07
→ Frage 1.76: Lösung A

Zu (A): Die Behandlungskosten sind im vorliegenden Fall von der gesetzlichen Unfallversicherung zu tragen. Generell kann man festhalten, dass **alle sozialabgabepflichtigen Arbeitsverhältnisse**, also auch sog. geringfügige Beschäftigungsverhältnisse, durch die **gesetzliche Unfallversicherung** abgesichert sind.
Zu (B)–(E): Im vorliegenden Fall sind die Behandlungskosten der Radiusfraktur, die während der Tätigkeit in einem sog. geringfügigen Beschäftigungsverhältnis aufgetreten ist, weder von der **gesetzlichen Krankenversicherung** (B) noch vom **Sozialamt** (C), dem **Rentner selbst** (D) oder der **gesetzlichen Rentenversicherung** (E) zu zahlen.

H07
→ Frage 1.77: Lösung D

Zu (D): Bei **Endoprothesen** der Gelenke ist ein Grad der Behinderung (**GdB**) bzw. eine Minderung der Erwerbsfähigkeit (**MdE**) abhängig von der **verbliebenen Bewegungseinschränkung** und der **Belastbarkeit**. Für eine einseitige Endoprothese des Hüftgelenkes werden ein GdB bzw. eine MdE von mindestens **20 von 100** angesetzt. Da sich bei dem beschriebenen Patienten ein gutes postoperatives Ergebnis mit nur geringen Einschränkungen zeigt, ist nicht mit einer höheren Einstufung zu rechnen. Voraussetzung für die Ausstellung eines Schwerbehindertenausweises ist, dass ein Grad der Behinderung (GdB) von 50 von 100 oder mehr festgestellt worden ist. Da bei dem beschriebenen Patienten keine weiteren Erkrankungen vorliegen (z.B. des Herz-Kreislaufsystems), die evtl. noch angerechnet werden könnten, **wird der Patient den Ausweis nicht erhalten**, sodass man ihm raten sollte, von seinen Bestrebungen Abstand zu nehmen.
Zu (A): Ein **Schwerbehindertenausweis** wird **nicht bei der zuständigen Krankenkasse beantragt**, sondern beim zuständigen Versorgungsamt.
Zu (B): Der Patient müsste den **Schwerbehindertenausweis** zwar **beim zuständigen Versorgungsamt beantragen**, hätte aber bei der **geringen Einschränkung** seitens seiner Endoprothese **keine Aussicht auf Erfolg**.
Zu (C): Nicht das Gesundheitsamt (**Amtsarzt**), sondern das Versorgungsamt ist für die Ausstellung eines Schwerbehindertenausweises zuständig.
Zu (E): Eine **ärztliche Bescheinigung reicht nicht aus**, um immer auf Schwerbehindertenparkplätzen parken zu dürfen.

F01
→ Frage 1.78: Lösung E

Bei den gewerblichen Berufsgenossenschaften als Träger der **gesetzlichen Unfallversicherung** sind sowohl Arbeitsunfälle als auch Berufskrankheiten als Versicherungsfälle anerkannt.

F93
→ Frage 1.79: Lösung C

Auch ein vital indizierter Eingriff setzt das **Selbstbestimmungsrecht** des Patienten nicht außer Kraft.

Eingriffe gegen den erklärten Willen eines bewusstseinsklaren und geschäftsfähigen Patienten sind folglich strafbar, auch wenn sie objektiv der Erhaltung des Lebens dienen.

F98 F95 F90
→ Frage 1.80: Lösung B

Eine Rente wird bei der gesetzlichen Unfallversicherung durch die Berufsgenossenschaft nur dann gezahlt, wenn die Minderung der Erwerbstätigkeit (MDE) mindestens 20% beträgt. Eine Dauerrente kann erst 2 Jahre nach dem Unfall gewährt werden. Vorher wird eine Übergangsrente gezahlt.

H00
→ Frage 1.81: Lösung D

Zu **(D)**: Bei Arbeitsunfällen und Berufskrankheiten wird die Rente von den gewerblichen **Berufsgenossenschaften** (BG) bezahlt. Sie sind Träger der **gesetzlichen Unfallversicherung**.
Zu **(A)**: Basis für die Festsetzung der **berufsgenossenschaftlichen** Rente ist nicht der individuelle Beruf (B), sondern die Fähigkeit bzw. Unfähigkeit des Verletzten, auf dem **allgemeinen Arbeitsmarkt** für Entgeld zu arbeiten.
Zu **(B)**: Die **gesetzliche** Rentenversicherung sieht eine **Berufsunfähigkeit** vor, wenn bei einem Versicherten die Erwerbsfähigkeit infolge von Krankheit, anderer Gebrechen etc. auf **weniger als die Hälfte** derjenigen eines körperlich und geistig gesunden Menschen mit ähnlicher Ausbildung und gleichwertigen Kenntnissen und Fähigkeiten herabgesunken ist. Träger der gesetzlichen Rentenversicherung sind die Landesversicherungsanstalt für Arbeiter (LVA) und die Bundesversicherungsanstalt für Angestellte (BfA).
Zu **(C)**: Die Krankenkasse ist für Rentenzahlungen nicht zuständig. Bei nicht beruflich bedingten Erkrankungen und privaten Unfällen mit Berufs- und Erwerbsunfähigkeit wird eine Rente von dem zuständigen Träger der **gesetzlichen Rentenversicherung** (LVA oder BfA) gezahlt.
Zu **(E)**: Nach einem Arbeitsunfall steht dem Verletzten eine **vorläufige** Rente zu, wenn die Minderung der Erwerbsfähigkeit **(MdE)** mindestens **20%** beträgt und diese über die 13. Woche nach dem Unfall andauert. Erst nach 2 Jahren beginnt die **Dauerrente**.

H99 H96
→ Frage 1.82: Lösung A

Zu **(A)**: **D-Ärzte** sind von den Berufsgenossenschaften zugelassene Ärzte oder Krankenhausambulanzen. Jeder Unfall in beruflichem Zusammenhang (Arbeits- und Wegeunfall) muss ab einem gewissen Schweregrad oder wenn Arbeitsunfähigkeit zu erwarten ist, einem Durchgangsarzt vorgestellt werden. Er entscheidet dann über die optimale Form der Weiterbehandlung (Facharzt, Aufnahme in Spezialklinik). Er erstellt außerdem einen D-Arztbericht, der für die spätere Begutachtung von Bedeutung ist.
Zu **(B)**: Eine **beratende Funktion für die Krankenkassen** führt der Medizinische Dienst aus. Er soll den Krankenkassen bei schwierigen medizinischen Sachverhalten fachlich zur Seite stehen und eine nach medizinischen Gesichtspunkten ausgerichtete Entscheidung ermöglichen.
Zu **(C)**: Über eine Berufs- oder Erwerbsunfähigkeit entscheiden durch die Versicherung beauftragte unabhängige Ärzte im Rahmen einer medizinischen Untersuchung und Gutachtenerstellung.

1.7 Chirurgische Diagnostik und Tumorklassifikation

F06
→ Frage 1.83: Lösung D

Zu **(D)** Ein **Karzinoid-Syndrom** entsteht aufgrund einer erhöhten Ausschüttung von Serotonin (= 5-Hydroxytryptamin) in den Blutkreislauf bei einem Karzinoid (auch neuroendokrines Karzinom genannt). Der Nachweis geschieht durch eine Messung der **5-Hydroxyindolessigsäure**, einem Abbauprodukt von Serotonin, im **24-h-Urin**. Alternativ wird auch eine Messung des Serotonin-Spiegels im Serum genannt, wobei diese jedoch sehr störanfällig ist.

F06
→ Frage 1.84: Lösung B

Das **medulläre oder C-Zell-Karzinom** geht von den **parafollikulären C-Zellen der Schilddrüse** aus. Es zeichnet sich durch eine übermäßige Produktion von Kalzitonin aus, welches auch als Tumormarker in der Verlaufskontrolle eingesetzt wird.
C-Zell-Karzinome stellen insofern eine Besonderheit dar, da eine **hereditäre Form** beobachtet wird, entweder alleine oder im Rahmen eines **MEN** (multiple endokrine Neoplasie)-**IIa-Syndroms** (medulläres Schilddrüsenkarzinom, meist bilaterale Phäochromozytome, Nebenschilddrüsenadenom oder -hyperplasie) oder eines **MEN-IIb-Syndroms** (medulläres Schilddrüsenkarzinom, Phäochromozytom, Neurofibromatose und marfanoider Habitus). Es liegt hier ein autosomal-dominater Erbgang vor.
Da bereits die Mutter der Patientin an einem medullären Schilddrüsenkarzinom verstorben ist und bei der Patientin auch ein Bluthochdruck nachgewiesen wurde, sollte hier das **Vorliegen eines Phäochromozytoms ausgeschlossen werden**. Aus diesem Grund sollte die **Bestimmung von Vanillinmandelsäure und Metanephrinspiegel im 24-h-Urin** erfolgen. Sollte sich der Verdacht auf das Vorliegen eines

Phäochromozytoms bestätigen, sollte vor der Schilddrüsenoperation zunächst die operative Entfernung des Phäochromozytoms erfolgen, da es sonst intraoperativ zu einer hypertonen Krise durch die Ausschüttung von Adrenalin und Noradrenalin kommen kann.

H89
→ **Frage 1.85:** Lösung B

Der Grund für die Tatsache, daß das erste metastatische Tumorwachstum innerhalb eines Lymphknotens zunächst im **Randsinusbereich** stattfindet, liegt in der physiologischen Richtung des Lymphflusses durch einen Lymphknoten.
Die Lymphe – und mit ihr verschleppte Tumorzellen – gelangen über Lymphgefäße, die die Lymphknotenkapsel durchsetzen, zunächst in den Randsinusbereich. Von dort aus fließt die Lymphe durch *radiär* verlaufende *Intermediärsinus* in Richtung Lymphknotenhilus, wo sie den Lymphknoten über ein efferentes Lymphgefäß verläßt. Tumorzellen, die auf diesem Weg in den Lymphknoten gelangen, bleiben im Maschenwerk des retikulären Gewebes des Randsinusgebietes hängen. Dort kommt es dann zur Proliferation der Geschwulstzellen im Sinne metastatischen Tumorwachstums. Von hier aus werden in der Folge die übrigen Anteile des Lymphknotens durch das infiltrierende Metastasenwachstum durchsetzt und destruiert.

H98
→ **Frage 1.86:** Lösung C

Wenn Tumorzellen direkt in eine der großen Körperhöhlen (Pleuraraum, Peritoneum) oder sonstig vorgebildete Hohlräume (z.B. Liquorraum) einbrechen, liegt eine **kavitäre Metastasierung** (C) vor.
Zu **(A):** Die Tumorzellverschleppung auf dem Lymphweg wird als lymphogene Metastasierung bezeichnet.
Zu **(B):** Die Tumorzellverschleppung auf dem Blutweg wird als hämatogene Metastasierung bezeichnet.
Zu **(D):** Die Tumorzellverschleppung als Folge ärztlicher Maßnahmen (Stich-, Drainagekanal etc.) wird als Impfmetastasierung bezeichnet.

F01
→ **Frage 1.87:** Lösung B

Die **R-Klassifikation** bezieht sich auf das Fehlen oder Vorhandensein von Resttumorgewebe (Residualtumor). Nach Tumorentfernung gilt sie als wichtigster prognostischer Faktor.

Rx = nicht zu beurteilen
R0 = kein Residualtumor
R1 = mikroskopischer Residualtumor
R2 = makroskopischer Residualtumor
Zu **(A)** und **(D):** Tumorgröße und Lymphknotenbefall werden durch das **TNM-System** erfasst.
Zu **(E):** Der Differenzierungsgrad wird durch das **histopathologische Grading (G1-G4)** bestimmt.

F01
→ **Frage 1.88:** Lösung D

Zu **(D):** Die **NSE** (neuronenspezifische Enolase) ist bei 70% aller **kleinzelligen Bronchialkarzinome** erhöht; außerdem bei **neuroendokrinen** Tumoren.
Zu **(A):** Das **CA 19-9** ist ein Tumormarker für verschiedene **Adenokarzinome** (Pankreas, Magen, Gallenwege, Kolon, Ovar).
Zu **(B):** **Calcitonin** ist ein Hormon, das in den **C-Zellen** der Schilddrüse und Nebenschilddrüse gebildet wird; für das **C-Zellkarzinom** ein Marker mit hoher Organspezifität.
Zu **(C):** Das **PSA** (Prostata spezifisches Antigen) ist ein Glykoprotein und wird in der Prostata gebildet. Es ist beim **Prostatakarzinom** erhöht und gut geeignet für die Verlaufskontrolle. Ein weiterer Tumormarker für das Prostatakarzinom ist die **saure Phosphatase** (SP).
Zu **(E):** Beim **AFP** (α-Fetoprotein) handelt es sich um einen Tumormarker für das **hepatozelluläre Karzinom** und für **Keimzelltumoren**.

F01
→ **Frage 1.89:** Lösung C

Siehe Kommentar zu Frage 1.88.

F01
→ **Frage 1.90:** Lösung B

Siehe Kommentar zu Frage 1.88.

F99
→ **Frage 1.91:** Lösung D

Zu **(1):** Das **villöse Adenom** ist ein weicher, **zottiger** und meist flächiger Tumor. Die besonders hohe Entartungsquote (je nach Größe zwischen 40-70%) macht das villöse Adenom zu einer **Präkanzerose**.
Zu **(2):** **Tubuläre Adenome** sind am häufigsten und kommen gestielt oder breitbasig vor. Die Malignitätsrate liegt je nach Größe zwischen 1-10%.
Zu **(3):** Die obere Grenze der endoskopischen Abtragbarkeit liegt für breitbasige Adenome bei ca. 3 cm. Im Rahmen der **minimal invasiven Chirurgie** lassen sich jedoch auch größere Polypen mit Hilfe der **endoskopischen Mikrochirurgie** entfernen.

2 Chirurgische Infektionslehre

2.1 Allgemeine Infektiologie

H05

→ Frage 2.1: Lösung D

Zu (D): In der Frage ist die **typische Klinik einer Sehnenscheidenphlegmone** beschrieben. Die Einstichstelle an der Endphalanx der Daumenbeugeseite ist kaum noch zu erkennen. Der Daumen ist diffus geschwollen, druckschmerzhaft und wird in Beugestellung gehalten. Weiterhin ist die passive Streckung bei einer Sehnenscheidenphlegmone schmerzhaft für die Patientin. Die Therapie besteht in einer Sanierung der Eintrittspforte, Eröffnung der Sehnenscheide und ausgiebigen Spülung. Ergänzend kann ein Antibiotikum verabreicht werden.

Zu (A): Der Begriff **Paronychie** beschreibt eine Entzündung im Bereich des Nagelwalls. Es besteht eine umschriebene Rötung und Schwellung des Nagelwalls (Dorsalseite des Fingers!). Die Therapie besteht in der Eröffnung und Spülung.

Zu (B): Bei einem **Kragenknopfabszess** liegt ein Panaritium cutaneum vor, welches über einen Verbindungsgang mit tieferen Strukturen in Verbindung steht. Klinisch zeigt sich eine ausgeprägte Schwellung und ein pochender Schmerz. Solange die Entzündung nicht auf die Sehnenscheide übergreift, kommt es nicht zwangsläufig zu einer Ausbreitung auf den ganzen Finger und einer Beugehaltung. Die Therapie besteht in der Eröffnung, wobei insbesondere auf einen Verbindungsgang in die Tiefe geachtet werden muss.

Zu (C): Ein **Panaritium subunguale** ist eine Eiteransammlung unterhalb des Nagels. Die Therapie besteht in Abhängigkeit von der genauen Lokalisation in einer teilweisen oder kompletten Entfernung des Nagels.

Zu (E): Ein **Erysipeloid** oder auch Schweinerotlauf wird durch den Keim **Erysipelothrix rhusiopathiae** ausgelöst. Er wird über kleine Hautverletzungen durch Kontakt mit infizierten Tieren übertragen. Betroffen sind v. a. Metzger, Tierärzte und Landwirte. Klinisch äußert sich die Infektion durch eine scharf begrenzte blau-rötliche Verfärbung v. a. im Handbereich. Die Therapie besteht neben der Sanierung der Eintrittspforte in einer Antibiotikagabe.

F04 F06

→ Frage 2.2: Lösung B

Zu (B): Ein **Abszess** ist eine eitrige Gewebeeinschmelzung, die durch einen Granulationswall abgekapselt ist, meist ausgelöst durch eine Infektion mit Staphylokokken. Beispiele sind der Spritzenabszess in der Glutealmuskulatur oder ein perianaler Abszess. Die adäquate Therapie besteht in der Inzision und offenen Nachbehandlung, evtl. mit Drainageneinlage. Eine Antibiotikatherapie ist bei einem lokal begrenzten Prozess in der Regel nicht notwendig.

Zu (A): Bei einem **Empyem** handelt es sich um eine Eiteransammlung in einer präformierten Höhle; es kann durch eine lymphogene oder hämatogene Fortleitung von Keimen oder durch direkte Infektion entstehen. Auslöser sind meist Staphylokokken. Betroffene Organe können Gelenke, Pleura, Gallenblase oder Nierenbecken sein. Die Therapie besteht in Spülung, Drainage, Antibiotikagabe und evtl. Organentfernung (z. B. Cholezystektomie).

Zu (C): Bei einer **Gangrän** handelt es sich um eine Nekrose des Gewebes. Findet diese ohne Verflüssigung bzw. Verjauchung statt, ist es eine **trockene Gangrän**. Durch bakterielle Besiedelung kann die trockene in eine **feuchte Gangrän** übergehen.

Zu (D): Eine **Phlegmone** ist eine flächenhaft fortschreitende eitrige Entzündung des Zellgewebes. Die Ausbreitung findet bevorzugt im lockeren Bindegewebe der Subkutis, zwischen Muskeln und unter dem Periost statt. Erreger sind v. a. hämolysierende Streptokokken.

Zu (E): Bei einer **Induration** handelt es sich um eine umschriebene oder diffuse Verhärtung und Verdichtung eines Gewebes oder eines Organs.

H90

→ Frage 2.3: Lösung E

Auf der Abbildung ist eine Pustel im Oberlippenbereich mit Hautödem und ödematöser Schwellung zu erkennen. Es handelt sich dabei am ehesten um ein **Furunkel**, eine meist durch Staphylococcus aureus verursachte eitrige Infektion eines Haarfollikels mit Nekrosebildung. Oberlippen-, Wangen-, und Nasenfurunkel müssen zunächst streng konservativ behandelt werden: Breitspektrumantibiotika, Sprech- und Kauverbot, breiigflüssige Kost, Bettruhe. Wegen Gefahr des Übergreifens auf V. angularis, V. ophthalmica und Sinus cavernosus (Sinusthrombose) mit folgender Meningitis: **keine Inzision, kein Ausdrücken!** Erst nach Abgrenzung und Einschmelzung kann die zentrale Nekrose mit der Pinzette entfernt werden. Prädisponiert zur Furunkelbildung sind Diabetiker, daher stets das Vorliegen eines Diabetes mellitus ausschließen.

F02

→ Frage 2.4: Lösung C

Ein **Karbunkel** wird von **mehreren, konfluierenden Furunkeln** (= Entzündung von Haarbalg und zugehöriger Talgdrüse) gebildet. Es kommt hierbei zur ausgedehnten Nekrosenbildung bis zur Faszie, mit eventueller **Ausbildung von Fisteln** (E). Erreger sind typischerweise **Staphylokokken** (C). Da meist eine resistenzmindernde Grunderkrankung, z. B. ein Diabetes mellitus, vorliegt, muss diese ausgeschlossen werden (B). Therapeutisch sollte das gesamte nekrotische Areal exzidiert (D) und bei ausgedehnten Befunden anschließend eventuell eine plastische Deckung durchgeführt werden (A).

Abweichend hiervon muss bei Furunkeln oder Karbunkeln im Bereich der Oberlippe vorgegangen werden. In diesem Fall muss jede Manipulation unterlassen werden, um eine Fortleitung der Keime über die V. ophthalmica nach intrakranial zu verhindern, in deren Folge eine Sinusvenenthrombose mit Meningitis entstehen kann. Die Therapie besteht in einer stationären Aufnahme mit Bettruhe, Kau- und Sprechverbot und hochdosierter Antibiotikatherapie.

H02
→ Frage 2.5: Lösung C

Bei der **V-Phlegmone** handelt es sich um eine Sonderform der **Hohlhandphlegmone** mit Entzündung der Sehnenscheide des 1. und 5. Fingers. Sie entsteht durch Einschmelzung der radialen und ulnaren Trennwand zwischen beiden Sehnenscheidenbeuteln. Es kann auch eine offene Verbindung zwischen radialem und ulnarem Sehnenscheidensack vorbestehen.

F94
→ Frage 2.6: Lösung B

Die vergrößerten und druckschmerzhaften Lymphknoten sind Ausdruck einer **Lymphadenitis** aufgrund des fortgeschrittenen **Panaritium articulare**. Es handelt sich um eine eitrige Infektion, meist durch **Staphylokokken** hervorgerufen. Eine diagnostische Biopsie mit Sabin-Feldmann-Test (zum Nachweis einer Toxoplasmose) ist daher nicht indiziert und wegen der Gefahr der Keimverschleppung gefährlich.

H03
→ Frage 2.7: Lösung D

Zu **(D)**: Der **Pilonidalsinus** (Haarnestgrübchen, Rekrutenabszess, Jeep's disease, Steißbeinfistel, -zyste) ist ein epithelialisierter Gang, der einzelne oder mehrere Haare enthält. Prädisponierend ist eine überwiegend sitzende Tätigkeit.
Zu **(A)**: Der **Pilonidalsinus** ist in der Medianlinie der Rima ani oberhalb des Sakrokozygealgelenks lokalisiert.
Zu **(B)**: Betroffen sind meist junge, stark behaarte Männer.
Zu **(C)**: Der Erkrankungsgipfel liegt deutlich niedriger.
Zu **(E)**: Ein nicht infizierter **Pilonidalsinus** wird durch sorgfältige Analhygiene mit Rasur der Haare etc. behandelt. Bei einer Infektion ist die breite Exzision in toto indiziert. Die Wunde bleibt offen und heilt sekundär zu. Die entstandene Narbenplatte ist haarfrei und deshalb wenig rezidivgefährdet.

H04
→ Frage 2.8: Lösung D

Zu **(D)**: Die beschriebene Patientin leidet unter einem eingewachsenen Großzehennagel (auch Unguis incarnatus). **Nachdem eine konservative Therapie fehlgeschlagen ist, besteht nun eine Indikation zur operativen Therapie.** Die Methode der Wahl ist hierbei die sog. **Emmert-Plastik**. Hierbei wird in Oberst-Leitungsanästhesie ¼ bis ⅓ des lateralen Nagels mitsamt Nagelfalz, Nagelbett und dazugehöriger Nagelwurzel reseziert. Dies ist entscheidend, da ein Nachwachsen des Nagels in diesem Bereich verhindert werden soll. Anschließend erfolgt eine offene Wundbehandlung mit Salbenverbänden, z. B. Braunovidon®.
Zu **(C)**: Eine komplette Entfernung des Nagels ist nicht notwendig.

F02 H96 F91
→ Frage 2.9: Lösung B

Zu **(B)**: Bei einem **Abszess** handelt es sich um eine **eitrige Gewebseinschmelzung**, die durch einen Granulationswall abgekapselt ist. Typische Erreger sind Staphylokokken. Die adäquate Therapie besteht in der Inzision und offenen Nachbehandlung, evtl. mit einer Drainage. Da es sich zumeist um einen lokal begrenzten Prozess handelt, ist eine Antibiotika-Therapie nicht notwendig.

H93
→ Frage 2.10: Lösung B

Auf der Abbildung ist ein Abszess zu erkennen, der durch eine Inzision entleert werden muss.

F00
→ Frage 2.11: Lösung E

Neben der operativen Eröffnung des Ausgangsherdes erfolgt die Ruhigstellung der Extremität und eine systemische Antibiose.
Zu **(A)**: Im infizierten Bereich darf keine **Oberst-Leitungsanästhesie** durchgeführt werden.
Zu **(B)**: Die **Kocher-Emmert-Plastik** kommt beim eingewachsenen Nagel (meist Großzehe) zur Anwendung. Es erfolgt die Keilresektion von Nagel, Nagelfalz und Nagelbett.
Zu **(C)**: Das **Panaritium** kann bis zum Gelenk und Knochen fortschreiten.
Zu **(D)**: Panaritien werden in der Regel durch **Staphylokokken** hervorgerufen.

F99
→ Frage 2.12: Lösung E

Die Gabe von Immunglobulinen ist bei potenzieller HIV-Inokulation unwirksam. Das Risiko einer Infektion nach einer Nadel- oder Schnittverletzung bei einem HIV-infizierten Patienten beträgt ca. 1:200 und ist damit wesentlich geringer als bei anderen Infektionskrankheiten (z.B. Hepatitis).

F98
→ Frage 2.13: Lösung D

Bei einer akuten postoperativen **Osteitis** gilt die Grundregel: Ein stabiles Implantat bleibt, ein instabiles wird entfernt und durch ein neues ersetzt (z.B. Fixateur externe).

2.2 Spezifische Infektionen

H07
→ Frage 2.14: Lösung E

Zu (E): Auf dem Querschnittsbild (durch die operativ entfernte Niere) ist zu erkennen, dass nahezu das gesamte Nierenparenchym aufgebraucht und durch eine weiße, mörtelartige Masse ersetzt ist. Es handelt sich um den Endzustand einer **Nierentuberkulose**. Hierbei entsteht durch die **chronische Infektion** eine zunehmende Verkäsung des Nierenparenchyms. Der Endzustand wird auch als **Kitt- oder Mörtelniere** bezeichnet. Weitere Hinweise auf eine Tuberkulose finden sich auch in der Anamnese des Patienten, z.B. **Gibbus** seit dem 12. Lebensjahr (wahrscheinlich im Rahmen einer Knochen-Tbc) sowie der einjährige Aufenthalt in einer „Lungenheilanstalt".
Zu (A)–(D): Hinsichtlich der Anamnese und des Operationsbefundes ist das **Vorliegen eines Infarktes** (A), eines **malignen Tumors** (B), eines **Nierensteins** (C) sowie einer **akuten Infektion** (D) nicht wahrscheinlich.

F06
→ Frage 2.15: Lösung D

Zu (D): **Tollwut** wird durch das neurotrope Rabies-Virus, ein RNA-Virus aus der Gruppe der Rhabdoviren, ausgelöst. Das Virus selbst gelangt über die Nervenbahnen zu den Perikaryen von Rückenmark und Gehirn. Nach einer Inkubationszeit von 10 Tagen bis zu einem Jahr kommt es zunächst zu einer Prodromalphase mit Übelkeit, Kopfschmerzen, Erregung und Angstzuständen. Anschließend folgt das Erregungsstadium typischerweise mit einer Hydrophobie, Schlundkrämpfen und zunehmenden Lähmungen bis zur Ateminsuffizienz. Im Endstadium treten tonisch-klonische Krämpfe sowie Paresen der Muskulatur bis zum Atemstillstand auf.
Zu (A): **Schlangengifte** enthalten eine unterschiedlich Anzahl von Toxinen und Enzymen. Zu den häufigsten zählen **Neurotoxine** und **Cardiotoxine** sowie zahlreiche Proteasen und Phospholipasen, die zu einer Störung der Gerinnung, Erhöhung der Gefäßpermeabilität sowie lokalen Nekrosen führen.
Zu (B): **Tetanus** wird durch das Clostridium tetani, einen grampositiven anaeroben Sporenbildner, ausgelöst, welcher ubiquitär vorkommt. Die Keime verbleiben im Wundbereich und bilden ein **Ekto- bzw. Neurotoxin**. Diese breiten sich entlang der Axone zu den motorischen Vorderhornzellen des Rückenmarks aus und blockieren auf diese Weise einwirkende Hemmungsimpulse. Die Folge ist eine erhöhte Krampfbereitschaft. Nach einer Inkubationszeit von 4–14 Tagen kommt es zunächst zu einer Licht- und Lärmempfindlichkeit der Patienten. Anschließend kommt es zu Schluckstörungen und zunehmendem Muskelspasmus bis zur Atemlähmung. Typisch ist die Trias aus **Risus sardonicus, Trismus** und **Opisthotonus**.
Zu (D): Auch bei **Insektenstichen** kommt es zur **Ausschüttung von Toxinen**, die zu einer Membranschädigung und erhöhten Gefäßpermeabilität führen. - Z.T. sind auch **Neurotoxine** enthalten, die aber für den Menschen aufgrund der geringen Menge normalerweise nicht gefährlich sind.
Zu (E): Der häufigste Erreger des Gasbrands ist **Clostridium perfringens**. Es handelt sich um einen grampositiven, sporenbildenden Anaerobier. Seltener sind Clostridium histolyticum, septicum oder novyi nachzuweisen. Durch die **Bildung von Exotoxinen**, welche enzymatisch-lytisch wirken, kommt es zu einer Zerstörung der Zellmembranen mit massivem Zelluntergang. Die Folge sind **Hämolyse und Myolyse mit Gasbildung**. Klinisch treten nach einer Inkubationszeit von Stunden bis wenigen Tagen starke Wundschmerzen bei relativ unauffälligen Wundverhältnissen auf. Im weiteren Verlauf kommt es zu einem Ödem mit typischem Knistern durch die Gasbildung. Diese kann auch im Röntgenbild durch eine Muskelfiederung sichtbar werden. Typisch ist auch ein süßlicher Wundgeruch mit serös-hämorrhagischem Wundsekret.
Therapeutisch muss bei Verdacht auf Gasbrand eine unverzügliche Eröffnung der Wunden mit Entfernung der Nekrosen erfolgen (Keim ist Anaerobier!). Ergänzend kann eine antibiotische Therapie, z.B. mit Penicillin G und Metronidazol, sowie eine hyperbare Oxygenierung durchgeführt werden. Der Gasbrand ist ein ernstes Krankheitsbild, welches auch behandelt noch eine Letalität von ca. 30% aufweist.

Schwerpunkt Chirurgie, Orthopädie

F06
→ Frage 2.16: Lösung D

Die **Aktinomykose** wird ausgelöst durch **Actinomyces israelii**, ein **anaerobes, grampositives Bakterium** (aus diesem Grunde sind Antimykotika, wie z. B. Nystatin oder Amphotericin, nicht indiziert). Der Keim kommt als Saprophyt im gesamten Gastrointestinaltrakt vor und wird erst nach Eindringen in die Schleimhaut durch eine Verletzung pathogen. Hierbei lassen sich zervikofaziale (60–70 % der Fälle), thorakale und abdominale Formen unterscheiden. Klinisch äußert sich die Erkrankung in bretthartena Schwellungen, die mit einer bläulich-lividen Verfärbung der Haut einhergehen. Charakteristisch ist im späteren Verlauf die Ausbildung von Fisteln. Hierbei entleeren sich schwefelgelbe **Drusen** (D). Diese Drusen bestehen aus einem Konglomerat kleiner Actinomyces-Kolonien, die von einem Leukozytenwall umgeben sind. Aus den Kolonien ragen die verzweigt wachsenden Bakterien heraus. Aus diesem Grund auch die alte Bezeichnung Strahlenpilz. Die Diagnose wird anhand des typischen Lokalbefundes sowie des mikrobiologischen Nachweises gestellt. Die Therapie besteht zunächst in einer hochdosierten Antibiotikatherapie, z. B. mit Penicillin G 10–20 Mio. E. pro Tag über mehrere Wochen. Die chirurgische Therapie beschränkt sich auf die Spaltung von Abszessen oder Fisteldrainagen.

F06
→ Frage 2.17: Lösung A

Tollwut oder Rabies wird durch das neurotrope Rabies-Virus, ein RNA-Virus aus der Gruppe der Rhabdoviren, ausgelöst. Das Virus gelangt über die Nervenbahnen zu den Perikaryen von Rückenmark und Gehirn. Man unterscheidet eine aggressive Form, die v. a. das Gehirn befällt, von einer paralytischen Form, die das Rückenmark infiziert. Nach einer Inkubationszeit von 10 Tagen bis zu einem Jahr kommt es zunächst zu einer Prodromalphase mit Übelkeit, Kopfschmerzen, Erregung und Angstzuständen. Anschließend folgt das Erregungsstadium typischerweise mit einer **Hydrophobie** (A), Schlundkrämpfen und zunehmenden Lähmungen bis zur Ateminsuffizienz. Im Endstadium treten tonisch-klonische Krämpfe sowie Paresen der Muskulatur bis zum Atemstillstand ein.

F06
→ Frage 2.18: Lösung B

Tetanus wird durch das **Clostridium tetani**, einen grampositiven anaeroben Sporenbildner, ausgelöst, welcher ubiquitär vorkommt. Die Keime verbleiben im Wundbereich und bilden ein Ekto- bzw. Neurotoxin. Diese breiten sich entlang der Axone zu den motorischen Vorderhornzellen des Rückenmarks aus und blockieren auf diese Weise einwirkende Hemmungsimpulse. Die Folge ist eine erhöhte Krampfbereitschaft. Nach einer Inkubationszeit von 4–14 Tagen kommt es zunächst zu einer Licht- und Lärmempfindlichkeit der Patienten. Anschließend kommt es zu Schluckstörungen und zunehmendem Muskelspasmus bis zur Atemlähmung. Typisch ist eine Trias aus Risus sardonicus, **Trismus** (B) und Opisthotonus.

H05
→ Frage 2.19: Lösung A

Zu (A): Die geschilderte Klinik mit Entwicklung eines septischen Krankheitsbildes und insbesondere einem nachweisbaren Knistern im Bereich des rechten Oberschenkels spricht für das Vorliegen eines **Gasbrands** (A).
Der häufigste Erreger des Gasbrands ist **Clostridium perfringens**. Es handelt sich hierbei um einen grampositiven sporenbildenden Anaerobier. Seltener sind Clostridium histolyticum, septicum oder novyi nachzuweisen.
Durch die **Bildung von Exotoxinen**, welche enzymatisch-lytisch wirken, kommt es zu einer Zerstörung der Zellmembranen mit massivem Zelluntergang. Die Folge sind Hämolyse und Myolyse mit Gasbildung.
Klinisch kommt es nach einer Inkubationszeit von Stunden bis wenigen Tagen zu einem starken Wundschmerz bei relativ unauffälligen Wundverhältnissen. Im weiteren Verlauf kommt es zu einer ödematösen Schwellung und dem **typischen Knistern durch die Gasbildung**. Diese kann auch im Röntgenbild durch eine Muskelfiederung sichtbar werden. Typisch ist auch ein süßlicher Wundgeruch mit serös-hämorrhagischem Wundsekret.
Therapeutisch muss bei Verdacht auf einen Gasbrand eine unverzügliche Eröffnung der Wunden mit Entfernung der Nekrosen erfolgen (Keim ist Anaerobier!). Ergänzend kann eine antibiotische Therapie, z. B. mit Penicillin G und Metronidazol, sowie eine hyperbare Oxygenierung durchgeführt werden. Eine alleinige Antibiotikatherapie reicht nicht aus ((C) ist falsch)!
Der Gasbrand ist ein ernstes Krankheitsbild, welches auch behandelt noch eine Letalität von ca. 30 % aufweist.
Zu (B): Der Magen liegt intraperitoneal! Bei einer Magenperforation lässt sich freie Luft intraabdominell in der Röntgen-Abdomenübersicht nachweisen.
Zu (D): Die nekrotisierende Fasziitis ist eine durch Streptokokken der Gruppe A ausgelöste schwere Weichteilinfektion mit hoher Letalität. Sie ist gekennzeichnet durch eine Nekrose der Faszien ohne primäre Beteiligung der Muskulatur (hier auch Abgrenzung zum Gasbrand). Charakteristisch sind eine schmerzhafte Rötung der Haut einhergehend

mit einem Ödem und einer Induration, die bis zur Gangrän, septischen Komplikationen und Multiorganversagen gehen kann. Die Therapie besteht in einer radikalen Exzision des nekrotischen Gewebes. Begleitend wird mit einer Antibiotikatherapie begonnen, welche insbesondere Streptokokken abdecken muss (z. B. Penicilline oder Clindamycin).

Zu (E): Die Pyodermia fistulans ist gekennzeichnet durch eine subkutane Abszess- und Fistelbildung im Bereich der Analregion, des Perineums, des Skrotums, der Labien und der Oberschenkel. Sie entsteht durch Hautmissbildungen mit tiefen Retentionstaschen. Begünstigt wird die Erkrankung durch starke Behaarung, Adipositas, mangelnde Hygiene und Stoffwechselerkrankungen. Die Therapie besteht in einer konservativen Behandlung mit 13-cis-Retinsäure, UV-Bestrahlung oder operativ in der radikalen Exzision der Abszesse und Fisteln.

H05
→ **Frage 2.20:** Lösung D

Zu (D): Die Übersicht der Abbildung zeigt – soweit erkennbar – ein intaktes Mundhöhlenepithel (oberer rechter Bildquadrant). Submukös findet sich eine im Anschnitt kreisförmig imponierende Zellansammlung mit verstärkt angefärbten und weitestgehend **homogenen eosinophilen zentralen Anteilen**, die in der Vergrößerung der Abbildung dargestellt sind. Auffällig ist eine **fransig-strahlige Begrenzung** der offensichtlich zerstörten und damit als eingeschmolzen zu bezeichnenden zentralen Gewebsareale, in deren Umgebung eine ausgeprägte leukozytäre Infiltration zu erkennen ist. Sämtliche abgeleiteten Befunde sprechen für das Vorliegen einer **abszedierenden Entzündung**, wobei die breite Umgebungsreaktion und die Durchsetzung des Infiltrates mit rundzelligen (lymphozytären) Elementen für eine chronisch-eitrige (= chronisch-purulente) Entzündung spricht. In diesem Fall liegt ein **chronischer Abszess** vor. Typisch sind chronische Abszesse der Mundhöhle bei der **Aktinomykose**. Die Bakterien (Actinomyces israelii) lagern sich in Form von Bakterienhaufen mit strahligen Ausläufern (Drusen) im Zentrum eines Abszesses zusammen.

Zu (A): Bei der Sialolithiasis handelt es sich um eine Speichelsteinbildung. Am häufigsten ist die Glandula submandibularis betroffen. Die Sialolithiasis wird durch Speichelretention in Form einer Sialadenitis (Speicheldrüsenentzündung) symptomatisch.

Zu (B): Unter einer Leukoplakie versteht man eine weißliche Verfärbung der Schleimhäute insbesondere im Bereich des Mundes, des Kehlkopfes und der Harnblase. Es handelt sich um eine Symptombezeichnung mit unterschiedlichen Differentialdiagnosen.

Zu (C): Eine Kryptokokkose stellt eine schwere Pilzinfektion dar, welche zumeist im Rahmen einer HIV-Infektion auftritt. Histologisch finden sich Granulome. Selten ist eine zentrale Abszedierung.

Zu (E): Eine granulomatöse Entzündung ist als Variante einer protrahiert verlaufenden exsudativen Entzündung anzusehen und durch die knötchenförmige Ansammlung von Makrophagen und deren Abkömmlingen, ungeordneten und geordneten Riesenzellen, sowie Epitheloidzellen gekennzeichnet. Es werden verschiedene Granulomformen unterschieden:
- Sarkoidosegranulom (z. B. Sarkoidose, Morbus Crohn, interstitielle Lungenfibrose bei Berylliose)
- Tuberkulosegranulom (z. B. Mycobacterium tuberculosis, Lues)
- Pseudotuberkulosegranulom (z. B. Listeriose, Brucellose, Histoplasmose)
- Rheumatisches Granulom (nur beim rheumatischen Fieber, d. h. nach vorangegangener Infektion mit Streptokokken der Gruppe A)
- Rheumatoides Granulom (sog. Rheumaknoten bei rheumatoider Arthritis)
- **Fremdkörpergranulome** (z. B. kristalline Fremdkörper wie Silikatstäube und Urate, nichtkristalline Fremdkörper wie Holz, Öl, Silikon)

H05
→ **Frage 2.21:** Lösung A

Zu (A): Der linke M. iliacus ist aufgetrieben und zeigt kleine Lufteinschlüsse. Der Befund ist typisch für einen Abszess.

Zu (B): Zysten sind glatt begrenzt, haben niedrige Dichtewerte, Lufteinschlüsse sind nicht typisch.

Zu (C): Die Luftbläschen liegen nicht „frei" im Abdomen, sondern sind in den Abszess eingebettet.

Zu (D): Ein Osteosarkom zeigt keine Lufteinschlüsse. Zudem ist der benachbarte Knochen unauffällig.

Zu (E): Der CT-Schnitt liegt anatomisch im Becken. Der Pankreasschwanz ist dort nicht lokalisiert.

F01
→ **Frage 2.22:** Lösung E

Bei der **Aktinomykose** ist **Penicillin G** das Antibiotikum der Wahl. Außerdem ist eine operative Exzision mit Drainage notwendig.

H01
→ **Frage 2.23:** Lösung E

Die **Gasbrandinfektion** wird v. a. durch **Clostridium perfringens** verursacht (C). Es handelt sich dabei um einen grampositiven obligat anaeroben Sporenbildner. Durch die Bildung von Exotoxinen kommt es zur raschen Gewebszerstörung (B) und Nekrosen der Muskulatur (A). Da es sich um **obligat anaerobe Keime** handelt, wird eine ausgiebige Wundausschneidung mit Eröffnung der Muskellogen durchgeführt. Zusätzlich kann die **hyperbare Oxygenation**

Schwerpunkt Chirurgie, Orthopädie

eingesetzt werden (D), um noch mehr Sauerstoff in das Gewebe zu bringen. Ergänzend wird antibiotisch mit Penicillin G behandelt. Da es sich häufig um Mischinfektionen handelt, wird Metronidazol oder Clindamycin zusätzlich gegeben. Für die Gasbrandinfektion gibt es weder eine aktive Immunisierung noch ein Antitoxin (E).

H99
→ **Frage 2.24:** Lösung C

Zu (C): Der **Risus sardonicus** ist zusammen mit dem Trismus (Kiefersperre) und dem Opisthotonus (Überstreckung der Rückenmuskulatur) typisches Symptom des Tetanus. Es handelt sich dabei um Spasmen und Krämpfe in der Gesichtsmuskulatur. Bei der Rabies-Infektion tritt er nicht auf.
Zu (A), (B), (D) und (E): Die Tollwut (Rabies) wird durch ein neurotropes RNA-Virus hervorgerufen. Es breitet sich entlang der peripheren Nervenbahnen zum Rückenmark hin aus. Häufigste Infektionsquelle ist der Hund, gefolgt von anderen Wild- und Haustieren.
Klinisch schließt sich an ein unspezifisches Prodromalstadium das Erregungsstadium an. Es ist gekennzeichnet durch **Schlingkrämpfe**, **Atemstörung**, **Hydrophobie** (Wasserscheu) und vermehrten Speichelfluss. Im paralytischen Stadium kommt es zu progredienten sensiblen und motorischen Ausfällen. Der Exitus letalis ist dann nicht mehr zu verhindern.

F02
→ **Frage 2.25:** Lösung B

Zu (B): Auf der Computertomographie ist eine zystische Struktur im rechten Leberlappen zu erkennen. Sie ist von Flüssigkeit gefüllt und durch eine hyperdense Kapsel deutlich gegenüber der Umgebung abgesetzt. Da kein Kontrastmittel gegeben wurde, handelt es sich wahrscheinlich um Kalkeinlagerungen in der Zystenwand. Insgesamt spricht dies am ehesten für eine **verkalkte Echinokokkuszyste**. Da es sich um eine solitäre Zyste mit verdrängendem Wachstum handelt, ist sie wahrscheinlich durch den **Echinokokkus granulosus** oder Hundebandwurm ausgelöst. Der Mensch fungiert als Zwischenwirt, er nimmt die Bandwurmeier oral auf. Im Darm entwickeln sich die Larven und gelangen über die Darmwand in die Pfortader. Durch haematogene Fortleitung kommt es zu Absiedelungen in Leber, Lunge und Gehirn. Da die Zysten des Echinokokkus verdrängend wachsen, kommt es zu Symptomen aufgrund der Raumforderung. Der Patient klagt über Oberbauchschmerzen und ein Druckgefühl. Zusätzlich kann es zu einem Verschlussikterus kommen. Die Diagnose wird durch eine Sonographie oder eine CT gestellt. Bei Verkalkung der Zystenkapsel ist diese auch im Röntgen zu sehen. Eine negative Serologie gegen Echinokokkus-Ag schließt eine Erkrankung nicht aus, da je nach Methode eine Sensitivität von 90 % erreicht wird.
Therapeutisch wird beim Echinokokkus granulosus eine **Zystektomie** durchgeführt, wobei eine Perforation unbedingt zu vermeiden ist, da es sonst zur Aussaat in die Bauchhöhle kommen kann.

3 Zentrales und peripheres Nervensystem

3.1 Zentrales Nervensystem

H07
→ **Frage 3.1:** Lösung D

Zu (D): Um die Beschwerden der Patientin (**Kopfschmerzen, zunehmende Sehstörungen, Übelkeit** und **rezidivierendes Erbrechen**) weiter abzuklären, werden **CT-Aufnahmen** ohne und mit Kontrastmittelgabe angeordnet. Bereits auf der Abbildung vor Kontrastmittel-Gabe ist eine **hyperdense Raumforderung** links okzipital zu erkennen. Dies spricht für eine **okzipitale Parenchymblutung** mit Verdrängung des Hinterhorns des linken Seitenventrikels und beginnender Mittellinienverlagerung.
Zu (A): Ein **Hirninfarkt** stellt sich in der cranialen Computertomographie (CCT, nicht sofort, sondern nach einigen Stunden) als hypodense Zone dar. **Nach Kontrastmittelgabe** zeigt sich später **im Infarktareal** eine **Dichteanhebung**. Dies wird als sog. **Luxusperfusion** bezeichnet und ist ein Hinweis auf eine vorliegende Schrankenstörung.
Zu (B): Ein **Plexuspapillom** ist ein sehr seltener Tumor, der fast ausschließlich im Kindesalter vorkommt. Es handelt sich um einen gutartigen, langsam wachsenden Tumor, der vom Plexus choroideus des IV., Seiten- oder III. Ventrikels ausgeht. Es kommt zu Liquorzirkulationsstörungen mit einem intermittierenden Hydrocephalus occlusus durch Verlegung der Liquorwege oder eine Überproduktion von Liquor. Klinisch finden sich anfallsweise Kopfschmerzen mit Übelkeit und Erbrechen sowie Ataxien, Myoklonien und Paresen der caudalen Hirnnerven. **Im CCT** zeigt sich eine **hypodense Raumforderung im Ventrikelsystem** und eine Erweiterung des Ventrikelsystems. Verkalkungen sind möglich.
Zu (C): Bei einer **Subarachnoidalblutung** verteilt sich das Blut im Subarachnoidalraum und zeigt sich nicht isoliert im Bereich des Okzipitallappens.

Zu (E): **Meningeome** sind mesodermale Tumoren, die von den Hirnhäuten ausgehen, insbesondere von den Granulationes arachnoidales. Sie sind langsam wachsende, in der Regel gutartige Tumoren und verdrängen das Gehirn. In den Ventrikeln treten sie nicht auf.

H07
→ Frage 3.2: Lösung A

Zu (A): Das postoperativ durchgeführte CT des Patienten zeigt eine **kalottennah gelegene, bikonvexe hyperdense Struktur** im Operationsgebiet. Darüber hinaus ist bereits eine **Mittellinienverlagerung** zu erkennen. Es handelt sich hier um den typischen Befund eines **epiduralen Hämatoms**. Dieses entsteht üblicherweise durch eine **Verletzung** eines **Astes der A. meningea media** und dehnt sich zwischen Schädelkalotte und Dura mater aus. Klinisch tritt nach einem symptomfreien Intervall (der Patient war zunächst postoperativ unauffällig) eine zunehmende Bewusstseinstrübung auf.
Zu (B): **Subdurale Hämatome** zeigen typischerweise eine sichelförmige Konfiguration und breiten sich oft über die gesamte Hemisphäre aus. Sie entstehen durch eine **Verletzung von Brückenvenen** und breiten sich zwischen Dura mater und Arachnoidea aus.
Zu (C): Im CT ist zu erkennen, dass die hyperdense Raumforderung innerhalb des Schädels liegt und nicht im Knochen. Es ist deshalb nicht davon auszugehen, dass der **Kalottenbefund operativ nicht vollständig erreicht wurde**.
Zu (D): Die typische bikonvexe Konfiguration spricht für ein epidurales Hämatom und **nicht** für einen **postoperativen Normalbefund**. Ein **blustillendes Vlies** würde sich zudem postoperativ nicht hyperdens darstellen.
Zu (E): Eine **akute subarachnoidale Blutung** würde sich im CT durch hyperdense Auflagerungen im Subarachnoidalraum zeigen und sich unmittelbar auf der Gehirnoberfläche um die Gyri und Sulci verteilen. Typische Klinik wäre hier der „**Vernichtungskopfschmerz**".

F07
→ Frage 3.3: Lösung C

Zu (C): Bei der 89-jährigen Patientin mit progredienten neurologischen Ausfällen zeigt sich in der MRT (Magnetresonanztomographie)-Aufnahme (sagittale HWS-BWS-Schicht in **T1-Wichtung**, erkennbar am hellen Fett) eine **hyperintense, breitbasig der Wirbelkörperhinterkante aufsitzende Raumforderung**, welche das **Myelon komprimiert**. Dies entspricht dem typischen Bild eines **Meningeoms**.
Zu (A): Eine **Myelitis transversa** kann in Folge eines Infektionsgeschehens auftreten. Sie befällt das Myelon überwiegend transversal und führt zu einer mehr oder weniger kompletten Querschnittssymptomatik.

Zu (B): Ein **Spinalis-anterior-Infarkt** durch eine Thrombose im Bereich der BWS führt zu einer spastischen Parese der Beine durch eine beidseitige Schädigung der Pyramidenbahn. Ergänzend findet sich eine beidseitige dissoziierte Sensibilitätsstörung durch Schädigung des Tr. spinothalamicus lateralis sowie Blasen- und Mastdarmstörungen.
Zu (D): Ein **Stiftgliom** ist ein Astrozytom des Rückenmarks, welches sich stiftförmig nach kranial und kaudal ausbreitet. Es kommt zu einer zunehmenden Auftreibung des Rückenmarks. Klinisch führt eine höhenbezogene Querschnittssymtomatik. Sie äußert sich zunächst in schlaffen, später spastischen Lähmungen sowie in sensiblen Ausfällen unterhalb des Tumors. Schließlich entwickeln sich auch Blasen- und Mastdarmstörungen.
Zu (E): **Epidurale Abszesse** können sich nach offenen Verletzungen, Spondylitiden und hämatogen fortgeleitet entwickeln. (Der größte Anteil spinaler epiduraler Abszesse entfällt auf durch Staphylokokken verursachte Wirbelosteomyelitiden.) Klinisch zeigen sich starke Rückenschmerzen, Fieber und ein rasch progredientes Querschnittssyndrom.

F06
→ Frage 3.4: Lösung E

Auf dem dargestellten MRT der LWS zeigt sich **großer medio-lateraler Bandscheibenprolaps im Segment L5/S1**. Ein mediolateraler Bandscheibenvorfall in diesem Segment führt vor allem zu einer Kompression der darunter abgehenden Wurzel S1 und evtl. auch S2.
Typische Symptome bei der Untersuchung sind eine **Parese des M. triceps surae** (C) **mit Ausfall des Achillesehenreflexes** (A) sowie eine **Hypalgesie** (B) **und Parästhesie** (D) **im Bereich der Wade bzw. des Dermatomes S1**.
Zu (E): Ein **unerschöpflicher Achillessehnenklonus** spricht für eine **Pyramidenbahnschädigung**, d.h. eine Schädigung im Bereich des ZNS oberhalb des Segmentes S1. Der Klonus ist ein Zeichen, das der Reflexbogen noch intakt ist, also keine periphere Schädigung im Bereich der Nervenwurzeln vorliegt. Der Klonus entsteht dadurch, dass die Eigenreflexe normalerweise unter dem Einfluss der hemmenden retikulospinalen Bahnen stehen. Sind diese Bahnen geschädigt, werden die Eigenreflexe nicht mehr gehemmt, und es kommt zu den genannten unerschöpflichen Kloni.

H05
→ Frage 3.5: Lösung D

Zu (D): Auf der gezeigten Computertomographie des Schädels mit Kontrastmittel ist ein KM aufnehmender Prozess im Bereich des Seitenventrikels dargestellt. Die in den anderen Antwortmöglichkeiten genannten Strukturen, wie der 4. Ventrikel, das Keilbein oder der Kleinhirnbrückenwinkel, sind in diesem Schnitt nicht dargestellt. Bei dem Prozess könnte es sich um ein Ependymom, ein Plexuspapillom oder auch um eine Metastase handeln.

H05
→ Frage 3.6: Lösung D

Zu (D): Auf dem MRT ist eine **deutliche Aufweitung der Seitenventrikel** zu erkennen. Der Liquor wird in der T2-Wichtung als signalreich oder hyperintens dargestellt. Dieser Befund spricht für einen gestörten Liquorabfluss und somit für einen **Hydrocephalus internus**.

H05
→ Frage 3.7: Lösung B

Zu (B): Auf den MRT-Bildern ist eine **Raumforderung** zu erkennen, welche **hyperintens** ist und **in den Porus acusticus internus links einwächst**. Zusammen mit der geschilderten Klinik (Ohrgeräusche, zunehmender Hörverlust und Gangunsicherheit) spricht das MRT für das Vorliegen eines **Akustikusneurinoms**.
Neurinome gehen von den Schwann-Zellen aus, welche die Myelinscheiden um die peripheren Nervenfasern und Hirnnerven bilden. Am häufigsten gehen sie vom Vestibularisanteil des N. vestibulocochlearis (50% aller Neurinome) aus und wachsen vom Meatus acusticus internus zum Kleinhirnbrückenwinkel vor. Die Diagnose wird durch ein MRT gesichert (erfolgreicher Nachweis in 95% der Fälle). Therapeutisch ist die Indikation zur Tumorexstirpation einschließlich Tumorkapsel grundsätzlich gegeben, die Prognose ist insgesamt sehr gut.

H03
→ Frage 3.8: Lösung D

Die Bilder der Computertomographie zeigen deutliche Erweiterungen der gesamten Hirnventrikel als Ausdruck eines **Hydrozephalus**. Die zystische Struktur (Tumor?) im dorsalen Bereich (obere Bildreihe) gehört nicht zum Ventrikelsystem. Bei einem **Hydrocephalus communicans** handelt es sich um eine Vergrößerung der intrakraniellen Liquorräume mit erhaltener Liquorpassage. Ursache ist entweder eine Überproduktion oder mangelnde Rückresorption des Liquors. Um das Missverhältnis zu beseitigen, wird der Liquor aus den Hirnkammern über ein Drainagesystem in den Peritonealraum (**ventrikulo-peritonealer Shunt**) oder in den rechten Herzvorhof (**ventrikulo-atrialer Shunt**) geleitet.

F98
→ Frage 3.9: Lösung C

Bei einem **Hydrocephalus communicans** handelt es sich um eine Vergrößerung der intrakraniellen Liquorräume mit erhaltener Liquorpassage. Ursache ist entweder eine Überproduktion oder mangelnde Rückresorption des Liquors. Um das Missverhältnis zu beseitigen, wird der Liquor aus den Hirnkammern über ein Drainagesystem in den Peritonealraum (**ventrikulo-peritonealer Shunt**) oder in den rechten Herzvorhof (**ventrikulo-atrialer Shunt**) geleitet.
Zu (A): Eine **Ventrikulozisternostomie** (Torkildsen) kommt beim **Hydrocephalus occlusus** (Verschluss der Liquorwege) in Betracht, falls die Ursache (Tumor, Zyste etc.) nicht beseitigt werden kann. Es handelt sich um eine Umgehungsdrainage vom Seitenventrikel zur Hinterhauptzisterne.

H00
→ Frage 3.10: Lösung D

Zu (D): **Strumpfförmige Hypästhesien** sind typische Zeichen einer **Polyneuropathie**.
Zu (A): Gefühlsstörungen an der **lateralen Fußkante** können einer Kompression in Höhe S_1 zugeordnet werden (Endast des N. suralis).
Zu (B): Das **Lasègue-Zeichen** ist positiv, wenn beim liegenden Patienten durch Hüftbeugung des gestreckten Beins im Hüftgelenk Schmerzen in Gesäß und Oberschenkel der betroffenen Seite ausgelöst werden können. Ein positiver Befund findet sich u.a. bei lumbalen Bandscheibenvorfällen und dem Ischias-Syndrom.
Zu (C): Eine Abschwächung oder gar ein Ausfall des **Achillessehnenreflexes** kann einer Kompression Höhe S_1 zugeordnet werden (N. tibialis).
Zu (E): Eine **Abschwächung der Fußaußenrandhebung** (Pronation) findet sich v.a. bei Kompression in Höhe S_1 (N. peronaeus communis).

F04
→ Frage 3.11: Lösung C

Zu (C): Die Anamnese passt zu einer Lumboischialgie rechts, die Dysästhesien am Fußrücken sowie die Zehenheberschwäche lassen eine Wurzelläsion L5 vermuten. Im mittleren Lebensalter muss man am ehesten annehmen, dass die geschilderte Symptomatik auf einen Bandscheibenvorfall zurückzuführen ist. Dieser kann am besten im MRT dargestellt werden.
Zu (A): Unterspritzt man die kleinen Wirbelgelenke mit Lokalanästhetikum, so kann man den von einer Arthrose der kleineren Wirbelgelenke ausgelösten tiefen Kreuzschmerz auslöschen. Dies hilft, den arthrotisch bedingten Kreuzschmerz von anderen Ursachen abzugrenzen. Der vorgeschlagene Test ist bei der geschilderten Symptomatik zweite Wahl, da eine Spondylarthrose eher einen tiefsitzenden Kreuzschmerz und nur selten eine klassische Lumboischialgie auslöst.
Zu (B): Die Elektrodiagnostik kann 14 Tage nach Beginn der Symptomatik eine Wurzelläsion noch nicht sicher nachweisen, auch wäre die Ursache der Wurzelläsion nicht gefunden.

Zu (D): Mit der Knochendichtemessung könnte man eine Osteoporose nachweisen, die im Röntgenbild noch nicht manifest ist. Diese wäre bei einem Mann im mittleren Alter unwahrscheinlich, auch würde sie die Lumboischialgie mit klar definierbarer Wurzelläsion nicht erklären.

Zu (E): In der Röntgenfunktionsaufnahme kann man die Beweglichkeit der einzelnen Bewegungssegmente bei vorgeneigter und rückgeneigter Lendenwirbelsäule darstellen. Es würde sich hierbei eine Segmentinstabilität zeigen. Eine Segmentinstabilität ist erst bei stark abgenutzter Bandscheibe zu erwarten, wogegen der normale Röntgenbefund ohne verschmälerte Bandscheiben spricht.

H99
→ Frage 3.12: Lösung B

Die Therapie zielt beim akuten Bandscheibenvorfall darauf ab, den intradiskalen Druck zu erniedrigen, das perifokale Weichteilödem zu bekämpfen und die schmerzreflektorische Schonhaltung zu lösen.

Zu (A), (C) und (D): Bettruhe und Stufenbettlagerung entlasten die Bandscheibe und senken den intradiskalen Druck. Im Perlschen Gerät wird die Stufenbettlagerung mittels Extension soweit übertrieben, bis die Lendenwirbelsäule kyphotisch frei durchhängt. Die Bandscheibe klafft dorsalseitig weit auf, der intradiskale Druck nimmt ab.

Zu (E): Analgetika und Antiphlogistika reduzieren die pathologisch verstärkte reflektorische Schonhaltung und bekämpfen das perifokale Ödem.

Zu (B): Die Stoßwellentherapie würde den akuten Reizzustand noch verschlimmern; sie ist deswegen kontraindiziert.

H99
→ Frage 3.13: Lösung D

Zu (D): Strumpfförmige, also peripher lokalisierte Anästhesien sind für die Polyneuropathie typisch.

Zu (A) – (C): Der lumbale mediale Bandscheibenvorfall kann im Extremfall die lumbalen und sakralen Nervenwurzeln querschnittartig beidseits schädigen und damit zum Vollbild des Kauda-Konus-Syndroms führen. Die Patienten leiden dann an einer beidseitigen Zehen- und Fußheberparese, an einer Reithosenanästhesie, an einem beidseitigen Achillessehnenreflexausfall und an Blasen-Mastdarmstörungen.

Zu (E): Beim akuten medialen Bandscheibenvorfall mit Kauda-Konus-Symptomatik ist die sofortige Operation indiziert, da ansonsten irreversible Blasen-Mastdarm-Störungen verbleiben können.

F01
→ Frage 3.14: Lösung C

Zu (C): Bei der **zervikalen Myelopathie** kommt es vor allem in den unteren Abschnitten der Halswirbelsäule zur Degeneration der Bandscheiben mit konsekutiver Höhenminderung der Zwischenwirbelräume. Hierdurch werden reaktive degenerative Veränderungen der Wirbelkörper ausgelöst, die wiederum den Spinalkanal einengen und das Rückenmark schädigen. Der Spinalkanal kann außerdem direkt durch Vordringen der degenerierten Bandscheibe nach dorsal eingeengt werden. Auch können die ständigen Irritationen der arteriellen Blutversorgung zu passageren Ischämien führen.

Zu (A): Bei der **Syringomyelie** handelt es sich um ein ätiologisch und morphologisch uneinheitliches Rückenmarksleiden. Im Vordergrund stehen **zystische Höhlenbildung** im dorsalen Rückenmarksgrau, ausgeprägte (Höhlen-) Randgliose, Zerstörung des Rückenmarkgewebes und pathologische **Erweiterung des Zentralkanals**.

Zu (B): Die **Myelitis disseminata** ist eine Entzündung des Rückenmarks. Die akute Form verläuft meist als **Enzephalomyelitis**.

Zu (D): Beim **Klippel-Feil-Syndrom** handelt es sich um eine familiär erbliche Entwicklungsstörung durch frühembryonale Verschmelzung der Halswirbel mit **Kurzhals**, Tiefstand der Ohren und Nackenhaargrenze etc.

H00 F99
→ Frage 3.15: Lösung E

Das Magnetresonanztomogramm zeigt einen großen suprasellär lokalisierten signalreichen Tumor (Bildmitte der beiden oberen Bilder), der einem **Hypophysenadenom** entspricht.

Zu (A): Eine **Kleinhirnmetastase** kann zu Kleinhirnzeichen mit Koordinationsstörungen (Ataxie, Gleichgewichtsstörungen etc.), Hyperkinesen, Akinesen u. a. führen.

Zu (B): Symptom eines **Optikusneurinoms** ist am ehesten eine **einseitige** Sehstörung bis hin zur **Amaurose** (Erblindung).

Zu (C): **Glioblastome** sind hochmaligne Hirntumoren, die im Großhirn lokalisiert sind. Durch rasches Wachstum kurze Anamnese mit Allgemein- und Lokalsymptomen sowie Hirndruckzeichen. Im CT bzw. MRT zeigen die Tumoren starke Kontrastmittelanreicherung, oft mit zentraler hypodenser Nekrose (Ringstruktur).

Zu (D): Das **Medulloblastom** kommt überwiegend im Kindesalter vor. Es ist der bösartigste Hirntumor bei Kindern. Lokalisation vorzugsweise im Kleinhirnwurm. Typisch ist die rasch fortschreitende Steigerung des Hirndrucks.

F00
→ Frage 3.16: Lösung B

Siehe Kommentar zu Frage 3.17.

Schwerpunkt Chirurgie, Orthopädie

F00
→ **Frage 3.17:** Lösung D

Zu **(A):** Es handelt sich um einen **monokularen Gesichtsfeldausfall**, der durch Schädigung des **Fasciculus opticus** (z.B. durch intra- oder retroorbitalen Tumor) entsteht.
Zu **(B):** Die **heteronyme bitemporale Hemianopsie** ist Folge einer medialen Kompression des **Chiasma opticum** (z.B. durch Hypophysenadenom).
Zu **(C):** Die **Quadrantenanopsie** nach oben wird verursacht durch rindennahe Läsion der **Sehstrahlung** unterhalb des Sulcus calcarinus oder durch Schädigung der Meyer'schen Schleife im **Temporalpol** (z.B. durch Infarkt der A. cerebri posterior).
Zu **(D):** Es liegt eine **homonyme Hemianopsie** rechts vor, die vor allem durch linksseitige Läsionen der Sehstrahlung entstehen kann (Occipitallappen).
Zu **(E):** Eine Hemianopsie mit Quadrantenanopsie ist in gängigen Lehrbüchern nicht abgebildet. Sie könnte aber auf einer Schädigung im Tractus opticus beruhen, in dem die korrespondierenden Fasern von beiden Augen noch nicht geordnet nebeneinander liegen und folglich die Gesichtsfeldausfälle oft inkongruent sind.

F99
→ **Frage 3.18:** Lösung A

Eine **Hypoglossusparese** kommt z.B. einseitig bei der **brachiofazialen Hemiplegie** vor, doppelseitig mit zentraler Zungenlähmung bei der **Pseudobulbärparalyse**.

→ **Frage 3.19:** Lösung B

Zu **(B):** Die Schilderung des Operationssitus grenzt die Lösung ein. „Unter der Dura" findet sich ein Hämatom. Damit handelt es sich um ein subdurales Hämatom (B). Weiterhin ist von „einer ablösbaren Membran" die Rede. Dabei handelt es sich um die nach der Blutung ausgebildete Induration der Arachnoidea, die als Hämatomkapsel angesprochen werden kann. Die Abbildung zeigt einen breiten erythrozytenreichen Randsaum (unterer Bildrand) als Zeichen der hier stattgehabten Einblutung.
Zu **(A):** Das epidurale Hämatom ist zwischen der Schädelkalotte und der Dura mater lokalisiert.
Zu **(C):** Ein Hirnabszess stellt unmittelbar keine Traumafolge dar (siehe Anamnese).
Zu **(D):** Die Subarachnoidalblutung ergießt sich zwischen der Arachnoidea und der Hirnoberfläche.
Zu **(E):** Ein intrazerebrales Hämatom findet sich in der Hirnsubstanz. Weder der OP-Situs noch die mikroskopische Darstellung der Abbildung können diese Diagnose ableiten lassen.

H95
→ **Frage 3.20:** Lösung B

Die Abbildung zeigt eine Angiographie der A. carotis interna mit glatt begrenzter Kontrastmittelausweitung an der Teilungsstelle zur A. cerebri anterior und A. cerebri media.
Zu **(A)** und **(C):** Ein Kontrastmittelextravasat ist in der Regel nicht so glatt begrenzt wie bei einem Aneurysma. Außerdem ist die Lokalisation nicht retroorbital und nicht im Bereich der A. ophthalmica, wie im seitlichen Strahlengang zu erkennen ist.
Zu **(D):** Bei einer arterio-venösen Missbildung handelt es sich um ein Konglomerat von Kurzschlüssen zwischen Arterien und Venen. Im Gegensatz zum Aneurysma ist die Missbildung nicht glatt begrenzt.
Zu **(E):** Ein vollständig thrombosiertes Aneurysma stellt sich angiographisch nicht mehr dar. Gelegentlich finden sich Wandverkalkungen.

F94
→ **Frage 3.21:** Lösung B

Die Computertomographie des Gehirns zeigt ein **hypodenses** Areal im gesamten Versorgungsgebiet der **A. cerebri media** links mit Verlagerung der Mittellinie. Entsprechend der klinischen Symptomatik mit **Hemiplegie rechts** und zunehmender Eintrübung handelt es sich um einen massiven Hirninfarkt.
Zu **(E):** Die **intrazerebrale Blutung** ist im CCT durch **hyperdense** Areale gekennzeichnet.

F96 H89
→ **Frage 3.22:** Lösung D

Die **Subarachnoidalblutung** führt zur Tamponierung der äußeren Liquorräume mit nachfolgender Störung der Liquorzirkulation und -resorption. Der konsekutive Anstieg des intrakraniellen Druckes behindert den venösen Abfluss und führt unbehandelt **nach mehreren Tagen** zu einem diffusen Hirnödem. Eine **Stauungspapille** entsteht nach mehreren Stunden bis Tagen infolge eines progredienten Hirndrucks. Eine Stauungspapille, die sich innerhalb von 1–2 Stunden entwickeln soll, ist kaum vorstellbar, da diese bei einem perakuten Anstieg des intrakraniellen Druckes ausbleibt.

F95
→ **Frage 3.23:** Lösung A

Blutungen aus der **A. meningea media** führen zum **epiduralen Hämatom**.
Zu **(B):** Das **subdurale Hämatom** entsteht gewöhnlich durch verletzte Brückenvenen.
Zu **(C):** Beim **Kephalhämatom** handelt es sich um einen Bluterguss im Bereich der Kopfschwarte zwischen Knochen und Periost.

Zu (D): **Intrazerebrale Hämatome** entstehen durch Einblutungen in kontusioniertes Hirngewebe ohne spezifische Blutgefäßbeteiligung.
Zu (E): Die **Subarachnoidalblutung** beruht fast immer auf der plötzlichen Ruptur eines basalen **Aneurysmas**.

H98 F97
→ Frage 3.24: Lösung C

Das Computertomogramm (CT) zeigt eine **hyperdense**, bikonvex konfigurierte Raumforderung im temporoparietalen Bereich. Es ist bereits zu einer erheblichen Verlagerung der Mittellinie gekommen. Es ist das typische Bild eines **akuten epiduralen Hämatoms**, das nahezu ausschließlich durch eine Verletzung der A. meningea media entsteht. Auch die Anamnese mit kurzer Bewusstlosigkeit, Wiedererwachen (freies Intervall) und erneuter Eintrübung spricht für ein akutes epidurales Hämatom. Therapeutisch ist die **sofortige** operative Entlastung durchzuführen.
Zu (1): Eine venöse Blutung (z. B. **akutes subdurales Hämatom**) führt auch zu einer hyperdensen Raumforderung, die jedoch flächenhafter **(sichelförmig)** ausgeprägt ist. Bei den Patienten besteht gewöhnlich eine primär anhaltende Bewusstlosigkeit. Die Prognose ist auch bei rascher Hämatomentleerung ungünstiger als beim epiduralen Hämatom.
Zu (4): Typisch bei der **Subarachnoidalblutung** ist der plötzlich einsetzende (unabhängig von einem Trauma), heftige Kopfschmerz, vor allem im Nackenbereich, aber auch in der Stirnregion. Ursache ist fast immer eine **Ruptur eines basalen Aneurysmas**. Die Computertomographie zeigt die Einblutungen meist als **hyperdense Strukturen** in den basalen Zisternen und übrigen subarachnoidalen Liquorräumen. Intraventrikuläre Blutungen und intrazerebrale Hämatome kommen vor. Im Zweifelsfall erfolgt die Diagnose durch Lumbalpunktion mit Nachweis **blutigen Liquors**.

3.2 Peripheres Nervensystem

H05
→ Frage 3.25: Lösung E

Zu (E): Der **N. radialis** versorgt die Streckmuskulatur des Handgelenkes sowie der Fingergelenke und den M. abductor pollicis longus. Im einzelnen gehören dazu folgende Muskeln an Unterarm und Hand: Mm. extensor carpi radialis et ulnaris, Mm. extensor pollicis brevis et longus, M. extensor indicis, M. extensor digitorum, M. supinator und M. abductor pollicis longus.
Bei **Ausfall des N. radialis** resultiert eine **Fallhand**, da eine Streckung im Handgelenk nicht mehr möglich ist.

H05
→ Frage 3.26: Lösung A

Zu (A): Der **N. medianus** versorgt am Unterarm alle Flexoren mit Ausnahme des M. flexor carpi ulnaris und des ulnaren Teils des M. flexor digitorum profundus. An der Hand werden motorisch die Mm. lumbricales I und II sowie im Bereich des Thenars der M. abductor pollicis brevis, M. opponens pollicis und der oberflächliche Kopf des M. flexor pollicis brevis innerviert.
Bei einem Ausfall des N. medianus kommt es zur **Schwurhand**, da die Flexion von Daumen, Zeigefinger und evtl. auch Mittelfinger durch den Ausfall der Flexoren nicht mehr möglich ist. Ringfinger und Kleinfinger können noch gebeugt werden, da ihre Sehnen aus dem ulnaren Teil des M. flexor digitorum profundus hervorgehen, der vom N. ulnaris innerviert wird.
Sensibel versorgt der N. medianus palmar die Haut der radialen 3½ Finger und von dorsal die Haut der radialen 2½ Fingerendglieder.

H05
→ Frage 3.27: Lösung B

Zu (B): Bei Ausfall des **N. ulnaris** kommt es zur Krallenhand. Der N. ulnaris versorgt folgende Handmuskeln: M. flexor carpi ulnaris, M. flexor digitorum profundus (IV–V), M. flexor pollicis brevis (caput profundus), Mm. abductor, Mm. flexor und opponens digiti minimi, Mm. interossei, Mm. lumbricales III und IV und den M. adductor pollicis.
Sensibel werden palmar von ulnar 1½ Finger und dorsal von ulnar 2½ Finger versorgt.
Die entstehende Krallenhand ist folgendermaßen zu erklären. Die Mm. lumbricales und interossei beugen in den Grundgelenken und strecken in den Mittel- und Endgelenken des 2.–5. Fingers. Da sie mit Ausnahme der Mm. lumbricales I + II vom N. ulnaris innerviert werden, kommt es bei deren Ausfall zu einer Überstreckung in den Fingergrundgelenken bei gleichzeitiger Beugung in den Mittel- und Endgelenken, insbesondere des 4. und 5. Fingers.

H05
→ Frage 3.28: Lösung E

Zu (E): Bei einem Ausfall des N. radialis kommt es durch den Ausfall der Extensoren des Handgelenkes und der Finger zur Fallhand (siehe auch Antwort zu Frage 3.25).
Insgesamt ist die Innervation der Muskulatur an Hand und Unterarm nicht gerade einfach zu merken und wer nicht viel Zeit für das Lernen der einzelnen Muskeln verwenden möchte, sollte sich vielleicht einfach an eine alte Merkhilfe aus dem Anatomiekurs erinnern:
„**Ich schwöre beim heiligen Medianus, dass ich vom Rad falle, wenn Du Dir die Ulna krallst.**"

Zu (C): Der N. musculocutaneus innerviert über seine Rr. musculares alle Flexoren des Oberarmes sowie über seinen Endast, den N. cutaneus antebrachii lateralis, die radiale Seite des Unterarmes sensibel.

Zu (D): Der N. axillaris versorgt über seine Rr. musculares den M. deltoideus und den M. teres minor. Weiterhin gibt er den N. cutaneus brachii lateralis superior ab, der sensibel die Haut am oberen seitlichen und dorsalen Oberarm versorgt.

F02
→ Frage 3.29: Lösung E

Der M. opponens pollicis wird vom **N. medianus** versorgt.

H91
→ Frage 3.30: Lösung A

Der **N. peroneus profundus** innerviert außerdem den M. extensor digit. longus und brevis. Klinisch imponiert ein **Spitzfuß** mit sog. *Steppergang*.

Zu (B): Der **N. peroneus superficialis** innerviert die Mm. peronaei an der Außenseite des Unterschenkels. Bei einer Parese besteht eine **Supinationsstellung** des Fußes.

Zu (C): Der **N. tibialis** innerviert den M. triceps surae, M. tibialis posterior, Mm. flexor digit. et hall. long., Mm. flexor digit. et hall. brev. und kleine Fußmuskeln. Bei einer Parese bekommen die Zehen durch Überwiegen der Extensoren eine *Klauenstellung*. Der Fuß ist in **Pronationsstellung**. Zehenstand und -gang nicht möglich. Der Fuß kann nicht abgerollt werden *(Bügeleisengang)*.

Zu (D): Der **N. ischiadicus** teilt sich in N. tibialis und N. peroneus. Bei einer Schädigung kommt es zu einer kombinierten Tibialis- und Peroneuslähmung.

Zu (E): Der **N. plantaris medialis** ist ein Endast des N. tibialis. Er innerviert die oberflächlichen Muskeln der Fußsohle und der ersten Zehe.

F97
→ Frage 3.31: Lösung B

Bei einem **Kompartmentsyndrom** kommt es vorwiegend posttraumatisch und postoperativ zu einem Druckanstieg in den unnachgiebigen Muskellogen durch Hämatombildung und Ödemschwellung (Circulus vitiosus). Die Minderdurchblutung führt zu Störungen der neuromuskulären Funktion. Sämtliche Strukturen der betroffenen Muskelloge sind gefährdet und können bei Nichtbehandlung nekrotisch werden. Zu der **tiefen Beugerloge** des Unterschenkels gehören neben der A. tibialis posterior (1) der M. flexor digitorum longus sowie die A. und Vv. Peroneae (= fibularis).

Die häufigste Form des Kompartmentsyndroms ist das **Tibialis-anterior-Syndrom**. Nicht selten sind mehrere Kompartments betroffen. Therapeutisch ist die **sofortige** ausgedehnte **Faszienspaltung** erforderlich.

Zu (3): Beim **N. suralis** handelt es sich um einen Hautast, der unter der Fascia cruris zwischen beiden Köpfen des M. gastrocnemius nach distal verläuft. Er gehört mit dem M. triceps surae (M. gastrocnemius und M. soleus) zum **oberflächlichen dorsalen** Kompartment.

Zu (4): Der **N. peroneus profundus** gehört mit der A. tibialis anterior, dem M. tibialis anterior und den Extensoren zum **ventralen Kompartment** und ist mit den genannten Muskeln beim **Tibialis-anterior-Syndrom** gefährdet.

4 Gesicht und Hals

4.1 Gesicht

H01
→ Frage 4.1: Lösung A

Zu (A): Bei dem Mädchen erkennt man eine eitrige Einschmelzung im Bereich des rechten Mundwinkels mit phlegmonöser Ausbreitung bis zur rechten Orbita. Es muss eine sofortige stationäre Aufnahme mit Bettruhe, Kau- und Sprechverbot und hochdosierter Antibiotikatherapie erfolgen. Jede Manipulation muss unterlassen werden, um eine Fortleitung der Keime über die V. ophthalmica nach intrakranial zu verhindern, in deren Folge eine Sinusvenenthrombose mit Meningitis entstehen kann.

Zu (C): Durch eine zerebrale Angiographie kann eine Sinusvenenthrombose ausgeschlossen werden. Dies ist jedoch nicht die primäre Maßnahme.

4.2 Hals

F06
→ Frage 4.2: Lösung C

Zu (C): Ein **Onkozytom** ist ein überwiegend aus **Onkozyten** aufgebauter Tumor. Onkozyten kommen in unterschiedlichen Drüsenepithelien, wie z. B. **Schilddrüse** und Speicheldrüse, auch bei nicht malignen Erkrankungen vor. Sie sind durch bestimmte morphologische Veränderungen der Zelle charakterisiert. Mikroskopisch zeigen sich „geschwollene Zellen" mit einem **eosinophilen Zytoplasma aufgrund einer erhöhten Mitochondriendichte**.

H05
→ **Frage 4.3:** Lösung A

Ein **autonomes Adenom** ist ein solitärer Schilddrüsenknoten, welcher unabhängig vom hypothalamisch-hypophysären Regelkreis ist. Man unterscheidet dabei szintigraphisch zwischen einem kompensierten und einem dekompensierten Adenom.
Bei einem kompensierten Adenom speichert neben dem Knoten auch das übrige Schilddrüsengewebe, die Schilddrüsenhormone liegen im Normbereich. Bei einem dekompensierten Adenom ist szintigraphisch nur ein Knoten sichtbar, das restliche Schilddrüsengewebe wird supprimiert. Der T_3- und evtl. auch der T_4-Spiegel sind erhöht.
In der Frage ist erwähnt, dass die Patientin keine klinischen Symptome hat, also ist wohl davon auszugehen, dass die Hormonwerte mehr oder weniger im Normbereich liegen.
Die Therapie besteht entweder in einer Radiojodtherapie oder eine operativen Entfernung des Knotens (A).
Zu (B): Bei einem gut abgegrenzten autonomen Adenom ist eine **Thyreoidektomie nicht indiziert**.
Zu (C): Eine **thyreostatische Therapie** kann bei einer nachgewiesenen Hyperthyreose entweder als alleinige Behandlung durchgeführt werden oder muss präoperativ erfolgen, um eine Euthyreose zu erreichen. Andernfalls kann es postoperativ zu einer thyreotoxischen Krise kommen.
Laut Frage ist die Patientin ja klinisch symptomlos, es ist also von einer Euthyreose auszugehen.
Zu (D): Die Gabe von Thyroxin ist zur konservativen Therapie bei einer Struma bis Grad II oder als Sekundärprophylaxe nach Schilddrüsenoperationen indiziert. Bei knotigen Veränderungen oder einem autonomen Adenom wird es nicht eingesetzt.
Zu (E): Eine Chemotherapie kommt palliativ bei nicht operablen Schilddrüsenmalignomen zum Einsatz.

H05
→ **Frage 4.4:** Lösung B

Papilläre Schilddrüsenkarzinome weisen folgende histologische Charakteristika auf:
- Gehäuftes Auftreten nach Exposition gegenüber ionisierender Strahlung (B)
- Bildung von differenzierten papillären Drüsenstrukturen, wobei auch ein partiell follikulärer Aufbau vorliegen kann
- Tumorzellen mit blassem Zellkern (Milchglaskerne)
- Psammomkörper: Diese stellen einen möglichen histo-morphologischen Befund einer **dystrophischen Verkalkung** dar. Darunter versteht man lokalisierte Kalziumablagerungen in geschädigtem Gewebe.

Zu (A): Die häufigste Ursache für einen szintigrafisch kalten Knoten sind Schilddrüsenzysten, die auf degenerativer Grundlage entstehen.
Zu (C): Papilläre Karzinome der Schilddrüse haben eine ausgesprochen gute Prognose. So liegt z. B. die 10-Jahres-Überlebensrate eines nicht organüberschreitenden Karzinoms bei über 90 %.
Zu (D): Typischerweise metastasiert das papilläre im Gegensatz zum follikulären Schilddrüsenkarzinom, das sich durch eine frühzeitige Neigung zur Skelettmetastasierung auszeichnet, überwiegend lymphogen.
Zu (E): Das medulläre Karzinom der Schilddrüsen geht von den C-Zellen (C-Zell-Karzinom) aus und produziert Calcitonin, das in diesem Zusammenhang den Charakter eines Tumormarkers hat.

F02
→ **Frage 4.5:** Lösung C

Auf der Abbildung ist eine ausgeprägte **endemische Knotenstruma** mit oberer Einflussstauung aufgrund eines retrosternalen Anteils zu sehen (A). Epidemiologisch liegt ein Nord-Süd-Gefälle vor und das weibliche Geschlecht ist häufiger betroffen. Die häufigste Ursache der endemischen Struma ist ein Jodmangel. Durch die Vergrößerung der Schilddrüse versucht der Körper den Jodmangel wieder auszugleichen. In der Folge kann es durch regressive Veränderungen und adenomatöse Hyperplasie zur **Struma diffusa et nodosa** kommen (D). Bei einer Struma dieses Ausmaßes ist eine operative Therapie angezeigt (B). Vor einer Operation sollten noch eine Sonographie und eine Szintigraphie durchgeführt werden. Bei echoarmen bzw. echoinhomogenen Bereichen in der Sonographie und einer Minderspeicherung („kalter Knoten") in der Szintigraphie muss an ein **Schilddrüsenkarzinom** gedacht werden (E). Eine anschließende Feinnadelpunktion kann bei einem positiven Befund das Malignom sichern, schließt bei einem negativen Befund dieses jedoch nicht aus! Oftmals wird aus diesem Grund auch eine Operation ohne vorherige Feinnadelpunktion durchgeführt.
Von Vorteil ist bei einer Struma diesen Ausmaßes mit retrosternalen Anteilen auch eine präoperative Computertomographie von Hals und Thorax zur Operationsplanung.

H00
→ **Frage 4.6:** Lösung B

Zu (B): Die **mediane Halszyste** entwickelt sich aus den **nicht obliterierten Anteilen des Ductus thyreoglossus**. Sie wird meist im Kindesalter auffällig durch supralaryngeale, median gelegene Schwellung und Infektion. Im entzündungsfreien Intervall sollte die Zyste unter Mitnahme des Zungenbeinkörpers exstirpiert werden. Bei Belassen des Zungenbeinkörpers kommt es sehr häufig zu Rezidiven.

Zu (A): Aus dem 1. Kiemenbogen, dem Mandibularbogen, entstehen Hammer, Amboss und die Mandibula.

Zu (C): Weder die medianen noch die lateralen Halszysten gehen von der Glandula parotis aus. Speicheldrüsenzysten sind in der Mehrzahl der Fälle Mukozelen, Speichelgangzysten oder lymphoepitheliale Zysten. Dysgenetische Zysten sind die Ausnahme.

Zu (D): Die **mediane Halszyste** kann durch eine Fistel mit dem **Zungengrund** verbunden sein. Kongenitale Halsfisteln aus der 4. Kiemenfurche können sich nach innen als Fistel in den Sinus piriformis öffnen.

Zu (E): Bei der **lateralen Halszyste** kommt es vor, dass ihr korrespondierender Fistelgang durch die Karotisgabel verläuft. Von hier kann sich der Fistelgang zum Recessus supratonsillaris erstrecken. Die Fistelöffnung am äußeren Hals findet sich meist am Vorderrand des M. sternocleidomastoideus.

H00
→ **Frage 4.7:** Lösung E

Zu (E): Die **laterale Halszyste** ist eine **Fehlbildung aus dem 2.–4. Kiemenbogen.** Sie entsteht am seitlichen Hals. Ihre Gänge können sich vom Recessus supratonsillaris oberhalb der Gaumenmandel durch die Karotisgabel ziehend bis zum Vorderrand des Musculus sternocleidomastoideus erstrecken. Kommt es zur Infektion, so kann eine solche Zyste beträchtliche Ausmaße erreichen. Die Therapie der Wahl ist die Exstirpation im entzündungsfreien Intervall.

Zu (A): Aus dem 1. Kiemenbogen, dem Mandibularbogen, entstehen Hammer, Amboss und die Mandibula.

Zu (B): Eine **mediane Halszyste** wird durch die **teilweise Persistenz des Ductus thyreoglossus** verursacht. Sie kann sich vom Zungengrund, dem Foramen caectum durch den medianen Anteil des Zungenbeins bis zur Schilddrüse erstrecken. Die Therapie der Wahl ist die Exstirpation im entzündungsfreien Intervall.

Zu (C): Weder die lateralen noch die medianen Halszysten gehen von der Glandula parotis aus. Speicheldrüsenzysten sind in der Mehrzahl der Fälle Mukozelen, Speichelgangzysten oder lymphoepitheliale Zysten. Dysgenetische Zysten sind die Ausnahme.

Zu (D): Die **mediane Halszyste** kann durch eine Fistel mit dem **Zungengrund** verbunden sein. Kongenitale Halsfisteln aus der 4. Kiemenfurche können sich nach innen als Fistel in den Sinus piriformis öffnen.

F03
→ **Frage 4.8:** Lösung E

Mediane und **laterale Halsfisteln** sind kongenitale Fehlbildungen. Die mediane Fistel entsteht aus Resten des Ductus thyreoglossus, läuft durch das Zungenbein und kann unter der Zunge münden. Die laterale Fistel bildet sich aus der 2. Kiemenspalte, verläuft am vorderen Rand des M. sternocleidomastoideus, durch die Karotisgabel und kann nahe der Tonsille im Pharynx münden. **Radikale Exstirpation** der Fistel ist die Therapie der Wahl.

F96 F91
→ **Frage 4.9:** Lösung C

Der **N. accessorius** (XI. Hirnnerv) ist ein rein motorischer Nerv, der den M. sternocleidomastoideus und den M. trapezius versorgt. In seinem komplizierten Verlauf tritt er 1 cm oberhalb der Mitte des dorsalen Randes des M. sternocleidomastoideus aus dem Muskel und zieht in Richtung auf das Akromion durch das seitliche Halsdreieck in den vorderen Rand des M. trapezius.

F95
→ **Frage 4.10:** Lösung D

Bei einem **kalten Knoten** handelt es sich um einen szintigraphisch nachweisbaren Speicherdefekt bei normaler Schilddrüsenfunktion. Das **autonome Adenom** bezeichnet einen sog. **heißen Knoten**, der in Abhängigkeit vom szintigraphischen Befund entweder kompensiert oder dekompensiert ist.

H92 H90
→ **Frage 4.11:** Lösung B

Zu (B): Nach **subtotalen Strumaresektionen** kommt es in ca. 1% der Fälle zur einseitigen **Rekurrensparese**. Bei Rezidivoperationen werden bis zu 10% angegeben.

Zu (A): Der **Hyperparathyreoidismus** ist ein eigenständiges Krankheitsbild, das mit Schilddrüsenerkrankungen in der Regel nichts zu tun hat. Ein **Hypoparathyreoidismus** kann jedoch nach Schilddrüsenoperationen aufgrund von Funktionsstörungen oder versehentlicher Mitentfernung der Epithelkörperchen entstehen. Nach **Thyreoidektomien** werden bis zu 5% **Tetanien** angegeben.

Zu (C): Die **Luftembolie** kann vorkommen, ist jedoch extrem selten.

Zu (D): Eine **Tracheomalazie** entsteht durch Kompression der Trachea von außen, z.B. durch eine große Struma.

Zu (E): Der **N. accessorius** wird vor allem bei Operationen im lateralen Halsdreieck verletzt.

F96
→ **Frage 4.12:** Lösung C

Zur Verminderung einer lebensgefährlichen krisenhaften Entgleisung einer **Hyperthyreose** sollte eine hyperthyreote Struma präoperativ in eine Euthyreose umgewandelt werden.
Außerdem bewirkt die thyreostatische Vorbehandlung eine Verfestigung der Struma sowie eine Verminderung der Durchblutung (Verringerung des Schwirrens). Beides wirkt sich positiv bei der subtotalen Strumaresektion aus.
Heute übliche **präoperative Vorbereitung:**
Thyreostatikum per os (Methimazol, Carbimazol), – wenn keine Kontraindikation – mit *Beta-Rezeptorenblocker* (Propranolol) und ggf. mit Diazepam oder anderen Sedativa.
Orale Jodlösungen bzw. intravenöse Jodgaben werden nur noch selten angewandt.

H90
→ **Frage 4.13:** Lösung D

Zu (D): Aufgrund der hohen Ausdifferenzierung kann die Unterscheidung zwischen einem proliferierenden gutartigen Adenom und einem follikulären Karzinom schwierig sein.
Zu (A): Bevorzugt **lymphogen** metastasieren **papilläre Schilddrüsenkarzinome** und **C-Zellkarzinome**. Follikuläre Karzinome neigen zur frühzeitigen hämatogenen Metastasierung. Undifferenzierte Karzinome metastasieren lymphogen und hämatogen.
Zu (B): Das **medulläre Schilddrüsenkarzinom** wird von den C-Zellen abgeleitet und zeigt entsprechende endokrine Aktivitäten.

Zu (C): **Follikuläre Schilddrüsenkarzinome** sind in endemischen Kropfregionen häufiger als papilläre Karzinome.
Zu (E): Das **medulläre Karzinom (C-Zell-Karzinom)** produziert Amyloid und häufig Kalzitonin.

F01
→ **Frage 4.14:** Lösung E

Das klinische Bild des **primären Hyperparathyreoidismus** ist durch eine **Gewichtsabnahme** gekennzeichnet. Zusammen mit den übrigen genannten Symptomen gehört die Gewichtsabnahme zum **Hyperkalzämiesyndrom**.

H91
→ **Frage 4.15:** Lösung A

Zu (A): Für die Diagnose eines **primären Hyperparathyreoidismus (pHPT)** ist die Labordiagnostik maßgebend.
Zu (B): In 80% der Fälle liegt ein **solitäres Adenom** vor.
Zu (C): Entscheidend für die Diagnose pHPT ist der **erhöhte** Parathormonspiegel.
Zu (D): Therapie der Wahl ist die Exstirpation des **Adenoms**, evtl. Mitentfernung des homolateralen Epithelkörperchens zur besseren histologischen Beurteilung.
Bei einer **nodulären 4-Drüsen-Hyperplasie** werden alle Epithelkörperchen entfernt und ein Teil einer Nebenschilddrüse in die Muskulatur des Unterarms implantiert.
Zu (E): Bei richtigem operativen Vorgehen sind Rezidive selten.

5 Thoraxchirurgie

5.1 Zwerchfell

F06
→ **Frage 5.1:** Lösung E

Zu (A), (B), (C) und (D): Alle genannten Ursachen können zu einem einseitigen Zwerchfellhochstand führen.
Zu (E): Beim Spannungspneumothorax baut sich aufgrund eines Ventilmechanismus ein progredienter, quasi „raumfordernder" Pneumothorax auf, der ipsilateral zu einem Tiefstand des Zwerchfelles führt.

H03
→ **Frage 5.2:** Lösung D

Die Röntgenthoraxaufnahme zeigt eine lokalisierte Luftansammlung in der linken Thoraxhälfte mit Verlagerung des Mediastinums nach rechts. Das Zwerchfell ist nicht abgrenzbar. Es handelt sich demnach um eine **Zwerchfellruptur** mit Prolaps von Bauchorganen.
Therapie: Laparotomie, Rückverlagerung der Bauchorgane, Versorgung der Zwerchfellruptur.

F95
→ **Frage 5.3:** Lösung A

Die Versorgung der **frischen Zwerchfellruptur** erfolgt in der Regel über einen abdominalen Zugang, um Organverletzungen erkennen und entsprechend behandeln zu können. Ältere Rupturen werden besser von thorakal operiert.

H07
→ **Frage 5.4:** Lösung E

Zu (E): Auf den Röntgenaufnahmen des 65-jährigen Patienten ist ein luftgefülltes Hohlorgan in der unteren linken Thoraxhälfte zu erkennen, das zu einer Mediastinalverschiebung mit Kompression der rechten Lunge geführt hat. Aufgrund der erkennbaren Haustrierung dieses Hohlorganes ist davon auszugehen, dass es sich hierbei um Kolon handelt. Der Befund spricht am ehesten für eine **Zwerchfelllähmung (Phrenikusparese) links** mit Hochstand des Kolons.

Zu (A): Die durchgeführte Marknagelung des linken Oberarms ist auf den Thorax-Röntgenaufnahmen nur unzureichend abgebildet und nicht beurteilbar.

Zu (B): Die **vorliegende Mediastinalverschiebung nach rechts ist nicht durch** einen **Spannungspneumothorax links bedingt**, sondern durch die Zwerchfelllähmung links mit Verdrängung der Thoraxorgane durch das Kolon.

Zu (C): Die rechte Lunge einschließlich des rechten **Lungenhilus** ist **aufgrund** der **Mediastinalverschiebung** aktuell **nur unzureichend beurteilbar**. Die Rundherde im Bereich des Lungenparenchyms rechts könnten aber durchaus Lungenmetastasen darstellen.

Zu (D): Ein **Upside-down-Stomach** stellt die Maximalvariante einer paraösophagealen Hiatushernie dar. Hierbei tritt der gesamte Magen durch den Hiatus oesophageus in das Mediastinum über. Im vorliegenden Fall handelt es sich bei dem in der Röntgenaufnahme dargestellten Hohlorgan jedoch eher um das Kolon (Haustren) als den Magen.

5.2 Mediastinum

F98
→ Frage 5.5: Lösung A

Die **akute Mediastinitis** entsteht vor allem *direkt* infolge Perforation des Ösophagus und der Trachea (Tumor, Trauma, Endoskopie etc.) oder *fortgeleitet* bei Entzündungen aus der Nachbarschaft (Pleuraempyem, subphrenischer Abszess etc.). Eine **lymphogene** oder **hämatogene** Entstehung ist sehr selten und gewöhnlich Teilerscheinung einer Lymphadenitis bei Scharlach, Masern, Pneumonie etc.

F06
→ Frage 5.6: Lösung E

Zu (E): Der geschilderte Unfall mit einem Thoraxtrauma einhergehend mit der leicht wegdrückbaren, knisternden Schwellung im Bereich des Jugulums spricht für das Vorliegen eines Pneumothorax mit Entwicklung eines Mediastinal- und **Hautemphysems**.

Zu (D): Ein **Gasbrand** kann im Rahmen eines Unfalles mit offenen Verletzungen durchaus zu einem Gewebeemphysem führen. Allerdings ist eine offene Verletzung nicht erwähnt und die **Inkubationszeit beträgt beim Gasbrand Stunden bis Tage**. Bei der initialen Untersuchung im Krankenhaus wäre ein bereits vorhandenes Hautemphysem eher unwahrscheinlich.

Zu (A), (B) und (C): Sowohl akzessorisches Schilddrüsengewebe als auch rupturierte Gefäße führen nicht zu einer knisternden Schwellung.

H05
→ Frage 5.7: Lösung C

Das Mediastinum wird in einen oberen und einen unteren Anteil aufgeteilt. Das untere Mediastinum wird wiederum durch das Herz, welches im mittleren unteren Mediastinum liegt, in ein vorderes, mittleres und hinteres unteres getrennt.

Zur Lage der verschiedenen Mediastinaltumoren siehe nachstehende Tabelle:

Oberes Mediastinum	Retrosternale Strumen, Nebenschilddrüsenadenome, Thymome, Ösophagustumoren
Hinteres unteres Mediastinum	**Neurogene Tumoren**, Ösophagustumoren, Zwerchfellhernien
Mittleres unteres Mediastinum	Perikardzysten, Lymphome, Sarkoidose, Lymphknotenmetastasen
Vorderes unteres Mediastinum	Lipome, Zwerchfellhernien

Zu (E): **Teratome** entstehen aus pluripotenten Keimzellen und können Zellen aller drei Keimblätter (Ento-, Meso- und Ektoderm) enthalten. Sie treten relativ häufig auf und liegen im Thorax v. a. in den vorderen Anteilen des oberen und unteren Mediastinums.

F04
→ Frage 5.8: Lösung C

Zu (C): Die **zervikale Mediastinitis**, die sich im pharyngealen Raum (Spatium retropharyngeum) z. B. aus einem peritonsillären Abszess oder aus einer peripharyngealen Eiterung nach Wandläsion entwickelt, ist ein lebensbedrohlicher Zustand, der neben einem stark reduzierten Allgemeinzustand und **Fieber** auch mit erheblichen **Schluckbeschwerden**, und bei entzündlichem Übergriff auf die Atemwege mit erheblicher **Dyspnoe** einhergehen kann. Da der para-/retropharyngeale Raum **ohne Trennstrukturen in den Mediastinalraum** übergeht, sind **Absenkungen** der Entzündung in das Mediastinum möglich, was zu weiteren Herz- und Lungenkomplikationen führen kann.

Zu (B): Die Entzündung kann sich theoretisch auch bis zur Schädelbasis ausbreiten, da das Spatium retropharyngeum bis dorthin heranreicht. Meist erfolgt jedoch entsprechend der Schwerkraft eine Absenkung.

Zu (D): Weniger eine Arrosion der A. carotis communis, sondern eine Thrombophlebitis der V. jugularis interna mit der Gefahr der Sepsis kann das Krankheitsbild der zervikalen Mediastinitis zusätzlich komplizieren.

Zu (E): Ein „Durchbruch nach außen" würde das Entzündungsgeschehen „entlasten", zumal gerade bei eitrigen Einschmelzungen neben hochdosierter Antibiotikagabe die chirurgische Therapie mit mediastinaler Eröffnung sowie Eiterentlastung und -drainage indiziert ist.

5.3 Lunge und Pleura

F07
→ Frage 5.9: Lösung D

Zu (D): Der Unfallverletzte wird bei einer Massenkarambolage in seinem Kleinlaster eingeklemmt. In der Folge klagt er über Schmerzen in der linken Brust und zunehmende Atemnot. Bei Aufnahme zeigen sich die Halsvenen gestaut und es finden sich Zeichen des Schocks. In der angefertigten Röntgenaufnahme des Thorax erkennt man eine Aufhellung der linken Thoraxhälfte, das Mediastinum ist nach rechts verdrängt. Das klinische Bild und die Röntgenaufnahme sprechen für einen **Spannungspneumothorax** links. Die Therapie besteht in der umgehenden Anlage einer Bülaudrainage zur Entlastung.

Zu (A): Eine **thorakale Aortenruptur** ist aufgrund des Unfallmechanismus denkbar. Es kommt klinisch ebenfalls zu Zeichen eines Schocks mit erniedrigtem Blutdruck und Tachykardie. Eine obere Einflussstauung sowie Atemnot treten hier aber nicht primär auf. Radiologisch findet sich ein verbreitertes Mediastinum und in der Folge kann es auch zu einem Hämatothorax links kommen.

Zu (B): Bei einem **ausgedehnten Hämatothorax links** wäre im Röntgenbild eine Verschattung der linken Thoraxhälfte zu sehen.

Zu (C): Ein **Kollaps der rechten Lunge** ist auf dem Röntgenbild nicht zu erkennen. Ein „einfacher" Kollaps der Lunge würde auch wahrscheinlich nicht ausreichen, um zu einer Einflussstauung und Schocksymptomatik zu führen.

Zu (E): Ein **Upside-down-stomach** im Rahmen einer **linksseitigen Zwerchfellruptur** würde sich im Röntgenbild als luftgefüllter Hohlraum im Thorax darstellen.

H05
→ Frage 5.10: Lösung E

Zu (E): Die so genannte **Monaldi-Drainage** ist ein wenig gebräuchliches Verfahren der Thoraxdrainage. Hierbei wird im 2. ICR in der **Medioklavikularlinie** die Drainage gelegt. Sie kam früher vor allem bei tuberkulösen Kavernen der Lunge zum Einsatz. Heute wird sie vor allem bei ventralen Pneumothoraces gelegt.
Heutzutage wird die **Drainage meist nach Bülau im 3.–8. ICR** gelegt. In Abhängigkeit davon, ob ein ventral liegender Pneumothorax oder ein dorsal liegender Pleuraerguss vorliegt, wird die Drainage in der vorderen bis mittleren Axillarlinie gelegt.

H04
→ Frage 5.11: Lösung A

Nicht-kleinzellige Bronchialkarzinome haben im Vergleich zu den kleinzelligen Karzinomen eine **langsame Wachstumstendenz, geringere Metastasierungsrate** und werden häufiger **lokoregional** angetroffen. Das Ansprechen auf Chemo- und/oder Radiotherapie ist begrenzt, daher ist ein **operatives Vorgehen** indiziert, welches sich nach dem Tumorstadium richtet.

Therapie nicht-kleinzelliger Bronchialkarzinome:
- **Lobektomie** im Stadium I und II
- **Bilobektomie** und lokale Lymphknotenentfernung bei entsprechender Lokalisation
- **Pneumonektomie** bzw. **Resektion extrapulmonaler Strukturen** bis zum **Tumorstadium IIIa** mit kurativem Ziel
- nach dem Stadium **IIIb** oder bei Metastasierung ⇒ ausschließlich **palliative Operationsindikation**
- **Postoperative Nachbestrahlung** (hilär, mediastinal) bei Tumoren **ab Stadium III**, im Stadium II fakultativ.

H04
→ Frage 5.12: Lösung C

Zu (C): Die Resektion eines tumortragenden Bronchusabschnittes mit Reanastomosierung der Schnittränder bezeichnet man als **Manschettenresektion**.

H97
→ Frage 5.13: Lösung B

Zu (B): Bei einem metapneumonischen **Pleuraempyem** handelt es sich um eine Eiteransammlung in der Pleurahöhle **nach** einer bzw. infolge einer Pneumonie. Therapeutisch ist die vollständige Entleerung des Eiters durch kontinuierliche Saugdrainage und Gabe von Antibiotika vordringlich. Zur Säuberung der Thoraxhöhle sind Spülungen mit physiologischer Kochsalzlösung ggf. mit Zusatz von Antiseptika oder Antibiotika hilfreich.

H03
→ Frage 5.14: Lösung C

Zu (C): In einer **Pleuraempyemresthöhle** heilt die Eiterung praktisch nicht aus, so dass eine **Dekortikation** indiziert ist. Es handelt sich um eine Entfernung schwartig verdickter Pleurablätter. Die Lungenoberfläche wird dabei geschont. Es kommt dadurch zu einer Abheilung der Resthöhle sowie zu einer Verbesserung der Beweglichkeit von Lunge, Thoraxwand und Zwerchfell.

Zu (A): Der **traumatische Pneumothorax** wird zunächst durch eine Thoraxdrainage behandelt.
Zu (B): Bei einem **rezidivierenden Pneumothorax** besteht eine Operationsindikation. Therapie der Wahl ist eine partielle – meist endoskopische – Pleuraresektion.
Zu (D): Falls sich eine **Luftfistel** bei liegender Thoraxdrainage nicht verschließt, ist ein operativer Verschluss der Fistel erforderlich.
Zu (E): Ein trotz antimykotischer Behandlung persistierendes **Aspergillom** wird reseziert.

F04
→ Frage 5.15: Lösung D

Zu (D): Der **Spontanpneumothorax** wird durch sofortiges Anlegen einer geschlossenen Thoraxdrainage behandelt, entweder als klassische Bülau-Heberdrainage oder mit Dauersog zur Wiederausdehnung der kollabierten Lunge. Betroffen sind häufig jüngere Patienten. Ursächlich kommen subpleural gelegene **Emphysemblasen** und Zysten in Betracht.
Zu (A) und (B): Beim **rezidivierenden Pneumothorax** kann eine **Pleurodese** indiziert sein. Sie hat zum Ziel, eine Pleuritis herbeizuführen, die wiederum eine Verklebung der viszeralen mit der parietalen Pleura bewirkt. Die Pleurodese erfolgt meist thorakoskopisch, entweder mechanisch mit einem Stieltupfer oder besser chemisch durch Tetracyclin, 30%-ige Glukose, Eigenblut und Fibrinkleber.
Zu (E): Bei radiologischem Nachweis einer großen Bulla sollte elektiv eine **thorakoskopische** Abtragung der Bulla erfolgen. Eine konventionelle Thorakotomie ist meistens nicht erforderlich.

H04
→ Frage 5.16: Lösung A

Zu (A): Auf der Abbildung ist eine ausgedehnte Schwellung im Bereich des Gesichtes sowie des Halses zu sehen. Das in der Frage angegebene typische Knistern spricht für ein **Hautemphysem**, welches durch einen Bronchusabriss mit nachfolgendem Mediastinal- und Hautemphysem entstehen kann.
Zu (E): Das **Quincke- oder Angioödem** stellt **die Extremvariante einer Urticaria** dar. Es kommt hier zu einem Ödem des subkutanen Gewebes v. a. von Lippen, Augenlidern, Zunge und Rachen mit Erstickungsgefahr. Bei der Palpation findet sich jedoch kein typisches Knistern, da sich Flüssigkeit im Gewebe befindet und keine Luft!

F04
→ Frage 5.17: Lösung A

Zu (A) und (B): Die linke Thoraxhälfte ist diffus verschattet und pleuranah ist eine homogen dichte Verschattung nachweisbar. Die Mediastinalstrukturen sind nach rechts verlagert, was für einen raumfordernden Charakter der Verschattungen spricht. Am ehesten muss daher ein Hämatothorax vorliegen.
Zu (C): Der Tubus liegt korrekt oberhalb der Trachealaufzweigung. Bei einer Atelektase links wäre das Mediastinum zur „kranken Seite" hin, d. h. nach links, verzogen.
Zu (D): Die homogene Verschattung pleuranah ist typisch für einen Erguss oder eine Blutansammlung im Pleuraspalt. Die diffuse Transparenzminderung ist ebenfalls durch einen auslaufenden Erguss bedingt. Eine Aspiration würde sich eher durch fleckige infiltrative Verdichtungen darstellen.
Zu (E): Ein Pneumothorax rechts liegt nicht vor, da die Lungenzeichnung rechts bis in die Peripherie nachweisbar ist. Bei einem Spannungspneumothorax wäre das Mediastinum auch zur „gesunden Seite", d. h. dann nach links, verlagert.

F03
→ Frage 5.18: Lösung E

Zu (E): Bei einem **Bronchuseinriss** kommt es neben dem **Haut-** und **Mediastinalemphysem** zur **Atelektase** durch Blutung in das Bronchialsystem.
Zu (A): Das **Lungenödem** (Flüssigkeitsansammlung in der Lunge) hat verschiedene Ursachen: Linksherzdekompensation, Gifte, Reizstoffe, nephrotisches Syndrom usw.
Zu (B): **Mediastinalflattern** bzw. -pendeln kommt beim **offenen Pneumothorax** vor z. B. infolge einer penetrierenden Thoraxverletzung.
Zu (C): Beim **Pulsus paradoxus** handelt es sich um eine inspiratorische Abnahme der Pulsdruckamplitude um mehr als 10 mmHg z. B. bei konstriktiver und exsudativer **Perikarditis**.
Zu (D): Der **expiratorische Stridor** (pfeifendes Atemgeräusch beim Ausatmen) ist typisch für das **Asthma bronchiale**.

H92
→ Frage 5.19: Lösung A

Der **instabile Thorax** mit paradoxer Atmung ist als thorakaler Notzustand anzusehen. In der Regel ist neben einer allgemeinen Intensivtherapie eine Beatmung für 2–3 Wochen mit PEEP (positiver endexspiratorischer Druck) erforderlich. Sinn dieser Respiratorbeatmung ist die sog. „innere pneumatische Stabilisierung" („innere Schienung"). Gelegentlich ist eine operative Fixation notwendig.

F02
→ Frage 5.20: Lösung D

Bei einer **Bronchusruptur** kommt es zum Luftaustritt aus den Atemwegen in umgebendes Gewebe, wie z. B. das Mediastinum (A) oder die Haut (B). In den nicht mehr ventilierten Lungenbezirken kommt es zu Resorptionsatelektasen (C). Ebenso kann es bei der Bronchusruptur durch die Verlet-

zung begleitender Gefäße zu einer **Hämoptoe** kommen (E).
Ein interstitielles Ödem mit Flüssigkeitsansammlung im Gewebe tritt nicht auf (D).

H01
→ Frage 5.21: Lösung E

Auf der Thoraxaufnahme ist eine erhöhte Transparenz der linken Thoraxhälfte sowie eine Verschiebung des Mediastinums nach rechts zu sehen. Es liegt also ein **Spannungspneumothorax** vor. Klinisch kann es zu einer **Tachypnoe** (A), **Stauung der Halsvenen** (B), **Zyanose** (C) sowie **Dyspnoe** (D) kommen. Eine Bradykardie (E) tritt nicht auf, sondern eine **Tachykardie**.
Therapeutisch sollte eine sofortige **Entlastungspunktion** mittels einer **Tiegel-Kanüle** oder die **Anlage einer Thoraxdrainage** erfolgen.

H00
→ Frage 5.22: Lösung D

Der **Hämatothorax** muss zunächst über eine **Thoraxsaugdrainage** entlastet werden. Hält der Blutverlust von mehr als 200–300 ml/h an, besteht eine Indikation zur **Thorakotomie**.

5.4 Herz

F06
→ Frage 5.23: Lösung A

Zu (A), (C) und (D): Aufgrund der Thrombogenität von Kunststoffklappen mit der Gefahr von Thromboembolien muss postoperativ eine **lebenslange Antikoagulation** erfolgen. Unmittelbar postoperativ erfolgt dies durch Heparin und wird dann überlappend auf **Cumarine (Phenprocoumon)** umgestellt. Eine lebenslange Heparintherapie ist neben möglichen Nebenwirkungen auch aus praktischen Überlegungen kaum durchführbar.
Zu (B): **Acetylsalicylsäure (ASS)** wird zur Prophylaxe thromboembolischer Komplikationen bei Kunststoffklappen nicht eingesetzt.
Zu (E): **Streptokinase** ist ein Fibrinolytikum und dient zur Lyse eines bereits vorhandenen Thrombus. Einsatzbereiche sind der akute Myokardinfarkt innerhalb von 6 bis max. 12 h nach Symptombeginn, akute Lungenembolie, tiefe Becken- und Beinvenenthrombosen, thromboembolische arterielle Verschlüsse und akute ischämische zerebrale Insulte unter Beachtung der Kontraindikationen.

H05
→ Frage 5.24: Lösung A

Als Kontraindikationen für eine Herztransplantation werden verschiedene Vorerkrankungen angesehen:
- Fortgeschrittene Zweiterkrankungen, z.B. Malignome, Systemerkrankungen, chronische Nierenerkrankungen sowie chronische Lebererkrankungen mit Funktionseinschränkungen
- Chronische Infektionen (HIV, Hepatitis B, C und D, Tuberkulose)
- **Akute** Infekte mit Zytomegalie, Mononukleose, Varizellen, Herpes, Toxoplasmose
- Alkohol- und Drogenabhängigkeit, psychische Akuterkrankungen, unkooperativer Patient

Zu (C): Eine akute Toxoplasmose stellt eine **Kontraindikation für eine Herztransplantation** dar, eine abgelaufene und ausgeheilte Toxoplasmose ist jedoch kein Hindernis.
Zu (D): Eine **pulmonale Hypertonie** stellt eine Indikation für eine Herztransplantation dar. Sobald jedoch die rechtsventrikuläre Auswurffraktion < 30 % sinkt, sollte eine kombinierte Herz-Lungen-Transplantation durchgeführt werden. Für eine alleinige Herztransplantation liegt dann jedoch eine Kontraindikation vor.

H95
→ Frage 5.25: Lösung A

Bei klinischen Zeichen der Linksherzinsuffizienz besteht eine Indikation zur Operation der **erworbenen Aortenklappenstenose**. Therapie der Wahl ist der **Klappenersatz** entweder mit einer mechanischen Herzklappe (bei jüngeren Patienten) oder mit einer biologischen Prothese (bei älteren Patienten). Letztere bedürfen keiner regelmäßigen Antikoagulation.
Zu (B): Die **Ballondilatation** kommt allenfalls bei angeborenen Aortenklappenstenosen in Betracht. Bei der unkontrollierten Erweiterung kommt es nicht selten durch Einrisse der Klappensegel zur Aortenklappeninsuffizienz.
Zu (C) und (D): Die **erworbene Aortenklappenstenose** zeigt in der Regel erheblich verdickte und verkalkte Klappensegel, sodass eine Klappenrekonstruktion oder digitale Sprengung nicht in Betracht kommt.
Zu (E): Eine konservativ medikamentöse Therapie der **Aortenklappenstenose** kann im Stadium I und ggf. im Stadium II der NYHA-Klassifikation durchgeführt werden.

H90
→ Frage 5.26: Lösung C

Bei der **primären Kardiomyopathie** handelt es sich um eine Herzerkrankung unklarer Ätiologie. Es kommt zu Veränderungen im Myokard und/oder Endokard, die je nach Form zu schweren hämodynamischen Störungen führen.
Sekundäre Kardiomyopathien sind Herzmuskelerkrankungen im Rahmen verschiedener Grundkrankheiten (Stoffwechselstörungen, Alkohol, medikamentös-toxisch, Myopathien etc.).

F00 F94
→ Frage 5.27: Lösung C

Bei der **akuten Herzbeuteltamponade** kommt es aufgrund einer Flüssigkeitsansammlung im Herzbeutel zu einer diastolischen Füllungsbehinderung insbesondere der Ventrikel. Die Folge ist eine massive Einflussstauung mit lebensbedrohlicher Kreislaufdepression.
Ein kardiales **Lungenödem** entsteht infolge einer **Linksherzinsuffizienz** bei noch funktionsfähigem rechten Ventrikel.

H98
→ Frage 5.28: Lösung B

Zu (B): Bei einem **aortokoronaren Bypass** wird eine Vene (meist Vena saphena magna) zwischen der Aorta und einer Koronararterie interponiert.
Zu (D): Die **Vineberg-Operation** gehört zu den Pionierleistungen der Koronarchirurgie. Heute wird die A. mammaria nahezu routinemäßig für die **direkte** Revaskularisation der Koronararterien verwendet (z.B. linke A. mammaria zum R. interventricularis anterior).
Zu (E): **Alloplastische** Materialien haben sich als Fremdkörper in der Koronarchirurgie bisher nicht bewährt.

H90
→ Frage 5.29: Lösung B

Bei der **Contusio cordis** kommt es häufig zu subepikardialen, subendokardialen und myokardialen Blutungen. Selten werden die epikardialen Gefäße verletzt (Ruptur, Thrombose) mit entsprechenden Folgen (posttraumatischer Myokardinfarkt).

5.5 Mamma

F06
→ Frage 5.30: Lösung E

Für die Beantwortung dieser Frage muss man die **TNM-Klassifikation** des Mammakarzinoms auswendig kennen. Hier noch mal eine Wiederholung in vereinfachter Form:

T	T0	Kein Tumor nachweisbar
	Tis	Carcinoma in situ = nicht infiltrierendes intraduktales Karzinom oder lobuläres Carcinoma in situ
	T1	Tumor < 2 cm
	T2	**Tumor 2–5 cm**
	T3	Tumor > 5 cm
	T4	Tumor jeglicher Größe mit Infiltration der Haut oder Brustwand, entzündliches (inflammatorisches) Karzinom
N	N0	Keine tastbaren Lymphknoten
	N1	**Metastasen in 1–3 beweglichen ipsilateralen axillären Lymphknoten (LK), ipsilaterale Mikrometastasen in LK entlang der A. mammaria int.**
	N2	Metastasen in 4–9 fixierten ipsilateralen axillären LK oder klinisch erkennbare ipsilaterale Metastasen in LK entlang der A. mammaria int. ohne gleichzeitige axilläre LK-Metastasen
	N3	Metastasen in > 10 ipsilateralen axillären LK oder ipsilaterale infraklavikuläre LK, LK entlang der ipsilateralen A. mammaria int. + axilläre LK oder ipsilaterale supraklavikuläre LK
M	M0	Keine Fernmetastasen nachweisbar
	M1	**Nachgewiesene Fermetastasen (auch kontralaterale Mamma), LK ab zervikaler Lokalisation, LK entlang der A. mammaria interna**

F06
→ Frage 5.31: Lösung A

Zu (A): Auf der Abbildung ist an der linken Brust eine Rötung und Schwellung im lateralen Anteil zu erkennen. Zentral ist dieser Bereich auch soweit beurteilbar knotig verändert und leicht livide verfärbt. Laut Aufgabe ist dieser Bereich auch verhärtet.
Da sich die Veränderung wohl langsam entwickelt hat, spricht dies insgesamt für ein **inflammatorisches Mammakarzinom**. Es handelt sich um einen hochmalignen Tumor mit rascher, flächenhafter Ausbreitung in die Lymph- und Blutgefäße der Haut, einhergehend mit einer erysipelähnlichen Entzündung derselben.
Die anderen angeführten Lösungsmöglichkeiten sind aufgrund der Zunahme der Rötung und Schwellung sowie knotigen Verhärtung weniger wahrscheinlich.

H01
→ **Frage 5.32:** Lösung E

Zu (E): Die **Prognose des männlichen Mammakarzinoms ist schlecht** und korreliert mit dem Tumorstadium. Innerhalb von 5 Jahren nach Diagnosestellung versterben ca. 50% der erkrankten Patienten. Wenn keine Lymphknoten befallen sind, steigt die 5-Jahres-Überlebensrate auf 80% an.
Zu (A): Das Mammakarzinom des Mannes wird aufgrund der Seltenheit in der Regel erst spät diagnostiziert. Haut und Muskulatur sind aufgrund der anatomischen Nähe oft infiltriert und meist sind auch schon axilläre Lymphknotenmetastasen vorhanden.
Zu (B): In der Regel liegen **duktale Adenokarzinome** vor. Selten treten auch papilläre Tumoren auf.
Zu (C): Ca. 80% der männlichen Mammakarzinome sind **östrogenrezeptorpositiv**. Therapeutisch sprechen ca. 50% der Patienten mit Metastasen auf eine Orchiektomie an. Weitere Behandlungsmöglichkeiten sind die Gabe von Tamoxifen und Antiandrogenen.
Zu (D): Männliche Mammakarzinome sind selten und machen nur ca. 1% aller Mammatumoren aus.

6 Viszeralchirurgie

6.1 Magen-Darm-Trakt

H07
→ **Frage 6.1:** Lösung E

Zu (E): Die **Trias heftiges Erbrechen, retrosternaler Vernichtungsschmerz** und **Mediastinalemphysem** muss bei dem 60-jährigen Patienten mit langjährigem Alkoholabusus an eine sog. **Spontanruptur des distalen Ösophagus (Boerhaave-Syndrom)** denken lassen. Durch den starken Druckanstieg im Ösophagus (im Rahmen des Erbrechens) kommt es zur Ruptur, meist links dorsolateral oberhalb der Kardia oder unmittelbar oberhalb des Hiatus.
Zu (A): Bei **Mallory-Weiß-Syndrom** handelt es sich um Schleimhauteinrisse der Kardiaregion. Sie entstehen im Anschluss an heftiges Erbrechen nach reichlichem Alkoholgenuss. Klinisch äußert sich die Erkrankung durch Zeichen einer oberen gastrointestinalen Blutung. Therapeutisch muss eine sofortige Gastroskopie mit dem Versuch einer endoskopischen Blutstillung ggf. mittels Ballontamponade durchgeführt werden. Ist dies nicht erfolgreich, wird eine Gastrotomie mit Umstechung der Blutung notwendig.
Zu (B): Bei der **Perforation einer Emphysem-Bulla** müsste im vorliegenden Röntgenbild ein Pneumothorax nachzuweisen sein.
Zu (C): Ein **Trachealdivertikel** ist sehr selten und würde beim Erbrechen nicht rupturieren.
Zu (D): Eine **Ruptur** oder Perforation eines **Zenker-Divertikels** ist selten und kann, wenn überhaupt, durch eine traumatische Perforation im Rahmen einer Endoskopie entstehen.

H07
→ **Frage 6.2:** Lösung B

Zu (B): Bei dem 60-jährigen Patienten mit hellroten peranalen Blutabgängen fällt laborchemisch eine **Anämie** sowie ein **erniedrigter Hämatokrit** auf. Inspektorisch sind in der Abbildung zirkuläre Hämorrhoiden erkennbar. Digital-rektal finden sich keine Auffälligkeiten. Da jeder 6. Patient mit einem Kolon- oder Rektumkarzinom auch unter Hämorrhoiden leidet, muss als nächste Untersuchung eine **Koloskopie zum Ausschluss eines Dickdarmprozesses** erfolgen.
Zu (A): Eine **weitere Diagnostik (Koloskopie) ist unbedingt notwendig**, um nicht ein Kolon- oder Rektumkarzinom zu übersehen.
Zu (C): Eine **Erythrozyten-Szintigraphie** kann einen Blutverlust von mindestens 0,2 ml/min nachweisen und wird üblicherweise eingesetzt, wenn nach erfolgter Koloskopie sowie Ösophagogastroduodenoskopie die Blutungsquelle noch nicht nachgewiesen werden konnte.
Zu (D): Eine **Haemoccult®-Test** dient dem Nachweis einer okkulten Blutungsquelle im Magen-Darm-Trakt. Bei hellroten peranalen Blutabgängen (d.h. einem offensichtlichen Blutverlust) macht ein Haemoccult®-Test keinen Sinn.
Zu (E): Bei **hellrotem peranalen Blutabgang** ist auch eine akute, massive obere gastrointestinale Blutung denkbar. In diesem Fall wäre eine Gastroskopie indiziert. In der Fallbeschreibung wird jedoch nicht erwähnt, dass der Patient kreislaufinstabil ist (womit bei einer akuten gastrointestinalen Blutung zu rechnen wäre). Darüber hinaus spricht der seit längerem bestehende peranale Blutabgang gegen ein akutes Ereignis.

H07
→ **Frage 6.3:** Lösung C

Zu (C): Bei dem 74-jähriger Patienten mit **kolikartigen Abdominalschmerzen**, bekannter Obstipationsneigung und **röntgenologisch nachweisbaren, massiv erweiterten, zentral im Mittelbauch gelegenen Darmschlingen** mit zahlreichen **Flüssigkeitsspiegeln** bei ansonsten unauffälligem Abdomen liegt am ehesten ein Dünndarmileus vor. Da die **Peristaltik** als sehr **rege** beschrieben wird, ist von einem **mechanischen Dünndarmileus** auszugehen.

Zu (A): Ein **akuter Schub einer Colitis ulcerosa** geht mit blutig-schleimigen Diarrhöen bis zu 30-mal pro Tag, Abdominalschmerzen und Tenesmen (d. h. Schmerzen vor oder unmittelbar nach dem Stuhlgang) einher. Die schwerste Verlaufsform ist das toxische Megakolon (starker Durchfall, zunehmende Zeichen einer Sepsis mit Fieber und Tachykardie, Meteorismus, Nachlassen der Peristaltik). Da die Colitis ulcerosa das Kolon befällt und nur ausnahmsweise als sog. backwash-ileitis auch das terminale Ileum miteinbezieht, würde man auf der Abdomenübersicht Veränderungen am Kolon erwarten.

Zu (B): Bei einer **Darmperforation** müsste sich bei einer Abdomenübersichtsaufnahme im Stehen freie abdominelle Luft unter den Zwerchfellen finden.

Zu (D): Eine **Sigmadivertikulose** macht üblicherweise keine Beschwerden. Kommt es zu einer Stenose aufgrund rezidivierender Divertikulitiden, kann das Bild eines mechanischen Dickdarmileus entstehen. Hierbei finden sich jedoch erweitere Darmschlingen und Flüssigkeitsspiegel im Kolonrahmen.

Zu (E): Bei einem **paralytischen Dickdarmileus** sind keine Darmgeräusche auskultierbar. Die Abdomenübersichtsaufnahme würde Flüssigkeitsspiegel und erweiterte Darmschlingen im Kolon zeigen.

F07
→ **Frage 6.4:** Lösung A

Zu (A): Der klinische Befund sowie die Sonographie- und Röntgenuntersuchung sprechen für eine **zweizeitige Milzruptur**. Durch den Unfall mit Trauma auf die linke Seite ist es zu einer Ruptur des Milzparenchyms mit Ausbildung eines subkapsulären Hämatoms gekommen. In der Folge ist die Milzkapsel durch den zunehmenden intrakapsulären Druck rupturiert. Als Chilaiditi-Syndrom wird eine Interposition des Kolons zwischen Leber und Zwerchfell bezeichnet. Radiologisch kann dies in der Abdomenübersicht mit freier intrabdomineller Luft verwechselt werden.

Zu (B): Bei einem **perforierten Magenulkus** sollte sich in der Abdomen-Übersichtsaufnahme freie intraabdominelle Luft nachweisen lassen.

Zu (C): Eine **schwere posttraumatische Pankreatitis** würde mit einer Verzögerung von 17 Tagen nach einem Trauma auftreten und wäre bei linksseitigem Trauma eher unwahrscheinlich. Beschwerden bei einer Pankreatitis äußern sich zudem meist gürtelförmig im Oberbauch.

Zu (D): Eine **Colon-transversum-Perforation** würde sich auch zeitnah nach dem Trauma äußern. Radiologisch könnte man freie Luft nachweisen.

Zu (E): Bei einer **Zwerchfellruptur im Rahmen einer Rippenserienfraktur** würden sich radiologisch (in Abhängigkeit von der Größe der Ruptur) Anteile von Magen oder Kolon intrathorakal zeigen. Sonographisch sollte sich ein Hämatom subphrenisch darstellen lassen. Auch die Auswirkungen auf den Kreislauf wären nicht so ausgeprägt wie bei dem beschriebenen Patienten (Schockzeichen). Klinisch würde sich ein infiziertes Hämatom vor allem durch einen Anstieg der Entzündungswerte und erhöhte Temperaturen äußern.

H06
→ **Frage 6.5:** Lösung B

Zu (B): Bei einem 60-jährigen Patienten kommt es nach einem Herzinfarkt zu einer absoluten Arrhythmie, einer schweren metabolischen Azidose (Anstieg des Serum-Laktats auf das sechsfache des Referenzwertes) und einem mäßig aufgetriebenen Abdomen mit spärlicher Peristaltik. Bei der rektalen Untersuchung findet sich Blut am Fingerling, sonographisch lässt sich freie intraabdominelle Flüssigkeit nachweisen. Die vorliegenden Informationen sprechen für einen **akuten Mesenterialinfarkt** aufgrund eines embolischen Verschlusses der A. mesenterica superior. Die Therapie besteht in einer umgehenden Laparotomie. In der Frühphase (< 6 Stunden) wird eine Revaskularisation mittels Thrombendarteriektomie und Patch-Plastik oder einem aorto-mesenterialen Bypass versucht. Zu einem späteren Zeitpunkt ist eine Revaskularisation nicht mehr möglich. Hier bleibt als ultima ratio nur die Resektion der nekrotischen Darmanteile. Der Mesenterialinfarkt hat bei einem über 12-stündigen Verlauf eine Letalität von 50–90%!

Zu (A): Eine **Abflussstörung im Splanchnikusgebiet** ist bei normalem Fluss in der V. portae sonographisch nicht nachzuweisen.

Zu (C): Bei einer **Pseudoobstruktion des Kolons (Ogilvie-Syndrom)** kommt es ohne mechanische Ursache zu einer akuten Überdehnung des Zökums und des rechten Hemikolons. Als Ursache wird eine **Funktionsstörung des autonomen Nervensystems mit gesteigerter Sympathikusaktivität** angenommen. Durch die Überdehnung kann es zu einer Perforation des Kolons kommen. Klinisch ist das Abdomen bei diesen Patienten massiv aufgetrieben. Das trifft im vorliegenden Fall nicht zu (Der Patient zeigt nur ein mäßig aufgetriebenes Abdomen). Die Therapie besteht in einer Blockade des Sympathikus mittels PDK (Periduralkatheter). Ergänzend wird koloskopisch abgesaugt und eine Dekompressionssonde eingelegt. Bei Verdacht auf eine Perforation sollte eine operative Revision mit Resektion des perforierten oder minderdurchbluteten Darmanteiles erfolgen.

Zu (D): Ein **Infarkt im Versorgungsgebiet des Truncus coeliacus** entsteht entweder aufgrund eines embolischen Verschlusses oder im Stadium IV eines chronischen Verschlussprozesses. Da vom Truncus coeliacus vor allem die Oberbauchorgane versorgt werden, wäre in diesem Fall die arterielle Versorgung von Jejunum, Ileum und Kolon nicht beeinträchtigt.

Es wäre auch kein Blut am Fingerling und ein derart starker Laktatanstieg zu erwarten. Insgesamt ist ein akuter embolischer Verschluss des Truncus coeliacus seltener als ein Verschluss der A. mesenterica superior.

Zu **(E)**: Eine alleinige **metabolische Entgleisung aufgrund eines Reperfusionsschadens** bei passagerer Hypoxie sollte bei diesem Patienten, mehr als 36 Stunden nach dem Ereignis, nicht mehr zu einer schweren metabolischen Azidose mit deutlicher Erhöhung des Laktat-Wertes führen.

H06
→ **Frage 6.6:** Lösung B

Zu **(B)**: Der 52-jährige Patient klagt plötzlich aus völliger Gesundheit heraus über abdominelle Beschwerden. Klinisch findet sich ein diffuser Druckschmerz mit Abwehrspannung. Die Leukozyten sind auf 18.500/µl deutlich erhöht und es findet sich freie abdominelle Luft in der Röntgen-Abdomenübersicht. Insgesamt spricht dies für eine Perforation eines Hohlorgans mit Austritt von Luft in das Peritoneum. Von den angegebenen Antworten kommt hier am ehesten die **Perforation eines Magenulkus** in Frage.

Zu **(A)**: Eine **Gallenblasenperforation** entsteht aufgrund einer nicht oder zu spät behandelten akuten Cholezystitis bzw. in Folge eines Gallenblasenempyems. Die Perforation entsteht nicht aus völliger Gesundheit heraus. Es kommt hierbei zum Austritt von Galle und Eiter in das Peritoneum und zu einer Peritonitis. Luft tritt jedoch nicht in die Peritonealhöhle.

Zu **(C)**: Der **M. Crohn** (Ileitis terminalis) hat seinen Erkrankungsgipfel zwischen dem 20. und 40. Lebensjahr und ist auch vermehrt nach dem 60. Lebensjahr zu beobachten. Die Erkrankung manifestiert sich am häufigsten im terminalen Ileum, kann jedoch „springend" den gesamten Magen-Darm-Trakt befallen. Histologisch findet sich eine transmurale Entzündung, die auch auf die Umgebung übergreift. Man spricht auch von einer diskontinuierlichen und disproportionierten Entzündung. Klinisch äußert sich der M. Crohn durch Diarrhoen (in ca. 70% der Fälle) und intermittierende krampfartige Schmerzen im rechten Unterbauch (ca. 75% der Fälle). Differentialdiagnostisch ist hier an eine akute Appendizitis zu denken. Weiterhin ist die Ausbildung von Fisteln und Abszessen typisch für die Erkrankung. Blutungen und Schleimbeimengungen sind eher selten. Perforationen, die zu freier intraabdomineller Luft führen, sind selten, häufiger kommt es zu gedeckten Perforationen, die zu den oben genannten Abszessen führen.

Zu **(D)**: Bei einer **gedeckt perforierten Sigmadivertikulitis** kommt es zu einer Abszessbildung im umgebenden Gewebe, aber nicht zum Austritt freier Luft ins Abdomen.

Zu **(E)**: Eine **akute Appendizitis** zeigt typischerweise innerhalb weniger Stunden eine zunehmende abdominelle Symptomatik mit punctum maximum im rechten Unterbauch. Bei einigen Patienten beginnen die Beschwerden auch epigastrisch oder periumbilikal und verlagern sich erst im weiteren Verlauf in den rechten Unterbauch. Bei nicht rechtzeitig therapierter Appendizitis kommt es zu einer Perforation mit Ausbildung eines perityphlitischen Abszesses oder einer generalisierten Peritonitis. Freie Luft im Abdomen wäre üblicherweise nicht zu finden.

H06
→ **Frage 6.7:** Lösung D

Lösung D
Zu **(D)**: Bei einem 42-jährigen Patienten wird ein Adenokarzinom des Magens im Bereich des **Angulus** nachgewiesen. Es besteht der Verdacht auf ein **Magenfrühkarzinom**. Laut Definition infiltriert ein Magenfrühkarzinom die Magenwand bis maximal in die Submukosa und wird als T1-Karzinom klassifiziert, welches bereits in 5–20% Lymphknotenmetastasen aufweisen kann. Im vorliegenden Fall ist **histologisch** ein **diffuser Typ nach Laurén** (schlecht demarkiert mit weit verstreuten Tumorzellen) nachgewiesen. Aus diesem Grund ist ein weiter Resektionsabstand von mindestens 8 cm notwendig, was bei dem beschriebenen Patienten (mit Lokalisation des Karzinoms im mittleren Magendrittel) eine **Gastrektomie unter Mitnahme von Omentum minus und majus und** eine **Lymphadenektomie** erforderlich macht. Die 5-Jahresüberlebensrate aller Magenkarzinome liegt bei ca. 27%. Bei T1-Karzinomen, die auf die Mukosa begrenzt sind und fehlenden Lymphknotenmetastasen liegt die 5-JÜR bei 95%.

Zu **(A)**: Eine **neoadjuvante Chemotherapie** beim Magenkarzinom scheint vor allem bei zunächst lokal inoperablen Karzinomen die Prognose zu verbessern. Bei lokal resektablen Tumoren wie bei dem beschriebenen Patienten wird diese Therapie zurzeit nur im Rahmen von Studien empfohlen.

Zu **(B)**: Eine **lokale, endoskopische Tumorexzision** ist nur bei Einhaltung folgender Kriterien möglich:
- auf die Mukosa begrenzter Tumor
- < 2 cm im Durchmesser
- intestinaler Typ nach Laurén
- keine ulzerierende Form des Karzinoms

Da bei diesem Patienten der Tumor bereits zu groß ist (etwa 2,2 cm Durchmesser) und ein diffuser Typ nach Laurén vorliegt, sind die Kriterien für eine lokale Resektion nicht erfüllt.

Zu **(C)**: Bei einer **Antrektomie** würde das im Bereich der Angulusfalte liegende Karzinom nicht oder zumindest nicht mit ausreichendem Sicherheitsabstand reseziert.

Schwerpunkt Chirurgie, Orthopädie

Zu **(E)**: Eine **Helicobactereradikation** wird beim MALT Lymphom (= mucosa-associated lymphoid tissue) bei nachgewiesenem Befall im Frühstadium durchgeführt und ist dann in 95 % der Fälle erfolgreich.

H06
→ **Frage 6.8:** Lösung A

Zu **(A)**: Bei einer 44-jährigen Patientin mit seit Jahren bestehender Colitis ulcerosa entwickelt sich ein akutes Abdomen. Bei der Untersuchung zeigen sich ein aufgetriebenes, diffus druckschmerzhaftes Abdomen, in der Röntgen-Übersichtsaufnahme ein Dünndarmileus sowie ein bis auf 13 cm distendierter Kolonrahmen. Die Patientin ist tachykard, kaltschweißig und scheint verwirrt. Laborchemisch lässt sich eine Leuko- und Thrombozytopenie nachweisen, das CRP ist deutlich erhöht. Diese Befundkonstellation weist auf ein **toxisches Megakolon mit sekundär paralytischem Dünndarmileus** sowie eine **Sepsis** hin. Es sollte eine sofortige Laparotomie mit **Kolektomie** erfolgen. In diesem Notfall wird die Kontinuität nicht wiederhergestellt, sondern das Ileum als **Ileostoma** endständig ausgeleitet. Nach Abklingen des akuten Krankheitsbildes kann die Proktokolektomie vervollständigt und die Kontinuität durch eine ileoanale Pouch-Anastomose wiederhergestellt werden.

Zu **(B)** und **(E)**: Die Patientin leidet **weder** unter einem **distal im Rektum entstandenen Karzinom** (B) **noch** unter einem **toxischen Megakolon ohne Anzeichen eines septischen Krankheitsbildes** (E).

Zu **(C)** und **(D)**: Therapie der Wahl ist in diesem Notfall weder die Anlage einer **Magensonde**, die Durchführung einer **Koloskopie** oder einer **Computertomographie** (C) noch die sofortige **Proktokolektomie**.

H06
→ **Frage 6.9:** Lösung A

Zu **(A)**: Bei einer 21-jährigen Patientin, die unter dem Verdacht auf eine akute Appendizitis operiert wurde, fand sich intraoperativ ein Konglomerattumor, der eine Ileozökalresektion erforderlich machte. Die Abbildung des Operationspräparates zeigt auf der linken Seite das Zaekum und Anteile des Colon ascendens und auf der rechten Seite das terminale Ileum. Im Bereich des terminalen Ileums ist eine kurzstreckige entzündliche Veränderung mit einem „Pflastersteinrelief" zu erkennen. Hierbei handelt es sich um entzündliche Darmwandfissuren und Schleimhautulzerationen mit dazwischenliegenden Schleimhautbezirken, die ins Darmlumen vorspringen. Der abgebildete Abschnitt des Kolons ist unauffällig. Der Befund spricht für das Vorliegen eines **M. Crohn** (Ileitis terminalis). Diese Erkrankung kann „springend" den gesamten Magen-Darm-Trakt befallen, manifestiert sich jedoch meist im Bereich des terminalen Ileums.

Typisch ist eine **transmurale Entzündung mit Übergreifen auf das umgebende Gewebe** und die mesenterialen Lymphknoten. Es bilden sich Abszesse oder Fisteln und sog. **Konglomerattumoren**. Klinisch fallen die Patienten durch chronische **Diarrhoen, Abdominalschmerzen, Gewichtsverlust** sowie **perianale Abszesse** und **Fisteln** auf. Da der M. Crohn springend den gesamten Magen-Darm-Trakt befallen kann, ist durch einen chirurgischen Eingriff keine „Heilung" möglich. Deshalb wird möglichst spät und sparsam der befallene Bereich reseziert.

Zu **(B)**: Bei der **Colitis ulcerosa** kommt es zu einer kontinuierlich aufsteigenden Ausbreitung der Entzündung vom Rektum aus. Das terminale Ileum ist nur ausnahmsweise im Rahmen einer sog. backwash-ileitis befallen. Da der mitabgebildete Kolonabschnitt unauffällig ist, scheidet die Colitis ulcerosa als mögliche Ursache des Beschwerdebildes aus.

Zu **(C)**: Ein **perityphlitischer Abszess** als Folge einer perforierten Appendizitis ist auf der Abbildung nicht zu erkennen.

Zu **(D)**: Eine **Darmtuberkulose** ist eine Rarität und bei dieser jungen Patientin nicht zu erwarten. Die Darmtuberkulose kann sich aber durchaus als ulzerös-hypertrophische Mischform mit einem Crohnähnlichen „Pflastersteinrelief" manifestieren.

Zu **(E)**: Da das mitabgebildete Zäkum unauffällig aussieht, ist nicht von einem **infiltrierend wachsenden Zäkumkarzinom** auszugehen.

H06
→ **Frage 6.10:** Lösung C

Zu **(C)**: Bei einem 38-jährigen Patienten mit seit drei Wochen bestehenden **linksseitigen Unterbauchbeschwerden** und einwöchiger **Obstipation** ist im linken Unterbauch eine walzenförmige Resistenz zu tasten. Nach Doppelkontrasteinlauf zeigen sich in der Röntgenaufnahme **multiple Divertikel** fast im gesamten **Kolon** mit einer Engstellung des Darmes im Sigmabereich. Laborchemisch ist nur eine leicht erhöhte BSG auffällig. Die Befundkonstellation spricht für eine **Divertikulose**. Diese macht in den meisten Fällen keine Beschwerden, kann aber wie im vorliegenden Fall mit Schmerzen im linken Unterbauch sowie Obstipation in Erscheinung treten. Die Engstelle im Sigmabereich lässt sich am ehesten durch einen narbigen Umbau aufgrund vorangegangener Entzündungen erklären.

Zu **(A)**: Für den **M. Crohn** (Ileitis terminalis) sind Durchfälle (bis zu 30 pro Tag) in Abhängigkeit von der Aktivität der Erkrankung typisch. Er manifestiert sich im terminalen Ileum, kann aber auch „springend" den gesamten Magen-Darm-Trakt befallen. Radiologisch finden sich im Frühstadium eine Verdickung der Darmwand sowie knötchenförmige Kontrastmittelaussparungen durch eine

Lymphknotenhyperplasie. Im weiteren Verlauf kommt es zu Ulzerationen, Fisteln und Abszessen. Aufgrund des diskontinuierlichen Befalls des Magen-Darm-Traktes spricht man auch von „skip lesions", da sich betroffene mit gesunden Bereichen abwechseln.

Zu (B): Bei der **Colitis ulcerosa** ist radiologisch im Frühstadium eine Verdickung der Schleimhaut zu finden. In der Folge kommt es zu Ulzerationen mit kleinen Abszessen. Diese Ulzerationen werden auch als Kragenknopfulzera bezeichnet, da sie zu einer Unterminierung der Mukosa führen. Die nicht betroffenen Schleimhautinseln zwischen den Ulzera werden als Pseudopolypen sichtbar. Im chronischen Stadium kommt es zu einem Verlust der Haustrierung und dem sog. Fahrradschlauchphänomen.

Zu (D): Bei einem **stenosierenden Dickdarmkarzinom** kommt es zu einer kurzstreckigen zirkulären Stenose des Darmes. Im Kontrasteinlauf zeigt sich das Bild eines abgeknabberten Apfels (Apfelkauz). Im vorliegenden Doppelkontrasteinlauf ist eine langstreckige Engstellung des Sigmas zu erkennen. Letztendlich kann ein Karzinom in diesem Bereich nicht sicher ausgeschlossen werden, aber das radiologische Bild wäre nicht typisch. Zum Ausschluss eines Karzinoms sollte im Verlauf eine Koloskopie erfolgen.

Zu (E): Die **familiäre Polypose** ist autosomal-dominant erblich (25 % der Fälle sind Neumutationen). Es treten multiple (> 100) kolorektale Adenome auf, die bereits in der Pubertät durch Blutungen und Schleimabgänge klinisch auffällig werden. Die familiäre Polypose ist eine obligate Präkanzerose mit sehr hohem Entartungsrisiko. Aus diesem Grund werden ab dem 10. Lebensjahr jährliche Vorsorgeuntersuchungen empfohlen. Um das 20. Lebensjahr sollte eine prophylaktische Proktokolektomie mit Anlage eines ileoanalen Pouches erfolgen. Auf dem vorliegenden Kontrasteinlauf sind multiple Divertikel, aber keine Polypen zu erkennen.

H06
→ **Frage 6.11:** Lösung E

Zu (E): Nach einer langen Fahrradtour entwickelt sich bei einem jungen Mann neben dem After eine gerötete, schmerzhafte Schwellung, die mit leicht erhöhter Temperatur einhergeht. Es handelt sich am ehesten um einen **Abszess**. Die adäquate Therapie besteht in der Spaltung und folgenden offenen Wundbehandlung. Da die Ursache des Abszesses auch in einer Analfistel liegen kann, sollte ergänzend eine Rektoskopie erfolgen, um eine mögliche innere Fistelöffnung zu finden. Anschließend könnte eine vorhandene Fistel je nach Lage gespalten oder mit einem eingelegten Gummizügel oder Faden versorgt werden.

Zu (A)–(D): Das **Abwarten und** die **Kontrolle des Befundes in einigen Tagen**, eine **Rektoskopie zur Klärung der Diagnose, lokale Kühlung und Antibiose** sowie die **Punktion und gezielte Antibiose nach Resistenzbestimmung** sind im vorliegenden Fall zur akuten Abszesssanierung nicht geeignet.

H06
→ **Frage 6.12:** Lösung C

Zu (C): Bei einer Patientin mit akutem Abdomen findet sich intraoperativ eine in die Bauchhöhle **perforierte Sigmadivertikulitis mit einer Vier-Quadranten-Peritonitis**. Die wichtigste Maßnahme bei einer sekundären Peritonitis ist zunächst die Sanierung der Ursache, d.h. in diesem Fall die **Resektion des Sigmas**. Anschließend erfolgt eine ausgiebige **Spülung der Bauchhöhle**. Da in diesem entzündeten Bereich das Risiko einer Anastomoseninsuffizienz bei einer primären Naht zu groß wäre, würde hier zunächst eine **Diskontinuitätsresektion nach Hartmann** erfolgen. Dabei wird der **Rektumstumpf blind verschlossen** und das Colon descendens endständig als **Anus praeternaturalis** ausgeleitet. Nach Ausheilen der Peritonitis kann in einer zweiten Operation die Kontinuität wiederhergestellt werden.

Zu (A), (B), (D) und (E): Ein **Abbruch der Operation**, eine **Proktokolektomie mit der Anlage einer ileo-analen Pouch-Anastomose** oder eine **Sigmaresektion mit nachfolgender primärer Deszendorektostomie** sind wie eine **Ausgiebige Spülung des gesamten Abdomens und anschließendem Verschluss** nicht das Therapieverfahren, das man bei der beschriebenen Patientin am ehesten wählen würde.

F06
→ **Frage 6.13:** Lösung D

Das **Karzinomrisiko bei Colitis ulcerosa** liegt bei 10 %, nach 10–20 Jahren Krankheitsdauer sogar bei 20–40 %.

Hauptmanifestationsalter der Colitis ulcerosa ist zwischen dem 20. und 40. Lebensjahr. Die Diagnose wird endoskopisch und histologisch gesichert. Typische Befunde sind:
- steter Befall des Rektums mit Betonung des distalen Segmentes
- Schleimhautödem
- Hyperämie, Pseudopolypen, Oberfläche granulär verändert
- diffuse Blutung
- vermehrte Lädierbarkeit
- multiple Ulzerationen ohne genaue Abgrenzbarkeit
- Kryptenabszesse, oberflächliche Mikroulzerationen mit akutem, entzündlichen Exsudat. **Keine Granulome!**

In dem hier geschilderten Fall besteht aufgrund des histologischen Befundes eine große Gefahr, an einem Karzinom zu erkranken. Deshalb sollte hier unbedingt die **Proktokolektomie** erfolgen.

F06
→ **Frage 6.14:** Lösung A

Ein **akuter Mesenterialarterienverschluss** entsteht meist durch einen embolischen Verschluss der A. mesenterica superior, wobei der Embolus meist aus dem linken Vorhof stammt.
Die Erkrankung verläuft unbehandelt klassischerweise in 3 Stadien:
I. **Initialstadium** (in den ersten 6 Stunden): heftige **diffuse Schmerzen im Abdomen** bei **weichen Bauchdecken**, einhergehend mit **Hyperperistaltik** und **Diarrhöen**
II. **Stadium der Wandnekrose** (7–12 Stunden): relativ schmerzfreies Intervall mit Übergang in einen paralytischen Ileus, Diskrepanz zwischen unauffälligem abdominellen Befund und zunehmender Verschlechterung des Allgemeinzustandes (auch als „fauler Frieden" bezeichnet)
III. **Stadium der Peritonitis** (> 12 Stunden): Aufgrund der Darmgangrän kommt es zu einer Durchwanderungsperitonitis mit Abwehrspannung und progredientem Kreislaufversagen bis zum Exitus letalis.

Die Verdachtsdiagnose wird anhand der Klinik und Anamnese gestellt. Bei jedem Patienten mit einer kardialen Vorgeschichte und abdominellen Beschwerden muss an einen Mesenterialinfarkt gedacht werden!
Die Diagnosesicherung erfolgt mittels farbkodierter Dopplersonographie oder der CT-Angiographie. Bei unklaren Befunden sollte, um keine Zeit zu verlieren, eine Probelaparotomie erfolgen. Die Therapie besteht im Stadium I in einer Embolektomie oder ggf. Anlage eines aorto-mesenterialen Bypasses. Bei Vorliegen von infarzierten Darmabschnitten müssen diese als ultima ratio reseziert werden, wobei insgesamt in Abhängigkeit vom Ausmaß der Infarzierung bei den meist älteren Patienten in schlechtem Allgemeinzustand eine schlechte Prognose besteht.
Die Letalität beträgt bei einem Verlauf über 12 Stunden fast 90 %.

F06
→ **Frage 6.15:** Lösung C

Zu **(C):** Bei der **Achalasie** liegt eine Degeneration des Plexus myentericus (Auerbach-Plexus) der glatten Ösophagusmuskulatur im unteren Ösophagusbereich vor. Hierdurch kommt es zu einer unkoordinierten Peristaltik sowie einer gestörten Erschlaffung des unteren Ösophagussphinkters. Die Nahrung kann nicht in den Magen passieren und staut sich im Ösophagus, wodurch sekundär ein Megaösophagus entsteht. Auf der Röntgenaufnahme mit Kontrastmittel ist die typische Sektglasform mit Stenose im Bereich des unteren Ösophagussphinkters und ausgeprägter Dilatation des Ösophagus vor der Stenose zu erkennen.
Die Ätiologie der Erkrankung ist ungeklärt, es werden jedoch auch sekundäre Formen, ausgelöst durch die Chagas-Krankheit (Trypanosoma cruzii), beobachtet.
Klinisch fallen eine Dysphagie, oft mehr für flüssige als für feste Speisen, retrosternale Schmerzen sowie eine Regurgitation von Speisen auf. Die Behandlung besteht zunächst in einem konservativen Therapieversuch mit Kalziumantagonisten (Nifedipin), wobei die Erfolge meist unbefriedigend sind. Aus diesem Grund erfolgt heutzutage oft schon die Erstbehandlung durch eine **pneumatische Dilatation**. Tritt auch hierdurch keine Besserung ein, wird eine submuköse Kardiomyopathie nach Gottstein-Heller durchgeführt. Hierbei wird die verdickte Muskulatur bis auf die Mukosa gespalten. Anschließend muss eine Antirefluxoperation, z. B. eine Fundoplicatio, erfolgen, da nach der Myotomie kein suffizienter Schluss des unteren Ösophagussphinkters mehr vorliegt.
Zu **(A):** **Peptische Stenosen** entstehen durch eine langjährige Refluxösophagitis und narbige Umwandlung des Epithels. Hierdurch kann es auch zu einer Stenose im distalen Ösophagusdrittel mit prästenotischer Dilatation kommen. Diese ist jedoch nicht so ausgeprägt wie bei der Achalasie.
Zu **(B):** Ein **Nussknacker-Ösophagus** ist durch einen diffusen Ösophagusspasmus mit hohen Drucksteigerungen im Ösophagus gekennzeichnet. Die Patienten berichten über heftige retrosternale Schmerzen und intermittierende Dysphagien. In der Röntgenaufnahme mit Kontrastmittel zeigt sich ein enger Ösophagus mit tiefen spastischen Einschnürungen (deshalb auch als „Korkenzieher-Ösophagus" bezeichnet). Ergänzend erfolgt eine 24-Stunden-Manometrie zur Sicherung der Diagnose. Die Therapie besteht in der Verabreichung von Spasmolytika, Kalziumantagonisten und Nitropräparaten.
Zu **(D):** Bei der **Achalasie** besteht ein **erhöhtes Entartungsrisiko**, da es durch die oftmals lange bestehende Stase der Nahrung in der Speiseröhre zu einer Ösophagitis und Epitheldysplasie kommen kann. Die diagnostische Abgrenzung zu einem Adenokarzinom des ösophagogastralen Überganges kann hier nur durch eine Endoskopie mit Biopsien erfolgen.
Zu **(E):** Man unterscheide **axiale Hiatushernien, paraösophageale Hernien** und **Mischformen**. Bei der axialen Hiatus- oder Gleithernie gleitet die Kardia durch das Zwerchfell in den Thorax. Die paraösophageale Hernie ist dadurch gekennzeichnet, dass sich neben dem Ösophagus Anteile des Magens, meist der Fundus, in den Thorax schieben. Die Kardia liegt dabei an korrekter Stelle. Die Mischform setzt sich aus den beiden genannten Hernien zusammen. Klinisch können sich diese Hernien durchaus in einer Dysphagie und retrosternalen Schmerzen äußern. Auf der Röntgenaufnahme ist jedoch keine Hernie zu erkennen.

F06

→ Frage 6.16: Lösung D

Das sog. **Boerhaave-Syndrom**, eine Ruptur des Ösophagus, entsteht nach der Einnahme einer üppigen Mahlzeit und Alkohol mit nachfolgendem **starken Erbrechen**. Durch den starken Druckanstieg im Ösophagus kommt es zur Ruptur, meist links dorsolateral oberhalb der Kardia oder unmittelbar oberhalb des Hiatus (D). Unmittelbar anschließend klagen die Patienten über starke Schmerzen im Brustkorb hinter dem Sternum und zwischen den Schulterblättern. Es kommt zu einem Austritt von Luft in das Mediastinum und bei weiterer Ausbreitung auch zu einem Hautemphysem.

F06

→ Frage 6.17: Lösung A

Zu (A): Eine obere intestinale Blutung im Anschluss an heftiges Erbrechen nach reichlichem Alkoholgenuss spricht am wahrscheinlichsten für ein **Mallory-Weiss-Syndrom**.
Es handelt sich hierbei um Schleimhauteinrisse der Kardiaregion, die durch das forcierte Erbrechen hervorgerufen werden. Therapeutisch muss eine sofortige Gastroskopie mit dem Versuch einer endoskopischen Blutstillung, ggf. mittels Ballontamponade, erfolgen. Ist dies nicht erfolgreich, ist eine Gastrotomie mit Umstechung der Blutung notwendig.

F06

→ Frage 6.18: Lösung C

Zu (C): Bei dem in der Aufgabe genannten Patienten besteht die **Indikation zur Magenteilresektion**. Das Ulcus ventriculi wurde bereits seit 3 Monaten konservativ behandelt, rezidiviert jedoch bzw. zeigt keine Abheilungstendenz. Trotz negativer Biopsien besteht bei diesem kallösen Ulcus Karzinomverdacht.
Das Verfahren der Wahl ist eine 2/3-Magenresektion und Rekonstruktion nach Billroth-I als Gastroduodenostomie. Ist eine spannungsfreie Rekonstruktion aufgrund eines sehr hoch gelegenen Ulcus wie in diesem Fall nicht möglich, wird eine Rekonstruktion mit einer nach Y-Roux ausgeschalteten Jejunalschlinge durchgeführt.
Zu (A): Die Indikation zur **Fundoplicatio** z.B. nach Nissen-Rosetti besteht bei einer **Refluxösophagitis**, die durch konservative Maßnahmen nicht behandelt werden kann.
Bei der Operation wird eine Fundusmanschette um die Kardia gelegt und so der untere Ösophagussphinkter verstärkt.
Zu (B): Eine **lokale Exzision des Ulcus mit Übernähung** wird bei einem perforierten Ulcus ventriculi, welches hoch im Magen liegt, durchgeführt. Bei einem kallösen Ulcus mit trotz negativer Biopsie bestehendem Karzinomverdacht wie in dieser Aufgabe, wäre dies nicht ausreichend.
Zu (D): Eine **alleinige selektive proximale Vagotomie** wird bei einem Ulcus ventriculi aufgrund der hohen Rezidivrate praktisch nicht mehr durchgeführt. Sie kommt aber noch in Verbindung mit resezierenden Verfahren zum Einsatz. Dieses Verfahren kommt jedoch noch beim Ulcus duodeni zum Einsatz.
Zu (E): Eine **trunkuläre Vagotomie** wird aufgrund der begleitenden Magenentleerungsstörung heute praktisch nicht mehr durchgeführt. Muss das Verfahren doch zum Einsatz kommen, ist auf jeden Fall eine begleitende Pyloroplastik notwendig.

F06

→ Frage 6.19: Lösung B

Bei der **hypertrophen Pylorusstenose** treten ein ätiologisch ungeklärter Spasmus und eine Hypertrophie der Pylorusmuskulatur auf. **Symptome** treten **ab ca. der 3. Lebenswoche** auf ((E) ist falsch), **männliche Neugeborene** sind ca. **5-mal häufiger betroffen** ((A) ist falsch).
Klinisch zeigt sich ein Erbrechen im Strahl nach den Mahlzeiten, welches stark sauer riecht und **nicht gallig aussieht** ((D) ist falsch). Auffällig ist auch das greisenhafte Aussehen der Säuglinge, welches durch eine zunehmende Exsikkose und Dehydratation zu erklären ist. Durch das Erbrechen kommt es zum Säureverlust und zu einer **metabolischen hypochlorämischen Alkalose** (B). Diese wird versucht, respiratorisch durch verminderte Ventilation zu kompensieren. Unbehandelt zeigt sich eine zunehmende Bewusstseinstrübung bis zum Coma pyloricum.
Die Diagnose wird aufgrund der Klinik sowie v. a. der Sonographie gestellt. Hier zeigt sich der Pylorus verdickt sowie verlängert. Laborchemisch lassen sich die metabolische hypochlorämische Alkalose sowie ein erhöhter Hämatokrit nachweisen.
Die Therapie besteht akut in einer Flüssigkeits- und Elektrolytsubstitution, um den Säure-Basen-Haushalt auszugleichen. Bei leichteren Fällen kann in der Folge eine konservative Therapie erfolgen mit häufigen kleinen Mahlzeiten, sitzender Lagerung sowie einem Spasmolytikum vor den Mahlzeiten. Diese leichteren Fälle heilen oft in einem Zeitraum von 3 Monaten spontan aus.
Bei schweren Fällen sollte nach einer initialen Stabilisierung eine **Pyloromyotomie nach Weber-Ramstedt** durchgeführt werden. Hierbei wird der Pylorus extramukös längs gespalten. Postoperativ wird ab 6 Stunden postoperativ mit dem langsamen Kostaufbau begonnen. Die Prognose ist auch nach der operativen Therapie sehr gut, die **Letalität der Operation** liegt **unter 1 %** ((C) ist falsch).

F06
→ **Frage 6.20:** Lösung D

Das **Peutz-Jeghers-Syndrom** ist eine **autosomal-dominant** vererbte Erkrankung ((A) ist falsch), welche sich durch **Melaninablagerungen in Kutis und Mukosa** ((C) ist falsch) in Kombination mit einer **gastrointestinalen Polyposis** auszeichnet. Sie können im Magen, Dünndarm und Kolon auftreten (D), wobei der Dünndarm am häufigsten betroffen ist. Die Polypen sind **reine Hamartome** ((E) ist falsch) und primär gutartig. Sie können jedoch an Größe zunehmen und zu Blutungen, intestinaler Obstruktion oder einer Invagination führen. In seltenen Fällen kommt es auch zu einer malignen Entartung. Insbesondere die Polypen im Dickdarm zeigen dabei eine Tendenz zur malignen Entartung, es besteht jedoch **keine Beziehung zur familiären Adenomatose (FAP)** (B), die eine obligate Präkanzerose darstellt. Als extraintestinale Manifestation kann es unter anderem zu Ovarialzysten und -tumoren, Mammakarzinomen oder Hodentumoren bei Männern kommen. Die Therapie besteht in der Beseitigung der Symptome durch Entfernung von obstruierenden oder invaginierenden Hamartomen.

F06
→ **Frage 6.21:** Lösung C

Bei der **Colitis ulcerosa** besteht gerade bei langjährigem Verlauf die **Gefahr einer malignen Entartung**. Nach 10 Jahren beträgt sie ca. 10 %. Das Risiko steigt jedoch bei 30-jährigem Verlauf und Befall des gesamten Kolons bis auf 40 % an.
Zu (C): Aus diesem Grund sollte **bei bereits nachgewiesenen hochgradigen Epitheldysplasien eine kontinenzerhaltende Proktokolektomie mit J-Pouch** erfolgen.
Da die Erkrankung vom Rektum kontinuierlich aufsteigend das gesamte Kolon befallen kann und nur selten als sog. backwash-ileitis auf das Ileum übergreift, ist die Erkrankung durch die Operation heilbar.

F06
→ **Frage 6.22:** Lösung D

Zu (D): Die häufigste Ursache für eine **primäre perianale Fistel** ist eine **Entzündung** oder **Verstopfung der Proktodealdrüsen**. Durch die Verstopfung der Ausführungsgänge der Drüsen einhergehend mit einer Infektion kommt es zur Ausbildung eines Abszesses. Entleert sich der Abszess, entsteht eine Analfistel.
Zu (A): Ausgedehnte Analfistelsysteme lassen sich oft auch beim **M. Crohn** nachweisen.

F06
→ **Frage 6.23:** Lösung B

Zu (B) und (E): Ein **villöses Adenom** sollte in toto entfernt werden. Bei einem villösen Adenom, zunächst ohne Karzinomnachweis und ohne endosonographischen Nachweis von Lymphknotenmetastasen in einer Höhe von 5 cm ab ano, ist eine sog. **transanale endoskopische Mikrochirugie (TEM)** indiziert. Dabei wird über ein anal eingeführtes Operationsendoskop der Polyp mit Wand lokal ausgeschnitten und die Wand anschließend wieder vernäht.
Das Präparat muss anschließend histopathologisch untersucht werden. Sollte ein Karzinom nachgewiesen werden, gibt es bestimmte Kriterien, ob dieses Karzinom durch eine TEM ausreichend therapiert ist: **Kriterien für eine TEM** sind ein N0 Stadium, T1 (d.h. Infiltration nur bis in die Submukosa), < 3 cm ohne Gefäßinvasion, und ein differenzierter Tumor G1-G2 (sog. low-risk-Karzinom). Sind diese **Kriterien nicht erfüllt**, sollte aus onkologischen Gründen anschließend eine **tiefe anteriore Rektumresektion** durchgeführt werden.
Zu (A): Auch bei mehrfachen Biopsien des Polypen ist eine eindeutige Bestimmung der Dignität nicht möglich, da jeweils gerade Bereiche biopsiert worden sein könnten, die nicht maligne entartet sind.
Zu (C): Eine **kryochirurgische Therapie** wird als **palliative Maßnahme bei stenosierendem Tumor** durchgeführt. Bei einem villösen Adenom ist dies nicht indiziert, insbesondere da hier keine histologische Aufarbeitung des Adenoms möglich ist.
Zu (D): Eine **Segmentresektion** kann bei endoskopisch nicht abzutragenden Adenomen im Bereich des Kolons durchgeführt werden. Da das Rektum subperitoneal liegt und nicht ohne weiteres ein Segment des Rektums zu entfernen ist, wäre dieser Begriff hier falsch. Es würde dann eine Rektumresektion notwendig sein.

F06
→ **Frage 6.24:** Lösung B

Zu (B): Bei einem **Gallensteinileus** kommt es zu einem Übertritt eines großen Gallensteines von der Gallenblase direkt in den Dünndarm. Aufgrund einer chronischen Gallenblasenentzündung ist die Gallenblase entzündlich an den Dünndarm geschweilt und in der Folge kommt es zu einer Penetration eines Gallensteines durch die Wände in den Dünndarm. Die nächste physiologische Enge, an der der Stein hängen bleibt, ist meistens die Ileocoecalklappe. Hierdurch entwickelt sich ein mechanischer Ileus. Ergänzend kommt es zu einem Übertritt von Darmgas (**Luft**) über die Gallenblase **in die Gallenwege**.

F06
→ Frage 6.25: Lösung E

Zu (A): Freie Luft (sichelförmig zwischen Leber und Zwerchfell) ist nicht dargestellt.
Zu (B), (C) und (E): Sowohl Dünndarm als auch Dickdarmanteile sind auf den Abbildungen überbläht und weisen Spiegel als Zeichen einer Passagestörung (Ileus) auf. Im Zusammenhang mit den klinischen Angaben ist (E) die richtige Lösung. Luft in der Darmwand findet sich nicht. Falls dieser Befund auftritt, kann er auch Hinweis auf eine mesenteriale Ischämie sein.
Zu (D): Luft in den Gallenwegen (Aerobilie) ist nicht dargestellt, wobei die Leberregion auf den vorliegenden Aufnahmen nur teilweise beurteilbar ist.

F06
→ Frage 6.26: Lösung E

Das **kolorektale Karzinom** ist zusammengefasst das **zweithäufigste Karzinom** des Menschen; an erster Stelle steht beim Mann das Bronchialkarzinom und bei der Frau das Mammakarzinom ((A) ist falsch). Ätiologisch entsteht das kolorektale Karzinom überwiegend aus Adenomen im Rahmen der Adenom-Karzinom-Sequenz ((B) ist falsch). Unmittelbar verantwortlich für die Entdifferenzierung aus einem atypischen Adenom zu einem Karzinom wird eine Mutation im p53-Gen angeschuldigt. Die **häufigste Lokalisation ist mit ca. 60% das Rektum, im Sigma treten ca. 15–20% der kolorektalen Karzinome auf** ((E) ist richtig). Histologisch handelt es sich in 70% der Fälle um Adenokarzinome, Plattenepithelkarzinome treten nur selten auf ((C) ist falsch).
Zu (D): Ein weitere Ursache des kolorektalen Karzinoms ist das sog. HNPCC- oder Lynch-Syndrom. Es handelt sich um eine autosomal-dominant vererbte Erkrankung, bei der es durch Mutationen von DNA-Reparaturgenen (Mismatch-Repair-System) auf den Chromosomen 2,3 oder 7 zur frühzeitigen Entstehung von Karzinomen kommt. Das Erkrankungsalter liegt zwischen dem 40. und 50. Lebensjahr und damit deutlich früher als die sog. sporadischen oder erworbenen Kolonkarzinome.

F06
→ Frage 6.27: Lösung C

Zu (A), (B), (C) und (E): Leitliniengemäß wird bei Patienten mit einem tiefsitzenden Rektumkarzinom im Stadium III postoperativ (adjuvant) eine Radiochemotherapie durchgeführt, um sowohl das Risiko einer Metastasierung als auch das eines Lokalrezidives zu verringern.
Zu (D): Jod-131-Meta-Jod-Benzyl-Guanidin kann beim Phäochromozytom oder Neuroblastom eingesetzt werden.

F06
→ Frage 6.28: Lösung D

Zu (D): Auf der Übersichtsabbildung erkennt man am oberen sowie am rechten Bildrand konzentrisch geschichtete Areale, die von Zellen mit unregelmäßig geformten Kernen umgeben sind. Auf der vergrößerten Abbildung ist dies ebenfalls zu erkennen. Es handelt sich hier um ein Ösophaguskarzinom mit dem **histologischen Bild eines verhornenden Plattenepithelkarzinoms**. Charakteristisch sind die von den Tumorzellen gebildeten zentralen Hornperlen, die hier konzentrisch angeschnitten wurden.
Zu (A): Bei einer **Sarkoidose** finden sich charakteristische nicht-verkäsende Granulome, die Epitheloidzellen, Langerhans-Riesenzellen und u.U. auch Fremdkörperriesenzellen enthalten. Die Granulome können nach einiger Zeit von außen nach innen fibrosieren. Bevorzugt befallen sind die Augen und die Haut mit je 25%, aber auch Lymphknoten, Knochen und Nervensystem.
Zu (B) und (C): Hyper- oder dysplastisch veränderte Bereiche sind in den Abbildungen nicht nachzuweisen. Bei einer chronischen Entzündung wären typischerweise lympho-plasmazelluläre Infiltrate nachzuweisen.

F06
→ Frage 6.29: Lösung E

Das **Magenkarzinom** ist das sechsthäufigste Karzinom in Deutschland, insgesamt ist die Tendenz in den westlichen Ländern rückläufig. Es betrifft etwas häufiger Männer als Frauen v. a. über dem 60. Lebensjahr.
Zu (A): Prädisponierende Faktoren sind die chronisch-atrophische Gastritis mit intestinaler Metaplasie, eine Helicobacter-pylori-Infektion, der M. Menetrier sowie Tabakkonsum, Alkohol, Nitrosamine und Aflatoxine. Auffällig ist eine Korrelation mit der Blutgruppe A. Häufigste Lokalisationen sind das Antrum sowie die präpylorische Region. Zunehmend treten die Karzinome auch als Kardiakarzinome am ösophago-gastralen Übergang auf.
Zu (B): Histologisch handelt es sich in 90% der Fälle um Adenokarzinome.
Zu (E): Die Diagnose wird mittels einer Gastroskopie mit multiplen Biopsien gestellt. Entscheidend sind hierbei die multiplen Biopsien, da **makroskopisch außer bei ausgeprägten Befunden nicht zwischen einem Ulkus und einem Karzinom unterschieden werden kann.** Weiterhin kann ein Ulcus ventriculi in 1–3% maligne entarten!
Zu (C) und (D): Entscheidend für die Prognose ist neben dem histologischen Typ die Infiltrationstiefe des Karzinoms, die histopathologisch als T-Stadium angegeben wird. Das sog. Magenfrühkarzinom ist dabei ein T1-Stadium. Es infiltriert bis maximal in die Submukosa und kann bereits metastasieren. Die 5-Jahresüberlebensrate ist jedoch mit 75–90% noch günstig.

F06
→ **Frage 6.30:** Lösung C

Zu (C): Die **Colitis ulcerosa** ist eine chronisch entzündliche Darmerkrankung, die bei längerem Verlauf Epitheldysplasien zeigt. Aus diesem Grund besteht bei langjähriger Erkrankungsdauer die **Gefahr einer malignen Entartung**. Nach 10 Jahren beträgt sie ca. 10%. Das Risiko steigt jedoch bei 30-jährigem Verlauf und Befall des gesamten Kolons bis auf 40% an.

H05
→ **Frage 6.31:** Lösung D

Bei der **Achalasie** liegt eine Degeneration des Plexus myentericus (Auerbach-Plexus) der glatten Ösophagusmuskulatur im unteren Ösophagusbereich vor. Hierdurch kommt es zu einer unkoordinierten Peristaltik sowie einer gestörten Erschlaffung des unteren Ösophagussphinkters. Die Nahrung kann nicht in den Magen passieren und staut sich im Ösophagus, wodurch sekundär ein Megaösophagus entsteht. Die Ätiologie ist ungeklärt, es werden jedoch auch sekundäre Formen, z.B. durch die Chagas-Krankheit (Trypanosoma cruzi) ausgelöst, beobachtet.
Klinisch fällt eine Dysphagie, oft mehr für flüssige als für feste Speisen, retrosternale Schmerzen sowie eine Regurgitation von Speisen auf.
Die Behandlung besteht zunächst in einem konservativen Therapieversuch mit Kalziumantagonisten (Nifedipin) ((A) ist falsch), wobei die Erfolge meist unbefriedigend sind. Aus diesem Grund erfolgt heutzutage oft schon die Erstbehandlung durch eine **pneumatische Dilatation**. Tritt auch hierdurch keine Besserung ein, wird eine extramuköse Kardiomyotomie nach Gottstein-Heller durchgeführt. Hierbei wird die verdickte Muskulatur bis auf die Mukosa gespalten. Anschließend muss eine Antirefluxoperation, z.B. eine Fundoplicatio nach Nissen-Rosetti, erfolgen, da nach der Myotomie kein suffizienter Schluss des unteren Ösophagussphinkters mehr vorliegt.
Zu (C): Eine **Bougierung** mit Sonden wird aufgrund der Perforationsgefahr nicht durchgeführt.
Zu (E): Eine alleinige Fundoplicatio macht bei der Achalasie keinen Sinn, da ja bereits eine gestörte Erschlaffung des unteren Ösophagussphinkters vorliegt und durch eine Fundoplicatio die Symptomatik eher noch verstärkt werden würde. Eine Fundoplicatio kommt bei der Refluxösophagitis zum Einsatz, um den unteren Ösophagussphinkter zu verstärken.

H05
→ **Frage 6.32:** Lösung B

Zu (E): Die Ursache für die primäre Refluxkrankheit liegt in einer **Inkompetenz des unteren Ösophagussphinkters**, wodurch es zu einem Rückfluss von Magensäure in den Ösophagus kommt. In 90% der Fälle ist zusätzlich eine Hiatushernie zu finden. Die Therapie besteht entweder abgestuft zunächst in konservativen Maßnahmen wie Gewichtsreduzierung und keinem Konsum von Kaffee, Cola sowie Zigaretten. Ergänzend kommen H_2-Blocker und Protonenpumpenhemmer zum Einsatz. Bei weiterhin bestehenden Beschwerden muss eine operative Verstärkung des unteren Ösophagussphinkters diskutiert werden. Die am häufigsten angewandte Methode ist die Fundoplicatio nach Nissen-Rosetti. Hierbei wird eine Manschette aus dem Magenfundus gebildet und um die Cardia gelegt.
Zu (A): Bei einer **paraösophagealen Hernie** ist der Magenfundus neben dem Ösophagus in den Thorax herniert. Die Cardia und der untere Ösophagussphinkter liegen an korrekter Stelle und haben eine normale Schließfunktion.
Zu (C): **Magenulzera** entstehen auf Grund eines Missverhältnisses zwischen aggressiven und protektiven Faktoren, wobei als Ursachen vor allem eine Infektion mit Helicobacter pylori oder die Einnahme von NSAR in Frage kommen. Ein ursächlicher Zusammenhang zwischen Ulzera des Magens und einer Refluxkrankheit besteht nicht.
Zu (D): Bei einer **Magenausgangsstenose** mit Rückstau von Mageninhalt bis in den Ösophagus würde man von einer sekundären Refluxkrankheit sprechen.
Zu (E): Bei einer **Sekretionshemmung der Belegzellen**, also der magensäurebildenden Zellen, würde es nicht zu einem vermehrten gastroösophagealen Reflux kommen.

H05
→ **Frage 6.33:** Lösung D

Zu (D): Im Rahmen der so genannten **Saint-Trias** findet man bei ca. 30% der Patienten mit einer Hiatushernie ohne pathogenetischen Zusammenhang auch eine Cholelithiasis sowie eine Divertikulitis.
Zu (A): **Hiatushernien** treten im Bereich des Hiatus oesophageus auf. Das Centrum tendineum diaphragmatis mit dem Foramen venae cavae dient der V. cava inferior sowie einem Ast des rechten N. phrenicus als Durchtrittsstelle durch das Zwerchfell.
Zu (B): Die **axiale Hiatushernie** ist meistens asymptomatisch, kann jedoch auch kombiniert mit einer primären Refluxkrankheit vorliegen.
Zu (C): Bei einer asymptomatischen axialen Hiatushernie muss keine Operation durchgeführt werden.

Zu (E): Bei einer **paraösophagealen Hernie** tritt ein Teil des Magenfundus neben dem Ösophagus in den Thorax. Die Cardia liegt dabei an korrekter Stelle. Da die Gefahr der Inkarzeration besteht, sollte auch bei einer asymptomatischen paraösophagealen Hernie eine Operationsindikation gestellt werden.

H05
→ Frage 6.34: Lösung E

Zu (E): Das sog. **Boerhaave-Syndrom**, eine Ruptur des Ösophagus, entsteht nach der Einnahme einer üppigen Mahlzeit und Alkohol mit nachfolgendem starken Erbrechen. Durch den starken Druckanstieg im Ösophagus kommt es zur Ruptur. Unmittelbar anschließend klagen die Patienten über starke Schmerzen im Brustkorb hinter dem Sternum und zwischen den Schulterblättern. Es kommt zu einem Austritt von Luft in das Mediastinum und bei weiterer Ausbreitung auch zu einem **Hautemphysem** (E).

H05
→ Frage 6.35: Lösung B

Zu (B): Das Dumping-Syndrom kann nach allen Formen der Magenoperation, v.a. aber nach einer Gastrojejunostomie sowie nach Billroth I- und Billroth II-Magenresektionen auftreten. Dabei kommt es zu verschiedenen gastrointestinalen Beschwerden mit anschließenden Kreislauffunktionsstörungen. Unterschieden werden das **Frühdumping-Syndrom**, das durch eine **rasche unverdünnte hyperosmolare Nahrungspassage** durch das Jejunum auftritt. Dabei kommt es zu einer zu schnellen Füllung des proximalen Dünndarms mit hyperosmolarem Darminhalt und anschließendem Flüssigkeitseinstrom aus dem Plasma ins Darmlumen. Folge ist eine Hypovolämie, die ca. 10–30 Minuten postprandial zu Kollaps, Schwitzen und Übelkeit führt.
Zu (A): Eine **Hyperinsulinämie** tritt beim sog. **Spätdumping-Syndrom** auf. Aufgrund einer zu raschen Resorption großer Mengen Kohlenhydrate kommt es zunächst zu einer Hyperglykämie mit nachfolgender, durch Gegenregulation bedingter **Hypoglykämie**. Folgen sind hier Übelkeit, Ohnmacht und Schock.
Zu (C): Bei dem sog. **blind-loop-Syndrom** kommt es aufgrund einer Überwucherung der blinden Schlinge mit Darmbakterien zu einer Dekonjugation von Gallensäuren und Verbrauch von Vitamin B_{12}.
Zu (D): Bei einem **Syndrom der abführenden Schlinge** (efferent-loop-Syndrom) kommt es durch eine Abknickung der Anastomosenenge oder eine Entleerungsstörung der abführenden Schlinge zu einer Entleerungsstörung des Magens. Klinisch finden sich Übelkeit, Erbrechen, Appetitlosigkeit bis hin zur Ileussymptomatik.

Zu (E): Durch Stenosierung der zuführenden Duodenalschlinge nach Billroth II-Operation entsteht das **Syndrom der zuführenden Schlinge** (afferentloop-Syndrom). Es resultiert eine Stase und Abflussbehinderung von Galle und Pankreassäften, eine bakterielle Fehlbesiedlung ist möglich. Klinisch klagen die Patienten über Völlegefühl, galliges Erbrechen und Diarrhöen.

H05
→ Frage 6.36: Lösung A

Beim **Meckel-Divertikel** handelt es sich um einen **persistierenden Anteil des embryonalen Ductus omphaloentericus (Dottersackgang)** (A). Es liegt auf der antimesenterialen Seite des Ileums und ist ein echtes Divertikel mit Ausstülpung aller Wandschichten. Der Dottersackgang bildet sich normalerweise in der 6.–7. Fetalwoche vollständig zurück, Reste bleiben bei 1–3 % der Bevölkerung zurück. Nachweisen lässt es sich im terminalen Ileum, **bis zu 100 cm proximal der Ileozökalklappe**. Im Divertikel findet sich teilweise heterotope Magenschleimhaut und es kann zu Ulzera, Blutungen und Entzündungen kommen. Der Patient klagt über Beschwerden wie bei einer akuten Appendizitis: Schmerzen im rechten Unterbauch, Übelkeit und Erbrechen. Aus diesem Grund sollte bei einem unklaren, intraoperativen Befund bei einer Appendektomie immer nach einem Meckel-Divertikel gesucht werden. In seltenen Fällen kann es zu einer Invagination des Divertikels mit konsekutivem Ileus kommen.
Zu (D): **Duodenaldivertikel** kommen vor allem im Bereich der Papilla duodeni major (Vateri) als parapapilläre Divertikel vor. Sie sind klinisch meist stumm und fallen nur bei Komplikationen wie z.B. Blutung, Perforation oder Papillenstenose auf. Oft werden sie auch als Zufallsbefund bei einer Ösophagogastroduodenoskopie bemerkt. Die Therapie besteht bei Komplikationen in der Resektion und dem Verschluss der Bruchlücke.
Zu (E): **Pulsationsdivertikel** des Ösophagus sind das Zenker-Divertikel im Kilian-Dreieck zwischen M. constrictor pharyngis und M. cricopharyngeus sowie das epiphrenale Divertikel. Es handelt sich hierbei jeweils um falsche Divertikel. Durch eine mangelnde Erschlaffung des oberen bzw. unteren Ösophagussphinkters kommt es durch den erhöhten intraluminalen Druck zu einer Ausstülpung von Mukosa und Submukosa durch die Muskulatur.
Klinisch berichten die Patienten über eine Dysphagie, nächtliche Regurgitation von Speisen und Foetor ex ore. Die Therapie besteht auch hier bei symptomatischen Divertikeln in der Abtragung mit Bruchlückenverschluss.

H05
→ **Frage 6.37:** Lösung C

Zu (C): Die in der Frage geschilderte Anamnese mit **krampfartigen Schmerzen**, **Resistenz** im rechten Unterbauch, **Anämie** und erheblichem **Gewichtsverlust** spricht zusammen mit dem dargestellten Röntgenbild für einen M. **Crohn**. „Passend" ist auch das Alter der Patientin, da sich die Erkrankung typischerweise zwischen dem 20. und 40. Lebensjahr manifestiert.
Auf dem Röntgenbild mit Doppelkontrasttechnik sieht man eine langstreckige Stenose im **terminalen Ileum**. Typisch für den M. Crohn oder Ileitis terminalis ist der bevorzugte Befall des terminalen Ileums, wobei der gesamte Magen-Darm-Trakt befallen sein kann.
Da das IMPP den M. Crohn und die Colitis ulcerosa oft gegenüberstellt, sind die beiden Krankheitsbilder in einer Tabelle nochmal zusammengefasst:

	Colitis ulcerosa	M. Crohn
Lokalisation	Rektum und Kolon, selten Ileum als sog. „backwash ileitis"	Befall des gesamten Gastrointestinaltraktes möglich, bevorzugt terminales Ileum
Ausbreitung	Kontinuierliche Ausbreitung vom Rektum nach proximal	Segmentaler Befall mit dazwischenliegenden gesunden Arealen (diskontinuierliche Ausbreitung)
Histologie	Befall von Mukosa und Submukosa, Kryptenabszesse	Transmurale Entzündung (diskontinuierlich von Mukosa zu Serosa zunehmend) sowie Befall von Mesenterium und Lymphknoten; Nachweis von epitheloidzelligen Granulomen ohne Verkäsung und mehrkernigen Riesenzellen (Langerhans-Zellen)
Klinik	Blutig-schleimige Diarrhöen (bis zu 30x/Tag), Abdominalschmerzen, Tenesmen	Diarrhöen, abdominelle Schmerzen, Fisteln, Abszesse, extraintestinale Manifestationen
Röntgenbefund	Pseudopolypen, fehlende Haustrierung („Fahrradschlauch")	Pflastersteinrelief, „skip lesions", Stenosen, Fisteln
Komplikationen	Toxisches Megakolon, karzinomatöse Entartung, Blutungen	Fisteln, Abszesse, Stenosen

H05
→ **Frage 6.38:** Lösung C

Zu (C): In dieser Frage wird die **klassische Klinik der Appendizitis** beschrieben: Zunächst umbilikale Schmerzen, die dann im weiteren Verlauf in den rechten Unterbauch wandern.
Zu (A): Bei einer **akuten Cholezystitis** klagen die Patienten über einen Dauerschmerz im Bereich des rechten Oberbauches.
Zu (B): Bei einem **Harnwegsinfekt** berichten die Patienten über Schmerzen im Unterbauch, die bei einem aszendierenden Harnwegsinfekt auch in die Flanken und den Rücken aufsteigen können.
Zu (D): Bei einer **Extrauteringravidität** tritt ein zunehmender Schmerz im Unterbauch auf, eine Schmerzwanderung ist jedoch nicht zu beobachten.
Zu (E): Typisch für das **Ulcus duodeni** ist der Nüchtern- oder Nachtschmerz, der nach einer Nahrungsaufnahme nachlässt. Der Schmerz ist vom Patienten meist relativ genau im Epigastrium etwas nach rechts verlagert zu lokalisieren.

H05
→ **Frage 6.39:** Lösung B

Das **Analkarzinom** ist ein relativ seltener Tumor des Gastrointestinaltraktes, sein Anteil beträgt nur ca. 2–5% aller kolorektalen Tumoren. Es werden Analkanal- von Analrandkarzinomen unterschieden. Histologisch lassen sich zu 90% Plattenepithelkarzinome nachweisen. Es kommt zu einer frühzeitigen Metastasierung in die Leisten-, Iliakal- und Mesenteriallymphknoten. Die Einteilung des T-Stadiums richtet sich nach der Größe des Karzinoms:
T1 < 2 cm, T2 2–5 cm, T3 > 5 cm, T4 Infiltration in Nachbarorgane.
Eine primäre Exzision im Gesunden ist vor allem bei Analrandkarzinomen im T1-Stadium indiziert, postoperativ schließt sich eine Nachbestrahlung an. Bei größeren Tumoren ist die Therapie abhängig von der Histologie. Plattenepithelkarzinome sind strahlensensibel, hier erfolgt in höheren Stadien zunächst eine kombinierte Radiochemotherapie. Bei Rezidiven oder Nichtansprechen auf die Radiochemotherapie muss eine abdominoperineale Rektumamputation mit Anlage eines Anus praeternaturalis erfolgen.
Bei histologisch gesichertem Adenokarzinom erfolgt eine primär chirurgische Therapie mit einer abdominoperinealen Rektumamputation und Anlage eines Anus praeternaturalis.
Zu (D): Eine **anteriore Rektumamputation**, d. h. Resektion von Sigma und proximalem Anteil des Rektums, ist bei einem Analrandkarzinom nicht indiziert.
Zu (E): Die **alleinige Anlage eines Anus praeter** wäre eine palliative Maßnahme, um bei fehlender kurativer Therapiemöglichkeit die Entstehung eines Ileus zu verhindern. Sie wäre in diesem Fall ohne eine weitere Therapie nicht indiziert.

H05
→ **Frage 6.40:** Lösung E

Zu **(E):** Der in der Anamnese geschilderte perianale Schmerz nach dem Stuhlgang einhergehend mit hellroten Blutauflagerungen lässt primär an eine **Analfissur** denken. Es handelt sich hierbei um einen längsverlaufenden Einriss der Analhaut, typischerweise bei 6 Uhr in Steinschnittlage (SSL).
Sie entsteht aufgrund von **hartem Stuhlgang, chronischer Obstipation** oder aufgrund eines **erhöhten Tonus des Analsphinkters**. Klinisch können weiterhin perianaler Juckreiz und Schleimsekretion auftreten. Die Therapie besteht zunächst in einer konservativen Behandlung mit anästhesierenden Salben und stuhlregulierenden Maßnahmen. Bei chronischen Verläufen wird die Fissur exzidiert und eine Sphinkterdehnung durchgeführt. Die laterale Sphinkterotomie wird zunehmend verlassen, da die Rate an postoperativen Inkontinenzen erhöht ist.

H05
→ **Frage 6.41:** Lösung B

Zu **(B):** Die in der Frage geschilderte Klinik und Anamnese spricht für das **Vorliegen eines Ileus**. Auf der Abdomenübersicht ist eine gestaute Dünndarmschlinge mit Spiegelbildung zu erkennen. Weiterhin ist in der Frage erwähnt, dass die Patientin vor 10 Jahren eine Appendektomie bekommen hat, die Narbe aber unauffällig aussieht. Eine inkarzerierte Narbenhernie scheidet also aus.
Die häufigste Ursache für einen Dünndarmileus sind Briden aufgrund vorheriger Operationen (B).
Zu **(A):** Bei einem **perforierten Ulcus duodeni** zeigt sich ein bretthartes Abdomen und initial findet sich der Schmerz eher im Oberbauch. Laborchemisch sind die Entzündungswerte erhöht. Auf einer Abdomenübersicht findet sich freie abdominelle Luft, die sich im Stehen unter den Zwerchfellkuppeln und in Linksseitenlage zwischen Bauchwand und Leber sammelt.
Zu **(C):** Die **Obturatoriushernie** ist eine seltene Form der Beckenbodenhernie, der Bruch tritt hierbei durch das Foramen obturatorium und affektiert den N. obturatorius. Sie tritt vor allem bei älteren Frauen auf. Klinisch finden sich Schmerzen im Unterbauch sowie eine Ausstrahlung an die Innenseite des Oberschenkels.
Zu **(D):** Bei einer **paraösophagealen Hernie** tritt ein Teil des Magens in den Thorax bei jedoch korrekt liegender Kardia. Klinisch zeigen sich Völlegefühl, Schmerzen im Oberbauch, Inkarzerationszeichen und Verdrängungserscheinungen mit kardiorespiratorischen Symptomen. Im Röntgenbild ist der prolabierte Magen im Thorax zu sehen.
Zu **(E):** Ein **Mesenterialinfarkt** ist ein ernstes Krankheitsbild, welches klassischerweise in 3 Stadien abläuft. In den ersten 6 Stunden klagen die Patienten über heftigste Schmerzen, auskultatorisch findet sich eine rege Peristaltik. In den nächsten 6 Stunden sind die Patienten beschwerdefrei und es kommt zu einem paralytischen Ileus mit fehlender Peristaltik. Zum Schluss kommt es zu einer Peritonitis infolge einer Darmgangrän mit dann wieder zunehmenden Beschwerden des Patienten.

H05
→ **Frage 6.42:** Lösung A

Leitliniengemäß wird bei Patienten mit einem tiefsitzenden Rektumkarzinom im Stadium III postoperativ (adjuvant) eine Radiochemotherapie durchgeführt, um sowohl das Risiko einer Metastasierung als auch das eines Lokalrezidives zu verringern.
Zu **(D):** Die Leber ist ein wenig strahlensensibles Organ. Eine „niedrig dosierte" Strahlentherapie hätte keinen günstigen Effekt auf eine etwaige Lebermetastasierung.

H05
→ **Frage 6.43:** Lösung C

Im Gastrointestinaltrakt kommen erworbene Divertikel am häufigsten im Bereich des linken Kolonschenkels vor. Schwerpunktmäßig ist das Colon sigmoideum (B) betroffen (Sigmadivertikulose). Hier entstehen im Bereich der Gefäßeintrittsstellen in die Kolonwand Pseudodivertikel (Graser'sche Divertikel), die durch chronisch-rezidiverende oder akute Entzündungen kompliziert werden können. Als Pseudodivertikel werden Ausstülpungen der Mucosa durch eine Lücke der Muscularis (A) bezeichnet.
Zu **(C):** Eine Kolondivertikulose geht nicht mit einem erhöhten Risiko der Karzinomentstehung einher.
Zu **(D):** Die Perforation eines Kolondivertikels führt zum klinischen Bild des akuten Abdomens.
Zu **(E):** Eine weitere Komplikation der Kolondivertikulose ist nicht selten die akute Blutung.

H97
→ **Frage 6.44:** Lösung B

Die Abbildung des makroskopischen Präparates lässt in der Aufsicht die Magenschleimhaut erkennen. Offenbar im Bereich der kleinen Kurvatur (die Orientierung ist nicht sicher möglich) stellt sich ein scharf begrenzter **Schleimhautdefekt** (Ulcus) dar. Die Abbildung der Histologie in HE-Färbung zeigt im Bereich von glatter Muskulatur (!) (entsprechend der Muscularis propria des Magens) **atypische Epithelverbände,** die unregelmäßig konturierte **drüsige Strukturen** ausbilden, einzeln und in dichter Lagerung. Die Zellkerne dieser Tumorepithelien sind (soweit hier beurteilbar) weitgehend basalständig gelegen und nur mäßig pleomorph. Die PAS-Reaktion stellt rotgefärbten Schleim (= **Muzin**) dar, offenbar auch extrazellulär.

Zu (B): Es liegt ein **schleimbildendes Adenokarzinom** vor, welches die Muscularis propria des Magens infiltriert.
Zu (A): Das so genannte **Frühkarzinom** des Magens infiltriert die Schleimhaut oder maximal die Submukosa, jedoch nicht tiefere Wandschichten.
Zu (C): Die drüsigen Strukturen, die geringe Kernpleomorphie und die starke Schleimbildung der Karzinomzellen sprechen hier für ein gut bis mäßig differenziertes Adenokarzinom. Undifferenzierte Karzinome würden ein solides Wachstumsmuster aufweisen, eine starke Kernpleomorphie und eine verminderte oder fehlende Muzinbildung (fehlende Ähnlichkeit mit dem Muttergewebe!).
Zu (D): Plattenepithelkarzinome kommen im Magen nicht vor.
Zu (E): Non-Hodgkin-Lymphome zeigen histologisch rasenartig dicht gelegene monotone lymphoide Tumorzellen.

H96
→ Frage 6.45: Lösung B _____

Maligne Dünndarmtumoren sind mit weniger als 5% aller Malignome des Gastrointestinaltraktes selten. Am häufigsten sind Adenokarzinome. Aufgrund der oft zu spät gestellten Diagnose ist die Prognose schlecht. Die 5-Jahres-Überlebensrate beträgt ca. 20%.

F02
→ Frage 6.46: Lösung C _____

Zu (C): Die postoperative **Chemotherapie (5-Fluorouracil mit Folinsäure**) im Stadium UICC III führt zu einer Verminderung von Lokalrezidiven um 50% und zu einer verbesserten 5-Jahres-Überlebensrate.
Zu (A), (B), (D) und (E): Die alleinige Nachbestrahlung, Bestrahlung und Chemotherapie mit Adriablastin haben keine Verbesserung der Überlebensrate ergeben. Ebenso ist durch eine konsequente fett- und fleischarme Diät sowie eine Frührehabilitation und Misteltherapie in Studien keine bessere Überlebensrate nachgewiesen worden.

H03
→ Frage 6.47: Lösung D _____

Zu (A) und (E): Die Metastasierung erfolgt primär in die Lymphabflusswege über inguinale und iliakale Lymphknoten.
Zu (B), (C) und (D): Aussage (D) ist korrekt. Häufig ist vor einer Strahlentherapie eine temporäre Anuspraeter-Anlage erforderlich.

H00
→ Frage 6.48: Lösung A _____

Zu (A): Bei der familiären Adenomatosis coli ist die **Karzinomentstehung** typisch. Die Entstehung von enterokutanen Fisteln ist charakteristisch für den Morbus Crohn.

Zu (B) bis (D): Die **familiäre Adenomatosis coli** ist eine obligate Präkanzerose (B) und wird autosomal dominant (D) vererbt. Dabei ist das defekte Gen (adenomatöses Polyposis-coli-Gen = APC-Gen) auf dem Chromosom 5q21 lokalisiert. Die Mutation bzw. das Fehlen des APC-Gens führt zur erhöhten Proliferationsaktivität des Kolonepithels (C).
Zu (E): Als **Gardner-Syndrom** bezeichnet man das Auftreten einer familiären Adenomatosis coli in Kombination mit multiplen Osteomen, intraabdominellen Desmoiden und Hautveränderungen wie z.B. Fibromen.

H03
→ Frage 6.49: Lösung E _____

Bei der **familiären Adenomatosis coli** handelt es sich um eine autosomal (nicht geschlechtsgebunden) dominant vererbte Erkrankung, bei der die gesamte Kolonschleimhaut von einem dichten Polypenrasen befallen ist. Die maligne Entartung kann bereits in der Pubertät beginnen und ist nach 15 bis 20 Jahren nahezu obligat. Die Symptomatik beginnt meist während der Kindheit mit Blut- und Schleimstühlen, Diarrhöen, Tenesmen und krampfartigen Schmerzen im Abdomen. Therapie: **Proktokolektomie** mit endständigem Ileostoma oder kontinenter Ileostomie (Kock-Ileostomie). Alternativ ileorektaler Durchzug nach Mukosektomie des Rektums mit Anlage eines Ileum-Pouches.

H97
→ Frage 6.50: Lösung E _____

Neben Serotoninantagonisten und Kallikreininhibitoren sind **Zytostatika** beim metastasierten **Karzinoid** wirksam. Die operative Tumor- und Metastasenentfernung steht im Vordergrund.

F03
→ Frage 6.51: Lösung D _____

Zu (D): Beim **Zenker-Divertikel** handelt es sich um ein falsches zervikales Pulsionsdivertikel. Es entsteht durch eine Funktionsstörung des oberen Ösophagussphinkters im Sinne einer unvollständigen Erschlaffung mit intraluminaler Druckerhöhung im Hypopharynx. Dieser Mechanismus ist ätiologisch von Bedeutung. Hierdurch kommt es zu einer Ausstülpung der Mukosa und Submukosa durch eine muskuläre Schwachstelle im Bereich der Pars horizontalis des M. cricopharyngeus (**Killian-Muskellücke**) am Übergang von willkürlicher Pharynxmuskulatur zur unwillkürlichen Ösophagusmuskulatur. Diese Ausstülpung ist jedoch Folge der Druckerhöhung.
Zu (E): Eine irreführende Antwortmöglichkeit! Es liegt keine muskuläre Fehlanlage am pharyngoösophagealen Übergang vor, sondern nur eine muskuläre Schwachstelle.

H03
→ **Frage 6.52:** Lösung D

Zu **(D):** In diesem Fall handelt es sich am ehesten um eine **Achalasie**. Ätiologisch liegt eine Degeneration des Plexus myentericus (Auerbach) vor, wobei es zu einer mangelnden Erschlaffung des unteren Ösophagussphinkters und beim Schluckvorgang zu einem erhöhten Ruhedruck kommt. Daneben kann ein Fehlen der propulsiven Peristaltik des Ösophagus beobachtet werden.
Klinisch imponieren:
- Dysphagie
- Regurgitation der Nahrung
- Völlegefühl und krampfartige Schmerzen beim Schlucken (Odynophagie).

Betroffen sind Menschen im mittleren Alter (3.–5. Lebensjahrzehnt).
Zu **(A):** Das **Ösophaguskarzinom** tritt vor allem bei älteren Männern (6. Dezenium, m : w = 5 : 1) auf. Die Patienten klagen meist über Dysphagie, Gewichtsverlust sowie über Schmerzen retrosternal und im Rücken.
Zu **(B):** Die Anamnese beim **Kardiakarzinom** ist in der Regel kurz. Es kommt zur Gewichtsabnahme und zu einem Widerwillen gegen Fleisch. Der Häufigkeitsgipfel liegt jenseits des 50. Lebensjahres.
Zu **(C):** Leitsymptom beim **Mallory-Weiss-Syndrom** ist das blutige Erbrechen auf Grund von längsverlaufenden Schleimhauteinrissen der Magenschleimhaut nahe dem Übergang von Plattenepithel in Zylinderepithel.
Zu **(E):** **Ösophagusvarizen** entstehen aufgrund eines Pfortaderhochdruckes. Als gefährliche Komplikation gilt die Ösophagusvarizenblutung.

F97
→ **Frage 6.53:** Lösung D

Zu **(D):** In Anbetracht der Alkoholanamnese bei zurückliegendem rezidivierendem Erbrechen muss in dem geschilderten Fall an ein **Mallory-Weiss-Syndrom** gedacht werden. Dies sind längsverlaufende Einrisse der Magenschleimhaut nahe dem Übergang von Plattenepithel in Zylinderepithel. Allerdings kann auch die Ösophagusschleimhaut betroffen sein.
Zu **(A):** Gegen ein **Ulcus ventriculi** spricht die fehlende Ulkusanamnese. Somit ist die Diagnose weniger wahrscheinlich.
Zu **(B):** Im Vordergrund der Symptome von **intestinalen Lymphomen** stehen Oberbauchschmerzen, Appetitlosigkeit, Übelkeit, Erbrechen und Gewichtsverlust.
Zu **(C):** Bei der **akuten Pankreatitis** steht der heftige Adominalschmerz im Vordergrund, der gürtelförmig ausstrahlt. Daneben kann ein Anstieg der Pankreasenzyme festgestellt werden. Außerdem treten Übelkeit, Erbrechen, Meteorismus, Darmparesen und Fieber häufig auf. Hämatemesis ist untypisch für die akute Pankreatitis.
Zu **(E):** Typische klinische Symptome bei der **foveolären Hyperplasie** (Morbus Ménétrier) sind oft Diarrhö, evtl. Anämie sowie eine exsudative Enteropathie mit hypoproteinämischen Ödemen.

H04
→ **Frage 6.54:** Lösung B

Zu **(B):** Der Begriff **Ulcus simplex Dieulafoy** bezeichnet eine oberflächliche Schleimhautläsion des Magens, die aufgrund einer fehlangelegten aneurysmatisch veränderten Arteriole am Grund dieser Läsion zu starken, lebensbedrohlichen Blutungen führen kann.

F04
→ **Frage 6.55:** Lösung B

Zu **(B):** Die abgebildete Magen-Darm-Passage (MDP) zeigt einen Restmagen, der durch eine **End-zu-End-Anastomose** mit dem Duodenum verbunden ist (Gastroduodenostomie). Es handelt sich demnach um eine Magenteilresektion nach **Billroth I**. Mit etwas Phantasie sieht der Restmagen **stierhornförmig** aus (Antrum und Pylorus fehlen), wie es für den Billroth-I-Magen typisch ist.
Zu **(A):** Die **proximal selektive Vagotomie** ist der Wahleingriff beim rezidivierenden **Ulcus duodeni**. Hierbei werden alle zum Korpus und Fundus (säurebildendes Areal) ziehenden vagalen Äste durchtrennt. Die Antruminnervation bleibt intakt, sodass eine Pyloroplastik nur bei organischer Pylorusstenose erforderlich ist. Nach Längsinzision des Pylorus wird dieser zur Erweiterung quer vernäht. Bei **trunkulärer Vagotomie** ist ebenfalls eine Pyloroplastik notwendig. Röntgenologisch ist nach o.g. Operation ein Normalbefund zu erwarten. Allenfalls sind diskrete Veränderungen im Bereich des Pylorus zu erkennen.
Zu **(C):** Bei der Magenteilresektion nach **Billroth II** wird die Kontinuität durch eine **Gastrojejunostomie** mit der ersten Jejunumschlinge wiederhergestellt. Das Duodenum wird blind verschlossen. Die Magen-Darm-Passage zeigt deshalb die Anastomose mit der zu- und abführenden Schlinge.
Zu **(D):** Eine **Kardiaresektion** wird nur noch selten durchgeführt. Röntgenologisch zeigt der Magen eine Schlauchform.
Zu **(E):** Die **Gastrektomie** mit Interposition einer Jejunumschlinge zwischen Ösophagus und Duodenum ist ein Standardverfahren beim **Magenkarzinom**. Bei der MDP erkennt man die ösophago-jejunale Anastomose und die eher schlanke Jejunumschlinge mit der typischen Fältelung als Magenersatz.

H88
→ **Frage 6.56:** Lösung A

Zu (A): Zur Diagnosestellung einer **Appendizitis** gehören neben den genannten Befunden noch spezielle Untersuchungen, vor allem die Abklärung der typischen Druckpunkte: McBurney-Punkt (Mitte zwischen Nabel und Spina iliaca anterior superior) und Lanz-Punkt (rechtes Drittel zwischen den beiden Spinae). Daneben sollte eine rektale Untersuchung erfolgen (Druckschmerz bei Beckenlage der Appendix manchmal einziges Symptom). Untypisch ist in dem in der Frage geschilderten Fall die fehlende Abwehrspannung, die üblicherweise bei Appendizitis acuta vorhanden ist.

Zu (C): Die **Colitis ulcerosa** beginnt schleichend mit Durchfällen und blutig-schleimigen Stuhlbeimengungen. Bei der fulminanten Verlaufsform der Colitis ulcerosa kann es zu einem septischen Krankheitsbild mit akutem Abdomen kommen – EZ, Anamnese und Fieber würden dann sehr anders, als in der Frage geschildert, aussehen.

Zu (D): Beim **Morbus Crohn** (Ileitis terminalis) ist der Erkrankungsbeginn selten so plötzlich und heftig; vielmehr beginnt der Crohn typischerweise **schleichend** mit Müdigkeit, Gewichtsverlust, Schmerzen im rechten Unterbauch(!), Durchfällen, gelegentlich auch Fieber, Erbrechen, Anorexie. Bei schon bekanntem Crohn deuten Symptome wie die genannten häufig auf akute Entzündung oder einen Ileus hin, wobei beim Ileus die Abwehrspannung aber zu erwarten wäre; zudem sind die Schmerzen beim Ileus viel ausgeprägter. Eine Appendizitis kann allerdings die Erstmanifestation eines Morbus Crohn sein – dies wird dann aber erst aus dem weiteren klinischen Verlauf deutlich.

Zu (E): Einen **Hinterwandinfarkt** in die Differenzialdiagnose einzubeziehen, ist so abwegig nicht, denn **ein akuter Infarkt kann immer abdominale Symptome auslösen** und sogar ein akutes Abdomen vortäuschen. Bauchschmerzen sind manchmal sogar einziges Symptom eines Hinterwandinfarktes – diese strahlen allerdings nie bis unterhalb des Nabels. Häufig liegt auch der umgekehrte Fall vor: Intestinale Störungen wie Mesenterialinfarkt (B) oder Pankreatitis täuschen einen Herzinfarkt vor. Das Alter des geschilderten Patienten würde normalerweise eher einen Infarkt vermuten lassen als eine Appendizitis – dagegen sprechen aber die erhobenen Befunde: Blutdruck, Puls praktisch normal, Schmerzsymptomatik nicht sehr ausgeprägt.

H90
→ **Frage 6.57:** Lösung C

In der Übersicht erkennt man Krypten und somit Dickdarmschleimhaut mit einigen Sekundärfollikeln. Man erahnt in der Übersicht und erkennt in der Ausschnittsvergrößerung zum Teil in den Keimzentren gelegene, vielkernige Riesenzellen, die kaum ein wahrnehmbares Zytoplasma besitzen.

Zu (C): Bei den dargestellten Riesenzellen handelt es sich um **Warthin-Finkeldey-Riesenzellen**. Diese sind typischerweise in die B-Zellregion des lymphatischen Gewebes eingelagert und sind praktisch beweisend für eine **Maserninfektion**. Sie können außerdem bei malignen B-Zell-Lymphomen auftreten, die differenzialdiagnostisch ausgeschlossen werden müssen.

Zu (A): Das typische histologische Korrelat der **Tuberkulose** ist die von Epitheloidzellen und Langhans-Riesenzellen demarkierte verkäsungsartige Nekrose. Riesenzellen vom Langhans-Typ besitzen perlschnurartig am Zellrand aufgereihte Kerne.

Zu (B): Das Durchschnittsalter der Patienten beträgt bei der Diagnose des in der Appendix relativ häufigen **Karzinoids** 40 Jahre. Die Karzinoide gehen in der Regel von der Submukosa aus und infiltrieren von dort in soliden Formationen oder Nestern die tieferen Wandschichten. Die Tumorzellen sind klein bis mittelgroß und mononukleär.

Zu (D): Das **Burkitt-Lymphom** ist ein hochmalignes lymphoblastisches Lymphom vom B-Zell-Typ. Charakteristisch ist die Einlagerung einer großen Zahl hellzelliger Makrophagen, die in der Übersicht ein „sternhimmelartiges" Bild ergeben und daher Sternhimmelmakrophagen genannt werden.

Zu (E): Es liegen keine **Riesenzellen vom Fremdkörpertyp** vor. Phagozytierte Fremdkörper sind nicht erkennbar.

F04
→ **Frage 6.58:** Lösung D

Multiple **perianale Fisteln** sind am ehesten auf einen **Morbus Crohn** zurückzuführen. Die Bildung von inneren und äußeren Fisteln ist für den Morbus Crohn typisch. Die übrigen genannten Erkrankungen gehen gewöhnlich nicht mit Fistelbildungen einher.

F02
→ **Frage 6.59:** Lösung A

Das **toxische Megakolon** ist eine Komplikation der **Colitis ulcerosa**. Es handelt sich um ein lebensbedrohliches Krankheitsbild (B), das durch einen akuten Beginn blutig-schleimiger Durchfälle gekennzeichnet ist (D). Es kommt zu Störungen des Wasser- und Elektrolythaushaltes und hohem Fieber mit septischem Krankheitsbild. Aufgrund der massiven Dilatation des Darms besteht eine erhöhte Perforationsgefahr (C). Sollte eine konservative Therapie mit hochdosierter Kortison- und Immunsuppressivagabe keine Besserung erzielen, kann eine Kolektomie indiziert sein (E).

F04
→ **Frage 6.60:** Lösung C

Kommt es bei der **Colitis ulcerosa** trotz medikamentöser Therapie zu massiven Krankheitsschüben bzw. liegen schwere Dysplasien vor, muss in der Regel eine **Proktokolektomie** durchgeführt werden, entweder mit endständigem Ileostoma oder kontinenter **ileoanaler Anastomose mit Pouch**.

H01
→ **Frage 6.61:** Lösung B

Zu (B): Typisch für die **Angina intestinalis** ist zunächst der **postprandiale Bauchschmerz**. Die Symptomatik entsteht durch den **erhöhten Blutbedarf** nach dem Essen. Hierdurch hat der Patient zunehmend Angst vor der Nahrungsaufnahme und es kommt zur Gewichtsabnahme.
Im fortgeschrittenen Stadium bestehen abdominelle Dauerschmerzen bis zum paralytischen Ileus mit Darmgangrän.
Zu (A): Die **Abwehrspannung** ist das **Leitsymptom des akuten Abdomens**. Unter diesem Begriff werden Erkrankungen zusammengefasst, die einer sofortigen Diagnostik und Therapie bedürfen. Im Oberbauch kommen Erkrankungen von Magen, Leber, Gallenblase, Pankreas, Milz oder Nieren in Frage.
Zu (C): **Postprandiales Erbrechen** ist ein unspezifisches Symptom für Erkrankungen im Bereich des oberen Gastrointestinaltraktes und seiner Anhangsorgane. In Frage kommen z.B. Tumoren von Ösophagus oder Magen mit Stenosierung des Lumens.
Zu (D): Bei **Stenosen im distalen Kolon** (meist Karzinome, evtl. auch Divertikulitis) kommt es im Wechsel mit Obstipation zu bakterieller Verflüssigung des Stuhls, der dann in kleinen Portionen abgesetzt wird.
Zu (E): **Rückenschmerzen** können durch Erkrankungen der Wirbelsäule oder thorakale und abdominelle Ursachen ausgelöst werden.

F04
→ **Frage 6.62:** Lösung C

Zu (C): Im Gastrointestinaltrakt kommen erworbene Divertikel am häufigsten im Bereich des linken Kolonschenkels vor. Schwerpunktmäßig ist das Colon sigmoideum betroffen. Hier entstehen im Bereich der Gefäßeintrittsstellen in die Kolonwand Pseudodivertikel (Graser'sche Divertikel), die durch akute oder chronisch-rezidivierende Entzündungen kompliziert werden können. Bei der letztgenannten Verlaufsvariante kommt es im Rahmen der postentzündlichen Vernarbungsvorgänge zur zunehmenden Stenosierung des betroffenen Kolonabschnittes, was – wie im dargestellten Fall – bis zum Auftreten eines mechanischen Dickdarmileus führen kann. Der Tastbefund bei der chronisch-rezidivierenden und stenosierenden Sigmadivertiku-

litis wird durch eine erhebliche Wandinduration und -verbreiterung geprägt (entzündlicher Pseudotumor).
Zu (A): Bei der kollagenen Kolitis, die mit ausgeprägten Diarrhöen einhergeht, kommt es subepithelial zum Einbau von Kollagenfasern. Dabei ist das gesamte Kolon betroffen. Eine Stenose kommt nicht zustande.
Zu (B): Chronische Obstipationszustände und die damit verbundene Einnahme von pflanzlichen Abführmitteln werden für die Entstehung der Melanosis coli, bei der keine Entartungstendenz besteht, verantwortlich gemacht. Es kommt dabei zur Ablagerung von Pigmenten in der Dickdarmschleimhaut. Die Melanosis coli verursacht keine Stenosen.
Zu (D): Unter einer Bride versteht man eine strangförmige intraabdominale Verwachsung, wie sie z.B. nach einer Laparotomie auftreten kann. Briden können zur Strangulation vornehmlich des Dünndarmtraktes und damit zum Auftreten eines mechanischen Ileus führen.
Zu (E): Die Colitis ulcerosa tendiert nicht zur Ausbildung einer segmentalen Stenose. Vielmehr kann es nach jahrelangem Verlauf zu einer langstreckigen Fibrosierung des Kolons kommen, was sich funktionell ebenfalls passagehemmend auswirkt.

H04
→ **Frage 6.63:** Lösung E

Zu (E): Auf der Abbildung ist ein Kolon-Kontrasteinlauf dargestellt. Im Bereich des Colon sigmoideum finden sich multiple Divertikel sowie **ein Kontrastmittelaustritt als Hinweis auf eine perforierte Sigmadivertikulitis**. Auch die Beschwerden des Patienten mit Fieberschüben und rezidivierenden Schmerzen im linken Unterbauch sprechen für eine Sigmadivertikulitis.
Zu (A): Die **unkomplizierte Divertikulose ist symptomlos** und normalerweise ein Zufallsbefund im Rahmen einer Koloskopie oder eines Kolon-Kontrasteinlaufes aus anderen Gründen.
Zu (B): Ein **Kolonkarzinom äußert sich durch einen Wechsel der Stuhlgewohnheiten**, Blut- und Schleimauflagerungen auf dem Stuhl und Abnahme der Leistungsfähigkeit. Zusätzlich können eher unspezifische abdominelle Beschwerden und Gewichtsabnahme hinzu kommen. Im **Kolon-Kontrasteinlauf** finden sich **Stenosierungen** oder **Füllungsdefekte**. Dies ist auf der Abbildung nicht zu erkennen.
Zu (C): Der **Morbus Crohn oder Ileitis terminalis** äußert sich klinisch durch krampfartige intermittierende Schmerzen im **rechten Unterbauch** und Diarrhoen. Hinzu kommen Fisteln (30–50% aller Morbus-Crohn-Patienten) und Abszesse (20%). Es handelt sich um eine segmentale Entzündung, die den Magen-Darm-Trakt von der Mundhöhle bis zum Analkanal befallen kann. Am häufigsten ist das terminale Ileum (30% der Fälle) betroffen, wei-

terhin auch das Kolon sowie der Analkanal. Hier findet sich z. T. eine ausgedehnte Analfistelbildung. Im Kolon-Doppelkontrasteinlauf finden sich segmentale Stenosen, Pflastersteinrelief, sog. skip lesions (diskontinuierlicher Befall), und Fistelgänge.

Zu (D): Bei der **Colitis ulcerosa** kommt es zu blutig-schleimigen Durchfällen bis zu 30-mal pro Tag. Die Patienten klagen weiterhin über abdominelle Schmerzen und Tenesmen.
Eine Fistelung ist bei der Colitis ulcerosa selten. Im Kolon-Kontrasteinlauf finden sich Pseudopolypen und eine fehlende Haustrierung („aufgeblasener Fahrradschlauch").

F97
→ Frage 6.64: Lösung D

Zu (D): Der **Rektumprolaps** ist an der typischen **zirkulären** Schleimhautfältelung zu erkennen.
Zu (A): Die prolabierten Knoten bei Hämorrhoiden Grad III zeigen eine glatte Schleimhaut.
Zu (B): Der **Analprolaps** hat ein **radiäres** Faltenmuster und kommt vor allem bei Hämorrhoiden Grad III vor.
Zu (C): Beim **Vaginalprolaps** ist die Vagina aus der Vulva hervorgetreten.
Zu (E): Bei einer **Invagination** handelt es sich um eine Einstülpung eines Darmanteils in einen anderen. Es ist eine typische Erkrankung des Kindesalters und kommt am häufigsten als ileokolische und ileozökale Invagination vor.

H95
→ Frage 6.65: Lösung B

Der **Analprolaps** tritt vor allem bei **drittgradigen Hämorrhoiden** auf; auch bei Analsphinkterschwäche sowie mangelnder Fixation der Analhaut auf dem Muskel.
Zu (A) und (D): Die **Beckenbodenschwäche** wird als mögliche Ursache des **Rektumprolapses** angesehen. Der M. levator ani ist Teil des Beckenbodens.

F99
→ Frage 6.66: Lösung D

Beim **Peutz-Jeghers-Syndrom** handelt es sich um eine gastrointestinale Polyposis mit typischen Melaninflecken der Haut. Am häufigsten ist der Dünndarm befallen. Die Dickdarmpolypen zeigen zwar in ca. 15 % eine maligne Entartung, die Erkrankung darf jedoch nicht mit der **familiären Adenomatosis coli** verwechselt werden, die eine nahezu obligate maligne Entartung aufweist.

F98
→ Frage 6.67: Lösung C

Unter einer **Hamartie** versteht man eine während der Embryogenese (D) entstandene fehlerhafte Gewebszusammensetzung mit regulärer Ausdifferenzierung (A). Kommt es zu einer geschwulstartigen Entwicklung einer Hamartie, so spricht man definitionsgemäß von einem **Hamartom**, das ein gutartiges biologisches Verhalten zeigt (B). Im Falle der malignen Entartung handelt es sich um ein **Hamartoblastom**. Hamartome können multipel als Folge einer anlagebedingten Störung (E) auftreten. Beispiele für Hamartome sind Naevi oder Angiome.
Zu (C): **Teratome** sind Mischgeschwülste, die Gewebsanteile aller drei Keimblätter enthalten.

F98
→ Frage 6.68: Lösung D

Zu (D): Unbestimmte Bauchschmerzen 2 Tage nach einem Autounfall mit **Pneumoretroperitoneum** deuten auf eine **Duodenalruptur** im retroperitonealen Anteil hin. Der anamnestische Hinweis auf den vorschriftsmäßig angelegten Sicherheitsgurt spricht ebenfalls für eine Duodenalverletzung. Es kommt dabei zu einer Strangulationswirkung des Sicherheitsgurtes. Auch Dünndarmverletzungen entstehen auf diese Weise.
Zu (A): Eine Magenverletzung ist beim stumpfen Bauchtrauma selten. Die freie **Magenruptur** führt zum **akuten Abdomen** mit bretthartet Bauchdecke. Wie bei allen anderen erwähnten Rupturen fehlt ein Pneumo-Retroperitoneum.
Zu (B): Bei der **Dünndarmruptur** kommt es nach einem freien Intervall von ca. 6–24 Stunden zur **Peritonitis**. Freie Luft im Abdomen nur in ca. 30 % der Fälle nachweisbar.
Zu (C): Die **Zwerchfellruptur** führt zum sofortigen oder nicht selten späten Prolaps von Magen-Darm-Anteilen in die Brusthöhle mit uncharakteristischen abdominalen Beschwerden. Gelegentlich treten respiratorische und kardiovaskuläre Symptome auf. Über dem Thorax lassen sich Darmgeräusche auskultieren.
Zu (E): Eine **Nierenruptur** entsteht meist durch direkte Gewalteinwirkung in die Flanke. Mit Ausnahme des Nierenstiel- und Harnleiterabrisses kommt es zur **Hämaturie**. Flankentumor mit einseitiger Abwehrspannung der dorsolateralen Bauchmuskulatur und Zunahme des Bauchumfanges sind weitere Symptome.

H97
→ Frage 6.69: Lösung D

Um eine regelrechte Wundheilung nach der Darmnaht zu gewährleisten, ist die Anlage eines passageren Anus praeter als vorgeschaltete Kolostomie erforderlich. Auch bei alleiniger perinealer Verletzung ohne Eröffnung des Darmes ist eine temporäre Kolostomie sinnvoll.

F02
→ **Frage 6.70:** Lösung C

Zu **(C):** Bei **Hämorrhoiden II. Grades** prolabieren die Knoten beim Pressen und rutschen nach der Defäkation spontan wieder in den Analkanal zurück. Die Therapie besteht in einer **Sklerosierungsbehandlung** (C) oder einer **Gummibandligatur**. Wichtig ist hier auch, dass die Patientin bereits koloskopiert wurde, da bei jedem peranalen Blutabgang ein Malignom ausgeschlossen werden muss!

6.2 Peritoneum, Ileus, Akutes Abdomen

H97
→ **Frage 6.71:** Lösung C

Die **sekundäre (diffuse) Peritonitis** ist mit ca. 80% die häufigste Form der Bauchfellentzündung. Gewöhnlich kommt es zur **bakteriellen** Besiedelung des Peritoneums infolge Perforation eines Hohlorgans, postoperativer Nahtinsuffizienz sowie nach intraabdominellen Infektionen. Weitere Formen sind **Durchwanderungsperitonitis** bei Darmwandischämie und **chemisch-toxische Peritonitis** z.B. bei Pankreatitis. Die primäre Peritonitis aufgrund einer hämatogenen Streuung (z.B. Streptokokken- oder Pneumokokkenperitonitis beim Kind) kommt seltener vor.
Je nach Ursache ist der Verlauf dramatisch (Perforation, Mesenterialinfarkt, Pankreasnekrose u.a.) oder progredient (Appendizitis, Pankreatitis, Cholezystitis u.a.).
Außer den gen. Symptomen kommen vor: Abwehrspannung, Schonhaltung, Erbrechen, Leukozytose, Exsikkose und Tachykardie. Im fortgeschrittenen Stadium kommt es infolge von Hypovolämie, Elektrolytstörungen, Hypoxie und myokardialer Insuffizienz zum peritonealen Schock mit Azidose, Hypotonie, Anurie, Hepatopathie und psychischer Beeinträchtigung.
Therapie: Volumen- und Elektrolytsubstitution (Plasmaexpander, Kalium u.a.), Korrektur der Azidose, Antibiotika, Magensonde sowie weitere Maßnahmen zur Verhinderung bzw. Bekämpfung des peritonealen Schocks. Obligat ist die operative Revision mit Beseitigung der Ursache.
Ausnahmen: Gesicherte Peritonitis tuberkulosa, Unterbauchperitonitis bei Adnexitis, moribunder Patient mit progredientem peritonealem Schock trotz maximaler Therapie. Therapeutisch ist die Ausschaltung der Ursache entscheidend (z.B. Ulkusübernähung, Darmresektion bei Ischämie etc.). Es folgt eine Dekompression des überblähten Darms mit Hilfe einer Sonde. Außerdem sorgfältige Peritonealspülung. Bei einer eitrigen diffusen Peritonitis wird eine offene Bauchbehandlung mit geplanten Relaparotomien (Etappenlavage) durchgeführt.

H04
→ **Frage 6.72:** Lösung B

Zu **(B):** Auf der Abdomenübersicht im Stehen erkennt man **stehende Dickdarmschlingen mit Spiegelbildung im Bereich des Colon ascendens/rechte Flexur sowie der linken Flexur**. Der Befund ist vereinbar mit einem stenosierenden Prozess im Colon descendens. Weiterhin spricht die Anamnese der Patientin über mehrere Monate mit zunehmender Obstipation für das Vorliegen eines **Kolonkarzinoms**.
Zu **(A):** Ein **paralytischer Ileus bei Mesenterialinfarkt** ist ein **akutes Ereignis ohne monatelange Vorgeschichte**. Insgesamt ist bei einem paralytischen Ileus oft auch eine gleichmäßigere Überblähung von Darmschlingen zu finden. **Die Klinik ist meist durch eine deutliche Einschränkung des Allgemeinzustandes bis zur Schocksymptomatik gekennzeichnet**.
Zu **(C):** Das **toxische Megacolon** kann als **Komplikation der Colitis ulcerosa** auftreten. Es ist gekennzeichnet durch starke Durchfälle, ein meteoristisch aufgetriebenes Abdomen mit diffuser Druckschmerzhaftigkeit. Es kommt letztendlich zu einem septischen Krankheitsbild mit Fieber, Tachykardie und Kreislaufinsuffizienz. **Radiologisch ist ein maximal dilatiertes Kolon zu erkennen**.
Zu **(D):** Im Rahmen einer **perforierten Appendizitis** kommt es zu einer Verschlechterung des Allgemeinzustandes und infolge einer Peritonitis zu einer ausgeprägten Druckschmerzhaftigkeit des Abdomens. Bei ausgeprägter Peritonitis kann es zu einem paralytischen Ileus kommen, der jedoch auch nicht ausschließlich einzelne Abschnitte des Colons, wie auf dem hier gezeigten Röntgenbild, betrifft.
Zu **(E):** Ein **tiefer Dünndarmileus durch einen Gallenstein** würde zu **Spiegelbildungen im Bereich des Dünndarmes führen, nicht des Colons**.

H00
→ **Frage 6.73:** Lösung B

Schmerzen gehören in der Regel nicht zum klinischen Bild des **paralytischen Ileus** ohne Peritonitis. Im Vordergrund stehen **Völlegefühl, Meteorismus** und **Erbrechen**.
Typisch ist die fehlende Peristaltik („Totenstille").

H04
→ **Frage 6.74:** Lösung C

Zu **(C):** In dem geschilderten Fall handelt es sich am ehesten um ein **perforiertes Ulcus** mit Austritt von Luft in den freien Bauchraum. Es kommt meist bei Männern vor mit einer Inzidenz von ca. 5% aller Ulkuspatienten. Charakteristisch ist der plötzliche Schmerz im Epigastrium (akutes Abdomen mit Ileussymptomatik). **Röntgenologisch** (Abdomenübersichtsaufnahme im Stehen, Thoraxaufnahme) fällt eine subphrenische Luftsichel auf. Die **sofortige Operation (Laparotomie)** ist erforderlich, da die Letalität mit zunehmender Zeit steil ansteigt.

Zu (A), (B), (D) und (E): **Absaugen des Mageninhaltes, Antibiotikatherapie, Unterspritzung der Perforationsstelle oder Bluttransfusion** stellen keine adäquate Therapie bei diesem Fall mit akutem Abdomen dar.

H96
→ **Frage 6.75:** Lösung D

Zu (1): Bei der **Peritonitis** kommt es zur **Oligurie** bzw. **Anurie** infolge Nierenversagens.

F00 H94
→ **Frage 6.76:** Lösung B

Abdominelle Schmerzen mit Erbrechen sowie Druckschmerz im gesamten Abdomen bei spärlicher Peristaltik und Leukozytose deuten bereits auf eine **diffuse Peritonitis** hin. Die freie Luft unter den Zwerchfellkuppeln beweist die Perforation eines lufthaltigen Organs.
Zu (A): Bei der **Nierenkolik** besteht ein starker, wellenförmiger Schmerz vor allem im Bereich der Flanken.
Zu (C): Eine **intraabdominale Blutung** verläuft dramatischer mit Zeichen der Hypovolämie bis hin zum Schock.
Zu (D): Die 4 Hauptsymptome des **mechanischen Ileus** sind *Meteorismus, Schmerzen, Erbrechen* sowie *Stuhl- und Windverhaltung*.
Zu (E): Vor allem die **akute intermittierende Porphyrie** führt zu schweren kolikartigen Schmerzen mit Übelkeit und Erbrechen. Häufig bestehen Fieber und Leukozytose.

F00 H94
→ **Frage 6.77:** Lösung D

Bei der Perforation eines lufthaltigen Organs muss sofort laparotomiert werden.

F02
→ **Frage 6.78:** Lösung B

Zu (B): Auf der Abdomenübersicht im Stehen sind multiple Spiegel im Bereich des Dünndarms zu sehen. Im Kolonrahmen ist keine Luft sichtbar. Es liegt also ein **Dünndarmileus** vor. Die Patientin klagt seit 4 Stunden über krampfartige Bauchschmerzen und Erbrechen. Aus der Anamnese ist zusätzlich zu erfahren, dass die Patientin bereits appendektomiert ist. Die häufigste Ursache für einen Dünndarmileus ist mit 50 % eine Bride durch eine Voroperation. Therapeutisch sollte eine stationäre Aufnahme erfolgen mit Nahrungskarenz und parenteraler Ernährung. Zusätzlich muss bei Erbrechen eine Magensonde gelegt werden. In Abhängigkeit vom klinischen Befund sollte entweder eine sofortige operative Revision mit Lösung von Briden und Adhäsionen erfolgen oder es kann zunächst ein konservativer Therapieversuch unternommen werden.

F00
→ **Frage 6.79:** Lösung D

Erhöhter pH-Wert und erhöhtes pCO_2 zeigen eine **dekompensierte metabolische Alkalose** an. Das erhöhte pCO_2 spricht für eine Teilkompensation durch **Hypoventilation**.

F00
→ **Frage 6.80:** Lösung D

Neben Verlust von **HCl** (saure Valenzen) über die Magensonde gehen auch Kalium- und Chloridionen verloren, sodass gewöhnlich eine **hypochlorämische Alkalose** vorliegt.

F00
→ **Frage 6.81:** Lösung D

Zur Substitution der Chloridionen hat sich die Infusion von **Arginin-Hydrochlorid** bewährt. Eventuell muss der Kaliummangel zusätzlich durch Gabe von Kaliumionen ausgeglichen werden.

H94
→ **Frage 6.82:** Lösung D

Die postprandialen Bauchschmerzen sind typisch für eine **Angina intestinalis**. In Verbindung mit den plötzlich beginnenden, heftigsten und diffusen Bauchschmerzen bei schmerzhaftem aber weichem Abdomen, ist die Diagnose des **akuten Mesenterialarterienverschlusses** wahrscheinlich.
Zu (A): Bei einer **Ulkusperforation** ist die Bauchdecke **bretthart**.
Zu (B): Differenzialdiagnostisch kommt eine **akute Pankreatitis** in Betracht. Es besteht jedoch ein akut einsetzender Schmerz im Bereich des **Oberbauches**, der häufig gürtelförmig ausstrahlt.
Zu (C): Bei einem **Invaginationsileus** handelt es sich um eine typische Erkrankung des Kindesalters. Plötzlicher Beginn mit kolikartigen Schmerzen und Erbrechen stehen im Vordergrund der klinischen Symptomatik. Typisch sind Darmsteifungen, evtl. tastbarer walzenförmiger Tumor im Unterbauch.
Zu (E): Die **akute Enteritis** ist vor allem durch wässrige Durchfälle charakterisiert. Fakultativ kommt es zu Erbrechen und Fieber.

F00 F93
→ **Frage 6.83:** Lösung A

Der hoch sitzende **mechanische Dünndarmileus** ist durch krampfartige Schmerzen mit frühzeitigem Erbrechen charakterisiert. Auskultierbar ist die **Hyperperistaltik**.
Zu (B): Fäkulentes Erbrechen (**Miserere**) ist Ausdruck eines **tiefen Dünndarmileus** oder **Dickdarmileus**.
Zu (C): „Totenstille" im Abdomen ist typisch für den **paralytischen Ileus**.

Zu (D) und (E): Stuhl und Winde gehen beim hoch sitzenden Dünndarmileus noch ab. **Stuhl- und Windverhaltung** sind beim tiefen Ileus (z. B. **Dickdarmileus**) die Anfangsbeschwerden.

H93
→ Frage 6.84: Lösung C

Bei einem **Strangulationsileus** handelt es sich um einen Darmverschluss, der primär mit einer Durchblutungsstörung der Darmwand bzw. des Mesenteriums einhergeht (Inkarzeration, Invagination, Volvulus u. a.).
Zu (3): Allenfalls kann für die Differenzialdiagnose ein **wasserlösliches** Kontrastmittel (Gastrografin) per os bzw. über eine Magensonde verabreicht werden. Ein Barium-Breischluck würde die Ileus-Symptomatik erheblich verstärken und ist deshalb kontraindiziert.

H95 H90
→ Frage 6.85: Lösung A

Hauptursache des **mechanischen Dünndarmileus** sind **Briden** und **Adhäsionen** (ca. 50 %), gefolgt von Hernien (ca. 25 %), Tumoren (ca. 10 %). Die übrigen Ursachen sind seltener (Gallenstein, Invagination, Morbus Crohn, Bezoare, Volvulus).

F97
→ Frage 6.86: Lösung B

Erbrechen mit krampfartigen Bauchschmerzen und auskultierbarer Hyperperistaltik sind Symptome eines **mechanischen Ileus**. In der Anamnese gibt es zwar keine Hinweise auf den Beginn der Beschwerden, das seit 8 Stunden bestehende mehrfache Erbrechen deutet jedoch auf einen für den **mechanischen Dünndarmileus** typisch dramatischen Verlauf hin. Insbesondere der hoch sitzende Dünndarmileus ist durch frühzeitiges Erbrechen charakterisiert. Stuhl und Winde gehen noch ab.

F98
→ Frage 6.87: Lösung E

Die Abdomenübersichtsaufnahme zeigt luftgefüllte Gallenwege (**Aerocholie, Aerobilie**), die unter dem rechten Rippenbogen erkennbar sind. Da es keine Hinweise auf Voroperationen (z. B. biliodigestive Anastomose) oder Zustand nach Papillotomie gibt, ist die **Gallenblasenperforation** in den Gastrointestinaltrakt am wahrscheinlichsten. Meist handelt es sich um eine **Gallensteinperforation** in das Duodenum mit Ausbildung einer inneren Fistel und Gefahr des **Gallensteinileus**.
Zu (A): Eine Infektion mit Gas bildenden Bakterien im Gallengangssystem ist zwar denkbar, jedoch selten.
Zu (B): Die **akute Pankreatitis** führt nicht zur Aerocholie.

Zu (C): Die **Echinokokkose** der Leber ist durch Zystenbildungen und Ikterus charakterisiert.
Zu (D): Bei einer **Hämobilie** handelt es sich um eine **Blutung** in die Gallenwege (z. B. traumatisch). Typisch sind Blutungen über die Papille, Gallenkoliken und intermittierender Ikterus.

H93
→ Frage 6.88: Lösung E

Die **Luftsichel** unter dem Zwerchfell beweist praktisch die Verletzung eines lufthaltigen Organs, sodass eine sofortige Laparotomie indiziert ist.

H05
→ Frage 6.89: Lösung D

Zu (D): Bei der **primären bakteriellen Peritonitis** kommt es über eine hämatogene oder lymphogene Streuung einer Begleiterkrankung, z. B. einer Pneumonie mit Pneumokokken, zu einer Peritonitis. Von einer **sekundären Peritonitis** spricht man beim Auftreten einer Anastomoseninsuffizienz, Perforation eines Hohlorgans (z. B. einer Divertikulitis) oder einer Durchwanderungsperitonitis (z. B. bei Appendizitis).
Die Therapie einer primären Peritonitis besteht in einer antibiotischen Therapie, eine operative Herdsanierung ist nicht möglich. Die operative Therapie einhergehend mit einer antibiotischen Behandlung ist bei der sekundären Form indiziert.

6.3 Leber, Gallenblase und -wege, Pankreas

H06
→ Frage 6.90: Lösung E

Zu (E): Bei dem beschriebenen Patienten liegt ein vermutlich in die Leber metastasiertes **Pankreaskarzinom** vor. Ergänzend finden sich eine **Cholestase** sowie eine **hochgradige Stenose des Duodenums**. Absolute **Kontraindikationen** für eine Tumorresektion beim Pankreaskarzinom stellen **nachgewiesene Fernmetastasen**, Verschluss bzw. subtotale Stenosierung arterieller (A. hepatica, A. mesenterica sup.) und venöser (V. mesenterica sup., V. portae) Gefäße, großflächige retroperitoneale Infiltrationen und ausgedehnte Infiltrationen der Mesenterialwurzel dar. In einem **palliativen Eingriff** gilt es, die Magen-Darmpassage und den Galleabfluss zu ermöglichen. Dies wird durch eine **Gastroenterostomie und die Anlage einer biliodigestiven Anastomose** erreicht.
Zu (A): Das Vorliegen von Fernmetastasen gilt als Kontraindikation für eine Tumorresektion. Eine sog. **Whipple-Resektion** kommt demnach nicht in Frage.

Zu (B): Eine **Witzel-Fistel** ist eine operativ angelegte Magen- oder Darmfistel nach außen, in die ein Katheter zur Ernährung eingelegt werden kann. Heutzutage werden Ernährungssonden in den Magen üblicherweise endoskopisch als sog. PEG (perkutane endoskopische Gastrostomie) gelegt. Nur bei nicht passierbarem Ösophagus erfolgt die Anlage noch operativ. Im beschriebenen Fall würde durch die alleinige Anlage einer Witzel-Fistel weder die Galleabflussstörung behoben noch die Nahrungspassage wiederhergestellt.

Zu (C): Eine **neoadjuvante Radio-Chemotherapie mit nachfolgender Operation in kurativer Intention** ist als Akutmaßnahme zur Beseitigung des mechanischen Ikterus nicht geeignet.

Zu (D): Die Cholestase und die Stenose des Duodenums sprechen bei dem beschriebenen Patienten für das Vorliegen eines Pankreaskopfkarzinoms. Durch eine **Pankreaslinksresektion** würde das Karzinom nicht entfernt werden.

H06
→ **Frage 6.91:** Lösung A

Zu (A): Eine 64-jährige Patientin wird mit einem obstruktiven Ikterus und einem Gewichtsverlust von 7 kg (innerhalb der letzten drei Monate) vorstellig. Laborchemisch zeigt sich eine deutliche Cholestase. Im Magnetresonanzcholangiogramm findet sich eine fokale Stenose im Ductus choledochus. Die Befundkonstellation spricht am ehesten für das Vorliegen eines **distalen Gallengangskarzinoms**. Es sollte zunächst ein weiteres Staging zur Klärung der Operabilität erfolgen. Die Therapie bei einem distalen Gallengangskarzinom besteht in einer Resektion als partielle Duodenopankreatektomie nach Kausch-Whipple oder einer Pylorus-erhaltenden Pankreatikoduodenektomie (PPD).

Zu (B): Bei einem **Mirizzi-Syndrom** führt ein Gallenstein im Gallenblasenhals zu einer Kompression oder narbigen Stenose im benachbarten Ductus choledochus. Es kommt in der Folge zu einer Cholestase und chronischen Cholangitis.

Zu (C): Eine **Choledochuszyste** äußert sich in Abhängigkeit von ihrer Größe in Cholangitiden, Abszessen, Ikterus und je nach Lage auch in Pankreatitiden. Eine Choledochuszyste ist im Magnetresonanzcholangiogramm nicht nachgewiesen worden.

Zu (D): Bei einer **Cholangitis** wird typischerweise die sog. Charcot-Trias mit Schmerzen im rechten Oberbauch, Ikterus und intermittierendem Fieber beobachtet.

Zu (E): Die **Primär sklerosierende Cholangitis (PSC)** ist eine chronische, progressive, cholestatische Lebererkrankung mit Entzündung der intra- und extrahepatischen Gallenwege. Sie wird vor allem bei Männern beobachtet und ist häufig mit einer Colitis ulcerosa vergesellschaftet. Die Ursache ist unbekannt, es wird jedoch ein Autoimmungeschehen vermutet. Viele Patienten bleiben asymptomatisch, die übrigen berichten über Müdigkeit, Juckreiz, Ikterus und Fieber. Die Behandlung besteht in der Gabe von Ursodeoxycholsäure, in der Durchführung einer endoskopischen Dilatation von Gallengangsstenosen und als ultima ratio in einer Lebertransplantation.

H06
→ **Frage 6.92:** Lösung D

Zu (D): Ein 34-jähriger Mann, der am Abend zuvor ausgiebig gefeiert hat, stellt sich mit schweren Schmerzen im Oberbauch, die in den Rücken ausstrahlen, notfallmäßig vor. Er berichtet, dass er ähnliche Schmerzattacken bereits vor 4 und 9 Monaten gehabt habe. Die gürtelförmig in den Rücken ausstrahlenden Oberbauchschmerzen in Folge reichlichen Essens und Trinkens sprechen für eine **akute Pankreatitis**. Die häufigsten Ursachen einer akuten Pankreatitis sind Gallensteine und Alkoholgenuss. Die Therapie besteht zunächst in **Nahrungskarenz, parenteraler Ernährung und symptomatischer Schmerztherapie**, wobei Morphine vermieden werden sollten, da sie den Sphinktertonus der Papilla vateri erhöhen. Bei Nachweis einer Choledocholithiasis sollte eine ERCP erfolgen, um einen freien Abfluss des Pankreassekretes zu ermöglichen. In Abhängigkeit vom klinischen Verlauf wird nach einigen Tagen mit erneutem Kostaufbau begonnen. Man unterscheidet zwei Verlaufsformen: die ödematöse und die hämorrhagisch-nekrotisierende Form. Insbesondere die letztere ist mit einer bis zu 50%igen Letalität verbunden.

Zu (A): Bei einer **akuten Cholezystitis** berichten die Patienten über einen Dauerschmerz im rechten Oberbauch, der in die rechte Schulter ausstrahlen kann. Die Patienten haben erhöhte Temperaturen und zeigen eine Leukozytose. Bei der klinischen Untersuchung lässt sich das sog. Murphy-Zeichen nachweisen. Bei Palpation der Gallenblase unter Inspiration kommt es zu einem schmerzbedingten Stoppen der Inspiration, sobald die entzündete Gallenblase gegen die Finger des Untersuchers prallt. Die Therapie besteht in einer frühzeitigen Cholezystektomie und einer kurzfristigen antibiotischen Abdeckung, z.B. mit Ceftriaxon.

Zu (B): Bei einer **Magenulkusperforation** kommt es zur Entwicklung eines akuten Abdomens mit Abwehrspannung. Es ist üblicherweise ein plötzliches Ereignis, welches schnell zu einer Peritonitis führt. Nach Ablauf von 12 Stunden, wie im beschriebenen Fall, würde bei dem Patienten eine Vier-Quadranten-Peritonitis mit deutlicher Schocksymptomatik vorliegen.

Zu (C): Bei einer **Gastroenteritis** klagen die Patienten über Übelkeit, Erbrechen und Durchfälle. Die Beschwerden sind krampfartig und eher diffus

über das ganze Abdomen verteilt. Eine Ausstrahlung in den Rücken ist nicht typisch.
Zu (E): Die **Hepatitis A** ist eine akute virale Leberentzündung. Sie wird fäkal-oral übertragen. Nach einem Prodromalstadium von etwa 3 Wochen mit unspezifischen gastrointestinalen und grippeähnlichen Beschwerden kommt es zu einem Ikterus einhergehend mit Fieber und Abgeschlagenheit. Begleitend kann eine Hepatomegalie auftreten. Die klinischen Symptome bilden sich nach 2–3 Wochen ohne spezifische Therapie zurück.

F06
→ **Frage 6.93:** Lösung C

Die **Methode der Wahl** bei einer benignen oder malignen Abflussstörung im Gallenwegssystem ist eine **biliodigestive Anastomose** als Choledocho- oder Hepaticojejunostomie.
Die Anastomose wird üblicherweise mit einer nach Roux ausgeschalteten Jejunumschlinge (Y-Roux) (C) durchgeführt. Auf diese Weise kommt die zur Fettverdauung notwendige Galle im Jejunum mit der Speise in Kontakt. Da die Fettverdauung am Ende des Jejunums abgeschlossen ist und die freiwerdenden Gallensalze im Ileum absorbiert werden, führt eine Anastomose mit weiter aboral liegenden Darmabschnitten zu einer Verdauungsstörung. Die Verbindung der Gallenwege mit dem Jejunum stellt also eine Situation her, welche der physiologischen am ähnlichsten ist.
Zu (E): Eine biliodigestive Anastomose ist, wie der Name schon sagt, eine Verbindung zwischen den Gallenwegen und dem Verdauungstrakt.

F06
→ **Frage 6.94:** Lösung B

Zu (B): Akut aufgetretene abdominelle Beschwerden einhergehend mit dem Nachweis von freier abdomineller Flüssigkeit sprechen von den angegebenen Möglichkeiten am ehesten für das Vorliegen einer **akuten Pankreatitis**. Durch die intrapankreatische Aktivierung der Verdauungsenzyme kommt es zu einer Autodigestion des Organs mit ödematöser Entzündung und Exsudation von Flüssigkeit.
Zu (A) und (C): Sowohl bei einer **akuten Gastroenteritis** als auch bei einer **Colitis ulcerosa** kommt es zunächst zu einer vermehrten Flüssigkeitsabgabe ins Darmlumen, einhergehend mit Diarrhöen.
Zu (D): Bei einer **Cholelithiasis** ohne Entzündung ist keine freie intraabdominelle Flüssigkeit nachzuweisen.
Zu (E): Das **WDHA- oder Verner-Morrison-Syndrom** entsteht durch neuroendokrine Tumoren, die vermehrt VIP (vasoaktives intestinales Polypeptid) bilden. Hierdurch kommt es zu einer massiven Sekretion von Dünndarm- und Pankreassekret. Die Tumoren sind meist im Pankreas lokalisiert, seltener im Verdauungstrakt, Lunge oder Grenzstrang. Klinisch kommt es zu **wässrigen Durchfällen, Hypokaliämie** und **Achlorhydrie (WDHA)**. Aufgrund des Wasser und Elektrolyt-Verlustes sind die Patienten hypoton und tachykard und zeigen eine Muskelschwäche und Adynamie. Die Diagnose erfolgt durch die Bestimmung eines erhöhten VIP-Spiegel im Serum, die Lokalisationsdiagnostik mittels CT und ggf. Angiographie. Therapeutisch sollte soweit möglich die Resektion erfolgen, bei inoperablen Fällen ist eine Therapie mit Somatostatin indiziert.

F06
→ **Frage 6.95:** Lösung E

Zu (E): Das **hepatozelluläre Karzinom (HCC)** entsteht in 80 % der Fälle auf dem Boden einer alkoholischen oder hepatitischen Zirrhose. Weitere prädisponierende Faktoren sind Hepatitis B- oder C-Infektionen, Aflatoxine oder eine Hämochromatose.
Typisch ist ein multifokales Auftreten in der Leber. Die klinische Symptomatik ist uncharakteristisch und in den Anfangsstadien nicht richtungweisend. Erst spät kommt es zu Druckgefühl im Oberbauch und Ikterus. Die Diagnose wird durch die Sonographie ergänzt und durch CT und MRT gesichert. Das **AFP (α-Fetoprotein) ist meistens erhöht.**
Die Therapie besteht soweit möglich in einer Resektion. Bei nicht resektablen Karzinomen wird unter palliativen Gesichtspunkten eine interventionelle Tumorverkleinerung z. B. durch eine Radiofrequenzablation oder eine arterielle Chemoembolisation durchgeführt.
Zu (A): Bei der **Hämochromatose** unterscheidet man zwischen primären (hereditären) und sekundären Formen. Es kommt aufgrund einer vermehrten Eisenaufnahme oder -zufuhr zu einer verstärkten Einlagerung in verschiedene Organe, u.a. die Leber. Klinisch äußert sich dies in einer Leberzirrhose, Diabetes mellitus, dunkler Hautpigmentierung und sekundären Kardiomyopathien. Bei eingetretener Leberzirrhose besteht die Gefahr der Entwicklung eines HCC.
Zu (B): **Hämangiome** sind gutartige angeborene Gefäßmissbildungen. Sonographisch zeigt sich eine echoreiche Raumforderung, im CT mit Kontrastmittelbolus lässt sich das typische **Irisblendenphänomen** nachweisen: Es kommt zu einer gleichmäßigen Kontrastmittelaufnahme von außen nach innen. Eine Therapie ist nur bei großen Hämangiomen und bestehender Rupturgefahr gegeben. Diese besteht in der Resektion des Hämangioms.
Zu (C): Die **fokal noduläre Hyperplasie (FNH)** ist ein gutartiger Lebertumor, der gehäuft bei Frauen auftritt. Unter Kontrazeptivaeinnahme wird ein Größenwachstum beobachtet. Üblicherweise tritt die FNH solitär auf, es sind aber in 20% der Fälle auch multiple Herde beschrieben. Die Ätiologie ist ungeklärt. Histologisch zeigt sich eine lokale Leberzirrhose mit Hyperplasie von Hepatozyten mit **zentral**

bindegewebiger Narbe mit Septenbildung und proliferierenden Gallengängen. Da die Patienten üblicherweise keine Beschwerden haben, wird die Diagnose meist durch Zufall gestellt. Erst bei starker Größenzunahme kommt es zu Druckgefühl und Oberbauchschmerzen. Komplikationen, wie z. B. maligne Entartung oder Einblutung, sind selten. Laborchemisch können die alkalische Phosphastase oder die Gamma-GT erhöht sein, die **Tumormarker sind normalerweise nicht erhöht**. Sollte die Abgrenzung zu einem Leberadenom nicht eindeutig möglich sein, sollte eine Feinnadelpunktion zur histologischen Klärung erfolgen. Eine Therapie der FNH ist nur bei Beschwerden oder starker Größenzunahme notwendig.

Zu (D): **Leberadenome** sind gutartige Tumoren der Hepatozyten. Eine Häufung wird bei Frauen unter Ovulationshemmereinnahme beobachtet. Nach dem Absetzen kann es zu einer partiellen Rückbildung kommen. Leberadenome sind in meistens asymptomatisch, können jedoch rupturieren und zu einer intraabdominellen Blutung führen.

Da sie entarten können, ist bei fehlender Rückbildung nach Absetzen der Ovulationshemmer die operative Entfernung indiziert.

F06
→ Frage 6.96: Lösung B

Zu (B): Bei einem **Gallensteinileus** kommt es zu einem Übertritt eines großen Gallensteines von der Gallenblase direkt in den Dünndarm. Aufgrund einer chronischen Gallenblasenentzündung ist die Gallenblase entzündlich an den Dünndarm geschwielt und in der Folge kommt es zu einer Penetration eines Gallensteines durch die Wände in den Dünndarm. Die nächste physiologische Enge, an der der Stein hängen bleibt, ist meistens die Ileocoecalklappe. Hierdurch entwickelt sich ein mechanischer Ileus. Ergänzend kommt es zu einem Übertritt von Darmgas (**Luft**) über die Gallenblase **in die Gallenwege**.

F06
→ Frage 6.97: Lösung E

Zu (E): Das sog. **Courvoisier-Zeichen**, d. h. **schmerzloser Ikterus und palpable Gallenblase**, spricht bis zum Beweis des Gegenteils für ein **Karzinom im Bereich der ableitenden Gallenwege bzw. des Pankreaskopfes (Papillenregion)**. Durch den langsamen Verschluss der ableitenden Gallenwege „gewöhnt" sich die Muskulatur des Ganges an die Stenose und reagiert nicht mit Koliken. Durch die Stenose kommt es dann zu auch einem Rückstau in die Gallenblase.
Zu (A): Bei einem **inkarzerierten Konkrement im Papillenbereich** kommt es zwar auch zu einem **Ikterus**, jedoch zusätzlich zu **schmerzhaften Koliken**, da die Muskulatur des Gallenganges versucht, den Stein auszutreiben.

Zu (B): Eine **biliäre Leberzirrhose** kann entweder im Rahmen der primär biliären Zirrhose oder als sekundäre biliäre Leberzirrhose entstehen. Bei der primär biliären Zirrhose handelt es sich um das Spätstadium einer chronischen nichteitrigen destruierenden Cholangitis. Als Frühsymptom tritt lange vor dem cholestatischen Ikterus ein ausgeprägter Pruritus auf. Eine Vergrößerung der Gallenblase ist dabei nicht zu beobachten. Sekundäre biliäre Zirrhosen können als Folge chronischer Obstruktionen und Infektionen der Gallengänge auftreten. Auch eine primär sklerosierende Cholangitis kann zu einer biliären Zirrhose führen.

Zu (C): Ein **Stein im Ductus cysticus** führt zu einer Abflussstörung der Gallenblase und kann damit zu einem Gallenblasenhydrops und einem Gallenblasenempyem führen.

Zu (D): Ein **Gallenblasenkarzinom** geht mit einer verdickten Gallenblasenwand und nicht unbedingt mit einer vergrößerten Gallenblase einher. Nur bei ausgedehnten Befunden kann es zu einem Aufstau im Bereich der ableitende Gallenwege führen.

F06
→ Frage 6.98: Lösung B

Zu (B): Die Methode der Wahl zur Drainage einer seit 3 Monaten bestehenden **Pankreaspseudozyste** ist die **Zystojejunostomie mit einer Roux-Y-förmigen Jejunumschlinge**. Alternative Verfahren sind die Zystogastrostomie oder Zystoduodenostomie in Abhängigkeit von der Lage der Pseudozyste.

Zu (A): Eine **partielle Duodenopankreatektomie** ist indiziert bei einem Pankreaskarzinom im Kopfbereich oder einer chronischen Pankreatitis mit Kompression des Ductus choledochus oder des Duodenums. Bei einer Pankreaspseudozyste am Übergang von Korpus zum Schwanzbereich wäre dies nicht indiziert.

Zu (C): Eine **äußere Drainage** ist ebenfalls möglich und Methode der Wahl bei infizierten Zysten, Blutungen oder Zystenrupturen. Bei der hier geschilderten „unkomplizierten" Pankreaspseudozyste ist sie jedoch nicht die Methode der Wahl.

Zu (D): Eine **ultraschallgesteuerte Punktion** ist zur Aspiration von Sekret zur Diagnosesicherung möglich, als therapeutisches Verfahren jedoch unwirksam und mit einer Rezidivrate von ca. 70% behaftet.

Zu (E): Bei frischen Pankreaspseudozysten sollte zunächst 6 Wochen abgewartet werden, da sich ca. 60% in dieser Zeit spontan zurückbilden. Weiterhin muss sich erst eine feste Pseudokapsel um die Zyste bilden, damit bei der Zystojejunostomie die Anastomose sicher genäht werden kann.

F06
→ **Frage 6.99:** Lösung A

Zu (A): Dargestellt sind eine Übersichtsabbildung sowie eine Detailansicht eines Lebertumors. Auf der Übersichtsabbildung erkennt man im linken Bildanteil regulär aufgebautes Lebergewebe. In der rechten Bildhälfte ist das Gewebe deutlich unruhiger mit prominenteren Zellkernen. Auf der Detailansicht erkennt man große mehrkernige Zellen mit einer ausgesprochenen Polymorphie der Zellkerne mit hellen blasenartigen Nukleolen. Sie schließen ein gelb-braunes Pigment ein, welches Gallensekret entspricht.
Der Befund spricht für das Vorliegen eines malignen Tumors. Aufgrund des von den Zellen gebildeten Gallensekretes handelt es sich wahrscheinlich um ein **hepatozelluläres Karzinom**.

H05
→ **Frage 6.100:** Lösung B

Die **Kriterien nach Child-Pugh** dienen zur Einteilung der Schwere einer Leberzirrhose:

	1 Punkt	2 Punkte	3 Punkte
Albumin i. Serum (g/dl)	> 3,5	2,8–3,5	< 2,8
Bilirubin i. Serum (mg/dl)	< 2,0	2,0–3,0	> 3,0
Quick (%)	> 70	40–70	< 40
Aszites (Sonographie)	fehlt	vorhanden	therapieresistent
Enzephalopathie	fehlt	mäßig	ausgeprägt

Durch Addition der Punkte wird das Stadium ermittelt:
- Child A: 5–6 Punkte
- Child B: 7–9 Punkte
- Child C: 10–15 Punkte

Bei einem Patienten im Stadium **Child B** liegt schon eine **Einschränkung der Lebersyntheseleistung** vor. Entscheidend bei der geplanten Operation ist hier vor allem die **verminderte Bildung der Gerinnungsfaktoren**, sodass der Patient vor allem durch eine **Blutung** (B) gefährdet ist.

H05
→ **Frage 6.101:** Lösung E

Die **fokal noduläre Hyperplasie (FNH)** ist ein gutartiger Lebertumor, der gehäuft bei Frauen auftritt. Unter Kontrazeptivaeinnahme wird ein Größenwachstum beobachtet. Üblicherweise tritt die FNH solitär auf, in 20% der Fälle werden allerdings auch multiple Herde beschrieben. Die Ätiologie ist ungeklärt. Histologisch zeigt sich eine lokale Leberzirrhose mit Hyperplasie von Hepatozyten mit zentral bindegewebiger Narbe mit Septenbildung und proliferierenden Gallengängen.
Da die Patienten üblicherweise keine Beschwerden haben, wird die Diagnose meist durch Zufall gestellt. Erst bei starker Größenzunahme kommt es zu einem Druckgefühl und Oberbauchschmerzen. Komplikationen wie z.B. eine maligne Entartung oder Einblutung sind selten. Laborchemisch können die alkalische Phosphastase oder die Gamma-GT erhöht sein, die Tumormarker sind normalerweise nicht erhöht. Sollte die Abgrenzung zu einem Leberadenom nicht eindeutig möglich sein, sollte eine Feinnadelpunktion zur histologischen Klärung erfolgen. Eine Therapie der FNH ist nur bei Beschwerden oder starker Größenzunahme notwendig.

H05
→ **Frage 6.102:** Lösung C

Zu (C): Die adäquate Therapie eines Steines im Ductus choledochus ist die **endoskopische Papillotomie**. Da die Steine zumeist direkt vor der Papille festsitzen, kommt es hierdurch meist schon zu einem Abgang des Steines ins Duodenum. Ist dies nicht der Fall, kann der Stein z. B. über ein Dormia-Fangkörbchen geborgen werden. Sollte der Stein endoskopisch nicht extrahiert werden können, kann auch (als zweite Maßnahme) eine operative Gallengangsrevision erfolgen (B).
Zu (A), (D) und (E): Hierbei handelt es sich um Verfahren, um Gallen*blasen*steine zu behandeln. Die Methoden kommen bei Gallen*gangs*steinen nicht zum Einsatz.

H05
→ **Frage 6.103:** Lösung C

Zu (C): In der **ERP** (endoskopisch retrograden Pankreatikographie) ist zu erkennen, dass sich neben dem Ductus pancreaticus major eine glattbegrenzte rundliche Struktur auffüllt. Von den angegebenen Möglichkeiten ist hier am ehesten von einer **Pankreaszyste** auszugehen.
Zu (A): Bei einem **Pankreaskarzinom** zeigen sich in der ERP **Obstruktionen, Stenosen** oder **Gangabbrüche**.
Zu (B): Ein **Insulinom** ist ein solitärer Tumor, welcher in ca. 50% Insulin, sonst andere gastrointestinale Hormone produziert. Er liegt meist solitär im Bereich des Pankreaskorpus. Die Lokalisationsdiagnostik erfolgt mittels Sonographie, CT-Abdomen mit Kontrastmittel oder einer selektiven Angiographie.
Zu (D): Bei einem **Pancreas divisum** sind in der ERP die getrennten Gangsysteme für den Pankreaskopf (Ductus Wirsungianus) und für Pankreaskorpus und -schwanz (Ductus Santorini) darzustellen.
Zu (E): Bei einer **Pankreasruptur** ist ein diffuser Austritt des Kontrastmittels aus dem Pankreasgang im Bereich der Ruptur nachweisbar.

H05
→ Frage 6.104: Lösung E

Zu (E): Das **Courvoisier-Zeichen** besteht aus einem **schmerzlosen Ikterus** einhergehend mit einer palpablen prallen Gallenblase. Es tritt typischerweise bei einem Tumor der ableitenden Gallenwege, z. B. der Papillenregion bzw. des Pankreas, auf. Aufgrund des langsamen Verschlusses der Gallenwege kommt es nicht zu Koliken.

Zu (A): Bei einem **Karzinom der Leberpforte** kommt es zwar auch zu einem zunehmenden Ikterus, der Abfluss aus der Gallenblase ist aber nicht gestört, sodass keine Stauung auftritt.

Zu (B): Die typische Symptomatik der **Choledocholithiasis** besteht aus aufgrund des plötzlichen Verschlusses der Gallenwege auftretenden Koliken, einhergehend mit einem Ikterus (also der „schmerzhafte Ikterus").

Zu (C): Bei Vorliegen eines **Zystikusverschlusssteines** ist sowohl der Zufluss als auch der Abfluss der Gallenflüssigkeit zu/von der Gallenblase behindert. Der Gallenfluss im D. choledochus bleibt unbehindert, sodass kein Ikterus entsteht.
In der Folge staut sich häufig die Gallenflüssigkeit in der Gallenblase, es entsteht ein Gallenblasenhydrops und es kann sich eine Cholezystitis entwickeln. Weitere Komplikationen können die Entwicklung eines Gallenblasenempyems, einer Gallenblasenperforation mit galliger Peritonitis oder eine Porzellangallenblase sein.

Zu (D): Eine **Pseudozyste** entsteht im Pankreas meist als Folge einer akuten/chronischen Pankreatitis. Bei entsprechender Lage könnte sie durchaus auch zu einer langsamen Kompression der ableitenden Gallenwege und damit zu einem Courvoisier-Zeichen führen. Insgesamt ist diese Diagnose bei anamnestisch nicht erwähnter Pankreatitis nicht so wahrscheinlich wie das Pankreaskarzinom oder ein distales Gallengangskarzinom.

H05
→ Frage 6.105: Lösung E

Zu (A)–(D): Alle Befunde sind typisch für eine Leberzirrhose oder mit einer solchen vereinbar.
Zu (E): Die Abnahme der CT-Dichtewerte im Leberparenchym ist durch eine diffuse Verfettung bedingt. Das Lebergewebe hat normalerweise Dichtewerte um 60–70 HE, Fett hat negative Dichtewerte (ca. bis –100 HE). Infolge der Fettdurchsetzung der Leber sinkt daher die messbare Dichte.

H05
→ Frage 6.106: Lösung D

Zu (D): Die makroskopische Abbildung zeigt einen Leberanschnitt. Im Zentrum des Bildes stellt sich ein gut gegen das sonstige Parenchym abgegrenzter, solider Gewebsbezirk dar, der auf der Schnittebene leicht erhaben ist. Diese Veränderung selbst erscheint makroskopisch durch angedeutete Einschnürungen, die teils radiär verlaufen, durchzogen zu sein. Das mikroskopische Präparat der Abbildung zeigt knotig umgewandeltes Leberparenchym, dessen reguläre Architektur aufgehoben ist. Breite interstitielle Gewebszüge „separieren" die einzelnen Lebergewebsinseln, die knotig formiert sind. Es handelt sich um den typischen Befund einer fokal nodulären Hyperplasie (FNH). Sie ist eine tumorartige Veränderung der Leber, die durch ihren Bindegewebsreichtum charakterisiert ist. Frauen sind doppelt so häufig betroffen wie Männer, wobei Östrogene Entstehung und Wachstum fördern. Die mikroskopische Erscheinungsform erinnert an eine Leberzirrhose. Die Bindegewebsvermehrung führt zu einer typischen zentralen sternförmigen Narbenbildung. Die Tumoren sind gut abgegrenzt und zeigen *keine* maligne Entartungstendenz. Aus diesem Grunde ist eine Resektionsbehandlung nur dann indiziert, wenn Symptome wie Schmerzen oder Nachbarschaftszeichen wie z. B. eine Pfortaderkompression bestehen.

Zu (A): Tumorinfiltrate der Leber bei einer akuten myeloischen Leukämie zeichnen sich als diffuse Infiltrate, ausgehend von den Periportalfeldern, aus. Rein fokale Veränderungen der Leber sind weder makro- noch mikroskopisch zu erwarten.

Zu (B): Das Leberzelladenom ist ein benigner Tumor, der aus normal konfigurierten Hepatozyten aufgebaut ist. Die Geschwulst ist selten, tritt vornehmlich bei Frauen im gebärfähigen Alter und nach Einnahme steroidaler Kontrazeptiva auf.

Zu (C): Das Leberkarzinom (hepatozelluläres Karzinom) entsteht zu 95 % auf dem Boden einer Leberzirrhose. Es kann größere Knoten bilden oder aus zahlreichen kleinen Anteilen bestehen, die entweder aus einer multizentrischen Entstehung oder aus einer intrahepatischen Metastasierung resultieren. Typischerweise erscheint das Leberkarzinom durch Blutungen, Nekrosen, Verfettung und lokale Gallefarbstoffeinlagerung im Schnittbild inhomogen und unterschiedlich gefärbt.

Zu (E): Bei der Aspergillose der Leber, die durch hämatogene Besiedelung möglich ist, müssten mikroskopisch PAS-positive Pilzfäden nachweisbar sein.

F02
→ Frage 6.107: Lösung A

Zu (A): Bei einem **lokal irresektablen Pankreaskopfkarzinom mit Cholestase** sollte unter palliativer Zielsetzung ein erneuter freier Galleabfluss geschaffen werden. Resezierende Verfahren kommen nicht mehr in Frage. Operativ wird eine **biliodigestive Anastomose** angelegt, d. h. eine Jejunalschlinge wird an den dilatierten Choledochus genäht **(Choledochojejunostomie)**. Oft muss in derselben Sitzung

noch eine Gastroenterostomie angelegt werden, um eine begleitende Duodenalstenose zu umgehen.
Zu (B): Die **partielle Duodenopankreatektomie** ist die Standardoperation zur Therapie resektabler Pankreaskopfkarzinome. Da Kausch bereits 30 Jahre vor Whipple eine solche Operation beschrieben hatte, wird sie heute auch vielfach als Kausch-Whipple-Operation bezeichnet. Hierbei wird der Pankreaskopf mit Duodenum unter Mitnahme der distalen Gallenwege und der Gallenblase entfernt. Zusätzlich wird der distale Magenanteil zur Vermeidung peptischer Ulzera reseziert.
Zu (C): Bei Tumoren im Korpus- und Schwanzbereich wird eine **Pankreaslinksresektion mit Splenektomie** durchgeführt.
Zu (D): Die **totale Pankreatektomie** kann entweder bei Tumoren des Pankreas oder bei anderweitig nicht beherrschbaren Schmerzzuständen bei chronischer Pankreatitis durchgeführt werden. Es resultiert ein kompletter Ausfall der exokrinen und endokrinen Funktion der Bauchspeicheldrüse.
Zu (E): Bei chronischen Entzündungen, die vorwiegend im Pankreaskopf lokalisiert sind, kann eine **Duodenum erhaltende Operation** durchgeführt werden. Korpus und Schwanz verbleiben und werden über eine Y-Roux-Schlinge drainiert.

F98
→ Frage 6.108: Lösung D

Im **Tolbutamid-Test** (Sulfonylharnstoff-Test) kommt es beim **Insulinom** zu einem wesentlich stärkeren **Anstieg** des Insulins als beim Normalen. Wegen ausgeprägter **Hypoglykämien** mit Schockgefahr wird der Test nur noch selten angewandt.

F02
→ Frage 6.109: Lösung E

Bei der **Leberzirrhose** kommt es infolge Leberzellnekrosen, narbiger Fibrose und knotiger Parenchymdegeneration (C) zur Behinderung des Blutflusses. Dabei spielt die Proliferation von Ito-Zellen eine bedeutende Rolle bei der Entstehung bindegewebiger Veränderungen (D) in der Leber. Durch Entzündungszellen werden Zytokine und Wachstumsfaktoren freigesetzt, die die Umwandlung von fettspeichernden Ito-Zellen in Myofibroblasten und die Proliferation von Fibroblasten bewirken (A).
Zu (B) und (E): Das Entstehen einer **hyperkinetischen Zirkulation** bei portaler Hypertension kann auf vermehrt zirkulierende Vasopressoren (u. a. Angiotensin II, Vasopressin, **Endothelin 1**) zurückzuführen sein. Auch Mediatoren der Angiogenese wie NO, vascular endothelial growth factor (VEGF) oder der basic fibroblast growth factor (bFGF) fördern die Angiogenese und begünstigen die Entstehung des hyperdynamen Kreislaufs.

H99
→ Frage 6.110: Lösung D

Shunt-Operationen bei der **portalen Hypertension** haben das Ziel, durch Druckentlastung des portalen Kreislaufs erneute Ösophagusvarizenblutungen zu verhindern. Durch verschiedene Methoden kann das gestaute portale Gefäßsystem in das Niederdrucksystem der V. cava umgeleitet werden. Die **Pfortader** entsteht aus dem Zusammenfluss von V. mesenterica und V. lienalis. Ein mesenterikosplenaler Shunt – wie in (D) angegeben – entspricht einer Umleitung innerhalb des portalen Kreislaufs und ist folglich sinnlos.
Bei entsprechender Indikation kommen folgende Hauptverfahren von **portosystemischen Shunts** bei der portalen Hypertension infolge Leberzirrhose in Betracht:
Totale Shunts (Druckminderung der gesamten Pfortader):
1. *Portokaval* End-zu-Seit
2. *Portokaval* Seit-zu-Seit

Selektive Shunts (Druckminderung von Anteilen der Pfortader):
3. *Proximaler splenorenaler Shunt* (Linton), z.B. wenn ein portokavaler Shunt technisch nicht möglich ist oder bei schlechterer Leberfunktion. Voraussetzung ist die Splenektomie und Mindestdurchmesser der Vena lienalis von ca. 1 cm.
4. *Distaler splenorenaler Shunt* (Warren) Durchtrennung der V. lienalis vor Einmündung in die V. cava und End-zu-Seit-Anastomose mit V. renalis sinistra. Obligatorisch ist die Unterbindung der V. coronaria ventriculi und der V. gastrica sinistra.

Sonderformen:
5. *Mesenterikokavaler Shunt* (H-Shunt) Umleitung mittels Kunststoffprothese zwischen V. mesenterica superior und V. cava inferior.
6. *Kavomesenterialer Seit-zu-End-Shunt* wird vor allem bei Kindern angewendet, deren Gefäße dünne Kaliber aufweisen. Durchtrennung der V. cava inferior und Anastomosierung des proximalen Anteils. End-zu-Seit mit der V. mesenterica superior.
7. *Portokavaler Shunt mit Arterialisation der Leber* Neben der portokavalen End-zu-Seit-Anastomose wird eine Verbindung (V. saphena magna) zwischen A. iliaca inferior und Pfortaderstumpf zur Verbesserung der Leberdurchblutung hergestellt. Hierdurch soll die Leberfunktion gebessert und die **Enzephalopathierate** vermindert werden.

Schwerpunkt Chirurgie, Orthopädie

H00
→ **Frage 6.111:** Lösung E

Pyogene Leberabszesse können heute in den meisten Fällen durch eine **perkutane transhepatische Drainage** behandelt werden. Diese wird unter sonographischer oder computertomographischer Kontrolle gelegt. Bei Nichtgelingen erfolgt die chirurgische Ausräumung mit Drainage. Die zusätzliche systemische antibiotische Therapie nach Antibiogramm ist selbstverständlich.
Der **Amöbenabszess** wird im Gegensatz zum pyogenen Leberabszess in der Regel **medikamentös** behandelt (z.B. durch Metronidazol).

H03
→ **Frage 6.112:** Lösung B

Zu (B): **Pyogene Leberabszesse** können heute in den meisten Fällen durch eine **perkutane transhepatische Drainage** behandelt werden. Diese wird unter sonographischer oder computertomographischer Kontrolle gelegt. Bei Nichtgelingen erfolgt die chirurgische Ausräumung mit Drainage. Die zusätzliche systemische antibiotische Therapie nach Antibiogramm ist selbstverständlich.
Zu (A): Eine **Redon-Drainage** dient der postoperativen Ableitung von Wundsekret und Blut zur Vermeidung eines Seroms oder Hämatoms. Es handelt sich um einen Kunststoffschlauch, der im Wundgebiet mehrere Perforationen aufweist und mit einer Vakuumflasche verbunden ist.
Zu (C): Bei der **Monaldi-Drainage** handelt es sich um eine im 2. Interkostalraum der Medioklavikularlinie angelegte Thoraxdrainage zur Behandlung eines Pneumothorax.
Zu (D): Eine **T-Drainage** wird intraoperativ nach Choledochotomie bei persistierenden erhöhten Druckwerten eingelegt und nach außen geleitet. Sie dient der Druckentlastung des Gallengangs und führt zu einem Granulationskanal.
Zu (E): Die **Bülau-Drainage** wird zur fortlaufenden Entleerung von Sekreten aus der Pleurahöhle angelegt. Übliche Lokalisation ist der 4. Interkostalraum der hinteren Axillarlinie.

H03
→ **Frage 6.113:** Lösung D

Zu (D): Die Anamnese des 16-jährigen Jungen fasst einen perakuten Krankheitsverlauf zusammen, der als Folgeerscheinung einer Immunsuppression nach einer Chemotherapie auftrat. Wegweisend für die Diagnose sind in diesem Fall die histologischen Befunde der zweiten und dritten Abbildung. Das HE-gefärbte Lebergewebe der zweiten Abbildung inmitten des nicht wesentlich veränderten Leberparenchyms zeigt eine Ansammlung länglicher, dicht gelagerter Strukturen, die in der Vergrößerung der dritten Abbildung durch die PAS-Färbung selektiv dargestellt werden können. Mit Hilfe der PAS-Färbung können Zellwandbestandteile von Pilzen und Parasiten hervorgehoben werden. In diesem Fall sind eindeutig **Pilzfäden** angefärbt. Dementsprechend gelingt es hier, über den direkten Erregernachweis die Diagnose eines Pilzinfektes der Leber zu stellen. Unter den angegebenen Lösungsmöglichkeiten bleibt damit nur Lösung (D). Die makroskopisch sichtbaren Veränderungen der Leber in der ersten Abbildung entsprechen lokalen Einblutungen, die auf dem Boden einer regionalen intrahepatischen Zirkulationsstörung eines oder mehrerer Pfortaderäste entstehen können. In diesem Fall hat die Aspergillus-Besiedlung eine Thrombose eines Pfortaderastes induziert, was sekundär Einblutungen in das Leberparenchym mit dunkelfleckiger Zeichnung verursachte. Diese Veränderungen treten auch im Zusammenhang mit Lebermetastasen auf und werden als Zahn-Infarkte (D) bezeichnet.
Zu (A): Abszessformationen sind aufgrund der Immunsuppression des Organismus nicht zu erwarten. Auch der dargestellte Aspergiloseherd zeigt keinerlei entzündliche Umgebungsreaktion.
Zu (B): Beim Kaposi-Sarkom handelt es sich um einen malignen Tumor von *Haut und Schleimhäuten*, bei dem ein vaskulärer Ursprung angenommen wird. Typisch für das Kaposi-Sarkom ist ein spindelzelliges Stroma, das interstitiell mit Erythrozyten angefüllte Spalträume aufweist. Auch für das Kaposi-Sarkom spielt die Tumorgefäßneubildung eine zentrale Rolle.
Zu (C): Bei der fokal-nodulären Hyperplasie (FNH) handelt es sich um eine tumorartige Veränderung der Leber, die durch ihren Bindegewebsreichtum charakterisiert ist. Frauen sind doppelt so häufig betroffen wie Männer. Die mikroskopische Erscheinungsform erinnert an eine Leberzirrhose. Die Bindegewebsvermehrung führt zu einer typischen zentralen sternförmigen Narbenbildung.
Zu (E): Reine Einblutungen sind ausschließlich durch Erythrozytenansammlungen im Parenchym charakterisiert. Eine begleitende Erregerbesiedlung fehlt.

F04
→ **Frage 6.114:** Lösung B

Zu (B): Die **Cholezystographie** zeigt eine kontrastmittelgefüllte Gallenblase mit einer durchgehenden, bandförmigen Aufhellungszone. Es handelt sich um multiple kleine Konkremente, die aufgrund ihres spezifischen Gewichtes auf der Kontrastmittelgalle schweben (Bild der **schwebenden Gallenblasensteine**). Auf der Abbildung nach Reizmahlzeit stellt sich die Gallenblase verkleinert dar. Die multiplen Konkremente sind als Kontrastmittelaussparungen deutlich zu erkennen. Bei schlechter Bildqualität scheint auch der Ductus cysticus bereits Kontrastmittelaussparungen als Hinweis für **Gallengangssteine** aufzuweisen. Da die Patientin Be-

schwerden hat, besteht die Indikation zur **Cholezystektomie** (B) mit intraoperativer **Cholangiographie**. Falls Gallengangssteine zurückbleiben, sollten diese über eine **Choledochotomie** entfernt werden.
Zu (A): Konkremente sind eindeutig nachgewiesen.
Zu (C): Eine **septierte Gallenblase** stellt sich als „Einschnürung" dar.
Zu (D): Bei nicht organisch bedingten Verdauungsstörungen, insbesondere bei verminderter Gallensekretion, ist eine fettarme Diät in Verbindung mit „galletreibenden" Medikamenten (**Cholagoga**) hilfreich.
Zu (E): Nur **reine Cholesterinsteine** geringer Größe können evtl. durch Gabe von **Chenodesoxycholsäure** medikamentös aufgelöst werden. Die Behandlung dauert mindestens 2 Jahre und wird selten angewandt (z. B. bei Kontraindikation einer Operation).

H97
→ Frage 6.115: Lösung A

Bei der **Stoßwellenlithotripsie** handelt es sich um eine Steinzertrümmerung durch Ultraschallwellen. Sie kann indiziert sein bei der unkomplizierten symptomatischen Cholezystolithiasis und Choledocholithiasis. Das Verfahren wird jedoch insbesondere bei Risikopatienten und vorausgegangenen Gallenwegoperationen angewandt. Voraussetzungen: nicht mehr als 3 Röntgen-negative (reine Cholesterinsteine) Steine, Größe der Steine (bzw. des Steines) < 3 cm, funktionsfähige Gallenblase. Die Lithotripsie erfolgt nur in Verbindung mit einer medikamentösen Litholyse.
Zu (A): Der reine Cholesterin-Solitärstein von 28 mm Durchmesser könnte durch eine Stoßwellenlithotripsie behandelt werden.
Zu (B): Aufgrund der Kalkanteile kommt eine Lithotripsie nicht in Betracht.
Zu (C): Bei der akuten Cholezystitis mit eingeklemmtem Cholesterinstein ist die Lithotripsie kontraindiziert.
Zu (D): Bei mehr als 3 Gallensteinen besteht ebenfalls eine Kontraindikation hinsichtlich der Lithotripsie.
Zu (E): Das erbsgroße verkalkte Konkrement im Ductus choledochus erfordert die Cholezystektomie mit Gallengangsrevision. Insbesondere bei älteren Patienten kann zuvor eine endoskopische Papillotomie erfolgen.

F96
→ Frage 6.116: Lösung C

Das **Caput medusae** ist definiert als sichtbare Erweiterung und Schlängelung der Bauchdeckenvenen um den Nabel herum, ähnlich dem Medusenhaupt der griechischen Mythologie. Es handelt sich um einen der Hauptumgehungskreisläufe bei der **portalen Hypertension** infolge Leberzirrhose, Thrombose etc.

H04
→ Frage 6.117: Lösung B

Zu (B) und (C): Auf der Abbildung zeigt sich eine regelrechte Darstellung der ableitenden Gallenwege. Im Bereich des Pankreasganges erkennt man einen **flächenhaften Austritt des Kontrastmittels**. Unfallmechanismus, klinische Symptomatik (zunächst freies Intervall, dann Entwicklung einer Oberbauchperitonitis mit starken Schmerzen) und die ERCP sprechen zusammen für eine Pankreasruptur mit Verletzung des Pankreasganges.
Zu (A): Eine **Ruptur des Duodenums** ist hier nicht zu beurteilen, da durch die ERCP lediglich die Gallenwege und der Pankreasgang dargestellt werden. Eine Verletzung unmittelbar im Bereich der Papilla Vateri ist ebenfalls nicht zu erkennen.
Zu (D): Bei einem **Mirizzi-Syndrom** führt ein Gallenblasenhalsstein zu einer Kompression des benachbarten D. hepatocholedochus. Dies führt zu Cholestase und chronischer Cholangitis.
Zu (E): Eine Pankreaszyste ist auf der ERCP nicht zu erkennen.

F95
→ Frage 6.118: Lösung D

Zu (D): Eine typische Komplikation bei der **zentralen Leberruptur** ist die **bilio-vaskuläre Fistel** mit folgender **Hämobilie** (Blutung in die Gallenwege) nach einem freien Intervall von Tagen bis Wochen. Bei einem Anschluss an Lebervenen kann es auch zu einer **Bilhämie** (Übertritt von Galle in die Blutbahn) kommen.
Diagnose: CT, Angiographie, Endoskopie.
Therapie: Angiographische Embolisation, Leberteilresektion.
Zu (A), (B) und (C): Typische Symptome der oberen **gastrointestinalen Blutung** sind **Hämatemesis** (Bluterbrechen) und **Meläna** (Teerstuhl).
Zu (E): Hauptsymptom bei der **Colitis ulcerosa** sind Durchfälle und blutig-schleimige Stuhlbeimengungen.

6.4 Nebenniere, Milz, Hernien

F07
→ Frage 6.119: Lösung A

Zu (A): Der klinische Befund sowie die Sonographie- und Röntgenuntersuchung sprechen für eine **zweizeitige Milzruptur**. Durch den Unfall mit Trauma auf die linke Seite ist es zu einer Ruptur des Milzparenchyms mit Ausbildung eines subkapsulären Hämatoms gekommen. In der Folge ist die Milzkapsel durch den zunehmenden intrakapsulären Druck rupturiert. Als Chilaiditi-Syndrom wird eine Interposition des Kolons zwischen Leber und Zwerchfell bezeichnet. Radiologisch kann dies in der Abdomenübersicht mit freier intrabdomineller Luft verwechselt werden.

Zu (B): Bei einem **perforierten Magenulkus** sollte sich in der Abdomen-Übersichtsaufnahme freie intraabdominelle Luft nachweisen lassen.

Zu (C): Eine **schwere posttraumatische Pankreatitis** würde nicht mit einer Verzögerung von 17 Tagen nach einem Trauma auftreten und wäre bei linksseitigem Trauma eher unwahrscheinlich. Beschwerden bei einer Pankreatitis äußern sich zudem meist gürtelförmig im Oberbauch.

Zu (D): Eine **Colon-transversum-Perforation** würde sich auch zeitnah nach dem Trauma äußern. Radiologisch könnte man freie Luft nachweisen.

Zu (E): Bei einer **Zwerchfellruptur im Rahmen einer Rippenserienfraktur** würden sich radiologisch (in Abhängigkeit von der Größe der Ruptur) Anteile von Magen oder Kolon intrathorakal zeigen. Sonographisch sollte sich ein Hämatom subphrenisch darstellen lassen. Auch die Auswirkungen auf den Kreislauf wären nicht so ausgeprägt wie bei dem beschriebenen Patienten (Schockzeichen). Klinisch würde sich ein infiziertes Hämatom vor allem durch einen Anstieg der Entzündungswerte und erhöhte Temperaturen äußern.

F06
→ Frage 6.120: Lösung D

Folgen der Splenektomie:
- Postoperativ **vorübergehende Thrombozytose** ((E) ist falsch), wobei die Thrombozyten funktionell gestört sein können (Thrombosegefährdung).
- Postoperative **Lymphozytose** (zugunsten der B-Lymphozyten)
- **Bleibendes Auftreten** von **Howell-Jolly-Körperchen** in den Erythrozyten (Kernreste im Erythrozyten) als typischer Befund, da diese Kernreste normalerweise beim Durchtritt der Erythrozyten durch die Endothelspalten in der Milz aus den Erythrozyten entfernt werden (D).
- Abwehrschwäche gegen bakterielle Infekte mit erhöhter Sepsisgefährdung ⇒ **OPSI-Syndrom** (overwhelming post-splenectomy infection syndrome) ⇒ lebensbedrohliches septisches Krankheitsbild, meist durch Pneumokokken verursacht ⇒ deshalb Impfung gegen Pneumokokkeninfektionen vor Splenektomie!

Zu (A) und (B): Eine Polyglobulie, weder vorübergehend noch bleibend, tritt nach einer Splenektomie nicht auf.

F06
→ Frage 6.121: Lösung A

Zu (A): Der **Truncus coeliacus** teilt sich in die A. gastrica sinistra, die A. hepatica communis sowie die A. lienalis auf. Bei einem interventionellen Verschluss des Truncus coeliacus wäre also nicht nur die Blutversorgung der Milz unterbrochen, sondern auch die des Magens und der Leber!

Bei einer traumatischen Milzruptur wird soweit möglich eine milzerhaltende Therapie angestrebt. Bei einem kreislaufstabilen Patienten ohne große Zunahme der intraabdominellen freien Flüssigkeit kann eine konservative Therapie versucht werden. Operativ kommen soweit möglich milzerhaltende Verfahren, wie z. B. **Fibrinklebung** (D), **Kollagenvlies** (B), **Infrarotkoagulation** (E) oder eine **Netzummantelung** (C) mit einem Vicryl-Netz zum Einsatz. Als ultima ratio wird eine Splenektomie durchgeführt. Insbesondere im Kindesalter sollte eine autologe, heterotope Reimplantation von Milzgewebe in eine Omentum-majus-Tasche versucht werden, da es gerade bei Kindern nach einer Splenektomie zu schwerwiegenden Infektionen kommen kann. Besonders gefährlich ist das **OPSI-Syndrom** (overwhelming postsplenectomy infection), ein septisches Krankheitsbild, das v. a. Kleinkinder betrifft. Die Letalität liegt bei 50–75%! Auslösende Erreger sind v. a. Pneumokokken und Haemophilus infuenzae. Daher sollte bei Notfall-Operationen 2 Wochen postoperativ eine Impfung gegen Pneumokokken mit regelmäßigen Auffrischungen durchgeführt werden. Bei einer elektiven Splenektomie sollte die Impfung 4 Wochen präoperativ erfolgen. Bei Kindern sowie hämatologischen Erkrankungen ist ergänzend eine Impfung gegen Haemophilus notwendig. Bei Kindern unter 7 Jahren wird zusätzlich eine Antibiotikaprophylaxe mit Depot-Penicillin für 2 Jahre empfohlen.

F06
→ Frage 6.122: Lösung C

Eine **Addison-Krise** stellt die akute Exazerbation einer vorbestehenden Nebenniereninsuffizienz durch Stress dar. Möglich Ursachen sind Infekte, Fieber, Erbrechen, Diarrhö, Trauma oder Operation. Die Nebenniereninsuffizienz ist bei dieser Patientin wahrscheinlich passager nach der Adrenalektomie rechts bei Adenom und Suppression der kontralateralen Nebenniere zu erklären.

Klinisch befinden sich die Patienten im **hypovolämischen Schock** (D) und können das Bild eines akuten Abdomens bei Pseudoperitonitis zeigen. Anfangs haben die Patienten Fieber, später Hypothermie, **Erbrechen** (A), Adynamie und eine **Hypoglykämie** ((C) ist falsch).

Laborchemisch findet sich durch den Mangel an Mineral- und Glukokortikoiden eine Hyponatriämie, Hyperkaliämie und Hypoglykämie. Der Hämatokrit sowie die Nierenwerte sind durch die Hypovolämie erhöht. Weiterhin lässt sich ein **erniedrigtes Serum-Kortisol** nachweisen (E). Die Akuttherapie besteht in der Substitution von Kortison, einer Rehydrierung und einem Elektrolytausgleich.

F06
→ Frage 6.123: Lösung B

Zu (B): Auf der ersten Abbildung ist eine Schwellung im Bereich der rechten Leiste zu erkennen, die laut der geschilderten Anamnese seit dem Morgen besteht und druckdolent ist. Außerdem bestehen Übelkeit und Erbrechen. Auf der Röntgen-Abdomenübersicht zeigt sich das Bild eines Dünndarmileus mit Spiegelbildung.
Zusammen ergibt sich das Bild einer **inkarzerierten Schenkelhernie** rechts mit Dündarmileus. Alternativ wäre auch eine inkarzerierte Leistenhernie rechts denkbar, wobei diese Antwortmöglichkeit aber nicht angegeben ist.
Eine **Schenkelhernie** tritt überwiegend bei adipösen Frauen über dem 50. Lebensjahr auf. Die Bruchpforte liegt dabei im Bereich der Lacuna vasorum medial der V. femoralis. Klinisch sind die Hernien oft stumm, in ca. 40% der Fälle werden sie erst bei einer Inkarzeration diagnostiziert. Es muss eine umgehende operative Versorgung über einen inguinalen oder femoralen Zugang erfolgen, um eine Gangrän des inkarzerierten Darmes zu verhindern. Generell sollte bei älteren Frauen mit einer Ileussymptomatik immer an eine Schenkelhernie gedacht werden!

F06
→ Frage 6.124: Lösung D

Zu (D): Unter einer **Morgagni-Hernie** versteht man eine Hernie durch das **rechtsseitige Trigonum sternocostale**.

F06
→ Frage 6.125: Lösung E

Zu (E): Eine Hernierung durch das **Trigonum lumbocostale** wird als **Bochdalek-Hernie** bezeichnet. Sie tritt **meist linksseitig** auf, da diese Schwachstelle des Zwerchfells auf der rechten Seite durch die Leber überdeckt wird.

H05
→ Frage 6.126: Lösung E

Zu (E): Die geschilderte Symptomatik spricht für eine **inkarzerierte Leistenhernie** rechts mit mechanischem Ileus, welche umgehend operativ versorgt werden muss. Intraoperativ muss entschieden werden, ob der inkarzerierte Darmanteil noch vital ist oder gegebenenfalls eine Resektion von ischämischen Anteilen erfolgen muss.
Jede weitere Verzögerung der Operation erhöht die Gefahr einer Gangrän des Darms mit Perforation und nachfolgender Peritonitis.

H05
→ Frage 6.127: Lösung E

Zu (E): Die MRT-Bilder zeigen eine Raumforderung in Projektion auf die rechte Nebenniere, welche in den verschiedenen Wichtungen z.T. hypo- oder hyperintens zur Darstellung kommt. Ergänzend wird erwähnt, dass die Vanillinmandelsäure im Urin sowie Adrenalin im Serum und Urin erhöht gefunden wurden. In Zusammenschau dieser Befunde handelt es sich also um ein Phäochromozytom.
Phäochromozytome sind **endokrin aktive Tumoren des Nebennierenmarks** oder der **sympathischen Ganglien**. Sie sind in ca. 80% einseitig, in 5–10% beidseitig im Nebennierenmark lokalisiert. Eine maligne Entartung ist nur in 5–10% beschrieben, diese tritt v. a. im Rahmen einer multiplen endokrinen Neoplasie (MEN) auf.
Die Klinik ist durch die vermehrte Ausschüttung von Adrenalin und Noradrenalin gekennzeichnet: **Arterieller Hypertonus, Tachykardien, Schweißausbrüche, Herzrhythmusstörungen** und eine katabole Stoffwechsellage können auftreten. Die Therapie besteht in der operativen Entfernung. Da es bei Manipulationen am Tumor zu einer verstärkten Ausschüttung von Adrenalin und Noradrenalin kommen kann, ist eine Vorbehandlung mit Alpha- und Betablockern indiziert.
Zu (A): Das **Conn-Syndrom** oder auch **primärer Hyperaldosteronismus** wird in ca. 80% der Fälle durch ein Nebennierenadenom in der **Zona glomerulosa** ausgelöst. Seltener liegt eine idiopathische Hyperplasie der Zona glomerulosa vor. Laborchemisch findet sich eine **Hypernatriämie** und Hypokaliämie mit metabolischer Alkalose. Das klinische Leitsymptom ist eine Hypertonie. Durch die Hypokaliämie kommt es zur Muskelschwäche, Obstipation und EKG-Veränderungen. Weiterhin liegt ein Diabetes insipidus renalis mit Polyurie und Polydipsie vor. Die Therapie besteht beim unilateralen Adenom in der operativen Entfernung der betroffenen Nebenniere. Bei der bilateralen NNR-Hyperplasie ist eine Langzeitbehandlung mit Antihypertonika und Aldosteronantagonisten indiziert.
Zu (B): Das **Insulinom** ist zu 90% solitär im Pankreas lokalisiert. Es produziert in ca. 50% der Fälle Insulin, sonst andere gastrointestinale Hormone (z.B. Somatostatin, pankreatisches Polypeptid). In 90% handelt es sich um gutartige Adenome. Klinisch fallen die Patienten vor allem durch die sog. Whipple-Trias auf. Hierzu gehören Spontanhypoglykämien, vegetative Symptome (Tachykardie, Schwitzen, Schwäche, Heißhunger) sowie eine prompte Besserung auf intravenöse Glucosegabe. Die Diagnose wird mittels eines Fastentests sowie eines Insulinsuppressionstests gestellt. Die Lokalisationsdiagnostik erfolgt durch Sonographie, CT-Abdomen mit KM und eine selektive Angiographie. Die The-

rapie besteht in der operativen Entfernung des Insulinoms. Bei Inoperabilität und fehlendem Lokalisationsnachweis kommt eine Behandlung mit Diazoxid und Somatostatin-Analoga zum Einsatz.

Zu (C): Die **fokal noduläre Hyperplasie** ist eine gutartige Veränderung der Leber (siehe auch Kommentar zu Frage 6.101!).

Zu (D): Das **Zollinger-Ellison-Syndrom** (auch Gastrinom) entsteht durch Gastrin-produzierende Tumoren, welche zu 70–80 % im Pankreas lokalisiert sind. Gastrinome sind in 2/3 der Fälle maligne, wenn sie außerhalb des Pankreas liegen sogar zu 90 %.

Klinisch kommt es zu einer vermehrten Säureproduktion mit multiplen therapieresistenten Ulzera an z. T. untypischen Stellen. Weiterhin klagen die Patienten über Diarrhöen. Diagnostisch wird eine Bestimmung der Magensekretion sowie eine Gastrinanalyse durchgeführt.

Therapeutisch kommen entweder Protonenpumpenhemmer oder beim lokalisierten Gastrinom die operative Entfernung zum Einsatz.

H04
→ Frage 6.128: Lösung E

Zu (E): **Der Leistenkanal wird von folgenden Strukturen begrenzt:**
Ventral: Aponeurose des M. obliquus externus
Dorsal: Fascia transversalis und Peritoneum parietale
Kranial: Unterrand des M. transversus abdominis
Kaudal: Ligamentum inguinale.

Zu (B): Der **äußere Leistenring** wird nach lateral durch verstärkte Fasern der Aponeurose des M. obliquus externus, das Crus mediale und laterale sowie die Fibrae intercrurales begrenzt.

Zu (C): Das **Lig. pubicum superius** verläuft am Oberrand der Symphyse, am Unterrand verläuft das Ligamentum arcuatum pubis.

Zu (D): Das **Lig. interfoveolare** liegt medial des inneren Leistenringes und verstärkt die Fascia transversalis.

H03
→ Frage 6.129: Lösung B

Zu (B): Bei der **direkten Leistenhernie** liegt die Bruchpforte **medial** der epigastrischen Gefäße. Der Bruchsack durchläuft die Bauchdecke (Fascia transversalis) auf direktem Wege und verläuft zum äußeren Leistenring (keine Beziehung zum Inneren des Samenstrangs). Schöne Merkhilfe: MED: medial, erworben, direkt!

H03
→ Frage 6.130: Lösung A

Zu (A): Die **indirekte Leistenhernie** tritt **lateral** durch den inneren Leistenring. Der Bruchsack wird vom Processus vaginalis gebildet, der entlang des Samenstranges bis in das Skrotum reichen kann (**Skrotalhernie**). Denkstütze hier: LIA: lateral, indirekt, angeboren (da sie sowohl erworben wie auch angeboren sein kann).

Zu (C): Der Raum unterhalb des Lig. inguinale wird durch den bindegewebigen **Arcus iliopectineus** in 2 Abschnitte unterteilt. Lateral liegt die **Lacuna musculorum** mit Durchtritt für den **M. iliopsoas**, den **N. femoralis** und den **N. cutaneus femoris lateralis**. Hernien kommen hier praktisch nicht vor. Medial ist die **Lacuna vasorum** lokalisiert.

Zu (D): Die **Hernia femoralis** (Schenkelhernie) tritt unterhalb des Leistenbandes durch die **Lacuna vasorum** hervor. Sie ist viel seltener als die Leistenhernie und tritt bevorzugt bei Frauen auf. Häufiger kommt es zur Inkarzeration.

Zu (E): Unter dem horizontalen Schambeinast liegt das **Foramen obturatum**. In seltenen Fällen kann es zur **Hernia obturatoria** kommen, einer Beckenbodenhernie, die vor allem bei älteren Frauen auftritt.

F97
→ Frage 6.131: Lösung E

Auch nach einer Leistenhernien-Operation ist die Frühmobilisation zur Thromboseprophylaxe angezeigt. Diese beginnt bereits am Operationstag oder spätestens am 1. Tag.

H02
→ Frage 6.132: Lösung E

Bei der **Schenkelhernie (Hernia femoralis)** kommt es wegen der engen Bruchpforte **häufig zur Inkarzeration**.

F04
→ Frage 6.133: Lösung B

Zu (B): Bei der **epigastrischen Hernie** liegt die Bruchpforte zwischen Processus xiphoideus und Bauchnabel in der Linea alba, also **oberhalb des Nabels**. Im Bruchsack findet sich zumeist präperitoneales Fett, selten auch Teile des Omentum majus. Anamnestisch klagen die Patienten über Schmerzen im Oberbauch, die bei Husten, Niesen oder Pressen, also bei Erhöhung des intraabdominellen Druckes, zunehmen. Differenzialdiagnostisch kommen Erkrankungen der Gallenwege oder Ulcera duodeni in Frage. Die Indikation zur Operation wird in Abhängigkeit vom Leidensdruck des Patienten gestellt. Es wird eine Abtragung des Bruchsackes mit einfachem Faszienverschluss oder Fasziendoppelung durchgeführt.

Zu (A): Eine Einklemmung des Magens im Zwerchfell entsteht durch eine Hernie am **Hiatus oesophageus**. Man unterscheidet die axiale Gleithernie, die paraösophageale Hernie und Mischformen der beiden.

Zu (C): Kommt es zur Einklemmung von Darm oder Netzanteilen in Peritonealduplikaturen innerhalb des Abdomens, spricht man von **inneren Hernien**. Prädilektionsstellen sind die Bursa omentalis, an der Flexura duodenojejunalis sowie am Zäkum, Mesokolon und Sigma.

Postoperativ können innere Hernien auch aufgrund nicht verschlossener Mesoschlitze auftreten. Weiterhin gehören Zwerchfellhernien zu den inneren Hernien.

Zu (D): Eine Hernierung durch das **Trigonum lumbocostale** wird als **Bochdalek-Hernie** bezeichnet. Sie tritt meist linksseitig auf, da diese Schwachstelle des Zwerchfells auf der rechten Seite durch die Leber überdeckt wird.

Zu (E): Die Vorwölbung liegt **oberhalb** des Nabels.

F99
→ Frage 6.134: Lösung A

Zu (A): Die häufigste Bruchpforte bei **kongenitalen Zwerchfellhernien** ist das **Trigonum lumbocostale** (Bochdalek-Hernie). Manifestation oft erst im späten Kindesalter. Durch den **Hiatus oesophageus** zieht die Speiseröhre. Hernien in diesem Bereich sind die zumeist erworbenen **Hiatushernien**.

Zu (B), (C) und (E): Der **angeborene Zwerchfelldefekt** ist der gefürchtetste **Notfall** in der Neugeborenenperiode, die intrathorakal gelegenen Darmschlingen (**Enterothorax**) füllen sich zunehmend mit Luft und komprimieren Herz und gegenseitige Lunge. Gefahr der lebensbedrohlichen **Mediastinalverlagerung**.
Leitsymptome: Atemnot, Zyanose, paradoxe Atmung, Tachykardie sowie eingesunkenes Abdomen im Vergleich zur Thoraxwölbung.
Sofortmaßnahmen: Lagerung auf die betroffene Seite, Legen einer Magensonde und Intubation (keine Maskenbeatmung!).
Diagnose: Darmgeräusche über der betroffenen Thoraxseite, Röntgenaufnahme des Thorax zeigt luftgefüllte Magen-Darmanteile, Verschattungen und Mediastinalverschiebung.
Therapie: sofortige Operation.

Zu (D): Durch eine Maskenbeatmung kommt es zu einer zusätzlichen Luftfüllung der in den Brustkorb verlagerten Bauchorgane.

F97
→ Frage 6.135: Lösung D

Zu (A), (B) und (C): Bei den axialen Hernien ist die Kardia in den Thoraxraum verlagert.

Zu (D): Die Abbildung zeigt den kaudalen Ösophagus (1), Magenfundus (2), Magenfundusanteil oberhalb der Zwerchfellebene (3), Kardia in korrekter Höhe (4). Das heißt, es liegt eine Hernierung von Magenanteilen in den Thoraxraum bei erhaltener Lage der Kardia vor.

Zu (E): Ein epiphrenisches Divertikel liegt nicht vor, da sich die Magenschleimhaut in den intrathorakal gelegenen Anteil des oberen Gastroinestinaltrakts fortsetzt.

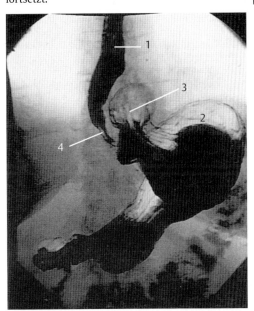

F04
→ Frage 6.136: Lösung E

Zu (E): Die **Milzruptur** ist eine häufige Begleitverletzung bei linksseitigen unteren Rippenfrakturen. Dabei kann es zur ein- oder **zweizeitigen Milzruptur** kommen. Entsteht zunächst nur eine Parenchymzerreißung, bildet sich ein subkapsuläres Hämatom. Wird der Druck schließlich zu groß, rupturiert die Kapsel nach einem Intervall von Stunden oder Tagen nach dem Trauma. Hämorrhagischer Schock, freie Flüssigkeit im Abdomen, Schmerzen im linken Oberbauch mit Ausstrahlung in die linke Schulter (**Kehr-Zeichen** ist typisch für Milzruptur) lassen wenig Zweifel an der Diagnose.

Zu (A): Die **Zwerchfellruptur** ist insbesondere durch Verdrängungserscheinungen der in den Thorax prolabierten Eingeweide gekennzeichnet (Arrhythmie, Atemnot). Nicht selten wird der Prolaps übersehen. Typisch sind Darmgeräusche über dem Thorax. Im Röntgenbild Nachweis eines Hämatothorax und/oder Luft.

Zu (B): Bei einer Magen-/Duodenal-**Ulkusperforation** besteht ein bretthartes Abdomen.

Zu (C): Die **Pankreasruptur** zeigt sich gewöhnlich 12–24 Stunden nach dem Trauma durch eine **Oberbauchperitonitis**.

Zu (D): Bei der **Perikardtamponade** steht die venöse Einflussstauung mit Tachykardie im Vordergrund. Diese verläuft posttraumatisch in der Regel akut.

F01
→ Frage 6.137: Lösung A

Ein interventioneller Verschluss des **Truncus coeliacus** hätte katastrophale Folgen, da er sich in 3 wichtige Äste aufteilt: 1. *A. gastrica sinistra*, 2. *A. hepatica communis* und 3. *A. lienalis*. Bei einer traumatischen Milzverletzung sollte eine Milzerhaltung oder Teilerhaltung (ggf. Autotransplantation) aus immunologischen Gründen angestrebt werden, da es nach Milzentfernung vor allem bei Kindern zu schweren Infektionen kommen kann. Besonders gefährlich ist das **OPSI-Syndrom** (overwhelming postsplenectomy infection-syndrome), ein foudroyant verlaufendes, septisches Krankheitsbild, das meistens durch **Pneumokokken** oder **Haemophilus influenzae** verursacht wird. Sehr gefährdet sind Kleinkinder. Die Letalität beträgt ca. 50%. Falls die **Splenektomie** nicht zu umgehen ist, sollte postoperativ eine mehrwöchige Antibiotikaprophylaxe mit Penicillin durchgeführt werden. Eine Impfung mit **Pneumokokkenvakzinen** ist ebenfalls notwendig (bei Elektivoperation präoperativ).

7 Gefäßchirurgie

7.1 Arterielles System

H07
→ Frage 7.1: Lösung A

Zu (A): Aufgrund der Anamnese und des klinischen Untersuchungsbefundes besteht bei dem Patienten der hochgradige Verdacht auf ein **Subclavian-Steal-Syndrom**. Bei einem **Verschluss der A. subclavia** auf der **linken** bzw. des **Truncus brachiocephalicus** auf der **rechten Seite** proximal des **Abganges** der **A. vertebralis** kommt es vor allem **unter Belastung des Armes** (mangelnde Blutzufuhr über die A. subclavia!) zu einer Flussumkehr in der A. vertebralis und damit zu einem Anzapfen des vertebrobasilären Stromgebietes. Die **verminderte Blutversorgung des Gehirns führt zu neurologischen Symptomen**. Zur weiteren Abklärung sollte eine Farbduplexuntersuchung bzw. eine Angiographie erfolgen. Therapeutisch wird heutzutage zumeist interventionell eine perkutane transluminale Angioplastie (PTA), ggf. mit Stenteinlage durchgeführt. Alternativ ist bei ausgeprägter Symptomatik auch eine Bypass-Op möglich.

Zu (B): Das **Marfan-Syndrom** gehört zu den häufigsten Bindegewebserkrankungen. Die klinische Symptomatik ist sehr variabel, zumeist fallen überlange Gliedmaßen bei großer Körpergröße auf. Das Gefäßsystem ist bei 90% der Patienten mitbeteiligt. Typisch sind eine Ektasie der Aortenwurzel, Aortendissektion oder Ruptur, Ektasie der Pulmonalarterie und Klappeninsuffizienzen. Die Symptomatik des beschriebenen Patienten wird hierdurch aber nicht hinreichend erklärt.

Zu (C): Eine **mykotische Aortitis** kann z. B. zur Entstehung eines Aneurysmas oder zu embolischen Verschlüssen kleinerer Arterien führen.

Zu (D): Bei einer **Arteria-axillaris-Sklerose** links müsste der Patient über eine Klaudikatio-Symptomatik im Arm berichten. Ein Steal-Effekt mit zentralen neurologischen Ausfällen würde jedoch nicht auftreten.

Zu (E): Das **Paget-von-Schroetter-Syndrom** bezeichnet eine Thrombose der Vena axillaris bzw. Vena subclavia. Es kann durch Lymphome verursacht werden.

H06
→ Frage 7.2: Lösung C

Zu (C): Der 56-jährige rauchende Patient berichtet über eine Impotentia coeundi sowie Schmerzen im Bereich von Kreuz und Gesäß unter Belastung. Weiterhin sei die Gehstrecke aufgrund „Ermüdung" beider Beine eingeschränkt. Die beschriebenen klinischen Befunde sind typisch für das sog. **Leriche-Syndrom**. Es handelt sich hierbei um einen Verschluss der distalen Aorta im Bereich der Aortenbifurkation, die auch auf die Aa. iliacae communes übergreift. Bei der klinischen Untersuchung wären keine Leistenpulse tastbar. Therapeutisch kommt neben einer Ausschälung die Anlage eines Bypasses in Form einer Y-Prothese in Frage.

Zu (A): Bei einer kompletten Ischämie kann es postoperativ durch die wiederhergestellte Durchblutung zu einem sog. **Postischämie-Syndrom** kommen. Je länger und ausgeprägter die Ischämie andauert, desto eher führt es zur Ausbildung eines sog. **Kompartment-Syndroms**. Durch den Druckanstieg in den Muskellogen kommt es zunächst zu einem verminderten Abstrom des Blutes. Hierdurch wird zusätzlich Flüssigkeit ins Interstitium „abgepresst" und der Druck steigt an. In der Folge kommt es zu einer mangelnden Versorgung von Nerven und Muskulatur mit Sauerstoff. Klinisch zeigt sich eine pralle Schwellung mit Einschränkung der Motorik sowie der Sensibilität. Erfolgt nun nicht umgehend eine Fasziotomie, um den Druck in den Muskellogen zu senken, resultieren bleibende Muskelnekrosen und Schäden der Nerven.

Zu (B): Bei einer **lumbalen Spondylarthrose** kommt es durch eine Degeneration der Bandscheiben zu

einer Inkongruenz und zunehmenden Arthrose der kleinen Wirbelgelenke. Klinisch finden sich radikuläre oder pseudoradikuläre Schmerzen im Bereich der LWS, die auch in die Beine ausstrahlen können. Eine Impotentia coeundi ist nicht typisch für diese Erkrankung.
Zu (D): Bei einem **L5-Syndrom** kommt es meistens durch einen Bandscheibenvorfall zu einer Schädigung der Nervenwurzeln. Es finden sich neurologische Ausfälle im entsprechenden Dermatom. Hierzu gehören Sensibilitätsstörungen im Bereich der Knieaußenseite, ventrolateralem Unterschenkel, Fußrücken und Großzehe. Ergänzend finden sich eine Parese des M. extensor hallucis longus und des M. extensor digitorum brevis. Klinisch äußert sich dies in einer Einschränkung des Fersenganges sowie der Fuß- und Zehenhebung. Der Tibialis post.-Reflex ist abgeschwächt oder fehlt. Auch hierbei ist eine Impotentia coeundi nicht zu finden.
Zu (E): Bei einer Schädigung der **S1-Wurzel** finden sich Sensibilitätsausfälle im Bereich des laterodorsalen Ober- und Unterschenkels, der Ferse sowie der Kleinzehe. Motorisch ist eine Parese des M. triceps surae, der Mm. peronaei sowie des M. glutaeus maximus nachzuweisen. Hierdurch sind der Zehengang, die Fußsenkung sowie die Pronation des Fußes eingeschränkt. Der Achillessehnen-Reflex ist abgeschwächt oder nicht auslösbar.

H06
→ **Frage 7.3:** Lösung D

Zu (D): Bei dem 70-jährigen Patienten mit linksseitigen kolikartigen Flankenschmerzen findet sich in der Computertomographie mit Kontrastmittel prävertebral eine rundliche, peripher verkalkte Struktur mit zentraler Kontrastmittelaufnahme und randständigen hypodensen Arealen.
Es handelt sich hierbei um ein **Aortenaneurysma**. Randständig finden sich Verkalkungen, das hypodense Areal sind thrombosierte, nicht durchströmte Anteile des Aneurysmas. Klinisch kann sich ein Aortenaneurysma in Rücken- und Flankenschmerzen äußern, die auch in die Leisten ausstrahlen können. Bei einer Ruptur kommt es zum Auftreten eines akuten Abdomens.
Die Therapie besteht bei einem Aneurysma dieser Größe in der operativen Ausschaltung mittels einer Rohr-Prothese bzw. bei Ausdehnung des Aneurysmas auch auf die Aa. iliacae mittels einer Y-Prothese. Bei einem hohen Op-Risiko kommen auch zunehmend endovaskuläre Techniken zum Einsatz.
Zu (A): Die **Harnleiter** sind auf dieser Schnittebene nicht dargestellt.
Zu (B): Ein **zentral nekrotisierender Lymphknoten** würde im Zentrum keine vermehrte Kontrastmittelaufnahme zeigen.
Zu (C): Eine **Echinokokkuszyste** findet sich primär in der Leber und führt somit nicht zu linksseitigen Flankenschmerzen. Die Leber ist jedoch soweit abgebildet unauffällig. Die hypodense rundliche Struktur im Bereich der Leber ist die Gallenblase.
Zu (E): Eine **Pankreaspseudozyste** würde sich als hypodense, glatt begrenzte Raumforderung ohne Kontrastmittelaufnahme darstellen.

F06
→ **Frage 7.4:** Lösung C

Zu (C): Auf der Abbildung sind Nekrosen an der 1. und 2. Zehe des linken Fußes zu erkennen, Infektzeichen finden sich nicht. Bei dem genannten Patienten mit arterieller Hypertonie, Diabetes mellitus und seit 3 Wochen bestehenden Schmerzen im linken Fuß ist hier von einer peripheren arteriellen Verschlusskrankheit (pAVK) im Stadium IV nach Fontaine auszugehen.
Hier noch mal kurz die **Stadieneinteilung nach Fontaine** zusammengefasst:

Stadium I	Stenosen oder Verschlüsse ohne Beschwerden
Stadium IIa	Claudicatio intermittens mit einer freien Gehstrecke > 200 m (in manchen Büchern wird statt 200 m auch 100 m als Gehstrecke angegeben)
Stadium IIb	Claudicatio intermittens mit einer freien Gehstrecke < 200 m
Stadium III	Ruhe- und Nachtschmerzen
Stadium IV	Nekrosenbildung

Wichtig ist, dass jeder Patient mit Nekrosen unabhängig von seiner Gehstrecke dem Stadium IV zugeordnet wird!
Zu (A): Ein **Clavus** wird umgangssprachlich auch als Hühnerauge bezeichnet. Es kommt hierbei aufgrund einer Fußdeformität oder zu engem Schuhwerk zu einer Hornverdickung des Stratum corneum mit einem bis in die Subkutis reichenden Dorn an Zehen oder Fußsohle aufgrund einer Druckbelastung.
Zu (B): Das **Erysipel** ist eine phlegmonöse Entzündung der Haut, per definitionem ausgelöst durch Streptokokkus pyogenes. Eintrittspforte sind oberflächliche Verletzungen der Haut. Klinisch zeigt sich eine scharf begrenzte flammende Rötung der Haut, einhergehend mit ausgeprägtem Krankheitsgefühl und hohem Fieber. Therapeutisch muss eine Sanierung der Eintrittspforte sowie eine systemische Antibiotikatherapie mit Penicillin G erfolgen.
Zu (D): Der Begriff **Pemphigus** umfasst eine Gruppe von Erkrankungen, die mit einer **Blasenbildung im Bereich der Haut** oder auch der Konjunktiven einhergehen.
Zu (E): Bei einer **akuten arteriellen Thrombose** kommt es zu einem akuten Verschluss eines arteriosklerotisch vorgeschädigten Gefäßes. Da die Beschwerden des Patienten bereits seit 3 Wochen dauern, ist hier nicht von einem akuten Verschluss auszugehen.

Schwerpunkt Chirurgie, Orthopädie

F06
→ **Frage 7.5:** Lösung D

Zu **(D)** Häufigste Ursache einer traumatischen Aortenruptur sind **Dezelerationstraumen** als Folge eines Pkw-Unfalls oder Sturzes aus großer Höhe. In **90 % der Fälle** kommt es zu einer **Ruptur im Isthmusbereich** (unmittelbar distal des Abganges der A. subclavia sinistra im Bereich der Ansatzstelle des Ligamentum arteriosum Botalli). Im Röntgenbild ist eine Verbreiterung des Mediastinums entweder aufgrund einer aneurysmatischen Aufweitung der Aorta bei inkompletter Ruptur oder eines Blutaustrittes bei kompletter Ruptur zu erkennen. In der Folge kommt es zu einer Verdrängung von Trachea und Ösophagus nach rechts sowie einem Hämatothorax links. Bei einer kompletten Ruptur kommt es meist zu einem raschen, inneren Verbluten.

F06
→ **Frage 7.6:** Lösung E

Zu **(E)**: Auf der selektiven Angiographie des rechten Truncus brachiocephalicus ist eine hochgradige **Abgangsstenose der rechten A. vertebralis** zu erkennen.
Ergänzend zeigt der geschilderte Patient die Symptome einer vertebrobasilären Insuffizienz: Schwindel, drop attacks, Innenohrstörungen und uncharakteristische bilaterale Gefühlsstörungen. Weiterhin können Kopfschmerzen, Augenmuskellähmungen mit Doppelbildern, Nystagmus, Ataxien, Dysarthrien oder Dysphagien auftreten.

F06
→ **Frage 7.7:** Lösung A

Zu **(A) und (B)**: Nur bei einer proximalen Stenose der A. subclavia kann es zu einer Flussumkehr in der ipsilateralen A. vertebralis kommen, um die Blutversorgung des Armes distal der Stenose aufrecht zu erhalten (Subclavian-Steal-Syndrom). Eine Kompression durch den M. scalenus würde erst distal des A. vertebralis-Abganges erfolgen, ein Steal-Syndrom kann sich nicht entwickeln.
Zu **(C)**: Eine Kompression der Vena subclavia hat keinen Einfluss auf die zerebrale Blutversorgung.
Zu **(D)**: Bei einer Vertebralis-Abgangsstenose besteht hämodynamisch im Allgemeinen nicht die Möglichkeit einer Flussumkehr.
Zu **(E)**: Unter einem „Entrapment"-Syndrom versteht man eine Arterienkompression durch Muskel- oder Bänderanteile, was zu Durchblutungsstörungen bei Muskelanspannung führen kann. Dieses Syndrom findet man am häufigsten an der A. poplitea.

F06
→ **Frage 7.8:** Lösung D

Zu **(A) und (E)**: Die klinische Symptomatik des Patienten weist nicht auf eine Pankreatitis oder Appendizitis hin. Beide Erkrankungen lassen sich in vielen Fällen auch bereits in einer nativen CT (ohne Kontrastmittel) erkennen.
Zu **(B)**: Eine aneurysmatische Aufweitung der Aorta würde bereits in einer nativen CT erkennbar sein.
Zu **(C)**: Nierenarterienaneurysmen sind nicht typisch für ein Marfan-Syndrom und rufen im Falle einer Ruptur meist keine akuten Rückenschmerzen hervor.
Zu **(D)**: Das Auftreten einer **akuten Aortendissektion** ist typisch für ein **Marfan-Syndrom**. Die Dissektion kann auch bei einer normal weiten Aorta auftreten. Erst nach Kontrastmittelgabe kann man dann im CT die Dissektionsmembran erkennen.

H05
→ **Frage 7.9:** Lösung C

Zu **(C)**: Auf der Abbildung ist eine **Angiographie der A. carotis interna** dargestellt. Im Bereich der computertomographisch beschriebenen intrazerebralen Blutung parieto-okzipital findet sich eine **arteriovenöse Gefäßmissbildung**. Von diesem Befund aus zieht ein abführendes Gefäß in Richtung auf die Sinus durae matris, welches die Vene darstellt.
Zu **(A)**: Die Äste der A. carotis externa sind auf der Angiographie nicht mit Kontrastmittel gefüllt.
Zu **(B)**: Die Beziehung zwischen den Schädelknochen und den Gefäßen ist gut zu erkennen. Es handelt sich hierbei nicht um eine digitale Subtraktionsangiographie (DSA), sondern um eine konventionelle Angiographie.
Zu **(D) und (E)**: Bei dieser Angiographie wurde kein Kontrastmittel über die A. vertebralis gegeben, aus diesem Grund lassen sich auf dem Bild infratentoriell auch keine Gefäße nachweisen.

H05
→ **Frage 7.10:** Lösung A

Der Begriff **Aneurysma** beschreibt eine Aussackung der Gefäßwand, wobei mindestens eine Gefäßwandschicht einen Defekt aufweist. Ätiologisch wird die Arteriosklerose als Hauptursache angeschuldigt. Weitere Ursachen sind Traumen, Entzündungen (mykotische oder luetische Aneurysmen) sowie funktionelle oder kongenitale (Marfan- oder Ehlers-Danlos-Syndrom) Gefäßmalformationen. Es werden verschiedene Formen unterschieden:
- Aneurysma verum (echtes Aneurysma): Dies ist eine Aussackung aller drei Wandschichten (Intima, Media, Adventitia).

- Aneurysma dissecans: Durch einen Intimaeinriss bildet sich ein zweites Lumen in der Wand der Aorta, welches über einen zweiten Intimaeinriss erneut Anschluss an das ursprüngliche Gefäßlumen bekommen kann.
- Aneurysma spurium (falsches Aneurysma): Durch ein Loch in der Gefäßwand (z.B. nach PTCA) gelangt Blut nach extravasal und um das Hämatom bildet sich eine bindegewebige Kapsel.

Anhand der Klinik lassen sich Aortenaneurysmen in drei Gruppen aufteilen: asymptomatische, symptomatische und rupturierte. Klinisch äußern sich Aneurysmen durch **Rücken- oder Flankenschmerzen** (A), ein Druckgefühl hinter dem Sternum und evtl. Dyspnoe. Weiterhin kann es zu abdominellen Beschwerden evtl. mit Ausstrahlung in die Leisten und Oberschenkel kommen.

Meiner Meinung nach ist die Frage nicht eindeutig zu beantworten, da die Rücken- und Flankenschmerzen eigentlich mehr zum thorakalen Aortenaneurysma passen und die Ausstrahlung in die Leisten bei einem Bauchaortenaneurysma auch auftreten können.

Bei einem rupturierten Aneurysma verstärken sich diese Beschwerden und es kommt zu einem Volumenmangelschock. Die Letalität liegt in diesem Fall bei über 90 %.

Die Diagnose wird sonographisch, mittels Angio-CT oder DSA (digitale Subtraktionsangiographie) gesichert.

Das therapeutische Vorgehen richtet sich nach der Größe und der Größenprogredienz des Aneurysmas. Ein asymptomatisches Aneurysma mit einem Durchmesser < 5 cm und einer Größenprogredienz < 0,4 cm pro Jahr wird konservativ behandelt und regelmäßig kontrolliert. Bei einer Zunahme des Durchmessers > 5 cm und einer entsprechenden Progredienz kann entweder interventionell ein Stent in den Aneurysmabereich implantiert oder operativ eine Rohr- oder Y-Prothese implantiert werden. Symptomatische oder rupturierte Aneurysmen bedürfen immer einer operativen Therapie.

H05
→ Frage 7.11: Lösung B

Das **Subclavian-Steal-Syndrom** entsteht durch einen Verschluss der A. subclavia auf der linken bzw. des Truncus brachiocephalicus auf der rechten Seite proximal des Abganges der A. vertebralis. Vor allem bei Belastung des Armes kommt es nun aufgrund der mangelnden Blutzufuhr über die A. subclavia zu einer Flussumkehr in der A. vertebralis und damit zu einem Anzapfen des vertebrobasilären Stromgebietes. Damit besteht eine Minderversorgung des Gehirns mit Blut, und es kommt zur neurologischen Symptomatik, wie z.B. **Sehstörungen** (A), **Ataxien** (C), **Schwindel** (D) oder **Parästhesien** (E).

Zu (B): Dem primären **Raynaud-Phänomen** liegt eine vasospastische Störung unklarer Genese zugrunde. Auf Kältereiz oder emotionalen Stress kommt es zur Ischämie der Finger. Das sekundäre Raynaud-Phänomen zeigt die gleiche Symptomatik, jedoch liegt hier eine organische Grunderkrankung vor. Es tritt gehäuft bei Kollagenosen, Vaskulitiden oder paraneoplastisch auf.

H05
→ Frage 7.12: Lösung C

Zu (C): In der Angiographie ist ein **Verschluss der distalen Aorta** unterhalb der Abgänge der Nierenarterien zu erkennen. Die Aa. iliacae communes sind verschlossen und es ist eine Wiederauffüllung der Aa. iliacae externae und Aa. femorales über Kollateralen auf dem unteren Bild zu erkennen. Dieses Krankheitsbild wird als **Leriche-Syndrom** bezeichnet. Es entsteht zumeist aufgrund einer Thrombose bei vorbestehender chronisch arterieller Verschlusskrankheit. Die Patienten klagen über Schmerzen in der Beckenmuskulatur sowie in beiden Beinen, einhergehend mit einer Impotentia coeundi. Klinisch finden sich beidseits fehlende Leistenpulse.

H05
→ Frage 7.13: Lösung E

Kennzeichnend für das Aneurysma dissecans ist nicht die Aussackung aller Gefäßwandschichten wie beim Aneurysma verum, sondern die „Spaltung" der Gefäßwand mit darauffolgender Abhebung im Bereich der mittleren bis äußeren Mediaanteile. Dabei ist wichtig festzuhalten, dass eine Umfangsvermehrung des betroffenen Gefäßes in der Regel nicht zu verzeichnen ist. Der mit Blut gefüllte Spaltraum kann an anderer Stelle erneut Anschluss an das originäre Gefäßlumen gewinnen, wobei dann als Ergebnis zwei voneinander getrennte Blutströme innerhalb eines Gefäßes vorliegen.

Zu (B): Kommt es beim Aneurysma dissecans der Aorta ascendens ausschließlich zu einem intramuralen Hämatom, so kann die eintretende aortenklappennahe Einblutung zur akuten Aorteninsuffizienz durch Behinderung des Klappenschlusses führen.

Zu (C): Die idiopathische Medianekrose Erdheim-Gsell (auch: zystische Mediadegeneration) oder die Mesaortitis luica (Tertiärstadium der Syphilis, Lues III) sind als mögliche ursächliche Faktoren der mukoiden Mediadegeneration zu nennen.

Zu (D): Beim Marfan-Syndrom liegt eine erblich bedingte Störung der Kollagenvernetzung vor. Dabei geht die Zugfestigkeit betroffener Organe verloren. Typisch für das Marfan-Syndrom ist die Trias Linsenektopie, dissezierendes Aortenaneurysma und Spinnenfingrigkeit.

Zu (E): Eine ANCA-induzierte Vaskulitis liegt bei der Wegener-Granulomatose vor. Im Vordergrund der Erkrankung steht die sich zunächst im Nasen-Rachen-Raum manifestierende Vaskulitis, die im stets ungünstigen weiteren Krankheitsverlauf generalisiert mit Beteiligung der Gefäße von Milz, *Lunge* und Nieren abläuft. Die Ätiologie der Wegener-Granulomatose ist nach wie vor unklar, jedoch ist der Nachweis gelungen, dass das progrediente Entzündungsgeschehen durch antizytoplasmatische Antikörper (ACPA, syn. c-ANCA) initiiert und unterhalten wird. Die Ausbildung von Aneurysmen ist nicht gehäuft mit dieser Erkrankung verknüpft.

F04
→ Frage 7.14: Lösung D

Bei der Einteilung der **Aortendissektion** nach **Stanford** bedeutet der **Typ A**: die Dissektion beginnt in der Aorta ascendens (80%), d.h. der Intimaeinriss ist in der Aorta ascendens. Wie weit sich die Dissektion ausbreitet (C), wird im Gegensatz zur Einteilung nach De Bakey nicht berücksichtigt. Beim **Typ B** (20%) ist die Dissektion auf die Aorta descendens begrenzt. Sinnvolle Einteilung aus Sicht des Herzchirurgen, da die **Typ A Dissektion** immer über eine mediane Sternotomie operiert wird. Bei der **Typ B Dissektion** ist der Zugang von posterolateral links.
Zu (E): Die akute **Aortendissektion Typ A** muss sofort operiert werden (Notfallindikation).

H03
→ Frage 7.15: Lösung C

Zu (C): Ursprungsort der **arteriellen Embolie** ist wahrscheinlich der linke Vorhof bei absoluter Arrhythmie. Therapie der Wahl beim **akuten Arterienverschluss** ist die **Thromboembolektomie** mit Hilfe des **Fogarty-Katheters**. Postoperativ ist eine Antikoagulantientherapie bzw. die Beseitigung des Streuherdes erforderlich.
Zu (A): Die Gabe von Vasodilatanzien ist nur bei Gefäßspasmen erfolgversprechend.
Zu (B): Die Hochlagerung des Beines verstärkt die arterielle Durchblutungsstörung. Sie kommt bei venösen Abflussstörungen in Betracht.
Zu (D): Die lokale (über Katheter) oder systemische Lysetherapie, z.B. mit **Urokinase/Streptokinase**, zur Auflösung von Blutgerinseln kommt vor allem bei Embolien der Peripherie (Unterschenkel, Unterarm), der Lungen und beim Myokardinfarkt in Betracht. Arterielle Verschlüsse können teilweise noch nach Tagen oder Wochen erfolgreich behandelt werden.
Zu (E): Die **Babcock-Sonde** wird zum **Varizen-Stripping** eingesetzt. Nach proximalem Absetzen der Vena saphena magna und Einführung der Sonde von distal nach proximal wird ein Sondenknopf aufgeschraubt und die Vene fußwärts herausgezogen.

H04
→ Frage 7.16: Lösung B

Zu (B): Der in der Frage geschilderte Unfallmechanismus mit Gesichtsschädel- und Thoraxverletzungen, die Schocksymptomatik sowie die **linksbetonte Verbreiterung des oberen Mediastinums** sprechen für eine **traumatische Aortenruptur**. Häufigste Ursache sind Dezelerationstraumen als Folge eines PKW-Unfalls oder eines Sturzes aus großer Höhe. In 90% der Fälle kommt es zu einer Ruptur im Bereich des Aortenisthmus (unmittelbar distal des Abganges der linken A. subclavia im Bereich der Ansatzstelle des Lig. arteriosum Botalli).
Zu (A): Ein **Mediastinalemphysem** wird hier nicht beschrieben und würde auch nicht die Schocksymptomatik erklären.
Zu (C) und (D): Es wird in der Aufgabe eine Verbreiterung des Mediastinums beschrieben, ein **Hämatothorax** oder eine **Lungenkontusion** passen nicht zu diesem Befund.
Zu (E): Ein **unfallunabhängiger Mediastinaltumor** wäre denkbar, ist jedoch aufgrund der geschilderten Fallgeschichte (PKW-Unfall, Schocksymptomatik) weniger wahrscheinlich als die Aortenruptur.

7.2 Venöses System

H01
→ Frage 7.17: Lösung C

Zu (C): Bei der **Phlegmasia coerulea dolens** kommt es zu einer Thrombosierung des gesamten venösen Querschnitts einer Extremität. Durch das Sistieren des venösen Abstroms kommt es zu einer Flüssigkeitssequestration ins Gewebe und schließlich durch den Druckanstieg auch zu einer Beeinträchtigung der arteriellen Durchblutung. Die Extremität imponiert geschwollen und zyanotisch verfärbt. Therapeutisch muss eine sofortige venöse Thrombektomie, bei Versagen der operativen Therapie evtl. auch eine Lysetherapie durchgeführt werden. Sollte auch diese erfolglos sein, ist die Amputation bei Nekrosen oder Gangrän die ultima ratio (ca. 50% der Fälle).
Zu (A), (B), (D) und (E): Dies sind **Symptome einer tiefen Beinvenenthrombose**. Hier wird konservativ behandelt mittels therapeutischer Heparinisierung mit 20000–30000 IE Heparin (Ziel: 2- bis 3-fache PTT) sowie Bettruhe.

H03
→ Frage 7.18: Lösung D

Zu (D): Bei der **Analvenenthrombose** entsteht innerhalb weniger Stunden am äußeren Analring ein sehr schmerzhafter, lividblauer Knoten. Nach Stichinzision (in Lokalanaesthesie) kann der darin befindliche Blutkoagel exstirpiert werden. Der Patient ist danach meist sofort beschwerdefrei. Zur

Schmerzbehandlung und gleichzeitigen Hemmung der Thrombozytenaggregation kann auch Azetylsalizylsäure verabreicht werden.

Zu (A): Eine systemische, hochdosierte **Heparinbehandlung**, z.B. mittels Perfusor, kommt bei der **tiefen Beinvenenthrombose** zum Einsatz. Gleichzeitig strenge Bettruhe, Hochlagerung des Beines und Kompressionsverband (nach Pütter).

Zu (B): **Thrombozytenaggregationshemmer** wie **Clopidrogrel** werden zur primären und sekundären Prophylaxe kardiovaskulärer und cerebrovaskulärer ischämischer Ereignisse bei Arteriosklerose eingesetzt. Auch bei peripherer arterieller Verschlusskrankheit sind sie hilfreich.

Zu (C): **Frische Thromben** bei Herzinfarkt, Lungenembolie oder in den peripheren Gefäßen können durch **Fibrinolytika** (Streptokinase, Urokinase) aufgelöst werden und die Gefäße dadurch wieder durchgängig gemacht werden.

Zu (E): Strenge Bettruhe ist bei der Phlebothrombose indiziert. Zusätzlich evtl. lokal kühlende (= antientzündliche) Maßnahmen. Wärmezufuhr würde die Entzündung nur fördern.

F97
→ Frage 7.19: Lösung C

Die Ulzera an den Unterschenkeln sind Komplikationen der ausgeprägten Varikosis.

Zu (1): Vor einem operativen Eingriff muss der Abfluss über das tiefe Venensystem geprüft werden (Ausschluss einer tiefen Venenthrombose). Außerdem kann hierdurch festgestellt werden, ob eine **primäre Varikosis** (80%) oder eine **sekundäre** Form als Folge einer tiefen Venenthrombose vorliegt.

Zu (2): Die **Sklerosierung** (Varizenverödung) hat mehr kosmetische Bedeutung und kommt bei folgenden Formen zur Anwendung: kleine subkutane Varizen, Besenreiser, Seitenastvarizen und postoperative Restvarizen. Durch die Injektion des Verödungsmittels kommt es zu einer örtlichen Entzündung der Intima mit nachfolgender Lumenverödung. Wichtig ist der Kompressionsverband nach der Injektion.

Zu (3): Bei einer alleinigen Insuffizienz der Perforansvenen kann die subfasziale Ligatur ausreichend sein. Eine ausgeprägte Stammvarikosis erfordert zusätzlich die vollständige Entfernung (Venenstripping nach **Babcock**) oder die partielle Extraktion der varikösen Segmente der V. saphena magna. Da die V. saphena magna z.B. für eine später notwendige aorto-koronare Bypassoperation benutzt werden könnte, sollten nicht variköse Segmente belassen werden.

H94
→ Frage 7.20: Lösung E

Zu (1): Der typische Schmerz bei der tiefen Bein-Becken-Venenthrombose im medialen Fußsohlenbereich kann spontan oder beim Gehen auftreten.

Zu (2): Das **Ulcus cruris** gehört mit Unterschenkelödem, Stauungsdermatosen und sekundären Varizen zum **postthrombotischen Syndrom**.

Zu (3): Bei einer Thrombose der A. femoralis sind die Schmerzen deutlich weniger ausgeprägt als bei einer Embolie. Typische Lokalisation (Oberschenkeltyp) ist der Wadenbereich.

7.3 Lymphsystem

H99
→ Frage 7.21: Lösung A

Bei einem **primären Lymphödem** handelt es sich um eine Störung des Lymphtransportes mit Ödembildung infolge einer Hypo- oder Aplasie der Lymphbahnen durch Lymphvarizen. Vorkommen meist bei Frauen in der Pubertät.

Zu (D): Das **Stemmer-Zeichen** bedeutet die Unmöglichkeit, eine schlanke Hautfalte dorsalseitig abzuheben.

8 Traumatologie

8.1 Kopf, Hals und Wirbelsäule

F06
→ Frage 8.1: Lösung B

Zu (B): Das Jochbein oder Os zygomaticus bildet zusammen mit dem Processus zygomaticus maxillae und dem Processus zygomaticus ossis temporalis den Jochbogen. Mit seiner Facies orbitalis stellt er einen Teil der unteren und lateralen Begrenzung der Orbita dar. Weiterhin hat es Beziehung zum Os frontale und dem Os sphenoidale. Er stellt keine Begrenzung des Gehirnschädels dar und hat keine Beziehung zu den Liquorräumen, aus diesem Grund ist eine **Liquorrhö** am wenigsten wahrscheinlich bei einer Jochbeinfraktur.

Zu (A): In unmittelbarer Nähe des Jochbogens liegt der Processus coronoideus der Mandibula. Bei einer dislozierten Fraktur des Jochbogens kann die Beweglichkeit der Mandibula eingeschränkt sein. Des Weiteren hat der M. masseter seinen Ursprung am Jochbogen und obwohl er eigentlich ein Schließer des Mundes ist, ist bei seiner Affektion auch eine Beeinträchtigung der Öffnung des Mundes (**Kieferklemme**) möglich.

Schwerpunkt Chirurgie, Orthopädie

Zu (C): Der **N. infraorbitalis** aus dem N. maxillaris zieht durch den Canalis infraorbitalis im Boden der Orbita und tritt im Foramen infraorbitale wieder aus. Er versorgt **sensibel** das Unterlid, die Außenseite der Nase und das Oberlid. Da der Boden der Orbita zum Teil durch den Jochbogen gebildet wird, kann der N. infraorbitalis geschädigt werden.
Zu (D): Da der Boden der Orbita z.T. vom Jochbein gebildet wird, ist bei einer Fraktur in diesem Bereich auch ein **Monokelhämatom** denkbar.
Zu (E): Da das Jochbein einen Teil der unteren und lateralen Begrenzung der Orbita bildet, kann es bei Frakturen zur Beeinträchtigung der Okulomotorik und zu **Doppelbildern** kommen.

F06
→ Frage 8.2: Lösung C

Der geschilderte Verlauf mit zunehmender Schläfrigkeit und Mydriasis links **nach einem symptomarmen Intervall** (A) geht einher mit einem auch CT-morphologisch nachgewiesenem **epiduralen Hämatom** (D). Auf den unteren beiden CT-Bildern ist die typische hyperdense bikonkave Raumforderung einer epiduralen Blutung zu erkennen. Sie entsteht typischerweise durch eine **Verletzung der A. meningea media** (E) und liegt meist temporo-parietal. Durch die zunehmende Erhöhung des intrakraniellen Druckes kommt es zu einer **Bewusstseinstrübung** (B) sowie durch eine **Kompression des N. oculomotorius** (C ist falsch) zu einer zunächst ipsilateralen Mydriasis. Begleitend tritt eine kontralaterale Hemiparese auf.

H05
→ Frage 8.3: Lösung B

Die Mittelgesichtsfrakturen werden nach Le-Fort eingeteilt:
- Le-Fort-I: tiefe maxilläre Querfraktur (**basale Absprengung der Maxilla** (B)). Die Bruchlinie verläuft von der Apertura piriformis durch die Sinus maxillares.
- Le-Fort-II: **pyramidale Absprengung der Maxilla einschließlich der knöchernen Nase** (C). Die Frakturlinie geht durch das Nasenbein, Orbita, Foramen infraorbitale, Sutura zygomatico-maxillaris und die Crista zygomatico-alveolaris.
- Le-Fort-III: **hohe Absprengung des gesamten Mittelgesichtsskelettes einschließlich der knöchernen Nase** (D) von der Schädelbasis. Dabei sind zumeist auch die Nasenbasis und die Jochbögen mitbetroffen. Die Frakturlinie verläuft durch das Nasenbein, Orbita, Fissura zygomatico-frontalis und den Jochbogen. Oftmals kommt es auch zu einer Mitverletzung der Schädelbasis, bei Beteiligung des Siebbeins zu Duraeinrissen und Liquorfisteln.

H05
→ Frage 8.4: Lösung E

Zu (E): Der 4. Lendenwirbelkörper (LWK) zeigt eine Deformierung (Deckplatteneinmuldung). Ventral liegt eine knöcherne Ausziehung vor, die mit einem weiteren Knochenanbau am darüber liegenden Wirbel korrespondiert. Die Konturen des LWK sind sklerosiert. Der Befund ist typisch für einen Zustand nach alter Fraktur mit degenerativen Veränderungen.
Zu (B): Eine Metastase würde sich in einer Destruktion (Knochendefekt) zeigen, osteoblastische Metastasen auch als herdförmige Verdichtungen.
Zu (A): Hämangiomwirbel sind häufig gering höher als die benachbarten Wirbel und zeigen eine netzförmig-wabige Struktur
Zu (C): Bei einem Zustand nach Spondylitis sind die Wirbelabschlussplatten durch Destruktionen meist wellig geformt.
Zu (D): Bei einem Blockwirbel verschmelzen zwei Wirbel, der Zwischenwirbelraum „verschwindet" und verknöchert.

H04
→ Frage 8.5: Lösung C

Das (seltene) isolierte Schädel-Hirn-Trauma (SHT) erfordert primär eine 30°-Oberkörperhochlagerung und die Stabilisierung der Vitalparameter. Bei einem Wert von < 7 Punkten auf der Glasgow-Coma-Scale sind Intubation und Beatmung indiziert. Durch moderate Hyperventilation auf $PaCO_2$-Werte zwischen 30 und 35 mmHg kann ein erhöhter intrakranieller Druck gesenkt werden (C). Hyperventilation führt zur Vasokonstriktion, nicht zur Erschlaffung der Gefäßmuskulatur (A). Die O_2-Bindungskurve des Hb wird unter Hyperventilation nach rechts verschoben, d.h. der Sauerstoff kann bei niedrigem PaO_2 schlechter an das Gewebe abgegeben werden (B). Blutungen – egal an welcher Stelle – lassen sich durch eine Hyperventilation nicht vermeiden (D). Die neurologische Beurteilung eines beatmeten (und im Regelfall analgosedierten) Patienten ist immer schwieriger als die eines nichtbeatmeten Patienten (E).

H96
→ Frage 8.6: Lösung A

Zu (A): Präaurikuläre Druck- und Stauchungsschmerzen, Schwellung sowie Kieferklemme mit Abweichung des Unterkiefers zur erkrankten Seite weisen auf eine **Kiefergelenkfortsatzfraktur** hin.
Zu (B): Eine Verletzung der Ohrspeicheldrüse führt zur Schwellung mit Schmerzen ohne Kieferklemme und Abweichung des Unterkiefers.
Zu (C): Die **Oberkieferfraktur** zeigt auch eine Okklusionsstörung, jedoch bedingt durch Verschiebung im Bereich des Oberkiefers mit Stufenbildung, ab-

normer Beweglichkeit und Krepitation. Die Klassifikation erfolgt nach **Le Fort**.

Zu **(D)**: Typische Zeichen der **Schädelbasisfraktur** sind Monokel- oder Brillenhämatom, Blut- oder Liquorausfluss aus Mund, Nase und Ohren. Eine Blutung aus dem äußeren Gehörgang kommt jedoch auch bei der Kiefergelenkfraktur vor, wenn das Kieferköpfchen durch Einstauchung zu einer Fraktur der Gehörgangsvorderwand führt.

Zu **(E)**: Bei der einseitigen **Kiefergelenkluxation** kommt es auch zur **Kieferklemme**. Der Unterkiefer weicht jedoch zur **gesunden** Seite ab. Im vorliegenden Fall besteht eine Abweichung zur erkrankten (linken) Seite. Die Gelenkpfanne ist leer.

H04
→ **Frage 8.7:** Lösung D

Zu **(D)**: Die **Reposition einer einseitigen Unterkieferluxation** erfolgt durch **beidseitigen Daumendruck auf die Molaren mit nachfolgendem Druck nach dorsal**.

H98
→ **Frage 8.8:** Lösung B

Verletzungen der Zähne, insbesondere der oberen Frontzähne, zählen zu den häufigsten Verletzungen im Kiefer-Gesichtsbereich. Formal unterscheidet man Zahnfrakturen (Kronen- und/oder Wurzelfrakturen) und Verletzungen der Wurzelhaut (Kontusion, Subluxation oder Luxation). Beide Formen können auch kombiniert vorkommen.

Die in der Anamnese angegebene Verletzung ist mit dem Begriff „ausgeschlagener Zahn" leider etwas unpräzise. Wahrscheinlich ist aber eine totale Luxation gemeint, d. h. der Zahn ist als ganzes aus seiner Alveole herausgebrochen. Wichtig ist weiterhin, dass es sich um einen jugendlichen Patienten handelt.

Zu **(B)**: Wenn ein Zahn komplett ausgeschlagen ist, kann eine Versorgung nicht mehr mit einem Stiftzahn erfolgen. Die künstliche Krone des Stiftzahnes wird nämlich über einem Stift im Wurzelkanal verankert. Lösung (B) ist also falsch.

Alle anderen Lösungsmöglichkeiten sind korrekt.

Zu **(A)**: Ein vollständig ausgeschlagener Zahn kann replantiert werden, wenn seine Alveole noch intakt ist. Er sollte nach dem Trauma feucht aufbewahrt werden. Entscheidend ist der Zeitfaktor: Wird der Zahn innerhalb von 40 Minuten replantiert, sind die Erfolgsaussichten günstig. Liegen mehr als 2 Stunden zwischen Trauma und Replantation, besteht kaum noch eine Chance auf Einheilung. Der Zahn wird nach der Replantation geschient. Da der Zahn durch das Trauma seine Gefäßversorgung verloren hat, stirbt er ab und muss wurzelbehandelt werden. Dies kann vor der Replantation oder nach dem Einheilen erfolgen. Obwohl replantierte Zähne häufiger wieder durch Resorption ihrer Wurzel verlorengehen, ist diese Maßnahme eine gute Übergangstherapie, da sie nicht weiter invasiv ist.

Zu **(C)**: Ein Implantat ersetzt die Zahnwurzel. Nachdem die Knochenwunde verheilt ist, wird es in den Kieferknochen eingebracht. Möglich ist auch die Verwendung eines Sofortimplantates, das direkt nach dem Trauma in die Alveole eingebracht wird und schneller zu einer fertigen Restauration führt. Seine Anwendung ist jedoch mittlerweile umstritten. Wichtig ist das Alter des Patienten. Generell gilt, dass das Kieferwachstum vor einer Implantation abgeschlossen sein sollte. Ist das, wie hier bei einem 14-Jährigen, wahrscheinlich noch nicht der Fall, muss bis zur Implantation die Lücke erst provisorisch versorgt werden.

Zu **(D)**: Beim kieferorthopädischen Lückenschluss wird mit einer festsitzenden Apparatur der seitliche Schneidezahn in die Lücke bewegt, was vor allem bei Kindern und Jugendlichen gut funktioniert. Im Erwachsenenalter würde diese Möglichkeit wegen der schlechteren Reaktionsbereitschaft des Gewebes ausscheiden. Da der seitliche Schneidezahn kleiner als der mittlere ist, sollte er zum Angleichen der äußeren Form mit Kunststoff aufgebaut oder überkront werden. Insgesamt ist es eine langwierige Therapie, die jedoch bei Jugendlichen mit Engständen im Oberkiefer durchaus Vorteile hat.

Zu **(E)**: Als prothetische Lösung kann die Lücke mit einer konventionellen Frontzahnbrücke versorgt werden. Dazu müssen jedoch die beiden Nachbarzähne präpariert werden. Sind sie bei einem Jugendlichen noch kariesfrei, wird unnötig viel gesunde Zahnsubstanz geopfert. Eine moderne Alternative bietet hier die Adhäsivprothetik. In Form einer „Klebebrücke" wird die Restauration mit Kunststoff von palatinal an den gesunden Nachbarzähnen befestigt. Die Nachbarzähne werden dafür nur minimal beschliffen.

H93
→ **Frage 8.9:** Lösung C

Die Abbildungen zeigen eine suprabasale leicht schräg verlaufende Fraktur des **Dens axis**. Es handelt sich demnach um eine Fraktur des 2. Halswirbels.

H95
→ **Frage 8.10:** Lösung B

Zu **(B)**: Das Röntgenbild zeigt einen unharmonischen Knick im Bewegungssegment C3/C4. Die Bandscheibe ist hier verschmälert und ventral von einer Kalkspange überbrückt. So sieht das typische Verlaufsbild nach Bandscheibenzerreißung infolge eines Flexionstraumas aus. Der ebenfalls sichtbare Dornfortsatzabriss ist als Begleitverletzung anzusehen und vom Unfallmechanismus her logisch. Lückenhaft ist die geschilderte Anamnese: Der Patient müsste einen eindeutigen Initialschmerz

mit persistierenden starken Beschwerden verspürt haben.
Zu (A): Eine Tumordestruktion hätte typischerweise Osteolysen gezeigt. Bandscheibenüberbrückende Spangen sind bei Tumoren nicht zu finden. Außerdem ist das Alter des Patienten atypisch für destruierende Wirbelsäulentumoren.
Zu (C): Die Spondylosis hyperostotica = Morbus Forestier-Ott scheidet ebenfalls aus, da sie niemals im Kindes- und Jugendalter auftritt, sondern erst ab dem mittleren Lebensalter zu erwarten ist. Im Röntgenbild wären zuckergussartige bandscheibenüberbrückende Spondylophyten zu erwarten, die Bandscheiben selbst sind in der Regel nicht oder nur wenig erniedrigt.
Zu (D): Die unspezifische Spondylitis arrodiert typischerweise zwei benachbarte Wirbelkörper grund- und deckplattennahe. Sekundär schmilzt die Bandscheibe ein. Im Heilverlauf kann es zu einem unvollständigen Blockwirbel kommen, der dem gezeigten Röntgenbild ähnelt. Im vorliegenden Fall fehlt jedoch eine spondylitistypische Anamnese mit starkem Schmerz, Fieber und Entzündungszeichen.
Zu (E): Ein partieller Blockwirbel würde niemals eine ventral der Wirbelkörper liegende Kalkspange aufweisen. Die Konturen des Blockwirbels wären geglättet.

F99
→ **Frage 8.11:** Lösung D

Der 3. Halswirbel ist intakt.

F97
→ **Frage 8.12:** Lösung B

Zu (B): Die Röntgenaufnahme der Halswirbelsäule im seitlichen Strahlengang zeigt eine Verschiebung des 1. Halswirbelkörpers (Atlas) nach vorne bzw. nach ventral im Vergleich zur anterioren Wirbelkörperbegrenzung der anderen Halswirbelkörper. Der vergrößerte Abstand zwischen hinterem Atlasbogen und Dornfortsatz des 2. Halswirbelkörpers (Axis) deutet auf ein zusätzliches Abkippen des Atlas nach vorne-unten. Die Instabilität hat bereits zu neurologischen Störungen geführt. Es handelt sich um eine **atlanto-axiale Luxation**, die verschiedene Ursachen haben kann. Da in der Anamnese kein Trauma erwähnt wird, ist eine Schädigung des Lig. transversum mit transligamentärer Luxation anzunehmen (z.B. Degeneration durch rheumatoide Arthritis). Dieses ist auch nach Bagatelltraumen möglich.
Zu (A): Die Randkanten der Halswirbelkörper sind glatt, ohne Zeichen der Osteochondrose, die durch Knochenrandwülste (Osteophyten) sowie Sklerosierungen der Grund- und Deckplatten auffallen würde.
Zu (C): Die Instabilität mit klinischer Symptomatik ist im atlanto-axialen Gelenk lokalisiert und nicht zwischen 3. und 4. Halswirbelkörper. Diese Region ist unauffällig.
Zu (D): Bei einer **Blockwirbelbildung** handelt es sich um eine angeborene oder erworbene (z.B. entzündlich bedingt) Verschmelzung von 2 oder mehreren Wirbelkörpern. Der 3. und 4. Halswirbelkörper sind als Einzelwirbel zu erkennen.
Zu (E): Ein Bandscheibenvorfall kann auf einer Röntgenübersichtsaufnahme nie direkt erkannt werden. Indirekte Zeichen wie Höhenminderung des Zwischenwirbelraumes, Sklerosierungen der angrenzenden Grund- und Deckplatten, Osteophyten etc. sprechen für eine Bandscheibendegeneration. Diese sind jedoch nicht zu erkennen. Zervikale Bandscheibenvorfälle kommen ca. fünfmal seltener vor als lumbale Vorfälle. Häufigste Lokalisation ist die untere HWS. Ein Bandscheibenvorfall in Höhe des 2./3. Halswirbelkörpers ist eine Seltenheit. Diagnostik: Computertomographie, Kernspintomographie, Myelographie.

F96
→ **Frage 8.13:** Lösung D

Die Aussagen (A), (B), (C) und (E) sind richtig.
Zu (D): Selbst leichte Schleuderverletzungen sollen stabilisierend behandelt werden. In der akuten Schmerzphase wird man kurzzeitig mit einer Halskrawatte ruhig stellen und Analgetika/Antiphlogistika verabreichen. Anschließend ist Wärmetherapie und vorsichtige aktive Krankengymnastik sinnvoll. Auslockernde Maßnahmen wie Chiropraktik sind erst nach anatomischer Ausheilung der verletzten Struktur erlaubt.

H92
→ **Frage 8.14:** Lösung C

Zu (C): Die **Ligg. alaria**, auch Flügelbänder genannt, sind kräftige Bänder zwischen dem Dens axis und den Condyli occipitales. Sie hemmen die Drehung des Kopfes über 30° hinaus. Bei ihrer Ruptur besteht eine Rotationsinstabilität.
Zu (A): **Subluxationen der Halswirbelsäule** zählen zu den stabilen Verletzungen. Sie entstehen durch Flexionsverletzungen.
Zu (D): Die **Densfrakturen** werden nach Anderson in 3 Typen eingeteilt, wobei Typ 1 zu den stabilen Frakturen zählt. Hier ist das obere Densdrittel abgerissen. Der Typ 3 besteht aus einer Querfraktur an der Densbasis und zählt zu den instabilen Frakturen. Typ 3 zeichnet sich durch eine Fraktur durch die Densbasis mit Ausdehnung in den Axiskörper aus. Sie zählt ebenfalls zu den stabilen Frakturen.
Zu (B) und (E): **Extreme Zwangshaltungen** des Kopfes nach dorsal oder ventral sind selten. Im Rahmen von reversiblen bzw. irreversiblen pathologischen Ventral- oder Dorsalverschiebungen der HWK fin-

8 Traumatologie

det sich eine Gleitinstabilität bzw. eine Blockierung einzelner Segmente. Diese können neben traumatischen Ursachen auch degenerativ bedingt sein.

F88

→ **Frage 8.15: Lösung A**

Aus der in der Frage geschilderten Kasuistik und den vorliegenden Röntgenbildern lassen sich folgende Rückschlüsse ziehen:
Ein Patient mit Schädel-Hirn-Trauma erbricht auf dem Transport ins Krankenhaus und **aspiriert**. In der Klinik wird intubiert und durch den Tubus abgesaugt, das aspirierte Material dadurch weitgehend entfernt und die **Verlegung** der Atemwege mit Atelektasenbildung beseitigt. Die linke Lunge wird anschließend zumindest zum Teil wieder belüftet. Detaillierte Aussagen zu den Röntgenbildern lassen sich aufgrund der Wiedergabe im kleinen Format und der schlechten Qualität nicht machen.
Dieser Fall ist ein deutlicher Hinweis darauf, wie wichtig die präklinische Sicherung freier Atemwege einschließlich der Aspirationsprophylaxe ist. Denn wird ein ganzer Lungenflügel nicht ventiliert, muß sich der Patient über einen längeren Zeitraum (Transport) in einem ausgeprägten **hypoxischen** Zustand befunden haben. Gerade bei Schädel-Hirn-Verletzungen kann eine solche Periode nur unzureichender Sauerstoffversorgung den primär entstandenen Schaden weiter komplizieren und die Prognose des Patienten deutlich verschlechtern, sieht man von den wahrscheinlichen Folgen der Aspiration (Aspirationspneumonie) einmal ganz ab.

F01

→ **Frage 8.16: Lösung D**

Stabile Kompressionsfrakturen der mittleren und kranialen BWS werden nach Lagerung auf einer harten Unterlage bis zur Beschwerdefreiheit durch frühfunktionelle Behandlung therapiert. Gegebenenfalls erfolgt die Mobilisation in Verbindung mit einem 3-Punkt-Mieder.
Stabile Frakturen der unteren BWS und LWS werden zunächst durch Lagerung auf harter Unterlage mit Hyperlordosierung behandelt (mit isometrischen Übungen). Anschließend erfolgt die krankengymnastische Nachbehandlung nach Anpassung eines 3-Punkt-Mieders mit Stärkung der Rückenmuskulatur im Bewegungsbad. Die weitere Mobilisation ist vom Beschwerdebild abhängig.

→ **Frage 8.17: Lösung D**

Zu (D): In der Phase des **spinalen Schocks** kommt es zur **atonen Blasenentleerungsstörung**. Die Behandlung sollte Infekte vermeiden und in möglichst physiologischem Wechsel Füllung und Entleerung der Blase nachahmen, um die autonomen Zentren zu aktivieren. Die optimale Versorgung in der Phase des spinalen Schocks ist der **intermittierende sterile Katheterismus** mit Einmalkathetern. Auch über einen Zeitraum von vielen Jahren ist der sterile Einmalkatheterismus mit weniger Problemen behaftet als ein Dauerkatheter.
Zu (A): Ein **transurethraler Dauerkatheter** führt über die Schleimstraße (mukopurulente Membran) entlang des Katheters in jedem Fall zu Harnwegsinfektionen, die den Patienten erheblich gefährden.
Zu (B): Ein **suprapubischer Katheter** ist die zweitbeste Versorgungsmöglichkeit. Er vermeidet beim Mann die Harnröhrenläsionen des transurethralen Katheters und führt zu weniger Infekten. Darüber hinaus kann bei spontaner Miktion sehr einfach der Restharn kontrolliert werden. Nachteilig ist allerdings der Fremdkörperreiz, der Detrusorkontraktionen (sekundäre Urge-Inkontinenz) fördert; auf längere Sicht kommt es auch zu chronischen Harnwegsinfekten.
Zu (C): In der Akutphase muss natürlich kein **Ileum-Conduit** angelegt werden. Bei der langfristigen Versorgung von Patienten mit neurogenen Blasenentleerungsstörungen hat die Erhaltung der Nierenfunktion uneingeschränkte Priorität. Ist die Blasenentleerung (Restharn, hoher Miktionsdruck) nicht anders unter Kontrolle zu bekommen (Medikamente, Sphinkterotomie, Blasenschrittmacher), kann durchaus auch eine supravesikale Harnableitung in ein postrenales Niederdrucksystem (z.B. Ileum-Conduit) nötig sein.
Zu (E): Die sympathischen Impulse der Blase laufen über den **N. hypogastricus**; die Resektion ist somit keine sinnvolle Maßnahme.

8.2 Obere Extremität

H07

→ **Frage 8.18: Lösung A**

Zu (A): Der klinische Befund (**Muskelwulst oberhalb der Ellenbeuge, druckschmerzhafter Sulcus intertubercularis**) des Patienten spricht für eine **Ruptur der langen Bizepssehne**. Sie entspringt am Tuberculum supraglenoidale oberhalb der Gelenkpfanne des Schultergelenks und läuft zwischen Akromion und Humeruskopf durch das Gelenk. Anschließend zieht sie durch den Sulcus intertubercularis. Zusammen **mit der kurzen Bizepssehne**, die am Processus coracoideus entspringt, **vereinigt sie sich zum Muskelbauch des M. biceps brachii**. Distal läuft der Muskel in einer Sehnenplatte aus, die am Tuberculum radii sowie flächig an der Ulna und der Membrana interossea ansetzt. Die lange Bizepssehne **reißt in** ca. **96% der Fälle**, die kurze in 3% und die distale Sehne nur in 1%. Bei einer Ruptur der langen Bizepssehne kommt es zu einer Distalisierung des Muskelbauches. Der **Kraftverlust** ist durch die weiterhin intakte kurze Bizepssehne nur **gering**.

Die **Therapie** erfolgt deshalb üblicherweise **konservativ mit symptomatischer Schmerztherapie und evtl. kurzfristiger Ruhigstellung**. Nur bei Sportlern und Schwerarbeitern würde die Sehne im Sulcus intertubercularis fixiert oder auf den Proc. coracoideus versetzt.

Zu (B)–(E): Bei dem 56-jährigen Patienten liegt weder eine **Ruptur der kurzen Bizepssehne** (B) noch eine **Ruptur der distalen Bizepssehne** (C) oder eine **Ruptur des Musculus brachialis** (D) vor. Es handelt sich auch nicht um einen **Einriss der Fascia brachii** (E).

H07
→ Frage 8.19: Lösung C

Zu (C): Bei dem 37-jährigen Mann, der auf den gestreckten rechten Arm gestürzt ist und über Schmerzen in der rechten Schulter klagt, besteht der Verdacht auf eine **Ruptur der Rotatorenmanschette**. Hierfür spricht in der klinischen Untersuchung eine **Kraftminderung bei Abduktion** in der rechten Schulter sowie **zunehmende Schmerzen bei Abduktion** des Armes bis zur Horizontalen, die bei weiterer Elevation wieder abnehmen (sog. painful arc).

Zu (A): Eine **Verlagerung des Bizepsmuskelbauches nach distal bei Flexion im Ellenbogengelenk** spricht für eine Ruptur der langen oder seltener der kurzen Bizepssehne.

Zu (B): Eine **aufgehobene Flexion im Ellenbogengelenk gegen Widerstand** spricht bei einem Sturz auf die Schulter in der akuten Phase ebenfalls für eine Schädigung der langen Sehne des M. biceps brachii. Nach Abklingen der akuten Beschwerden resultiert ein Kraftverlust von 20–30 %.

Zu (D): Ein **Hochstand der lateralen Klavikula mit Klaviertastenphänomen** tritt bei der Akromioklavikulargelenksverletzung Typ Tossy III auf. Hierbei ist sowohl das Lig. acromioclaviculare als auch das Lig. coracoclaviculare rupturiert.

Zu (E): Eine **abstehende Scapula** (sog. Scapula alata) tritt als Symptom verschiedener Erkrankungen auf. Typischerweise liegt eine Schädigung des den M. serratus anterior versorgenden N. thoracicus longus vor. Ursache hierfür kann z. B. auch ein Sturz auf die Schulter sein. Weiterhin kann die Scapula alata auch bei einer Schädigung des M. trapezius oder einer progressiven Muskeldystrophie auftreten.

F07
→ Frage 8.20: Lösung D

Zu (D): Bei einer 60-jährigen Frau wurde nach Sturz am Urlaubsort eine **eingestauchte, nicht-dislozierte subkapitale Humerusfraktur** zunächst mit einem **Desault-Verband** ruhiggestellt. Nach 10 Tagen zeigt die Röntgenaufnahme eine unveränderte Stellung der Fraktur. Da die Patientin keine weiteren Beschwerden hat, sollte der **Desault-Verband entfernt und krankengymnastische Übungen verordnet** werden. Typischerweise wird mit Pendelübungen begonnen, gefolgt von passiver und dann aktiver Krankengymnastik. Diese wird fortgeführt bis zur vollen Schulterbeweglichkeit.

Zu (A)–(C): Eine Ruhigstellung im Schultergelenk sollte immer so kurz wie möglich durchgeführt werden, da sonst die Gefahr der Schultereinsteifung besteht. Deshalb sollte weder der **Desault-Verband für weitere 14 Tage belassen** (A) noch eine **Abduktionsschienung veranlasst** (B) oder ein **Rucksackverband angelegt** (C) werden.

Zu (E): Da es sich um eine eingestauchte, nicht-dislozierte Fraktur handelt (ohne Stellungsänderung im Verlauf), ist eine **operative Osteosynthese** nicht notwendig.

F07
→ Frage 8.21: Lösung C

Zu (C): Die nach dem Motorradunfall angefertigten Röntgenaufnahmen in 2 Ebenen zeigen eine **Radiusschaftfraktur** einhergehend mit einer **Luxation der Ulna im distalen Radioulnargelenk nach dorsal**. Bei diesem Verletzungsmuster spricht man auch von einer **Galeazziverletzung**. Weiterhin ist eine **Fraktur der Metakarpale-I-Basis** zu erkennen, die aber anscheinend nicht nach intraartikulär zieht. Da die Patientin zusätzlich über Kribbelparästhesien berichtet, liegt auch eine **Schädigung des N. ulnaris** vor. Der Begriff **Neurapraxie** wird bei einer passageren Funktionsstörung eines peripheren Nervs ohne Kontinuitätsunterbrechung benutzt. Klinisch äußert sich dies in einer höchstens Tage anhaltenden Parese mit Sensibilitätsstörungen.

Zu (A): Eine **Monteggiaverletzung** beschreibt die Kombination einer **proximalen Ulnaschaftfraktur mit einer Luxation des Radiusköpfchens**. Weiterhin liegt bei der Patientin keine Grundgliedfraktur, sondern eine Metakarpale-Fraktur des Daumens vor.

Zu (B): Es liegt eine **Radiusschaftfraktur**, eine **Metakarpale-I-Fraktur** sowie eine **Neurapraxie** des N. ulnaris vor. Bei einer Schädigung des **N. medianus** wären **Sensibilitätsstörungen an den ersten 3½ Fingern** zu erwarten.

Zu (D): Eine Fraktur von Radius und Ulna, also eine **komplette Unterarmschaftfraktur**, ist nicht zu erkennen. Die Ulna ist luxiert.

Zu (E): Auf der Röntgenaufnahme ist eine Radiusschaftfraktur und **keine distale Radiusfraktur** zu erkennen.

F07
→ Frage 8.22: Lösung C

Zu (C): In der Frage wird die typische Anamnese einer **Subluxation des Radiusköpfchens** beschrieben. Durch Zug am Arm kommt es zu einer Subluxation des noch nicht voll ausgebildeten Radiusköpfchens in das Lig. anulare radii. Die Beweglichkeit im Ellen-

bogengelenk ist schmerzhaft eingeschränkt und das Kind hält den Arm in Pronationsstellung. Die Therapie besteht in einer **Supination und Extension mit gleichzeitigem Druck auf das Radiusköpfchen von radial**. Hierdurch kommt es zu einer Reposition und das Kind bewegt den Arm nach einigen Minuten wieder frei. Eine Röntgendiagnostik ist bei eindeutiger Anamnese nicht notwendig, ebenso kann auf eine anschließende Ruhigstellung verzichtet werden.
Zu (A), (B), (D), (E): Die hier aufgeführten Maßnahmen von **lokaler Kühlung und Gabe eines Analgetikums** (A), **offener Reposition in Narkose** (B) über **schonende Remobilisation mittels Krankengymnastik** (D) bis hin zu einem **Oberarmgipsverband für etwa 3 Wochen** (E) eignen sich nicht zur Behandlung einer Subluxation des Radiusköpfchens.

H06
→ Frage 8.23: Lösung B

Zu (B): Nach Heben eines Kühlschrankes treten bei einem 39-jährigen Mann eine Schwellung und ein Hämatom beugeseitig oberhalb des Ellenbogengelenkes auf. Die Funktion im Ellenbogengelenk ist erhalten, nur die Supination und Beugung gegen Widerstand ist eingeschränkt. Der klinische Befund spricht für einen **Bizepssehnenausriss am distalen Ansatz**. Die Therapie besteht in der operativen Refixation der Sehne an der Tuberositas radii.
Zu (A): Bei einer **Verletzung der V. cephalica** kommt es zwar zu einem Hämatom und einer Schwellung, aber nicht zu einer Funktionseinschränkung gegen Widerstand.
Zu (C): Der M. biceps brachii entspringt proximal mit seinem langen Kopf am Tuberculum supraglenoidale und mit dem kurzen Kopf am Processus coracoideus. Bei einer Ruptur ist in 96% die lange Bizepssehne betroffen. Es kommt zu einer Distalisierung des Muskelbauches. Die Krafteinbuße ist gering, wenn die kurze Bizepssehne intakt bleibt. Die Therapie ist aus diesem Grund üblicherweise konservativ mit symptomatischer Schmerztherapie und evtl. kurzfristiger Ruhigstellung. Nur bei Sportlern und Schwerarbeitern würde die Sehne im Sulcus intertubercularis fixiert oder auf den Proc. coracoideus versetzt.
Zu (D): Eine **Tendinitis calcarea** ist durch reaktive Kalkeinlagerungen in den Sehnenansätzen der Rotatorenmanschette bei Minderdurchblutung gekennzeichnet. In 90% der Fälle sind die Sehnen des M. supraspinatus und M. infraspinatus betroffen. Bei Auftreten einer Bursitis kommt es zu einer schmerzhaften Einschränkung der Beweglichkeit im Schultergelenk, Überwärmung sowie Druck- und Dauerschmerz im Bereich des Tuberculum majus. Die Therapie erfolgt konservativ. Meist lösen sich die Kalkdepots spontan auf, sonst werden sie bei anhaltenden Beschwerden operativ entfernt.
Zu (E): Eine **Tendovaginitis** ist durch eine Schwellung und Verdickung des Sehngleitgewebes bzw. der Sehnenscheiden gekennzeichnet. Typischerweise tritt diese im Bereich des Handgelenkes als Tendovaginitis stenosans de Quervain auf.

H06
→ Frage 8.24: Lösung E

Zu (E): Eine Hotelangestellte verspürt beim Einstopfen eines Betttuches plötzlich Schmerzen im Bereich des Endgelenkes des 3. Fingers. Im weiteren Verlauf bemerkt sie eine Schwellung in diesem Bereich und dass die Streckung im Endgelenk deutlich eingeschränkt ist, obwohl sie den Finger noch beugen kann. Die Röntgenaufnahme zeigt keine Fraktur. Die Anamnese und der Röntgenbefund sind typisch für einen **subkutanen Strecksehnenriss**, verursacht durch eine forcierte Flexion bei gestrecktem Finger, wie z. B. beim Einstopfen eines Betttuches in den Bettkasten oder bei einem Anpralltrauma durch einen Ball. Die Therapie besteht in der Anlage einer Stackschen Schiene die für 4–6 Wochen belassen werden sollte. Durch die Schiene wird eine Überstreckung des Fingers im Endgelenk erreicht, wodurch die Sehnenstümpfe angenähert werden. Alternativ kann bei erfolgloser konservativer Behandlung die Therapie durch eine transossäre Ausziehnaht nach Lengemann mit temporärer Arthrodese des Endgelenkes in Überstreckung mit einem Kirschnerdraht erfolgen. Die Ruhigstellung verbleibt für 4–5 Wochen.
Zu (A)–(D): Bei der beschriebenen Patientin ist im Hinblick auf die Anamnese und den Röntgenbefund **am ehesten nicht** von einer sog. **Busch-Fraktur**, einer **Endgelenkluxation**, einer **Knopflochdeformität** oder einem **eingeklemmten Meniskus des Fingergelenks** auszugehen.

H06
→ Frage 8.25: Lösung A

Zu (A): Der geschilderte Patient ist als Motorradfahrer **auf die ausgestreckte rechte Hand gefallen**. Klinisch findet sich eine angedeutete Bajonettstellung im rechten Handgelenk mit schmerzhafter Bewegungseinschränkung. Weiterhin beklagt der Patient Sensibilitätsstörungen im Ausbreitungsgebiet des N. medianus an der Hand. Der geschilderte Unfallmechanismus und der klinische Befund sprechen für eine **perilunäre Luxationsfraktur**. Die Bajonettstellung ist durch die Verschiebung der übrigen Handwurzelknochen gegenüber dem Os lunatum zu erklären. Hierdurch kommt es auch zu einer Kompression des N. medianus im Verlauf durch den Karpaltunnel. Die Therapie besteht in einer sofortigen Reposition und Fixierung mittels Kirschner-Drähten. Bei Mitbeteiligung des N. medianus oder Misslingen der geschlossenen Reposition ist eine offene Reposition indiziert. Anschließend erfolgt die Anlage einer Unterarm-Gipsschiene, welche für 6–8 Wochen belassen werden sollte.

Zu (B): Die sog. **Smith-Fraktur** ist eine distale Radiusfraktur, die durch **Sturz auf die palmarflektierte Hand** verursacht wird. Das distale Frakturfragment ist nach palmar und radial disloziert. Die Therapie muss immer operativ erfolgen, da die Fraktur konservativ nicht zu halten ist. Zum Einsatz kommen volare Abstützplatten oder winkelstabile Platten. Im vorliegenden Fall ist der Patient jedoch auf die ausgestreckte Hand gefallen.

Zu (C): Die **Bennett-Fraktur** ist eine nach intraartikulär ziehende Schrägfraktur an der Basis des Os metacarpale I mit Subluxation im Daumensattelgelenk nach radial und proximal durch den Muskelzug. Die Therapie besteht in der operativen Stabilisierung mittels Kirschner-Drähten, Zugschraube oder Miniplatten.

Zu (D): Ein **Karpaltunnelsyndrom** ist ein in der Regel chronisches Engpasssyndrom mit Druckschädigung des N. medianus. Typisch ist ein Druckschmerz im Bereich der Tabatière.

Zu (E): Eine **isolierte Beugesehnenverletzung** erklärt bei diesem Patienten nicht die Fehlstellung im Handgelenk und die Parästhesien im Ausbreitungsgebiet des N. medianus.

H06
→ **Frage 8.26:** Lösung A

Zu (A): Bei einem 14-jährigen Jungen, der sich eine Schnittverletzung an der Grundphalanx des Zeigefingers palmarseitig zugefügt hat, ist die **aktive Beugung im Mittel- und Endgelenk nicht mehr möglich, im Grundgelenk jedoch noch erhalten**. Dieser Befund spricht für eine **Durchtrennung der oberflächlichen und tiefen Beugesehnen**. Die Sehnen des M. flexor digitorum profundus (tiefe Beugesehnen) setzen an der Basis der Endphalanx an und führen zu einer Beugung in den Grund-, Mittel- und Endgelenken. Die Sehnen des M. flexor digitorum superficialis (oberflächliche Beugesehnen) ziehen bis zur Basis der Mittelphalanx und beugen in den Mittel- und Grundgelenken. Von der Schnittverletzung nicht betroffen sind die Mm. lumbricales und interossei. Letztere führen in den Grundgelenken zu einer Beugung und in den Mittel- und Endgelenken zu einer Streckung, weshalb der Junge im vorliegenden Fall trotz seiner Schnittverletzung im Grundgelenk aktiv beugen kann.

Zu (B): Bei einer **Durchtrennung der tiefen Beugesehnen** kommt es zu einer **Aufhebung der Beugung im Endgelenk**. Die Beugung im Mittel- und Grundgelenk ist durch die intakten oberflächlichen Beugesehnen sowie die Mm. lumbricales und interossei noch möglich.

Zu (C): Bei einer Durchtrennung der **oberflächlichen Beugesehnen** ist die **Beugung** durch die intakten tiefen Beugesehnen sowie im Grundgelenk durch die Mm. lumbricales und interossei noch **erhalten**.

Zu (D) und (E): Bei einer **isolierten Durchtrennung der Mm. interossei und lumbricales** ist die Beugung **in den Fingergelenken** durch die intakten oberflächlichen und tiefen Beugesehnen noch **erhalten**.

H06
→ **Frage 8.27:** Lösung C

Zu (C) und (E): Ein 25-jähriger Mann, der auf die ausgestreckten Hände gefallen ist, klagt über Schmerzen radialseitig im rechten Handgelenk. Ein Druckschmerz lässt sich direkt am Processus styloideus radii auslösen. Laut IMPP handelt es sich am ehesten um eine **Kahnbeinfraktur** (C), die durch einen Druckschmerz in der Tabatière (liegt im Bereich des Processus styloideus radii), Daumenstauchungsschmerz sowie Bewegungsschmerz im Handgelenk gekennzeichnet ist. Da eine ähnliche Beschwerdesymptomatik auch bei einer **Fraktur des Processus styloideus radii** (E) auftreten kann, ist die Frage nicht eindeutig zu beantworten.

Zu (A): Bei einer **Galeazzi-Fraktur** kommt es zur Luxation des Ellenköpfchens mit Fraktur des distalen Radiusschaftes. Da bei dem beschriebenen Patienten aber nur Schmerzen über dem Processus styloideus radii auslösbar sind, ist eine Galeazzi-Fraktur unwahrscheinlich.

Zu (B): Eine **Bennett-Fraktur** ist eine nach intraartikulär ziehende Schrägfraktur an der Basis des I. Mittelhandknochens. Klinische Zeichen sind Schwellung, Druckschmerz und Deformität.

Zu (D): Die häufigste Fraktur der Handwurzel ist die Kahnbeinfraktur. Frakturen der übrigen Handwurzelknochen sind ausgesprochen selten. Eine **Fraktur des Os lunatum** wäre entsprechend der Lage des Knochens durch einen Druckschmerz volar- oder dorsalseitig im Bereich der Handwurzel eher zwischen der distalen Ulna und dem Radius gekennzeichnet.

F06
→ **Frage 8.28:** Lösung D

Zu (D): Die häufigste Ursache für eine rezidivierende Schulterluxation nach traumatischer Erstluxation ist ein **Abriss des ventralen Labrum glenoidale (sog. Bankart-Läsion) sowie der Kapsel vom vorderen Pfannenrand**. Aus diesem Grund sollte ein nachgewiesener Abriss des Labrum glenoidale offen oder arthroskopisch refixiert werden (sog. Bankart-Operation).

Die anderen genannten Verletzungen können ebenfalls bei einer Schulterluxation auftreten, sind aber nicht so oft zu beobachten und auch nicht die häufigste Ursache für eine Reluxation.

8 Traumatologie

F06
→ **Frage 8.29:** Lösung A

Bei einer Fraktur insbesondere im mittleren Drittel des Humerus liegt der N. radialis im Sulcus nervi radialis unmittelbar dem Knochen an. In diesem Bereich ist der Nerv besonders gefährdet. Da in diesem Bereich die sensiblen und motorischen Nervenfasern zur Innervation des Oberarmes bereits abgegangen sind, kommt es zu Ausfällen an Unterarm und Hand.
Der **N. radialis** versorgt die Streckmuskulatur des Handgelenkes sowie der Fingergelenke und den M. abductor pollicis longus. Im einzelnen gehören dazu folgende Muskeln an Unterarm und der Hand: Mm. extensor carpi radialis et ulnaris, Mm. extensor pollicis brevis et longus, M. extensor indicis, M. extensor digitorum, M. supinator, M. abductor pollicis longus.
Bei **Ausfall des N. radialis** resultiert eine **Fallhand** (A), da eine Streckung im Handgelenk nicht mehr möglich ist.
Sensibel versorgt der N. radialis die Streckerseite des Unterarmes sowie dorsal die Haut der Grund- und Mittelglieder der radialen 2½ Finger.

F06
→ **Frage 8.30:** Lösung B

Zu (B): Auf dem Röntgenbild ist eine **Ulnaschaftfraktur mit Luxation des Radiusköpfchens im proximalen Radioulnargelenk** zu sehen. Eine Dysplasie des Ellenbogengelenkes ist nicht zu erkennen. Diese Kombination wird als **Monteggia-Verletzung** bezeichnet. Die Therapie besteht in einer Reposition des Radiusköpfchens mit Naht des Lig. anulare radii sowie einer plattenosteosynthetischen Versorgung der Ulnafraktur. Anschließend erfolgt noch eine Ruhigstellung im Oberarmgips für 14 Tage.
Eine Läsion des N. radialis tritt üblicherweise nicht auf.
Zu (C): Unter einer **Galeazzi-Verletzung** versteht man eine distale Radiusschaftfraktur kombiniert mit einer Ulnaluxation im distalen Radioulnargelenk.

F06
→ **Frage 8.31:** Lösung B

Zu (A), (B), (C) und (E): Die Abbildung zeigt den distalen Unterarm und das Handgelenk eines Jugendlichen, was man daran erkennt, dass die Wachstumsfugen noch offen sind. Metaphysär am Radiusschaft erkennt man an der Lateralkontur eine „Wulstbildung", es handelt sich also um das typische Bild einer „**Grünholzfraktur**". Dabei kommt es zur Fraktur bei erhaltenem Periostschlauch, was nur bei Kindern und Jugendlichen auftritt.
Zu (D): Eine Osteomyelitis zeigt sich in einer meist unscharf begrenzten Aufhellung der Knochenstruktur, häufig verbunden mit einer periostalen Reaktion.

F06
→ **Frage 8.32:** Lösung C

Zu (C) Eine **Bennett-Fraktur** ist eine **Luxationsfraktur an der Basis des Os metacarpale I**, wobei die Frakturlinie in den Gelenkspalt zieht. Durch den Zug der Daumenmuskulatur kommt es zu einer Dislokation nach proximal und radial. Therapeutisch sollte eine Reposition mit anschließender Osteosynthese durch einen Kirschner-Draht oder eine Zugschraube zur Retention der Fraktur erfolgen.
Zu (B): Eine extraartikuläre Schaftfraktur des Os metacarpale I wird als sog. **Winterstein-Fraktur** bezeichnet.
Zu (E): Eine Radiusfraktur loco typico oder Radiusextensionsfraktur wird auch **Colles-Fraktur** genannt.

F06
→ **Frage 8.33:** Lösung A

Zu (A): Die Ruptur oder der Ausriss des ulnaren Seitenbandes am Daumengrundgelenk wird auch als **Skidaumen** bezeichnet. Unfallmechanismus ist hierbei ein Sturz auf die Hand bei abduziertem Daumen.
Zu (B): Eine **Bennett-Fraktur** ist eine **Luxationsfraktur an der Basis des Os metacarpale I**, wobei die Frakturlinie in den Gelenkspalt zieht.

F06
→ **Frage 8.34:** Lösung D

Zu (D): Die **vordere Schulterluxation** stellt die häufigste Form der Schulterluxation dar. Weitere Formen sind die hintere oder untere Luxation. **Typisches Trauma für eine vordere Schulterluxation ist eine forcierte Abduktions-Außenrotationsbewegung.** Aus diesem Grund sollten bei der Physiotherapie die Muskeln gekräftigt werden, die den Arm in eine Innenrotation ziehen und einer verstärkten Außenrotation entgegen wirken. Hierzu zählen der **M. subscapularis** und der M. pectoralis major.
Die Mm. supraspinatus (A), infraspinatus (B) und teres minor (C) gehören ebenfalls zur Rotatorenmanschette, führen aber zu einer Außenrotation. Bei einer weiteren Kräftigung dieser Muskeln würde der Arm in luxationsgefährdende Richtung gezogen.
Zu (E): Der M. serratus anterior entspringt üblicherweise von den Rippen 1–9 und setzt von ventral am medialen Rand der Scapula an. Er zieht die Scapula nach vorne und bildet damit die Voraussetzung für die Anteversion des Armes. Bei Lähmungen dieses Muskels kommt es zum Krankheitsbild der Scapula alata mit Hochstehen des medialen Randes der Scapula.

F06
→ Frage 8.35: Lösung B

Zu (B): Der sog. **Hammerfinger** entsteht durch einen **Strecksehnenausriss an der Basis der Endphalanx**, evtl. auch mit einem knöchernen Fragment. Er entsteht, wie in der Aufgabe beschrieben, durch einen Schlag oder Ballaufprall auf den gestreckten Finger. Klinisch kann der Finger aktiv nicht mehr im Endgelenk gestreckt werden; die passive Beweglichkeit ist jedoch erhalten.

Zu (A) und (C): Die genannten Deformitäten treten im Rahmen der **rheumatoiden Arthritis** an der Hand auf. Es wird neben einer Gelenkdestruktion auch ein Befall der Weichteilstrukturen der Hand beobachtet.

Bei der **Knopflochdeformität** kommt es durch Zerstörung der Streckaponeurose zu einem Abgleiten des Streckapparates nach lateral. Es resultiert eine Überstreckung des End- und Beugestellung des Mittelgelenkes.

Die **Schwanenhalsdeformität** entsteht durch ein Überwiegen der Mm. interossei bei Schädigung der Beugesehnen. Es kommt zu einer Beugestellung im Grund- und Endgelenk bei überstrecktem Mittelgelenk.

Zu (D): **Kamptodaktylie** ist ein Sammelbegriff für Beugekontrakturen der Mittelgelenke der Langfinger. In den meisten Fällen ist die Erkrankung angeboren, kann aber auch nach Verletzungen oder Entzündungen auftreten. Die Erkrankung tritt zumeist beidseits im Bereich der Kleinfinger auf.

Zu (E): Bei der **Klinodaktylie** handelt es sich um eine meist angeborene Schiefstellung der Langfinger nach radial, üblicherweise im Bereich des Mittelgliedes des 4. oder 5. Fingers. Oft besteht begleitend eine Verkürzung der Finger.

H05
→ Frage 8.36: Lösung A

Aufgrund des großen Humeruskopfes und der kleinen Pfanne (Größenverhältnis 3:1) ist die Schulterluxation die **häufigste Luxation des Menschen** (50% aller Luxationen) überhaupt. Hierbei wird zwischen verschiedenen Ursachen unterschieden: traumatisch, habituell aufgrund angeborener Dysplasie und rezidivierend posttraumatisch.

Anhand der Fehlstellung des luxierten Humeruskopfes werden verschiedene Formen unterschieden:

- **Luxatio anterior/subcoracoidea:**
  der Kopf steht ventral der Pfanne unterhalb des Proc. coracoideus (ca. 80%) (A)
- **Luxatio inferior/axillaris:**
  der Kopf steht unterhalb der Pfanne (ca. 15%)
- **Luxatio posterior/infraspinata:**
  der Kopf steht hinter der Pfanne (ca. 5%)
- **Luxatio superior:**
  der Kopf steht über der Pfanne, bei Abbruch des Akromion

Klinisch findet sich eine Fehlstellung des Armes, die Beweglichkeit ist schmerzhaft eingeschränkt. Radiologisch wird die Diagnose durch eine Röntgen-Aufnahme Schulter a.p. sowie transskapulär gesichert. Die Reposition erfolgt nach der Methode nach Arlt oder Hippokrates, die Reposition nach Kocher wird aufgrund der Gefahr der weiteren Schädigung heutzutage nicht mehr durchgeführt. Nach der Reposition erfolgt eine erneute Röntgenkontrolle. Sowohl vor als auch nach der Reposition werden die periphere Durchblutung, Motorik und Sensibilität überprüft. Anschließend erfolgt eine Ruhigstellung im Gilchrist-Verband in Abhängigkeit vom Alter des Patienten für ca. 2 Wochen.

Handelt es sich um eine rezidivierende Luxation, sollte eine weitere Diagnostik mittels Arthro-MRT erfolgen, um prädisponierende Faktoren wie z.B. einen Abriss des Labrum glenoidale zu erkennen. In Abhängigkeit vom Befund ist eine operative Therapie indiziert.

H05
→ Frage 8.37: Lösung D

Zu (D): Verletzungen des Schultereck- oder **Akromioklavikulargelenkes** entstehen meist durch einen Sturz auf die Schulter bei abduziertem Arm. Dabei kommt es zur **Schädigung des Lig. acromioclaviculare sowie des Lig. coracoclaviculare**.

Die Einteilung dieser Schädigung erfolgt nach **Tossy** bzw. **Rockwood**:

Tossy I	Überdehnung der Ligg. acromioclaviculare und coracoclaviculare
Tossy II	Ruptur des Lig. acromioclaviculare sowie Überdehnung des Lig. coracoclaviculare
Tossy III	Ruptur der Ligg. acromioclaviculare und coracoclaviculare

Einteilung nach Rockwood:

Rockwood I–III	entspricht der Einteilung nach Tossy
Rockwood IV	wie bei Tossy III, die Clavicula ist nach dorsal disloziert
Rockwood V	wie bei Tossy III, zusätzlich Ablösung des M. deltoideus und trapezius vom lateralen Claviculaende
Rockwood VI	wie bei Typ V, die Clavicula ist unter das Coracoid disloziert

Klinisch fallen Schmerzen im Bereich des AC-Gelenks sowie eine Fehlstellung auf. Bei einer Verletzung Typ Tossy III lässt sich das sog. **Klaviertastenphänomen** nachweisen. Als weitere Diagnostik erfolgt zunächst eine Aufnahme des Schultergürtels a. p. zum Frakturausschluss und ergänzend Belastungsaufnahmen (sog. Panorama- oder Wasserträgeraufnahmen).

Therapeutisch erfolgt bei Tossy I und II eine temporäre Ruhigstellung im Gilchrist-Verband, ab Tossy III die operative Behandlung mit Bandnaht und temporärer Arthrodese bis zum Abheilen der Bänder.

H05
→ Frage 8.38: Lösung E

Zu (E): In der Frage wird die typische Anamnese einer **Subluxation des Radiusköpfchens** beschrieben. Weitere verwendete Begriffe für dieses Krankheitsbild sind M. Chassaignac, Pronatio dolorosa oder Nurse elbow. Durch Zug am Arm kommt es zu einer Subluxation des noch nicht voll ausgebildeten Radiusköpfchens in das Lig. anulare radii. Die Beweglichkeit im Ellenbogengelenk ist schmerzhaft eingeschränkt und das Kind hält den Arm in Pronation und Flexion. Die Therapie besteht in einer Supination und Extension mit gleichzeitigem Druck auf das Radiusköpfchen von radial. Hierdurch kommt es zu einer Reposition und das Kind bewegt den Arm nach einigen Minuten wieder frei. Eine Röntgendiagnostik ist bei eindeutiger Anamnese nicht notwendig, ebenso kann auf eine anschließende Ruhigstellung verzichtet werden.

Zu (A): Die **supurakondyläre Humerusfraktur** stellt die häufigste Fraktur des Kindesalters dar. Sie entsteht durch ein direktes oder indirektes Trauma. Die Therapie besteht in Abhängigkeit von der Dislokation in einer konservativen Gipsbehandlung bzw. Reposition und osteosynthetischen Stabilisierung mit Kirschnerdrähten.

Zu (B): Eine **Monteggia-Fraktur** stellt den Sonderfall einer proximalen Ulnafraktur einhergehend mit einer Luxation des Radiusköpfchens im Ellenbogengelenk dar. Die Therapie besteht in einer Reposition der Luxation und osteosynthetischen Versorgung der Ulnafraktur.

Zu (C): Die sog. **Smith-Fraktur** oder Flexionsfraktur des Radius im Bereich des Handgelenks entsteht durch einen Sturz auf die palmarflektierte Hand. Das distale Frakturfragment ist dabei nach palmar und radial disloziert. Da diese Frakturform konservativ nicht zu stabilisieren ist, muss eine operative Versorgung mittels Kirschner-Drähten, Plattenosteosynthese oder Fixateur externe erfolgen.

Zu (D): Die **Colles-Fraktur**, auch Extensionsfraktur oder Radiusfraktur loco typico genannt, entsteht durch einen Sturz auf das dorsalextendierte Handgelenk. Das distale Fragment ist dabei nach dorsal und radial disloziert. In Abhängigkeit von der Frakturform kann hier zunächst eine konservative Behandlung durch Reposition und Anlage eines Unterarmgipses versucht werden. Bei intraartikulären Frakturen oder Trümmerfrakturen ist jedoch auch hier eine operative Versorgung mit exakter Reposition der Fragmente notwendig.

H05
→ Frage 8.39: Lösung D

Auf den Röntgenaufnahmen ist zunächst einmal ein Zustand nach distaler Radiusfraktur mit einer deutlichen Verkürzung gegenüber der noch mit einem Spickdraht **versorgten Ulnafraktur** zu erkennen. Es zeigt sich eine ausgeprägte fleckige Entkalkung des gesamten Handskeletts, wobei der Bereich der ehemaligen Epi-Metaphysen besonders betroffen ist. Diese charakteristische Verteilung im Röntgenbild, einhergehend mit der stattgehabten Fraktur und operativen Versorgung, spricht für das Vorliegen einer **Sudeck-Dystrophie** (D) oder auch CRPS (komplexes regionales persistierendes Schmerzsyndrom).

Es handelt sich hierbei um eine neurovaskuläre Fehlregulation, die insbesondere nach gelenknahen Frakturen vorkommt. Ursächlich sind meist wiederholte Repositionsmanöver, einschnürende Verbände oder ein langandauernder Frakturschmerz. Es kommt aufgrund einer überschießenden vasomotorischen Reflexantwort zu einer lokalen Perfusions- und Stoffwechselstörungen und nachfolgender Entzündungsreaktion von Weichteilen und Knochen. Im Sinne eines Circulus vitiosus kommt es zu einer erneuten Reizung von Schmerzrezeptoren und Verstärkung der Reflexantwort.

Die Krankheit verläuft typischerweise in 3 Stadien:

Stadium I **Entzündungsstadium**
Ruhe- und Bewegungsschmerz, ödematöse Schwellung, bläulich livide, glänzende und überwärmte Haut, Hypertrichiosis, Hyperhidrosis, vermehrtes Nagelwachstum, im Röntgen ist bereits eine Rarefizierung der subchondralen Spongiosa sichtbar

Stadium II **Dystrophie**
beginnende Fibrosierung und Weichteilschrumpfung sowie Versteifung des Gelenkes und Kontrakturen, nachlassende Schmerzen, blasse, kühle und glänzende Haut, **röntgenologisch fleckige Entkalkung der Knochen**

Stadium III **Atrophie**
Atrophie von Haut, Bindegewebe und Muskulatur, Versteifung der Gelenke, Schmerzlosigkeit, ausgeprägte diffuse Osteoporose im Röntgenbild

Therapeutisch sollte im Stadium I eine Ruhigstellung zur Schmerzausschaltung und Durchbrechung des Circulus vitiosus erfolgen. Krankengymnastische Übungen sollten in dieser Phase nur passiv und bis zur Schmerzgrenze erfolgen. Begleitend kommen NSAR, Opioide, Kalzitonin, Sedativa und Antidepressiva zum Einsatz. Im Stadium II und III sind die Patienten zunehmend schmerzfrei. In diesen Phasen kommen jetzt auch Ergo- und Psychotherapie zum Einsatz, um den Patienten eine Rückkehr ins Berufs- und Privatleben zu erleichtern. Eine Rückbildung der Veränderungen ist nur in den ersten beiden Stadien zu erwarten.

H05
→ **Frage 8.40:** Lösung C

Zu **(C):** Auf dem Röntgenbild ist eine **Fraktur des Os naviculare** (auch Os scaphoideum oder Kahnbein) im proximalen Drittel zu erkennen. Typischer Unfallmechanismus ist ein Sturz auf die extendierte Hand. Die Patienten klagen anschließend über eine schmerzhafte Bewegungseinschränkung im Handgelenk, einen Daumenstauchungsschmerz sowie einen Druckschmerz in der Tabatière. Zur Diagnosesicherung sollte ergänzend zu den üblichen Röntgenaufnahmen in 2 Ebenen zunächst Aufnahmen in weiteren Ebenen angefertigt werden (Naviculare-Quartett), bei Unklarheiten auch eine Tomographie bzw. eine Computertomographie. Die Behandlung besteht in einer **Ruhigstellung im Unterarmgips mit Daumeneinschluss** für ca. 12 Wochen (**Böhler-Gips**). Da die Blutversorgung des Os naviculare nur von distal erfolgt, ist gerade bei proximalen Frakturen die Rate an Pseudarthrosenbildungen recht hoch. Aus diesem Grund wird zum Teil auch die primär operative Versorgung mittels einer **Herbert-Schraube** empfohlen.

H05
→ **Frage 8.41:** Lösung B

An der Beugung der Langfinger sind drei verschiedene Muskeln bzw. deren Sehnen beteiligt:
Die **tiefen Beugesehnen** (Sehnen des M. flexor digitorum profundus): Diese ziehen bis zur Endphalanx und **beugen im Grund-, Mittel- und Endgelenk**.
Die oberflächlichen Beugesehnen (Sehnen des M. flexor digitorum superficialis): Diese ziehen bis zur Mittelphalanx und **beugen im Grund- und Mittelgelenk**.
Die **Mm. lumbricales und interossei beugen im Grundgelenk** und ziehen weiter nach distal auf die Streckerseite und lagern sich der Sehne des M. extensor digitorum an, helfen also bei der Streckung in Mittel- und Endgelenk.
Bei einer **Durchtrennung der tiefen Beugesehne** kann der **Langfinger also im Endgelenk nicht mehr aktiv gebeugt werden** (B). Die Beugung im Mittel- und Grundgelenk ist durch die intakte Sehne des M. flexor digitorum superficials sowie der Mm. lumbricales und interossei jedoch noch möglich.

F02
→ **Frage 8.42:** Lösung C

Die **Klavikulafraktur** ist mit einem Anteil von 10–15% aller Frakturen beim Erwachsenen eine häufige Fraktur. Sie entsteht beim Sturz auf die Schulter oder tritt im Rahmen eines PKW-Unfalls als Gurtverletzung auf (A). Durch den Zug des M. sternocleidomastoideus disloziert das mediale Fragment typischerweise nach kranial (C). Da direkt unterhalb der Klavikula die Arteria und Vena subclavia sowie der Plexus brachialis verlaufen, sind hier Mitverletzungen möglich (B). Frakturen im medialen Drittel und gering dislozierte Frakturen im mittleren Drittel stellen eine Indikation zur konservativen Therapie mittels eines **Rucksackverbandes** dar (D). Dieser sollte für 3–6 Wochen belassen werden. Unter dieser Behandlung heilen 90% der Frakturen aus (E). Bei ausgeprägter Dislokation von Frakturen im mittleren sowie Frakturen im lateralen Drittel ist eine operative Stabilisierung mittels einer Plattenosteosynthese oder Zuggurtungsosteosynthese indiziert. Ebenso sollte bei Mitverletzungen des Gefäß-Nervenbündels sowie bei offenen Frakturen eine operative Revision erfolgen.

F04
→ **Frage 8.43:** Lösung D

Ein Hochstand des lateralen Klavikulaendes mit federndem Widerstand (**Klaviertastenphänomen**) nach Sturz auf die Schulter ist typisch für eine Ruptur der Ligg. acromio- und coracoclaviculare mit Luxation des lateralen Klavikulaendes nach kranial (**Tossy III**).
Verletzungen des **Akromioklavikulargelenkes** entstehen vor allem durch Sturz auf die Schulter.
Nach **Tossy** werden 3 Schweregrade unterschieden:
Tossy I: Überdehnung der Ligg. acromio- und coracoclaviculare.
Tossy II: Ruptur des Lig. acromioclaviculare mit Überdehnung des Lig. coracoclaviculare, Subluxation des Schultereckgelenkes.
Tossy III: Ruptur der Ligg. acromio- und coracoclaviculare, Luxation des lateralen Klavikulaendes nach kranial („Klaviertastenphänomen").
Diagnostik: Bewegungs- und Druckschmerz, Schwellung, „Klaviertastenphänomen" nur bei Tossy III.
Therapie: Konservativ bei Tossy I + II. Operativ bei Tossy III: Naht der zerrissenen Bänder mit Sicherung durch temporäre Arthrodese (z. B. Spickdraht). Bei älteren Verletzungen ggf. Bandplastik.

H02
→ **Frage 8.44:** Lösung A

Zu **(A):** Der **N. axillaris** wird typischerweise bei der **Schulterluxation** und der **subkapitalen Humerusfraktur** verletzt. Es kommt zur Sensibilitätsstörung der lateralen Schulter. Bei der **Schulterluxation** handelt es sich um ein indirektes Trauma durch hebelnde Bewegung des Oberarms. **Symptome:** Federnd fixierte Zwangshaltung des Armes, leere Gelenkpfanne. **Röntgen:** Schultergelenk in 2 Ebenen. **Begleitverletzungen:** Riss der Gelenkkapsel, Impressionen des Humeruskopfes, Absprengung des Labrum glenoidale, Schädigung des N. axillaris (Prüfung der Sensibilität!) etc. **Therapie:** Sofortige Reposition, schonendste Methode nach **Arlt**: Am sitzenden Patienten bildet die gepolsterte Stuhllehne

ein Hypomochlion in der Axilla. Durch Zug am Oberarm kann die Schulter reponiert werden.
Zu (B): Die Luxation nach **vorne** unter den Rabenschnabelfortsatz (**Luxatio subcoracoidea**) ist mit ca. 80 % die häufigste Form; **Luxatio axillaris** nach unten (15 %) und **Luxatio infraspinata** nach hinten (5 %).
Zu (C) und (D): Die **habituelle Schulterluxation** entsteht hauptsächlich nach traumatischer Schulterluxation, insbesondere nach ungenügender Ruhigstellung.
Ursächlich sind 3 Faktoren bedeutsam:
1. Pathologische Veränderung des vorderen Pfannenrandes, vor allem der Abriss des **Labrum glenoidale inferius** mit Abflachung des unteren Pfannenrandes (**Bankart-Läsion**).
2. Typische Impressionsfraktur des Humeruskopfes mit Einkeilung am vorderen Pfannenrand (**Hill-Sachs-Defekt**).
3. Gelenkkapselerweiterung.
Die habituelle Luxation wird durch bestimmte Bewegungsabläufe oder durch Bagatelltraumen ausgelöst.
Therapeutisch kommen je nach Ursache unterschiedliche Operationsverfahren in Betracht (Kapselraffungen, Muskelverlagerungen, Rotationsosteotomien etc.).
Zu (E): Nach Reposition einer **Schultergelenksluxation** wird die Schulter im **Desault-Verband** für 1–2 Wochen ruhiggestellt. Wegen Gefahr der Schultersteife sollte die Ruhigstellung nicht zu lange dauern.

F97
→ Frage 8.45: Lösung A

Zu (A): Es handelt sich um eine dislozierte, proximale **Humerusschaftfraktur** bei einem Kind. Die Behandlung ist konservativ mit Ruhigstellung im Desault-Verband und anschließender Bewegungstherapie.
Zu (B): Beim älteren Menschen kommt es typischerweise zur **subkapitalen Humerusfraktur**.
Zu (C): Bei der Humerusschaftfraktur ist die Lähmung des **N. radialis** eine typische Komplikation, da sich der Nerv in einer langen Schraubentour um den Schaft herumwindet. Die Radialisparese ohne Rückbildungstendenz stellt eine Operationsindikation dar.
Zu (D): Eine Ruhigstellung im Desault-Verband sollte für **3 Wochen** erfolgen. Eine Ruhigstellung für 3 Monate führt unweigerlich zur Schultersteife.
Zu (E): Bei einer **pathologischen Fraktur** handelt es sich um eine Fraktur ohne adäquates Trauma bei einem pathologisch veränderten Knochen (Zysten, Metastasen, Osteoporose etc.). Hierfür gibt es auf dem Röntgenbild keinen Anhalt.

H99
→ Frage 8.46: Lösung B

Zu (B): Bei der **Oberarmschaftfraktur** bestehen folgende Indikationen zur **Plattenosteosynthese**: weit offene Frakturen, Defektbrüche, Gefäßverletzungen, primäre Radialisparesen ohne Rückbildungstendenz und sekundäre Paresen, Weichteilinterposition.
Zu (A): Die Ruhigstellung im **Abduktionsgips** nach Reposition gehört zu den üblichen konservativen Behandlungsmethoden.
Zu (C): Die **Marknagelung** nach Küntscher ist aufgrund der anatomischen Verhältnisse des Oberarmschaftes nicht durchführbar.
Zu (D): Durch eine **Spickdrahtosteosynthese** lässt sich nur eine Adaptationsstabilität erreichen. Sie erfordert eine zusätzliche Fixation und kommt für die Behandlung der Humerusschaftfraktur nicht in Betracht.
Zu (E): Der **Hanging-cast-Verband** gehört ebenfalls zu den konservativen Therapiemöglichkeiten. Er beinhaltet jedoch die Gefahr der Distraktion bis hin zur Pseudarthrose.

F04
→ Frage 8.47: Lösung C

Zu (C): Die **suprakondyläre Humerusfraktur** entsteht beim Kind typischerweise durch Sturz auf die abfangende Hand bei gestrecktem Arm. Am häufigsten sind **Extensionsfrakturen**.
Zu (A): Frakturen des Radius bzw. des Unterarmschaftes entstehen vornehmlich durch direkte Gewalteinwirkung.
Zu (B): Frakturen des Radiusköpfchens entstehen häufig durch Sturz auf die Hand bei gestrecktem Ellenbogen und proniertem Unterarm. Beim Kind kommen jedoch praktisch nur **Radiushalsfrakturen** vor. Es besteht eine erheblich schmerzhaft eingeschränkte Pronation und Supination.
Zu (D): Die **subkapitale Humerusfraktur** ist eine typische Verletzung des **älteren** Menschen. Unfallmechanismus: Sturz auf die ausgestreckte Hand oder Ellenbogen.
Zu (E): Bei der **Monteggia-Fraktur** handelt es sich um die Kombination einer Ulnaschaftfraktur mit Luxation des Radiusköpfchens. Sie entsteht gewöhnlich durch Sturz auf den gebeugten Unterarm oder durch direkte Gewalteinwirkung.

F04
→ Frage 8.48: Lösung D

Durch degenerative Veränderungen kann es bei Bagatelltraumen zur Ruptur der langen Bizepssehne kommen. Der Muskelbauch verrutscht nach distal und ist als sichtbare Muskeldelle zu erkennen. Plötzlicher Schmerz und **minimaler Funktionsverlust** sind typisch. Die meisten **Bizepssehnenrupturen** be-

Schwerpunkt Chirurgie, Orthopädie

treffen die lange Bizepssehne im Sulcus intertubercularis. In der Regel reicht eine funktionelle Behandlung.
Sehr selten kommt es zu einem distalen Ausriss, der mit einer erheblichen Einschränkung von Beugung und **Supination** im Ellenbogengelenk einhergeht. Eine operative Reinsertion ist bei dieser Form grundsätzlich erforderlich.

F99
→ Frage 8.49: Lösung B

Auf dem Röntgenbild ist eine **Abrissfraktur** des **Condylus humeri radialis** zu erkennen. Diese Fraktur kommt häufig im Kindesalter vor und stellt eine absolute Operationsindikation dar.

F92
→ Frage 8.50: Lösung E

Wegen unbefriedigender Ergebnisse in der konservativen Behandlung von Unterarmschaftfrakturen bei Erwachsenen ist die Indikation zur Plattenosteosynthese gegeben.

F98
→ Frage 8.51: Lösung C

Bei einer Fraktur des **Radiusköpfchens** kann es zu einer Verletzung des **R. profundus nervi radialis** kommen. Der Nerv wird jedoch häufiger iatrogen durch intraoperativen Druck eines Hakens geschädigt.

H04
→ Frage 8.52: Lösung D

Zu (D): Unter einer **Galeazzi-Fraktur** versteht man eine distale Radiusschaftfraktur kombiniert mit einer Ulnaluxation im distalen Radioulnargelenk.
Zu (B): Eine Ulnaschaftfraktur mit Luxation des Radiusköpfchens im proximalen Radioulnargelenk wird auch als **Monteggia-Fraktur** bezeichnet.

F90
→ Frage 8.53: Lösung B

Offene Wunden sind innerhalb der **6–8-Stunden-Grenze** unter Beachtung anti- und aseptischer Maßnahmen primär zu verschließen. Zur Entfernung von Narben bzw. verschmutzter Gewebeanteile müssen die Wundränder vorher mit einem Skalpell exzidiert werden **(Wundausschneidung nach Friedrich)**.
Gesichts- und Fingerwunden werden gewöhnlich ohne Wundexzision versorgt.
Ältere Wunden (Unfall vor 6–8 Stunden) dürfen nicht primär verschlossen werden, da die Gefahr einer Wundinfektion durch fortgeschrittene Keimbesiedlung zu groß ist. Es erfolgt eine **offene Wundbehandlung** bis ein sauberes Granulationsgewebe den sekundären Verschluss nach einigen Tagen ermöglicht.

H04
→ Frage 8.54: Lösung A

Auf dem Röntgenbild ist eine **Fraktur des Os naviculare** (auch Os scaphoideum oder Kahnbein) im mittleren Drittel zu erkennen. Typischer Unfallmechanismus ist ein Sturz auf die extendierte Hand. Die Patienten klagen anschließend über eine schmerzhafte Bewegungseinschränkung im Handgelenk, einen Daumenstauchungsschmerz sowie einen Druckschmerz in der Tabatière. Zur Diagnosesicherung sollten ergänzend zu den üblichen Röntgenaufnahmen in 2 Ebenen zunächst Aufnahmen in weiteren Ebenen angefertigt werden (Naviculare-Quartett), bei Unklarheiten auch eine Tomographie bzw. eine Computertomographie. Die Behandlung besteht in einer **Ruhigstellung im Unterarmgips mit Daumeneinschluss für ca. 12 Wochen (Böhler-Gips)**. Da die Blutversorgung des Os naviculare nur von distal erfolgt, ist gerade bei proximalen Frakturen die Rate an Pseudarthrosenbildungen recht hoch. Aus diesem Grund wird zum Teil auch die primär operative Versorgung mittels einer **Herbert-Schraube** empfohlen.

F04
→ Frage 8.55: Lösung D

Der „**Skidaumen**" (Stener-Läsion) ist unter den Zerreißungen der Seitenbänder am häufigsten. Es handelt sich um die ulnare Bandruptur am Daumengrundgelenk.

H04
→ Frage 8.56: Lösung A

Zu (A): Die **subkutane Ruptur der Strecksehne im Bereich des Fingerendgliedes** wird durch eine **Stack-Schiene** ruhiggestellt. Durch die Schiene kommt es zu einer leichten Überstreckung im Endgelenk und die Sehnenstümpfe werden einander angenähert. Dies ist möglich, da sich die Strecksehnen im Gegensatz zu den Beugesehnen nicht zurückziehen. Die Schiene sollte für ca. 5–6 Wochen belassen werden.

H04
→ Frage 8.57: Lösung E

Zu (E): Bei **Ausriss der Strecksehne mit einem größeren Knochenfragment** wird eine **transossäre Ausziehnaht** mit einem Draht durchgeführt. Ebenso kommt diese Technik zum Einsatz, wenn der distale Sehnenstumpf für eine Sehnennaht zu kurz ist.
Zu (B): Eine **sekundäre Sehnennaht** erfolgt bei starken Verschmutzungen der Wunde oder wenn ein Zeitraum von 6–8 Stunden nach der Verletzung verstrichen ist. In diesem Fall sollte zunächst die Wunde verheilen und anschließend in einigem zeitlichen Abstand die Rekonstruktion der Sehne erfolgen. Wann immer möglich, sollte jedoch eine primäre Sehnennaht durchgeführt werden.

Zu (C): Die **Rückstichnaht nach Donati** ist eine Einzelknopfnahttechnik zur **Adaptation von Hautwunden**. Es wird hierbei nach Ausstechen am gegenüberliegenden Wundrand nochmals zurückgestochen. Die beiden Fadenenden liegen nun auf einer Seite der Wunde und werden auch neben der Wunde geknotet. Hierdurch wird eine bessere Adaptation der Wunde erreicht.

Zu (D): Durch eine **Z-Plastik** kann Länge, z. B. bei einem Sehnen- oder auch Hautdefekt, gewonnen werden. Nach Z-förmiger Inzision werden die Enden in der Länge gegeneinander verschoben und erneut miteinander vernäht.

F02
→ Frage 8.58: Lösung C

Der Verlust eines Zeigefingers kann ausreichend durch die noch vorhandenen Langfinger der Hand ausgeglichen werden. Es handelt sich um eine **relative Indikation** zur Replantation. Eine Ausnahme stellen Amputationen bei Kindern dar, hier sollte auch bei Verlust eines einzelnen Langfingers eine Replantation angestrebt werden. Die anderen aufgeführten Amputationsformen stellen absolute Indikationen dar. Kontraindikationen einer Replantation sind ausgedehnte Zerstörung oder unsachgemäße Lagerung des Amputats.

H03
→ Frage 8.59: Lösung C

Zu (C): Beschrieben wird das Phänomen des „schmerzhaften Bogens", wie es typischerweise bei der **Rotatorenmanschettenruptur** vorkommt. Die aus M. supraspinatus, M. infraspinatus, Mm. teres minor und major und M. subscapularis bestehende Rotatorenmanschette sorgt dafür, dass der Humeruskopf bei Abduktion und Elevation in die Fossa glenoidalis gepresst wird und ein Anstossen des Humeruskopfes an das Akromion verhindert wird.

Zu (A) und (B): Zur Verlagerung des Bizepsmuskelbauchs kommt es bei einer Ruptur der Bizepssehne. Bei Flexion im Ellenbogengelenk gegen Widerstand ist die grobe Kraft vermindert. Durch den M. brachialis ist eine Beugung jedoch nach wie vor möglich.

Zu (D): Das Klaviertastenphänomen tritt charakteristischerweise bei Akromioklavikularluxation mit Bandrupturen auf (Einteilung nach Tossy).

Zu (E): Die abstehende Skapula (Scapula alata) ist bei einer Läsion des N. thoracicus longus zu beobachten.

H05
→ Frage 8.60: Lösung A

Die Schulterluxation ist die **häufigste Luxation des Menschen** überhaupt (50 % aller Luxationen). Zu erklären ist dies durch die kleine Pfanne und den großen Humeruskopf (Größenverhältnis 3:1). Verschiedene Ursachen kommen in Frage: traumatisch, habituell aufgrund angeborener Dysplasie und rezidivierend posttraumatisch.

Anhand der Fehlstellung des luxierten Humeruskopfes werden verschiedene Formen unterschieden:
- Luxatio anterior/subcoracoidea: der Kopf steht ventral der Pfanne unterhalb des Proc. coracoideus (ca. 80 %)
- Luxatio inferior/axillaris: der Kopf steht unterhalb der Pfanne (ca. 15 %)
- Luxatio posterior/infraspinata: der Kopf steht hinter der Pfanne (ca. 5 %)
- Luxatio superior: der Kopf steht über der Pfanne, bei Abbruch des Akromion

Klinisch findet sich eine Fehlstellung des Armes, die Beweglichkeit ist schmerzhaft eingeschränkt. Radiologisch wird die Diagnose durch eine Röntgen-Aufnahme der Schulter a. p. sowie transskapulär gesichert.

Nach der Häufigkeit können verschiedene Begleitverletzungen und Komplikationen auftreten:
- Kapselüberdehnungen und Zerreißungen
- Pfannenrandverletzungen mit Abriss des Labrum glenoidale (Bankart-Läsion)
- Humeruskopfimpressionsfrakturen
- **Abrissfrakturen des Tuberculum majus** (B)
- Läsionen des N. axillaris mit nachfolgendem Ausfall des M. deltoideus (C)

Die Reposition erfolgt nach der Methode nach Arlt oder Hippokrates, die Reposition nach Kocher wird aufgrund der Gefahr der weiteren Schädigung heutzutage nicht mehr durchgeführt. Nach Reposition erfolgt eine erneute Röntgenkontrolle. Sowohl vor als auch nach Reposition werden die periphere Durchblutung, Motorik und Sensibilität überprüft (DMS). Anschließend erfolgt eine Ruhigstellung im Gilchrist-Verband in Abhängigkeit vom Alter des Patienten für ca. 2 Wochen. Bei längerer Ruhigstellung besteht die **Gefahr der Schultereinsteifung mit Adduktionskontraktur** (D).

Handelt es sich um eine rezidivierende Luxation, sollte eine weitere Diagnostik mittels Arthro-MRT erfolgen, um prädisponierende Faktoren, z. B. einen Abriss des Labrum glenoidale, zu erkennen. In Abhängigkeit vom Befund ist eine operative Therapie indiziert, um eine vorzeitige **Omarthrose** (E) zu verhindern.

Zu (A): Ein **Humerus varus** kann durch eine in Fehlstellung verheilte **subkapitale Humerusfraktur** entstehen. Weiterhin wird ein kongenitaler Humerus varus beschrieben.
Im Rahmen einer Schulterluxation kann es auch zu einer Luxationsfraktur mit Ausheilung in Fehlstellung kommen. Dies ist im Gegensatz zu den anderen genannten Komplikationen jedoch weitaus weniger wahrscheinlich.

H05
→ Frage 8.61: Lösung A

Zu (A): Das Hauptproblem bei der **kindlichen Radiusköpfchenfraktur** stellt die Blutversorgung dar. Diese erfolgt über periostale Gefäße und jedes Trauma führt zu einer Alterierung der Durchblutung von Radiusköpfchen und -hals. Die Folge ist dann eine mehr oder weniger ausgeprägte Kopfnekrose. Hierdurch kommt es zu einer Verkürzung des proximalen Radiusendes und relativ zu einer längeren Ulna mit Ausbildung eines **Cubitus valgus**. Die Verplumpung des Radiusköpfchens scheint dabei nur geringen Einfluss auf die Pro- und Supination zu haben.

H05
→ Frage 8.62: Lösung C

Zu (C): Auf der Abbildung ist zu erkennen, dass sich der **Gelenkspalt zwischen Os scaphoideum und Os lunatum verbreitert** darstellt. Normalerweise sollte der Abstand zwischen diesen Knochen nicht mehr als 2 mm betragen.
Die Anamnese der Patientin mit Sturz auf die überstreckte Hand und persistierenden belastungsabhängigen Schmerzen im Handgelenk spricht zusammen mit dem dargestellten Röntgenbild für eine **skapholunäre Dissoziation (SLD)**. Hierbei kommt es zu einer Zerreißung des Bandapparates zwischen Kahn- und Mondbein.
Ätiologisch kommen, wie in der Aufgabe geschildert, ein Sturz auf die gestreckte Hand oder ein Anpralltrauma beim Ballsport in Frage.
Klinisch zeigt sich ein starker Druck- und Bewegungsschmerz in der radio-proximalen Handfläche. Radiologisch fällt die oben genannte Verbreiterung des Gelenkspaltes zwischen Os scaphoideum und Os lunatum auf. Bei Aufnahmen in Ulnarabduktion wird die Spaltbildung noch deutlicher sichtbar. Zur weiteren Diagnosesicherung kann ein MRT oder eine Arthroskopie durchgeführt werden. Therapeutisch erfolgt bei **akuter SLD** die **Kirschnerdrahtfixation** des Kahnbeines in korrekter Stellung mit anschließender **Gipsruhigstellung** für 4 Wochen.
Bei **chronischer SLD** wird eine Kapsulodese oder ein Arthrodese zwischen Scaphoid, Trapezium und Trapezoideum durchgeführt.
Insgesamt eine schwere Frage, die wahrscheinlich nur durch einen traumatologisch Interessierten zu lösen war!

Zu (A): Eine **Kahnbeinfraktur** wäre bei dem Unfallmechanismus und den beschriebenen Beschwerden der Patientin sicher auch denkbar – die SLD und die Kahnbeinfraktur können auch zusammen auftreten. Die genannte **Kahnbeinpseudarthrose** entsteht bei fehlender Ausheilung einer Fraktur und wäre im Röntgenbild durch einen breiten Frakturspalt nachzuweisen. Dies ist auf den gezeigten Aufnahmen nicht der Fall.
Zu (D): Eine **Lunatummalazie (M. Kienböck)** ist eine spontane Osteonekrose, welche überwiegend Männer betrifft. Ursächlich wird eine arterielle Durchblutungsstörung angenommen, die durch ein Trauma oder rezidivierende Mikrotraumen ausgelöst wird. Letztlich ist die Ätiologie aber nicht geklärt.
Klinisch zeigen sich uncharakteristische Beschwerden, wie z.B. Druck- und Bewegungsschmerz im Bereich des Handgelenkes. Radiologisch sieht man zu Beginn der Erkrankung keine Auffälligkeiten, später kommt es zu einer zunehmenden Deformierung des Mondbeins. Das ideale Verfahren zur Früherkennung der Erkrankung stellt die MRT dar.
Zu (E): Bei einer **perilunären Luxation** kommt es zu einer Zerreißung der Bandstrukturen des Mondbeines zu den umgebenden Knochen der Handwurzel. Das Mondbein luxiert hierbei häufiger nach palmar als nach dorsal. Klinisch klagen die Patienten über Druck- und Bewegungsschmerz am Mondbein. Radiologisch zeigt sich das Mondbein in der seitlichen Aufnahme um ca. 90° nach palmar gedreht und steht nun hochkant. (Das Mondbein sieht im seitlichen Bild auch wie eine Tasse aus, in der das Os capitatum sitzt. Diese „Tasse" ist nun umgekippt.) Im dorsal-palmaren Strahlengang hat das Mondbein hierdurch eine dreieckige Form. Dies ist auf den Abbildungen nicht zu erkennen.
Therapeutisch erfolgt die geschlossene Reposition unter Längszug, die zumeist gelingt. Anschließend sollte eine Bandnaht und temporäre Arthrodese mittels Kirschnerdrähten bis zur Ausheilung der Bandnähte erfolgen.

8.3 Untere Extremität

H07
→ Frage 8.63: Lösung B

Zu (B): Aufgrund der Anamnese, des klinischen Befundes und der Röntgenaufnahmen des Kniegelenks (im seitlichen Bild ist eine Fraktur am unteren Pol der Patella zu erkennen) wird bei dem Patienten der Verdacht auf eine **Patella-Erstluxation mit Spontanreposition** gestellt. Um das **Ausmaß der Schädigung** von Knorpel und Knochen **beurteilen** zu können, ist eine **Arthroskopie indiziert**.
Zu (A): Traumatische Patellaluxationen (durch grobe Gewalt) gehen meist mit Knorpel-Knochen-

schäden oder Verletzungen des Muskelbandapparates einher. Die **osteochondralen Schäden** betreffen hierbei den **lateralen** und nicht den medialen **Femurkondylus** bzw. die Patella.
Zu (C): Die **Therapie** einer **Patellaluxation** besteht, soweit nicht bereits spontan geschehen, in der Reposition bei Überstreckung des Kniegelenkes und folgender Ruhigstellung im Gipstutor für 2–4 Wochen. Ergänzend sollte in der Folge eine Kräftigung der Quadrizeps-Muskulatur und besonders des M. vastus medialis erfolgen. Ein **Krafttraining der ischiokruralen Muskulatur** ist nicht angezeigt.
Zu (D) und (E): Eine **Patellaluxation** erfolgt **typischerweise nach lateral unter Zerreißung des medialen**, nicht des lateralen **Retinakulums** (E). Es liegt hier meist eine habituelle Luxation aufgrund von **prädisponierenden Faktoren**, wie z.B. Bindegewebsschwäche, Patelladysplasie, **Genu valgum** (nicht Genu varum (D)) oder Abflachung der lateralen Femurkondyle vor. Ursache ist in diesen Fällen häufig ein Bagatelltrauma.

H07
→ Frage 8.64: Lösung B

Zu (B): Bei der Verletzung, die sich der Badmintonspieler zugezogen hat, dürfte es sich am ehesten um eine **Achillessehnenruptur** handeln. Sie betrifft typischerweise Personen ab dem 40. Lebensjahr mit bereits degenerativ vorgeschädigter Sehne und tritt als Folge einer schnellkräftigen Bewegung, z.B. beim Badminton- oder Squashspiel, auf. Die Patienten berichten über einen **hörbaren Knall** und einen **peitschenhiebartigen Schmerz** im Bereich der Achillessehne. Bei der klinischen Untersuchung findet sich eine **tastbare Delle** im Verlauf der Achillessehne **oberhalb des Fersenbeins**. Die Patienten können den Fuß noch senken (jedoch nicht gegen Widerstand!), da die Sehne des M. plantaris (die üblicherweise nicht mit zerrissen ist) noch eine Fußsenkung bewirkt. Ein Zehenspitzenstand ist jedoch nicht mehr möglich, weil der Muskel hierfür zu schwach ist.
Zu (A) und (C): Eine **starke Schwellung im Außenknöchelbereich** (A) und eine **Instabilität im oberen Sprunggelenk** (C) würden für eine Bandruptur im oberen Sprunggelenk oder eine Fraktur sprechen.
Zu (D): Patienten mit einer Achillessehnenruptur haben keine **Fußheberschwäche**, sondern eine Fußsenkerschwäche, d.h. der Zehenstand ist nicht mehr möglich.
Zu (E): Beim sog. **Thompson-Test** führt (bei intakter Achillessehne) eine Kompression der Wade zu einer Plantarflexion des Fußes. Man spricht dann von einem positiven Thompson-Test. **Bei einer Achillessehnenruptur** erfolgt **keine Plantarflexion**. Der Thompson-Test ist **negativ**.

H07
→ Frage 8.65: Lösung D

Zu (D): Zur weiteren Abklärung einer möglichen Implantatlockerung bei dem 72-jährigen Mann sollte am ehesten eine **Skelettszintigraphie** erfolgen. Bei einer **Implantatlockerung** zeigt sich hierbei eine **vermehrte Anreicherung durch Umbauvorgänge**.
Zu (A): **Gehaltene Aufnahmen** werden zur Abklärung einer Bandinstabilität (z.B. am Sprunggelenk) durchgeführt. Da bei diesem Patienten in den angefertigten Röntgenaufnahmen kein pathologischer Befund erhoben werden konnte, werden auch gehaltene Aufnahmen unter Varus- und Valgusstress keine weiteren Informationen liefern.
Zu (B): Die **Sonographie** wird zur Beurteilung von Weichteilprozessen eingesetzt. Zur Klärung der Frage einer möglichen Prothesenlockerung gibt die Sonographie keine wertvollen Hinweise.
Zu (C): Auch bei einer **Computertomographie** ist eine Beurteilung der unmittelbaren Umgebung der Prothese aufgrund von Artefakten nicht möglich.
Zu (E): Zunächst wäre zu prüfen, aus welchem Material die Hüftgelenksendoprothese gefertigt ist, da Patienten mit bestimmten Metallimplantaten nicht mittels **NMR (nuclear magnetic resonance)** untersucht werden dürfen. Außerdem lässt sich die unmittelbare Umgebung der Prothese nicht beurteilen, da es hier auch aufgrund von Metallabrieb zu Inhomogenitäten des Magnetfeldes kommt.

H06
→ Frage 8.66: Lösung E

Zu (E): Ein 25-jähriger Patient wird wegen multipler Verletzungen intubiert und beatmet in die Notaufnahme eingeliefert. Neben einer Quetschverletzung der rechten Hand mit zweitgradig offener Mittelhandfraktur, einer erstgradig offenen Unterschenkelfraktur sowie einer Amputation des linken Daumens steht eine **instabile Beckenringverletzung** im Vordergrund. Die Sonographie zeigt keine freie intraabdominelle Flüssigkeit, die Beckenübersichtsaufnahme eine Symphysensprengung und eine hochstehende rechte Beckenhälfte. Aktuell bietet der Patient Zeichen eines hämorrhagischen Schocks mit Hypotonie und Tachykardie als Hinweis auf einen Blutverlust. Dieser ist am ehesten Folge der Beckenringverletzung, da Beckenfrakturen zu großen Blutverlusten führen können. Deshalb sollte als Erstmaßnahme ein **sofortiges Schließen des Beckenringes und eine Stabilisierung mittels Fixateur externe oder Beckenzwinge** erfolgen.
Zu (A): In Anbetracht des Alters des Patienten und der unauffälligen Abdomensonographie ist ein **rupturiertes Aortenaneurysma** eher unwahrscheinlich.
Zu (B): Ohne sofortiges Schließen des Beckenringes ist der Patient aufgrund des Blutverlustes wahrscheinlich nicht zu stabilisieren. Man kann demnach **nicht zuwarten bis der Patient operabel ist**.

Zu (C): An erster Stelle steht die Stabilisierung des Patienten, die **Versorgung der Handverletzung ist zweitrangig**.

Zu (D): Da in der Abdomensonographie keine freie intraabdominelle Flüssigkeit nachgewiesen wurde, ist eine **Laparotomie zunächst nicht indiziert**. Die Blutung könnte sogar noch durch die Eröffnung des Abdomens verstärkt werden. Eine Laparotomie ist jedoch bei bleibender Kreislaufinstabilität oder Nachweis relevanter Mengen freier intraabdomineller Flüssigkeit indiziert.

H06
→ **Frage 8.67:** Lösung A

Zu (A): Eine 22-jährige Patientin klagt vier Jahre nach einer offenen Unterschenkelfraktur, die durch einen Fixateur externe versorgt wurde, über belastungsabhängige Schmerzen und eine druckschmerzhafte Verdickung auf der Unterschenkelaußenseite. Auf dem Röntgenbild ist der rechte distale Unterschenkel mit dem oberen Sprunggelenk abgebildet. Im Bereich der Fibula ist noch der Frakturspalt sichtbar. Die Knochenenden sind kolbig aufgetrieben im Sinne einer stattgefundenen Knochenneubildung. Dieser Befund ist typisch für eine **hypertrophe Pseudarthrose**, auch Elefantenfuss-Pseudarthrose genannt. Ursache einer hypertrophen Pseudarthrose ist eine ungenügende Ruhigstellung. Therapeutisch sollte eine stabile osteosynthetische Versorgung, z.B. mittels Plattenosteosynthese erfolgen.

Zu (B): Bei einer **atrophen Pseudarthrose** liegt neben einer mangelnden Ruhigstellung auch eine Nekrose der Fragmente vor. Hierdurch kommt es zu einem regressiven Abbau der Fragmentenden. Die Therapie erfolgt mittels Debridement, Knochentransplantation und osteosynthetischer Stabilisierung.

Zu (C): Das **nicht ossifizierende Knochenfibrom** ist eine häufige gutartige tumorähnliche Läsion. Es findet sich in 90% der Fälle in den kniegelenksnahen Metaphysen. Betroffen sind überwiegend Jungen im 1. und 2. Lebensjahrzehnt. Nativradiologisch zeigt sich eine scharf begrenzte, zystische Aufhellung. Die Läsion ist schmerzlos und wird meist zufällig diagnostiziert. Da sie sich in der Regel spontan zurückbildet, ist keine Therapie notwendig. Nur bei großen frakturgefährdeten Fibromen wird eine Ausräumung und Spongiosaanlagerung durchgeführt.

Zu (D): Das **Ewing-Sarkom** ist nach dem Osteo- und Chondrosarkom der dritthäufigste maligne Knochentumor. Er geht von den Mesenchymzellen des Knochenmarks aus und tritt überwiegend bei Kindern und Jugendlichen zwischen dem 5. und 15. Lebensjahr auf. Das Ewing-Sarkom kommt bevorzugt in den Diaphysen der langen Röhrenknochen vor und metastasiert in die Lunge, die Leber und weitere Skelettabschnitte. Klinisch sind die Kinder schwer krank mit Fieber, Leukozytose, Schmerzen, lokaler Überwärmung und Schwellung. Da dieses Bild einer Osteomyelitis gleicht, ist dies die häufigste Fehldiagnose. Radiologisch finden sich Zeichen eines malignen Knochentumors (u.a. mottenfraßartige Ausfransungen). Bei Verdacht auf ein Ewing-Sarkom sollte eine Probeexzision erfolgen. Therapeutisch werden neben der Resektion eine Chemotherapie und ergänzend z.T. auch eine Strahlentherapie empfohlen. Die 5-Jahresüberlebensrate beträgt bei fehlenden Metastasen ca. 60%.

Zu (E): Bei einem **Spätinfekt** müssten sich klinisch lokale Entzündungszeichen finden, wie z.B. eine Überwärmung. Radiologisch stellen sich keine Osteolysen dar. Insgesamt ist ein Spätinfekt im vorliegenden Fall eher unwahrscheinlich.

H06
→ **Frage 8.68:** Lösung D

Zu (D): Während eines Tennisspiels treten bei zwei Spielern Schmerzen in der Wade auf. Der erste Spieler verspürt einen stechenden Schmerz (messerstichartig), der zweite einen dumpfen Schmerz, bei dessen Auslösung er einen „Peitschenknall" vernommen hat. Bei beiden Patienten muss an eine Achillessehnenruptur oder einen Muskelfaserriss gedacht werden. Zur Klärung wird der **Thompson-Test** durchgeführt. Hierbei wird Kompression auf die Wade des Patienten ausgeübt. Eine fehlende Plantarflexion des Fußes spricht für eine **Achillessehnenruptur**. Die Diagnose wird mittels Sonographie bestätigt. Die Therapie kann bei sonographischer Adaptation der Sehnenstümpfe in Spitzfußstellung konservativ, sonst operativ erfolgen. Die Achillessehnenruptur ist **in der Regel nicht Folge eines direkten Traumas**. Degenerative Veränderungen (beide Spieler sind 45 Jahre) sind Voraussetzung dafür, dass es durch forcierte Kontraktion der Wadenmuskulatur (z.B. Sport) zu einer Ruptur kommt, die von den Patienten typischerweise als **peitschenhiebartiger Schmerz** empfunden wird.

Zu (A): Als **Tennisferse** wird am ehesten eine sog. Haglund-Exostose bezeichnet, bei der es zu einer knöchernen Ausziehung am kranialen hinteren Rand des Tuber calcanei kommt. Durch Scheuern der Fersenkappe an diesem Knochensporn können Fersenschmerzen beim Gehen auftreten. Therapeutisch wird neben der Entlastung des betroffenen Bereiches durch Veränderung der Fersenkappe antiphlogistisch behandelt. Die operative Therapie mit Entfernung des Knochenspornes erfolgt nur bei Therapieresistenz oder starken Schmerzen.

Zu (B): Die Differenzierung zwischen Achillessehnenruptur oder Muskelfaserriss ist ebenfalls durch eine **Sonographie** möglich.

Zu (C): Einer **Ermüdungsfraktur** gehen üblicherweise zunehmende Belastungsschmerzen voraus, die in Ruhe rückläufig sind. Später treten Ruheschmerzen auf. Klinisch findet sich ein lokal begrenzter Druck- und Belastungsschmerz. Da sich eine Ermüdungsfraktur eher schleichend entwickelt, macht der beschriebene, plötzlich einsetzende peitschenhiebartige Schmerz des zweiten Spielers eine Achillessehnenruptur wahrscheinlicher.

Zu (E): Eine **arterielle Embolie** äußert sich durch einen Schmerz distal des embolischen Verschlusses. Die betroffene Extremität ist kalt und blass. Die Pulse sind distal nicht tastbar. Diese Symptome werden im vorliegenden Fall nicht beschrieben.

H06
→ **Frage 8.69:** Lösung C

Zu (C): Bei einem 34-jährigen Patient, der sich beim Snowboarden das rechte Kniegelenk verdreht hat, treten Schmerzen und eine zunehmende Schwellung im Kniegelenk auf. Bei der klinischen Untersuchung ist ein deutlicher Erguss sowie ein Druckschmerz am medialen Gelenkspalt nachweisbar. Die Beweglichkeit ist deutlich eingeschränkt sowohl in Streckung als auch Beugung. Der **Lachmann-Test ist positiv**, medial besteht eine seitengleiche Aufklappbarkeit. Der positive Lachmann-Test, einhergehend mit wahrscheinlich vorliegendem Hämarthros, spricht für eine **Ruptur des vorderen Kreuzbandes**.

Zu (A): Da eine seitengleiche mediale Aufklappbarkeit vorliegt, spricht die klinische Untersuchung zunächst nicht für eine **mediale Seitenbandruptur**. Eine **Meniskusläsion** ist jedoch nicht auszuschließen.

Zu (B): Eine **Streckhemmung** kann nach einem Kniegelenkstrauma verschiedene Ursachen haben. An erster Stelle steht die Meniskusverletzung, danach folgen Rupturen des Lig. patellae sowie der Quadrizepssehne, Rupturen des vorderen Kreuzbandes und schnell auftretende intraartikuläre Ergüsse. Eine Streckhemmung von 10° ist demnach **nicht beweisend für eine Korbhenkelruptur des Innenmeniskus**.

Zu (D): Bei dem beschriebenen Erguss handelt es sich wahrscheinlich um einen **Hämarthros**, da er bereits kurze Zeit nach dem Trauma aufgetreten ist. Ein Hämarthros entsteht bei einer **Kreuzbandruptur** sowie einem basisnahen Riss der Menisken. Bei einer reinen nicht basisnahen Meniskusverletzung kommt es zu einem serösen Reizerguss, weil der Meniskus selbst nicht durchblutet ist. Der Reizerguss tritt typischerweise erst nach mehreren Stunden auf. Bei einer knöchernen Verletzung würde sich durch die Eröffnung des Knochenmarks ein Hämarthros mit Fettaugen bilden.

Zu (E): Eine **starke Einschränkung der Beugefähigkeit** weist nicht zwangsläufig auf die Einklemmung eines freien Gelenkkörpers hin. Neben einem eingeschlagenen Meniskus kann auch ein intraartikulärer Erguss zu einer Einschränkung der Beugung führen.

F06
→ **Frage 8.70:** Lösung B

Zu (B): Bei einer 80-jährigen Patienten mit adduzierter, d.h. dislozierter Schenkelhalsfraktur ist die **Indikation zur Implantation einer Endoprothese** gegeben.

Zu (A): Eine **Verschraubung** ist vor allem bei jüngeren Patienten mit guter Knochensubstanz und fehlender Arthrose als kopfhaltende Operation indiziert. Bei älteren Patienten ist sie bei eingestauchten Schenkelhalsfrakturen vom Abduktionstyp und ohne arthrotische Veränderungen zur Vermeidung einer Sekundärdislokation indiziert.

Zu (C): **Winkelplatten** kommen bei Frakturen im Bereich der Trochantären mit intakter medialer Abstützung zum Einsatz. Die Methode wird heute kaum noch eingesetzt.

Zu (D): Eine **Extension** wird zur Überbrückung bis zur operativen Therapie oder beim Transport eingesetzt. Bei einer alten Dame ist das Risiko einer langen Bettlägerig einschließlicher Komplikationen (z.B. Thrombose, Pneumonie) bei einer ausschließlichen Therapie durch eine Extension zu groß.

Zu (E): Die **Ender-Nagelung** wurde früher zur Stabilisierung von per- und subtrochantären Frakturen insbesondere bei sehr alten Patienten eingesetzt. Hierbei wurden über einen Fraktur-distalen Zugang oberhalb des medialen Femurkondylus lange Rundnägel eingeschlagen.

F06
→ **Frage 8.71:** Lösung A

Zu (A): Die Frakturen aller Knochen des Menschen können nach der AO (Arbeitsgemeinschaft für Osteosynthese) eingeteilt werden:
- A: einfache Bruchform mit 2 Fragmenten
- B: 2 Hauptfragmente (mit Kontakt zueinander) und ein zusätzliches Keilfragment
- C: Komplexe Fraktur mit zusätzlichen Fragmenten, die Hauptfragmente haben keinen Kontakt zueinander

Die Methode der Wahl zur Behandlung einer geschlossenen Femurschaftfraktur ist die Anlage eines **Verriegelungsmarknagels**.

Zu (B): Durch eine **Kompressionsschraubenosteosynthese** werden zwei Knochenfragmente aufeinander zugezogen. Hierbei greift die Schraube nur im distalen Fragment. Dieses Verfahren kommt z.B. bei Sprunggelenksfraktur vom Typ Weber ergänzend zur Plattenosteosynthese zum Einsatz. Bei der in dieser Aufgabe erwähnten komplexen Fraktur mit mehreren Fragmenten des Femur, ist diese Form der Osteosynthese als alleinige Therapie nicht ausreichend.

Zu (C): Die Anlage einer **Plattenosteosynthese** ist bei Femurfrakturen auch möglich, aber bei dieser komplexen Fraktur in Schaftmitte nicht Methode der Wahl. Die Plattenosteosynthese hat einige Nachteile, wie z.B. ausgedehnte Weichteilschädigung durch den Zugang, Freilegung der Fraktur, mögliche Infektion und fehlende Belastungsstabilität.

Zu (D): Bei einer **Spongiosaschraubenosteosynthese** werden Schrauben mit einem großen Gewinde verwendet, die in der Spongiosa greifen. Sie werden z.B. bei der Schenkelhalsfraktur als Zugschrauben zur kopferhaltenden Versorgung eingesetzt.

Zu (E): Der **Fixateur externe** kommt z.B. als Erstbehandlung bei polytraumatisierten Patienten im Schock, bei offenen Frakturen oder bei Infektionen zum Einsatz. Sie ist hier sicherlich auch nicht Methode der Wahl.

F06
→ Frage 8.72: Lösung C

Zu (C): Auf der seitlichen Röntgenaufnahme des rechten Kniegelenkes ist ein deutlicher **Patellahochstand** zu erkennen, **eine Fraktur findet sich nicht** ((D) ist falsch). Bei der klinischen Untersuchung kann der Patient das Kniegelenk nicht mehr aktiv strecken. Zusammen ergibt dies die Diagnose einer **Patellarsehnenruptur**; die Patella wird durch den Zug der Quadrizepssehne nach oben gezogen. Die Therapie besteht in einer transossären Sehnennaht durch Bohrlöcher in der Patella sowie der Tuberositas tibiae, wobei langzeitresorbierbares Nahtmaterial, z.B. PDS, verwendet wird. Ergänzend wird zur Verminderung der Zugbelastung eine sog. McLaughlin-Drahtschlinge durch die Bohrlöcher angelegt.

Postoperativ wird mit geführten Beuge- und Streckübungen des Kniegelenkes begonnen. Anschließend erfolgt für 4–6 Wochen eine Teilbelastung mit ca. 15 kg, danach zunehmender Belastungsaufbau bis zur Vollbelastung ab ca. der 12. Woche.

F06 F03
→ Frage 8.73: Lösung E

Der Begriff **Pilon-tibial-Fraktur** beschreibt eine **Fraktur der distalen Tibiagelenkfläche** ((A) ist falsch). Sie entsteht durch eine **axiale Gewalteinwirkung auf das distale Tibiaplateau** ((B) ist falsch) und ist meist durch eine mehr oder weniger ausgedehnte Zertrümmerung der Gelenkfläche gekennzeichnet. Hierbei können auch **ausgedehnte Weichteilschäden** ((C) ist falsch) auftreten. Klinisch zeigen sich meist eine ausgedehnte Schwellung und ein Hämatom einhergehend mit einer schmerzhaften Bewegungseinschränkung. Die Diagnose wird durch eine Röntgenaufnahme des Sprunggelenkes mit Unterschenkel in 2 Ebenen gestellt, ergänzt durch eine CT des Sprunggelenkes.

Therapeutisch kann bei geschlossenen, stabilen Frakturen ohne Gelenkflächenbeteiligung eine geschlossene Reposition mit anschließender Gipsruhigstellung erfolgen. Ab der 6. Woche ist eine zunehmende Belastung möglich, nach 8 Wochen wird der Gips abgenommen und es ist die Vollbelastung möglich.

Alternativ besteht die operative Therapie in einer offenen Reposition und anatomischen Wiederherstellung der Gelenkfläche, evtl. knöcherne Defekte werden mit Spongiosa aufgefüllt. Anschließend erfolgt eine **osteosynthetische Stabilisierung mit Zugschrauben und speziellen Platten** ((D) ist falsch). Bei ausgedehnten Weichteilschäden ist z.T. auch eine initiale Reposition und Ruhigstellung mittels Fixateur externe notwendig. Die definitive Versorgung erfolgt dann in einer zweiten Operation nach dem Abschwellen. Postoperativ erfolgt zunächst eine frühfunktionelle Behandlung ohne Belastung. Nach ca. 8 Wochen wird bei komplikationslosem Verlauf mit Teilbelastung begonnen, eine Vollbelastung ist nach 10–14 Wochen möglich.

Zu (E): Aufgrund der zumeist vorliegenden Gelenkflächenbeteiligung ist in der Folge **häufig** eine **posttraumatische Arthrose** zu beobachten.

F06
→ Frage 8.74: Lösung E

Die Frakturen der distalen Fibula werden nach Weber in Bezug auf die untere Syndesmose zwischen Fibula und Tibia eingeteilt.

Frakturen unterhalb der Syndesmose werden als **Typ Weber A**, auf Höhe der Syndesmose als Weber B und oberhalb der Syndesmose als Weber C klassifiziert.

Bei Frakturen Typ Weber B kann die Syndesmose rupturiert sein, bei Weber C ist sie regelhaft verletzt sowie die Membrana interossea bis zur Fraktur zerrissen.

Bei einer Fraktur Typ Weber A ist weder die Syndesmose noch die Membrana interossea verletzt.

Ergänzend kann es bei Traumen im Bereich des oberen Sprunggelenkes auch zu Frakturen im Bereich des Innenknöchels (E) kommen.

Insgesamt ist die Frage meiner Meinung nach eher unglücklich formuliert, da sich die Einteilung nach Weber nur nach der Lokalisation der Fraktur an der Fibula richtet. Begleitende Frakturen am Innenknöchel können auftreten, sind aber kein Verletzungsmerkmal in Bezug auf die Einteilung nach Weber.

Zu (D): Das **Lig. collaterale fibulare** ist das laterale Seitenband am Kniegelenk, welches hier nicht mit betroffen ist.

F06
→ Frage 8.75: Lösung E

Zu (E): Auf der Abbildung ist eine **dislozierte Fraktur der Metatarsale-V-Basis** zu erkennen. An dieser Stelle setzt die Sehne des M. peroneaus longus an. Bei einem Supinationstrauma kommt es durch den Sehnenzug zu einer Abrissfraktur. Bei einer dislozierten Fraktur ist eine osteosynthetische Versorgung indiziert, um die Knochenfragmente wieder zu adaptieren. Das Verfahren der Wahl bei Abrissfrakturen ist die sog. **Zuggurtungsosteosynthese**. Hierbei wird zunächst das Fragment durch Kirschnerdrähte korrekt adaptiert und anschließend eine Drahtcerclage in Form einer 8 durch beide Fragmente gezogen. Hierdurch wird die am proximalen Fragment durch den Muskelzug einwirkende Kraft auch auf das distale Knochenfragment umgeleitet. Die Fragmente werden dadurch nicht auseinander gezogen.

H05
→ **Frage 8.76:** Lösung A

Die medialen Schenkelhalsfrakturen werden nach Pauwels anhand des Röntgenbildes in 3 Grade eingeteilt. Entscheidend ist hierbei die Frakturlinie zur Horizontalen.
Ist der Winkel < 30°, liegt eine Pauwels I-Fraktur vor, zwischen 30–70° spricht man von Pauwels II und bei > 70° von Pauwels III. Frakturen vom **Typ Pauwels III** führen, wie in der Frage schon erwähnt, zu einer Dislokation und **bedürfen einer operativen Versorgung**.
Bei jüngeren Patienten ohne arthrotische Veränderungen des Hüftgelenkes kann eine hüftkopferhaltende Osteosynthese durch 3 Zugschrauben erfolgen. Ältere Patienten mit bereits vorliegender Arthrose erhalten eine Totalendoprothese bzw. eine Duokopfprothese.
Zu (D): Eine Einstauchung der Fraktur ist nur bei einer Pauwels I-Fraktur zu erwarten. Da die Gefahr eines sekundären Abrutschens der Fraktur erhöht ist, werden heutzutage auch diese Frakturen meist zumindest mit 3 Zugschrauben operativ stabilisiert.
Zu (E): Die dynamische Hüftschraube wird ebenso wie die Zugschrauben-Osteosynthese zur hüftkopferhaltenden Osteosynthese eingesetzt.

H05
→ **Frage 8.77:** Lösung E

Auf der Beckenübersicht ist eine mediale Schenkelhalsfraktur auf der linken Seite zu erkennen. Die Frakturlinie verläuft sehr steil und entspricht am ehesten einer Pauwels III-Fraktur. Weiterhin fällt jedoch auf, dass sich bereits Sklerosesäume auf beiden Seiten der Fraktur finden und der Schenkelhals links im Seitenvergleich deutlich verkürzt ist. Hier handelt es sich also um eine ältere mediale Schenkelhalsfraktur, die nicht ausgeheilt ist und nun zu einer **Pseudarthrose** geführt hat. Die Therapie bei der alten und dementen Patientin besteht in der Implantation einer Endoprothese.

H05
→ **Frage 8.78:** Lösung B

Zu (B): Das in der Frage beschriebene Distorsionstrauma mit blutigem Kniegelenkserguss (**Hämarthros**) spricht für eine Schädigung intraartikulärer Strukturen. Beim **Pivot-Shift-Test** kommt es bei zerrissenem vorderen Kreuzband zu einer Subluxation des Tibiaplateaus nach ventral, wenn bei gestrecktem Kniegelenk Valgus-Stress und Innenrotation auf das Kniegelenk ausgeübt werden. Unter langsamer Beugung kommt es dann durch den Tractus iliotibialis bei ca. 50° zu einer spürbaren Reposition der Tibia. Dieser Test wird von den Patienten meist als unangenehm empfunden und ist deshalb beim frischen Trauma oft nicht durchführbar.
Zu (A): Eine **isolierte Meniskusläsion** führt meist nicht zu einem Hämarthros, da die Ernährung des Meniskus von der Basis über Diffusion erfolgt. Nur bei basisnahen Rissen mit Schädigung der hier liegenden Blutgefäße kann ein blutiger Kniegelenkserguss entstehen. Es gibt hier verschiedene klinische Tests, um auf eine Meniskusläsion zu testen. Hierzu gehören der Böhler-, Steinmann-I/II-, Payr- und Apley-Test.
Zu (C): Die **Patellaluxation** erfolgt bei angeborener Dysplasie nach lateral und ist eindeutig sicht- und tastbar. Die Reposition erfolgt durch vorsichtige Streckung des gebeugten Kniegelenkes. Hierdurch springt die Patella wieder in das Femurgleitlager.
Zu (D): Bei einer **hinteren Kreuzbandruptur** kann typischerweise eine hintere Schublade ausgelöst werden.
Zu (E): Eine **isolierte mediale Seitenbandruptur** fällt klinisch durch Druckschmerz im Bereich des medialen Gelenkspaltes sowie durch eine vermehrte mediale Aufklappbarkeit im Seitenvergleich auf. Meist ist die Seitenbandverletzung kombiniert mit einer Läsion des medialen Meniskus (mit dem das Seitenband verwachsen ist) sowie einer Läsion des vorderen Kreuzbandes („unhappy triad").

H05
→ **Frage 8.79:** Lösung D

Zu (D). Der bei der Kniegelenkspunktion gewonnene **blutige Erguss mit Fettaugen** spricht für eine **knöcherne Läsion** (Eröffnung der fetthaltigen Markhöhle). Auf den Abbildungen erkennt man auf der a. p. Aufnahme eine Absenkung des lateralen Tibiaplateaus gegenüber dem medialen. Die Patientin hat bei dem Sturz also eine Tibiakopfimpressionsfraktur erlitten.

H05
→ **Frage 8.80:** Lösung A

Zu (A): Bei einer **Fibulafraktur in Schaftmitte**, die durch ein direktes Trauma ausgelöst wird, ist eine funktionelle Behandlung ggf. mit Unterarmgehstützen zur Entlastung ausreichend. Differentialdiagnostisch muss eine hohe Fibulafraktur, die durch ein Umknicktrauma des OSG ausgelöst wurde, ausgeschlossen werden, da hierbei die Syndesmose und die Membrana interossea bis zur Fraktur zerreißen. Bei einer solchen Verletzung muss eine osteosynthetische Versorgung mit Revision der Syndesmose erfolgen.

H05
→ **Frage 8.81:** Lösung D

Zu **(D)**: Auf den beiden Röntgenbildern ist eine **OSG-Luxationsfraktur** mit Verschiebung des Talus gegenüber der Tibia zu erkennen ((A) ist falsch). Therapeutisch sollte eine sofortige Reposition und osteosynthetische Versorgung der Innen- und Außenknöchelfrakturen erfolgen, um eine weitere Schädigung der Weichteile und des Knorpels zu verhindern.

Zu **(B)**: Da sich die einwirkende Kraft neben der Außenknöchel- auch in einer Innenknöchelfraktur ausgewirkt hat, ist eine zusätzliche Schädigung des Lig. deltoideum am medialen Malleolus unwahrscheinlich. Ergänzend kann sie auf der Röntgenaufnahme nicht nachvollzogen werden.

Zu **(C)**: Die **Frakturen des Außenknöchels** werden nach Weber eingeteilt. Die für die Einteilung entscheidende Struktur ist die untere Syndesmose zwischen Tibia und Fibula. Eine Fraktur unterhalb der Syndesmose wird als Weber A-Fraktur bezeichnet. Eine Fraktur auf Höhe der Syndesmose wird als Weber B-Fraktur bezeichnet. Die Syndesmose kann hierbei zerrissen sein. Eine Fraktur oberhalb der Syndesmose wird als Weber C-Fraktur bezeichnet, die Syndesmose ist hierbei regelhaft zerrissen. Weitere Frakturen, z.B. am Innenknöchel, werden bei dieser Einteilung nicht berücksichtigt. Auf den Röntgenaufnahmen liegt am ehesten eine **Weber B-Fraktur auf Höhe der Syndesmose** vor.

Zu **(E)**: Eine **Maisonneuve-Fraktur** stellt eine Sonderform der Weber C-Fraktur dar. Hierbei liegt die Fraktur der Fibula weit oberhalb der Syndesmose, z.T. direkt unterhalb des Fibulaköpfchens am Kniegelenk. Die untere Syndesmose ist hierbei zerrissen sowie die Membrana interossea zwischen Tibia und Fibula bis zur Fraktur.

H05
→ **Frage 8.82:** Lösung A

Zu **(A)**: Bei einer **Achillessehnenruptur** ist der **Zehenstand nicht mehr möglich**, ebenso ist bei Kompression der Wadenmuskulatur die Plantarflexion beim liegenden Patienten aufgehoben ((B) ist falsch), da die Kraft durch die zerrissene Sehne nicht mehr auf den Fuß übertragen werden kann (positiver Thompson-Test).
Eine Plantarflexion des Fußes kann ohne Belastung jedoch noch aktiv vom Patienten ausgeübt werden, da die Sehne des M. plantaris parallel zur Achillessehne verläuft und ebenfalls am Tuber calcanei ansetzt. Die Sehne ist typischerweise nicht mit zerrissen und kann eine Plantarflexion noch durchführen. Die Kraft des Muskels reicht jedoch nicht aus, um dies auch gegen Widerstand zu schaffen.

Zu **(B)**: Bei der Ruptur der Achillessehne wird der proximale Anteil der Sehne durch den Muskelzug zurückgezogen, während der distale Anteil unverändert liegen bleibt. **Eine Delle ist also im Bereich der Rissstelle bzw. proximal davon zu tasten.**

Zu **(D)**: Druckschmerz im Bereich des Außen- und Innenknöchels sollte an eine OSG-Distorsion, Bandverletzung oder Fraktur in diesem Bereich denken lassen. Bei der Achillessehnenruptur ist dies eher untypisch.

Zu **(E)**: Eine **Achillodynie** ist eine reaktive entzündliche Veränderung des Sehnengleitgewebes (Paratenonitis) am Ansatz der Achillessehne am Calcaneus aufgrund chronischer Überlastung. Klinisch findet sich eine druckschmerzhafte Anschwellung und Auftreibung der Sehne proximal des Ansatzes. Die Therapie besteht zunächst in konservativen antiphlogistischen Maßnahmen, bei ausbleibendem Erfolg wird eine operative Entfernung des verdickten Sehnengleitgewebes durchgeführt.

H03
→ **Frage 8.83:** Lösung C

Die Beckenübersichtsaufnahme zeigt eine dislozierte Symphysenruptur im Sinne einer **Symphysensprengung**, die zur Gruppe der Beckenringfrakturen gehört. Die Verletzung muss operativ behandelt werden. **Beckenringfrakturen** können in 3 verschiedenen Frakturformen (Typ A, B, C) eingeteilt werden:

Typ A: Beckenrand- und Sakrumfrakturen sowie vordere Beckenring- und Abrissfrakturen der Spina iliaca anterior. Es sind stabile Frakturen, die konservativ behandelt werden.

Typ B: Durch schwere sagittale Kompression des Beckens kommt es zur Außenrotation der Beckenflügel („open book") mit simultaner zentraler Ruptur der sakroiliakalen Bänder und Symphysenruptur. Transversale, laterale Kompression führt zur Innenrotation der Beckenflügelanteile, bei Symphysenruptur simultane Ruptur des dorsalen sakroiliakalen Bandapparates. Es liegt eine rotatorische Instabilität vor, die operativ behandelt werden muss.

Typ C: Durch vertikale Krafteinwirkung disloziert eine Beckenhälfte („vertical shear") bei Symphysen- und Iliosakralsprengung. Es kommt zur rotatorischen und vertikalen Instabilität, die ebenfalls operativ versorgt werden muss.

H00
→ **Frage 8.84:** Lösung D

Zu **(D)**: Das rechte Röntgenbild zeigt den Hüftkopf am richtigen Ort, sodass davon ausgegangen werden kann, dass die Hüfte reponiert ist. Es muss jetzt nach typischen knöchern-knorpeligen Begleitverletzungen gefahndet werden, die im Nativröntgen nicht sichtbar sind. Im **Computertomogramm** können begleitende Pfannenrandbrüche und Hüftkopfeinbrüche festgestellt werden.

Zu **(A)**: Das linke Röntgenbild zeigt den Hüftkopf nach kranial verschoben und außerhalb der Pfanne, die Hüftkopfkontur überschneidet sich mit der Kontur des Os ileum. Diese Kriterien lassen den Schluss zu, dass der Hüftkopf nach dorsal luxiert ist, es liegt eine Luxatio iliaca vor.

Zu (B): Da der Hüftkopf nach dorsokranial luxiert ist, muss er **nach ventrokaudal** gezogen werden. Der Hüftkopf tritt nach kaudal, wenn das Hüftgelenk und Kniegelenk gebeugt werden, er muss dann mit kräftigem Zug in Femurlängsachse nach ventral ins Gelenk reponiert werden.

Zu (C): Da der N. ischiadicus dorsal des Hüftgelenkes in den Weichteilen liegt und da bei der traumatischen Hüftluxation erhebliche Kräfte wirksam sind, wird der Nerv häufig mitverletzt.

Zu (E): Beim Luxieren der Hüfte können hüftkopfernährende periostale und periartikuläre Gefäße teilweise zerreißen, im luxierten Zustand können sie weiterhin stranguliert werden. Reponiert man sofort, hat der Hüftkopf eine bessere Chance zu überleben.

H04
→ Frage 8.85: Lösung A

Die Einteilung der Schenkelhalsfrakturen nach Garden (s. Tab.) richtet sich nach der Dislokation im a.-p.-Röntgenbild. Sie ist weit verbreitet in der Traumatologie, da sie eine Prognose der zu erwartenden Gefahr einer Femurkopfnekrose erlaubt. Es werden vier Grade unterschieden, wobei das Risiko einer Femurkopfnekrose mit zunehmender Dislokation des Kopfes zunimmt.

Zu (A): Da eine Schenkelhalsfraktur vom Typ Garden III vorliegt, ist eine operative Therapie indiziert! **Diese wird beim jungen Patienten mit guter Knochenqualität mittels einer Zugschraubenosteosynthese durchgeführt.**

Zu (B) und (E): Eine prothetische Versorgung wird beim älteren Patienten mit bereits vorliegender Coxarthrose durchgeführt.

Zu (C): Eine Nagelung, z.B. Marknagelung, führt nicht zu einer Stabilisierung einer Schenkelhalsfraktur.

H97
→ Frage 8.86: Lösung B

Zu (B): Eingestauchte Frakturen sind **Abduktionsfrakturen**, die einen Winkel zwischen horizontaler und Bruchlinie unter 30° aufweisen (**Pauwels I**). Nach einer 2- bis 4-wöchigen Bettruhe können diese Frakturen funktionell behandelt werden.

Zu (A): Alle nicht eingestauchten Schenkelhalsfrakturen werden operativ behandelt. Bei Patienten zwischen 65 und 70 Jahren wird das Einsetzen einer **Totalendoprothese** empfohlen.

Zu (C): Eine **Drahtextension** ist bei eingestauchten Abduktionsfrakturen nicht sinnvoll, da sich die Einstauchung lösen würde. Auch bei allen anderen Schenkelhalsfrakturen ist den meist älteren Patienten eine bis zu 12 Wochen dauernde Extensionsbehandlung nicht zuzumuten.

Zu (D): Ein **Beckenbeingips** wird z.B. nach Reposition einer Hüftgelenksluxation beim Kind angelegt.

Zu (E): Bei medialen Schenkelhalsfrakturen wird eine Schenkelhalsnagelung (z.B. mit 3-Lamellen-Nagel) praktisch nicht mehr durchgeführt. **Pertrochantäre Schenkelhalsfrakturen** können jedoch mit Rundnägeln nach *Ender* versorgt werden. Bei jüngeren Patienten erfolgt die Stabilisierung der medialen Schenkelhalsfrakturen durch Winkelplatte und kranial gelegter Zugschraube oder mit dynamischer Hüftschraube. Bei Patienten bis 45 Jahren ist eine Stabilisierung mit 3 Zugschrauben möglich.

H00
→ Frage 8.87: Lösung B

Zu (B): Das Röntgenbild zeigt eine breite Frakturlinie zwischen Trochanter major und Trochanter minor. Letzterer ist als kleiner dorsomedialer Defekt abgesprengt. Es handelt sich folglich um eine instabile **pertrochantäre Femurfraktur**. Bei intakter medialer Bruchfläche sind die Frakturen stabil.

Garden I	entspricht im wesentlichen der Pauwels-I-Fraktur, es handelt sich um einen eingestauchten, valgisierten Abduktionsbruch, die Frakturlinie verläuft nahezu horizontal, die Femurkopfnekroserate ist gering	konservative Therapie möglich
Garden II	in der a.-p.-Aufnahme findet sich keine Dislokation, die Gefäßversorgung ist kaum beeinträchtigt, die Femurkopfnekroserate ist gering	operative Therapie, da Gefahr der Dislokation
Garden III	es findet sich eine Varusfehlstellung der Fraktur, die Frakturflächen haben noch partiell Kontakt zueinander, die Gefahr einer Femurkopfnekrose ist erhöht	operative Therapie
Garden IV	Die Fraktur ist komplett disloziert, hohe Femurkopfnekroserate	operative Therapie

Tab. 8.1: Einteilung der Schenkelhalsfrakturen nach Garden

Zu (A): Bei der **lateralen Schenkelhalsfraktur** verläuft die Bruchlinie etwa entlang der Linea intertrochanterica, d. h. vom proximalen Anteil des Trochanter minor zur Grenze Schenkelhals/Trochanter major.
Zu (C): Ein **Abriss** des **Trochanter minor** ist selten und meist Folge einer Sportverletzung im jugendlichen Alter. Es besteht ein lokaler Druckschmerz mit Schmerzen bei Bewegungen des Hüftgelenkes. Im Röntgenbild ist der isolierte Abriss zu erkennen. Therapie: konservative Behandlung.
Zu (D): Eine **abgeheilte Fraktur** müsste **Kallusbildung** aufweisen.
Zu (E): Es ist keine Osteolyse zu erkennen, sondern ein frischer Frakturspalt.

H00
→ **Frage 8.88:** Lösung A

Zu (A): Bei der 55-jährigen Patientin bietet sich als extramedullärer Kraftträger die **dynamische Hüftschraube** (DHS) an, die aufgrund eines Teleskopeffektes bei Resorptionsvorgängen Knochenkontakt herstellt. Der mediale Defekt muss mit autologer Spongiosa aufgefüllt werden. Alternativ kommen noch die **Winkelplatte** oder die **Nagelung** mit elastischen Federnägeln (intramedullärer Kraftträger) in Betracht. Eine **Verbundosteosynthese** mit Knochenzement und Winkelplatte kann im hohen Alter und bei ausgeprägter Osteoporose notwendig sein.
Zu (B): Die **Marknagelung** nach Küntscher eignet sich vor allem für Quer- und kurze Schrägfrakturen des mittleren Femurdrittels.
Zu (C): Im hohen Alter und bei bettlägerigen Patienten wird lediglich das Einsetzen einer **Kopfendoprothese** (Hemiendoprothese) empfohlen, wobei die Gefahr einer Protrusion des Metallkopfes in die Gelenkpfanne unter längerer Belastung besteht. Besser ist deshalb die Implantation einer sog. **Vario-** oder **Duokopfprothese**, bei der eine individuell der natürlichen Pfannengröße angepasste **Pfannenschale** zusätzlich eingesetzt wird.
Zu (D): Bei jüngeren Patienten mit **Adduktionsfrakturen** ist eine Stabilisierung durch **Zugschrauben** möglich.
Zu (E): Bei einer **Zuggurtung** werden mittels einer Drahtschlinge Biegekräfte in axiale Druckkräfte umgewandelt. Sie wird typischerweise bei **Patella-** und **Olekranonfrakturen** angewendet.

F04
→ **Frage 8.89:** Lösung D

Zu (D): Der **N. obturatorius** geht aus dem Plexus lumbalis hervor. Er verläuft durch den Canalis obturatorius zur medialen Gruppe der Oberschenkelmuskeln. Sein Ramus anterior versorgt Teile der Adduktoren und sensibel die Haut an der Innenfläche des Oberschenkels und des Kniegelenkes. Der Ramus posterior versorgt den M. obturator externus und zusammen mit dem N. tibialis den M. adductor magnus. Bei Frakturen im Bereich des Femurschaftes besteht keine Gefahr für den N. obturatorius.
Zu (A): Bei einem nicht adäquaten Trauma sollte immer an eine **pathologische Fraktur** aufgrund eines Knochentumors oder einer Metastase gedacht werden. Auch bei einer Osteoporose kann es zu einer pathologischen Fraktur kommen.
Zu (B): Bei einer Femurschaftfraktur kann es zu einem **Blutverlust von 2000–3000 ml** kommen.
Zu (C): Eine **Fettembolie** tritt v. a. bei Frakturen großer Knochen in Zusammenhang mit einer Schocksituation auf. Es kommt dabei zu einer Verlegung von Blutgefäßen durch Fetttröpfchen, wobei noch diskutiert wird, ob es sich um Fettzellen aus dem Knochenmark handelt oder um Fettstoffwechselstörungen im Rahmen des Traumas. Betroffen sind v. a. die Lunge sowie Gehirn und Herz. Symptome sind **Dyspnoe**, Tachykardie, **Verwirrtheitszustände**, in ernsten Fällen auch Somnolenz und Koma. Inspektorisch können Petechien an Haut und Konjunktiven beobachtet werden. Auf dem Röntgen-Thorax sind diffuse, kleinfleckige Verschattungen zu finden.
Zu (E): An den großen Röhrenknochen der unteren Extremität stellt gerade bei Frakturen im Schaftbereich die **Marknagelung** das bevorzugte Verfahren dar.

F90
→ **Frage 8.90:** Lösung C

Auf der Abbildung ist eine **dislozierte Oberschenkelschaftfraktur** im distalen Drittel zu erkennen. Außerdem zeigt die Angiographie einen Kontrastmittelabbruch der distalen A. femoralis superficialis am Übergang zur A. poplitea im Frakturbereich als Beweis einer Arterienverletzung. Die A. poplitea füllt sich durch Kollateralen. Aufgrund der klinischen Befunde (kühl, blass und pulslos) bestand bereits der hochgradige Verdacht einer Arterienverletzung. Therapeutisch ist neben der Osteosynthese eine Gefäßrekonstruktion obligat.

H02
→ **Frage 8.91:** Lösung C

Zu (C): **Oberschenkelschaftfrakturen** werden bis zum 2. Lebensjahr durch *Overhead*-Extension mit Heftpflasterverbänden behandelt.
Zu (A): Ab dem 3. Lebensjahr erfolgt die Therapie mit suprakondylärer Extension am „Weber-Tisch".
Zu (B): Die **Plattenosteosynthese** ist ein alternatives Verfahren zur operativen Behandlung von Femurfrakturen bei meist älteren Kindern.
Zu (D): Die **Marknagelung** kommt bei Kindern wegen der noch offenen Wachstumsfugen nicht in Betracht. Allenfalls kann eine intramedulläre Schienung (z. B. Bündelnagelung) erfolgen.

Zu (E): Ein **Oberschenkelliegegips** dient in erster Linie der Ruhigstellung des Kniegelenks. Zur Weiterbehandlung einer Femurfraktur (z. B. nach frühzeitigem Abbruch einer Extensionsbehandlung) wird ein **Beckenbeingips** angelegt.

F03
→ Frage 8.92: Lösung A

Zu (A): Die **Quadrizepssehnenruptur** entsteht durch plötzliche passive Beugung (Sturz) bei degenerativer Vorschädigung. Typisch ist die tastbare Delle oberhalb der Patella, die einen Tiefstand aufweist. Das Bein kann im Kniegelenk nicht mehr aktiv gestreckt werden. Neben Gicht (erhöhte Harnsäure im Serum des Patienten) begünstigen Niereninsuffizienz, Kollagenosen und häufige Kortikoidinjektionen die Entstehung dieser Erkrankung. **Therapie:** Naht der Sehnenanteile, ggf. transossäre Reinsertion.
Zu (B): Bei der **Arthritis urica** handelt es sich um eine akute Gelenkentzündung infolge eines erhöhten Harnsäurespiegels (**Gicht**). Typisch ist der Befall des Großzehengrundgelenks (**Podagra**) mit starker Rötung und Schwellung. Auch andere Gelenke können befallen sein.
Zu (C): Typisch für eine **Meniskuseinklemmung** ist die Beugehaltung mit federnder **Streckhemmung**.
Zu (D): Die **Ruptur des Lig. patellae** führt zu einem **Patellahochstand**.
Zu (E): Eine Ruptur des **vorderen Kreuzbandes** kommt meist in Kombination mit Verletzungen des Kapselbandapparates vor. Neben Schmerzen im Kniegelenk besteht eine Instabilität (**vorderes Schubladenphänomen**).

H04
→ Frage 8.93: Lösung A

Zu (A): Die in der Abbildung dargestellte **Patellaluxation** erfolgt **typischerweise nach lateral unter Zerreißung des medialen Retinakulums.** Es liegt hier meist eine habituelle Luxation aufgrund von prädisponierenden Faktoren wie Bindegewebeschwäche, Patelladysplasien oder Abflachung der lateralen Femukondyle vor. Ursache ist in diesen Fällen meist ein Bagatelltrauma. Traumatische Patellaluxationen durch grobe Gewalt sind selten und gehen meist mit Knorpel-Knochenschäden oder Verletzungen des Muskelbandapparates einher.
Therapeutisch erfolgt die Reposition in Überstreckung des Kniegelenkes und folgender Ruhigstellung im Gipstutor für 2–4 Wochen. Begleitverletzungen bei traumatischer Luxation werden auch operativ versorgt. Bei rezidivierender Luxation gibt es verschiedene Operationsmethoden, um ein erneutes Luxieren nach lateral zu verhindern.
Zu (B): Ein **knöcherner Ausriss an der Eminentia intercondylaris** entsteht bei Belastungen der Kreuzbänder als **knöcherner Kreuzbandausriss**.

Zu (C): Eine **Ruptur des Lig. patellae** ist selten und entsteht durch plötzliche starke Anspannung des M. quadriceps femoris. Gehäuft kann sie bei Patienten mit einer Gicht aufgrund der Vorschädigung der Sehne auftreten.

H95
→ Frage 8.94: Lösung E

Zu (E): Schmerzen in der verletzten Extremität und Kältegefühl im Fuß deuten auf eine arterielle Durchblutungsstörung hin. Es handelt sich um eine typische Komplikation bei der **Kniegelenkluxation**. Es kommt entweder zu einer direkten Gefäßverletzung oder wie im vorliegenden Fall zu einer Thrombosierung am ehesten infolge einer **Intimaverletzung**.
Zu (A): Die Verordnung eines Schmerzmittels kann das klinische Bild verschleiern. Nach Diagnosestellung sollte selbstverständlich eine Schmerzbekämpfung erfolgen.
Zu (B): Beim **Kompartmentsyndrom** am Unterschenkel liegt in der Regel ein **Tibialis-anterior-Syndrom** vor. Symptome sind zunächst Sensibilitätsstörungen im ersten Interdigitalraum und Großzehenheberschwäche. Im Zweifelsfall kann eine Gewebedruckmessung durchgeführt werden.
Zu (C): Eine Reluxation nach Anlage eines Oberschenkel-Liegegipses ist sehr unwahrscheinlich.
Zu (D): Die **N.-peronaeus-Läsion** ist ebenfalls eine typische Komplikation bei der Kniegelenksluxation. Gewöhnlich kommt es jedoch primär zu der Nervenschädigung. Es besteht eine Lähmung der Zehen- und Fußheber.

H04
→ Frage 8.95: Lösung C

Zu (C): Das Steinmann-I-Zeichen ist kein Kreuzband-, sondern ein Meniskuszeichen. Es ist positiv, wenn Patienten bei Außenrotation des Unterschenkels in verschiedenen Beugestellungen des Kniegelenkes Schmerzen im medialen Gelenkspalt angeben.
Zu (A) und (D): Die vordere Kreuzbandruptur wird mit dem vorderen Schubladentest nachgewiesen. Der Lachman-Test ist hier ein Spezialtest bei 30° gebeugtem Kniegelenk, mit dem auch die schwerer zu diagnostizierende isolierte vordere Kreuzbandruptur entdeckt werden kann. Mit dem Schubladentest bei 90° gebeugtem Kniegelenk in verschiedenen Rotationsstellungen des Unterschenkels lassen sich zusätzlich seitliche Kapselbandverletzungen und damit Rotationsinstabilitäten diagnostizieren.
Zu (B): Eine Kreuzbandruptur löst in der Regel ein Hämarthros aus. Da das Kreuzband von einem synovialen Schlauch umgeben ist, der gelegentlich nicht mit einreißt, kann die Kreuzbandruptur selten einmal auch ohne Einblutung in die Gelenkhöhle reißen.

Schwerpunkt Chirurgie, Orthopädie

F94
→ Frage 8.96: Lösung A

Durch die von lateral einwirkende Gewalt kommt es zu einem erheblichen sog. Valgusstress nach Ruptur der medialen Bandstrukturen. Die so entstandenen Druckkräfte im Bereich des **lateralen Tibiakondylus** führen meist zu einem **Kondylenabbruch**. Klinisch ist das **Genu valgum** typisch.

F98
→ Frage 8.97: Lösung B

Zu **(B)**: Bei der Operation einer isolierten Tibiaschaftfraktur (Plattenosteosynthese oder Verriegelungsnagel) besteht das Risiko einer verzögerten Knochenbruchheilung sowie einer **Pseudarthrose**.
Zu **(A)**: Die **Sudeck-Dystrophie** kommt besonders häufig nach wiederholten Repositionsversuchen gelenknaher Frakturen (z. B. bei distaler Radiusfraktur) vor.
Zu **(C)**: Die Bildung von **Brückenkallus** entsteht bei der **konservativen** Frakturbehandlung.
Zu **(D)**: Eine **Osteomyelitis** kann grundsätzlich nach operativer Frakturstabilisierung auftreten. Besonders gefährdet sind jedoch offene Frakturen und Frakturen mit ausgedehnten Weichteilkontusionen.
Zu **(E)**: Bei der **Dupuytren-Kontraktur** handelt es sich um eine **Palmarfibromatose** mit knötchen- und strangförmiger Schrumpfung der Palmaraponeurose.

H03
→ Frage 8.98: Lösung C

Zu **(C)**: Bei der **Maisonneuve-Fraktur** handelt es sich um eine Sonderform der Fraktur vom Typ **Danis-Weber C**. Es besteht zusätzlich eine hohe **Fibulafraktur**.
Zu **(A)** und **(B)**: Die Einteilung der **Malleolarfrakturen** erfolgt nach **Danis** und **Weber**, wobei die Lage der Fibulafraktur maßgeblich ist:
Typ A: Fraktur unterhalb der intakten Syndesmose
Typ B: Fraktur auf Höhe der Syndesmose, diese kann verletzt sein
Typ C: Fraktur liegt oberhalb der rupturierten Syndesmose. Die Membrana interossea ist bis zur Höhe der Fibulafraktur rupturiert.
Zu **(D)**: Bei **Pilon-tibiale-Frakturen** handelt es sich um Stauchungsfrakturen des distalen Unterschenkels, kombiniert mit einer **Impression** der distalen Gelenkfläche infolge der Einstauchung. Operativ muss nach anatomisch korrekter Wiederherstellung der Gelenkfläche das Repositionsergebnis durch Platten, Schrauben und Drähte gesichert bzw. fixiert werden. Gegebenenfalls ist ein Auffüllen der Knochendefekte mit autologer Spongiosa nötig.

Zu **(E)**: Bei der **trimalleolaren Fraktur** handelt es sich um eine bimalleolare Sprunggelenksfraktur mit Fraktur der Tibiahinterkante **(Volkmann-Dreieck)**.

F00
→ Frage 8.99: Lösung C

Ziel der operativen Versorgung einer **Sprunggelenkfraktur** ist die übungsstabile Osteosynthese mit anatomisch korrekten Gelenkverhältnissen. Postoperativ erfolgt zunächst die Ruhigstellung in der **Gips-U-Schale**. Es wird zwar nach 2 Tagen mit aktiver Übungsbehandlung begonnen (Dorsalflexion aus der Schale heraus), eine Teilbelastung (Abrollen) ist jedoch erst nach 3–6 Wochen je nach Frakturtyp erlaubt. Vollbelastung nach ca. 16 Wochen möglich.

F03
→ Frage 8.100: Lösung A

Zu **(A)**: Insbesondere in der seitlichen Aufnahme sind zwei Frakturlinien der distalen Tibia und Fibula mit **Epiphysiolyse** sowie dislozierten **metaphysären** Fragmenten zu erkennen. Die für das Längenwachstum verantwortliche Zone (**Stratum germinativum**) ist nicht betroffen, so dass es sich um eine **Aitken-I** -bzw. **Salter-Harris II-** Fraktur handelt. Nach exakter Reposition ist eine konservative Behandlung ausreichend, da keine Wachstumsstörungen zu erwarten sind.
Zu **(B)**: Die reine **Epiphysiolyse** (Salter Harris I) entsteht durch einen horizontalen Schermechanismus und findet in der Verknöcherungsschicht der Epiphysenfuge statt. Das **Stratum germinativum** ist ebenfalls nicht mitverletzt. Wachstumshemmungen sind nicht zu erwarten.
Zu **(C)**: Bei einer Epiphysenfraktur **Salter Harris III** mit metaphysärem Fragment ist die Wachstumszone betroffen. Eine operative Versorgung ist deshalb erforderlich, um eine frühzeitige Verknöcherung mit Wachstumshemmung zu verhindern.
Zu **(D)**: Die Epiphysenfraktur mit **meta**- und **epiphysärem** Fragment (**Aitken III** bzw. **Salter Harris IV**) ist ebenfalls mit Verletzung des **Stratum germinativum** verbunden und erfordert ein operatives Vorgehen.
Zu **(E)**: Bei der **Crush-Verletzung** der Epiphyse ohne Fraktur (**Salter Harris V**) kommt es zu einer Verletzung der Epiphysenfuge durch **Stauchung**. Diese ist primär radiologisch nicht zu erkennen. Spätfolge sind Wachstumsstörungen.

H00
→ Frage 8.101: Lösung C

Zu **(A)**: Die Achillessehnenruptur ist in der Regel auf einen nicht entzündlichen Sehnenverschleiß infolge sportlicher, seltener auch beruflicher Überbeanspruchung zurückzuführen. Es wird bezweifelt,

dass eine gesunde, nicht degenerativ geschädigte Sehne durch ein Trauma subkutan reißen kann.
Zu (B): Die subkutane Achillessehnenruptur ist im Weichteilsonogramm gut nachzuweisen. Die Kollagenfasern der Achillessehne stellen sich normalerweise stark echogen dar, sodass nach einer Ruptur die Dehiszenz gut sichtbar ist.
Zu (C): Der Wadenkneiftest nach Thompson löst bei nicht rupturierter Sehne eine ruckartige Plantarflexion im oberen Sprunggelenk aus. Diese unterbleibt, wenn die Sehne gerissen ist.
Zu (D): Knöcherne Ausrissfrakturen der Achillessehne sind selten und dann auf adäquate Traumen zurückzuführen. Der dislozierte Anteil des Fersenbeines muss operativ mittels Zugschraube am Kalkaneus refixiert werden.
Zu (E): Die Achillessehne reißt in der Regel zirka 2 cm proximal des Fersenbeines. Unmittelbar nach dem Trauma ist dort eine deutliche Delle zu tasten, die sich einige Stunden später wieder verflacht, weil ein perifokales Ödem entsteht.

F92
→ Frage 8.102: Lösung E

Zu (E): Die Ruptur des **Lig. talofibulare anterius** ist eine häufige Bandverletzung im Bereich des oberen Sprunggelenks. Als Unfallmechanismus ist das **Supinationstrauma** typisch. Oft ist zusätzlich das Lig. fibulocalcaneare mitbetroffen.
Zu (A): Ein Abriss der Sehne des M. tibialis anterior führt vor allem zur Einschränkung der Dorsalflexion und Supination des Fußes.
Zu (C): Eine Ruptur des Lig. talofibulare posterius kommt u.a. bei schweren Supinationstraumen vor. Es kann dadurch ein hinteres Schubladenphänomen im oberen Sprunggelenk ausgelöst werden.
Zu (D): Bei einer Ruptur des Lig. mediale (Lig. deltoideum) kommt es zu einer medialen Aufklappbarkeit.

H98
→ Frage 8.103: Lösung E

Zu (E): Knicken Patienten bei banalen Anlässen oder ohne ersichtlichen Grund im Sprunggelenk nach außen um, so besteht eine chronische fibulare Bandinsuffizienz. Diese wird nach ungenügender Behandlung der fibularen Bandruptur sowie bei konstitutioneller Bindegewebsschwäche beobachtet. Bei der erworbenen chronischen fibularen Bandinsuffizienz ist zumeist die operative Therapie indiziert, wobei die rupturierten Bänder durch Sehnenplastiken oder Periostlappenplastiken verstärkt werden. Bei konstitutioneller fibularer Bandinsuffizienz ist die konservative Therapie erfolgreicher. Ziel ist hierbei, das Umknicken durch orthopädietechnische Maßnahmen (Stützbandagen, knöchelhohe Schuhe, laterale Fußranderhöhung) und durch gezieltes Muskeltraining zu verhindern. Es müssen hierbei die der krankhaften Supination entgegenwirkenden Pronatoren geschult werden. Lösung (E) ist richtig.
Zu (A) und (B): Der M. triceps surae gehört zusammen mit dem M. quadriceps und dem M. glutaeus maximus zur sog. Streckerschlinge des Beines. Die genannten Muskeln stabilisieren das Bein in der Stemmbeinphase des Gehens gegen die Schwerkraft. In der Stabilisierung des oberen Sprunggelenkes spielen sie eine untergeordnete Rolle.
Zu (C): Die Dorsalextensoren stabilisieren den Fuß in der Spielbeinphase des Gehens. Sie müssen vor allem bei myologischen und neurologischen Grunderkrankungen trainiert werden, die zu einer Verkürzung der Achillessehne neigen.
Zu (D): Die kurzen Fußmuskeln entspringen distal des oberen Sprunggelenkes und haben somit keinen Einfluss auf die Stabilität des oberen Sprunggelenkes.

H01
→ Frage 8.104: Lösung E

Zu (E): Bei einer **Kalkaneusfraktur** kann es durch Abflachung des Tubergelenkwinkels zu einem **posttraumatischen Plattfuß** kommen. Ein **Hackenfuß** kann als Folge einer unbehandelten Achillessehnenruptur auftreten.
Zu (A): Die häufigsten Unfallursachen sind Stürze aus großer Höhe sowie Verkehrsunfälle. Hierbei wird die gesamte Energie im Sinne eines **axialen Stauchungstraumas** über den Talus auf den Kalkaneus übertragen.
Zu (B): Die Klinik ist gekennzeichnet durch Fersenbeindruckschmerz, Schwellung, Hämatom und Deformierung des Rückfußes.
Zu (C): Nach den Nativröntgenaufnahmen mit Sprunggelenk in 2 Ebenen (anterior-posterior und seitlich) sowie Kalkaneus axial wird gerade bei intraartikulären Frakturen zur Op-Planung zusätzlich ein **CT des Rückfußes** angefertigt.
Zu (D): Bei einem knöchernen Abriss der Achillessehne am Kalkaneus wird das Fragment durch den Muskelzug nach proximal gezogen und der Frakturspalt wird wie ein **Entenschnabel** aufgeklappt. Dies ist in der seitlichen Röntgenaufnahme nachweisbar.

F02
→ Frage 8.105: Lösung C

Zu (C): Das seitliche Röntgenbild des Fußes zeigt plantar des Kuboids ein glatt begrenztes ovaläres Knöchelchen; dieser akzessorische Knochen wird Os vesalianum genannt. Er ist in der Sehne des M. peronaeus brevis gelegen und funktioniert als Sesambein.
Zu (A): Wenn es sich um einen abgesprengten Knochen handeln würde, dann wäre dieser nicht bohnenartig glatt begrenzt.

Zu (B): Wenn tatsächlich ein kleineres Knochenstück von einem Tarsalknochen abgesprengt wäre, dann würde ein Tapeverband ausreichen. Dies gilt nicht für Abrissfrakturen der Basis des Metatarsale V. Diese können dislozieren, da die Peronaeus-brevis-Sehne das Fragment vom Bruchspalt wegzieht; es ist dann eine Schraubenosteosynthese indiziert.
Zu (D): Das Os vesalianum ist wie alle akzessorischen Knochen inkonstant vorhanden.
Zu (E): Das Os vesalianum ist in Form und Struktur so eindeutig dargestellt, dass sich ein Computertomogramm erübrigt.

F98
→ **Frage 8.106:** Lösung E

Zu (E): Die Röntgenaufnahme zeigt eine vermehrte Sklerosierung im Bereich des distalen 2. Mittelfußknochens mit periostaler Verkalkung (Kallusbildung). Da es sich um einen Jogger handelt, ist die Diagnose einer **Ermüdungsfraktur** nahe liegend. Ursache ist eine chronische Überbeanspruchung des gesunden Knochens mit Mikrotraumen. Typisch ist die sog. **Marschfraktur** des 2. oder 3. Mittelfußknochens.
Zu (A): Ein Frakturspalt (Aufhellungslinie) als Kriterium für eine frische Fraktur ist nicht zu erkennen. Die Kallusbildung ist Zeichen einer älteren Fraktur.
Zu (B): Ein **Tumor** kommt grundsätzlich differenzialdiagnostisch in Betracht, ist jedoch aufgrund der Lokalisation (Hauptlokalisation beim Osteosarkom sind die Metaphysen langer Röhrenknochen) und der homogenen Sklerosierung eher unwahrscheinlich.
Zu (C): Die **Osteomyelitis** zeigt je nach Form inhomogene Sklerosierungen. Destruktionen der Kompakta, vergröberte Strukturen etc.
Zu (D): Die **Osteonekrose** *M. Köhler I* ist am **Os naviculare pedis** lokalisiert. Beim *M. Köhler II* ist meist das **Metatarsalköpfchen II** befallen. Anfangs sind subchondrale Aufhellungen zu erkennen, später fleckige Verdichtungen mit Abflachung und Fragmentation.

H99
→ **Frage 8.107:** Lösung C

Zu (C): Durch ein Trauma kann es zu einer federnden Gelenkblockade durch den verletzten, in das Gelenk eingeschlagenen Meniskus kommen. Typisch ist eine **Schonhaltung in leichter Beugestellung und eine nicht mögliche volle Streckung.**
Zu (A): Eine erhaltene aktive Streckfähigkeit bei passiver Streckhemmung ist nicht denkbar.
Zu (B): Eine aktive Streckhemmung bei erhaltener passiver Streckmöglichkeit ist bei Verletzungen des Streckapparates des Kniegelenkes anzutreffen. Differenzialdiagnostisch sind Schädigungen des M. quadriceps, seiner Sehne, der Patella, des Lig. patellae oder der Tuberositas tibiae zu erwägen.

Zu (D) und (E): Bei einer Kniegelenksperre muss eine Kniebinnenverletzung vorliegen. Die häufigste Ursache, der verletzte, eingeschlagene Meniskus führt dabei typischerweise zu einer federnden Streckhemmung. Weitere Ursachen können freie Gelenkkörper infolge einer Osteochondrosis dissecans, einer Gelenkchondromatose oder eine Fraktur sein. Eine Blockade des Gelenkes ist bei diesen Ursachen in jeder Gelenkstellung denkbar.

F00
→ **Frage 8.108:** Lösung D

Zu (D): Der Meniskus des Erwachsenen ernährt sich bradytroph, er ist nur randständig in Nähe der Gelenkkapsel mit Gefäßen versorgt. Ein Hämarthros findet sich nur dann, wenn er selten einmal basisnahe der Länge nach einreißt. Der klassische Korbhenkelriss betrifft den bradytroph ernährten Anteil des Meniskus.
Zu (A) und (E): Sowohl die Tibiakopffraktur als auch die Patellafraktur reichen in das Gelenk, sodass ein Hämarthros mit Fettaugen zu punktieren ist.
Zu (B): Die Patellaluxation kann mit einem Hämarthros einhergehen, muss es aber nicht. Häufig werden im Luxieren kleine osteochondrale Fragmente vom medialen Patellarand und/oder vom lateralen Femurkondylus abgeschert, sodass ein Hämarthros entsteht.
Zu (C): Das vordere Kreuzband ist gefäßversorgt und von einem Synovialschlauch umgeben, sodass es streng genommen extraartikulär liegt. Wenn es rupiert, dann ist der umgebende Synovialschlauch in der Regel miteingerissen, sodass ein Hämarthros ohne Fettaugen entsteht.

H05
→ **Frage 8.109:** Lösung C

Zu (C): Das **Außenband** zieht vom Epicondylus lateralis des Femur zum Fibulaköpfchen und ist nicht mit der Gelenkkapsel verwachsen. Bei einer Ruptur kommt es also **nicht zu einer Einblutung ins Kniegelenk.**
Zu (A): Das **vordere Kreuzband** ist gefäßversorgt. Es wird von der Membrana synovialis umgeben und liegt streng genommen intrakapsulär, also zwischen Membrana synovialis und Membrana fibrosa, aber extraartikulär. Bei einer Ruptur des vorderen Kreuzbandes reißt die Synovia mit ein und es kommt zu einem **Hämarthros**.
Zu (B): Eine sog. **Flake fracture** bezeichnet einen Riss im Knorpelüberzug eines Gelenkes. Hierbei kann es zur Eröffnung des Markraumes mit Entstehung eines **Hämarthros mit Fettaugen** kommen.
Zu (D): Der **Meniskus** gehört zu den **bradytrophen Geweben**, er wird nur randständig von der Gelenkkapsel her mit Gefäßen versorgt. Ein Hämarthros entsteht deshalb nur bei einem basisnahen Meniskuseinriss.

Zu (E): Bei der **traumatischen Patellaluxation** (typischerweise nach lateral) kommt es zur Zerreißung der medialen Patellaretinakula, ergänzend werden häufig osteochondrale Fragmente am medialen Patellarand sowie am lateralen Femurkondylus abgeschoren. Hierdurch kann ein **blutiger Kniegelenkserguss**, z. T. auch mit Fettaugen, auftreten.

F02
→ Frage 8.110: Lösung C _____

Zu (C): Es ist die absolut typische Symptomatik einer **Innenmeniskusläsion** beschrieben: Der Patient verspürt einen bewegungsabhängigen Initialschmerz und kann weiterhin das Bein belasten, wobei das Kniegelenk nicht mehr ordentlich gestreckt und gebeugt werden kann. Es verbleibt ein örtlicher Schmerz im Gelenkspalt, der sich verstärkt, wenn der Patient das Kniegelenk rotiert. Über Nacht bildet sich ein Reizerguss aus.
Zu (A): Die Anamnese und der nicht sehr präzise geschilderte klinische Befund könnten auch zur seltener vorkommenden **Patellaluxation** passen. Bei dieser ist das Bewegungsspiel weniger stark beeinträchtigt, auch ist der Druckschmerz parapatellar und nicht im Gelenkspalt lokalisiert.
Zu (B): Der **Tibiakopf** frakturiert nur dann, wenn er erheblich gestaucht wird. Da Blut aus dem eröffneten Markraum ins Gelenk läuft, würde sich innerhalb kürzester Zeit ein Hämarthros bilden.
Zu (D): Das **Meniskusganglion** entwickelt sich langsam über Jahre, es löst eher chronische Belastungsschmerzen aus. Im Gelenkspalt ist es als prallelastische Geschwulst zu tasten.
Zu (E): Die **Chondropathia patellae** kommt überwiegend bei jugendlichen Patientinnen vor, die Patella schmerzt beim Treppenab- und Bergabgehen, nach längerem Sitzen und nach häufigem Kniebeugen. Die Patella krepitiert und ist schmerzhaft, wenn man sie verschiebt.

H06
→ Frage 8.111: Lösung C _____

Zu (C): Bei einem 50-jährigen Patienten tritt nach einem anstrengenden Marsch eine schmerzhafte Schwellung lateral der vorderen Tibiakante (Tibialis-anterior-Loge) auf. Diese Schmerzen nehmen bei passiver Dehnung zu. Die Anamnese sowie der klinische Befund sprechen für ein **Tibialis-anterior-Syndrom** bzw. ein **Kompartmentsyndrom**. Dieses entsteht typischerweise durch ein Frakturhämatom, zirkuläre Verbände oder nach ungewohnter Belastung wie im vorliegenden Fall. Es kommt zu einer Schwellung der Muskulatur, die sich in den unnachgiebigen Logen nicht ausdehnen kann. Eine venöse Abflussstörung und anschließende Minderperfusion der Kapillaren sind die Folge. Der Übertritt von Flüssigkeit ins Interstitium führt zu einem weiteren Druckanstieg. Es kommt zu einer Minderversorgung von Muskulatur und Nerven. Klinisch zeigt sich eine schmerzhafte Schwellung der betroffenen Muskeln mit Zunahme der Beschwerden bei passiver Dehnung. Weiterhin finden sich Sensibilitätsstörungen im Ausbreitungsgebiet der betroffenen Nerven. Die arteriellen Pulse sind noch lange vorhanden, da bereits bei einem Druck in der Muskelloge von > 40 mm Hg ein manifestes Kompartmentsyndrom vorliegt. Therapeutisch wird bei einem drohenden Kompartmentsyndrom zunächst die betroffene Extremität hochgelagert, um einen verbesserten Abfluss zu schaffen. Bei einem manifesten Kompartmentsyndrom muss eine umgehende Spaltung der Muskelfaszien durchgeführt werden, um eine Drucksenkung zu erreichen. Als Folge eines unbehandelten Kompartmentsydroms kommt es zu Muskelnekrosen mit nachfolgenden Kontrakturen.
Zu (A): Die **Cheiralgia paraesthetica** entsteht durch eine Druckschädigung des R. superficialis des N. radialis am Daumen. Eine Schädigung führt zu sensiblen Störungen dorsal im Bereich der Grund- und Mittelglieder der radialen 2 ½ Finger.
Zu (B): Als **paradoxe Embolie** bezeichnet man einen aus den Venensegmenten des Oberschenkels oder Beckens stammenden Embolus, der über einen klinisch stummen Vorhofseptumdefekt vom rechten in den linken Vorhof gelangt. Hierdurch kommt es zu einer arteriellen Embolie. Dies ist jedoch nur bei einer pulmonalen Hypertonie möglich. Hinweise auf einen akuten arteriellen Verschluss, wie Kälte oder Blässe des betroffen Beines, werden bei dem beschriebenen Patienten nicht erwähnt.
Zu (D): Bei den **Neuromyotonien** kommt es zu einer kontinuierlichen Muskelfaseraktivität, d. h. zu einer andauernden Versteifung der Achsenskelett- und Gesichtsmuskulatur, die weder im Schlaf noch in Narkose, sondern erst durch die Gabe von Muskelrelaxantien (z. B. Curare) erlischt. Die Betroffenen zeigen einen erhöhten Grundumsatz, vermehrtes Schwitzen und keine Muskeleigenreflexe. Als Ursache werden pathologische Veränderungen in den peripheren Motoneuronen, z. B. im Rahmen einer Polyneuropathie angenommen. Therapeutisch lässt sich eine prompte Besserung durch Antiepileptika (vor allem Phenytoin und Carbamazepin) erzielen.
Zu (E): Das **Tethered-cord-Syndrom** gehört zur Gruppe der Dysraphischen Störungen, d. h. angeborenen Entwicklungsstörungen des Neuralrohres. Hierbei ist der Conus medullaris bzw. das Filum terminale mit der Wirbelsäule verwachsen oder fixiert. Die Beweglichkeit des Rückenmarks ist somit eingeschränkt und es kommt zu neurologischen Ausfällen mit distalen Beinparesen und Sensibilitätsstörungen, Miktionsstörungen sowie Lumbalgien und Ischialgien. Ergänzend können Fußdeformitäten und Skoliosen auftreten.

8.4 Thermische Verletzungen

H01
→ Frage 8.112: Lösung D

Zu (D): Bei einer **Verbrennung vom Grad IIb** kommt es zu einer Zerstörung der Hautanhangsgebilde. Damit ist eine Reepithelialisierung nicht mehr möglich und es kommt zur ausgeprägten Narbenbildung.
Zu (A): In die Abschätzung des Ausmaßes der verbrannten Körperoberfläche gehen auch die Areale mit **Verbrennungen I. Grades (= Rötung und Schwellung)** mit ein.
Zu (B): Eine Handfläche entspricht ca. 1% der Körperoberfläche.
Zu (C): Da es im Rahmen des sog. Nachbrennens, durch in der Haut gespeicherter Wärme noch zu einer weiteren Zunahme des verbrannten Areals kommen kann, ist eine endgültige Abschätzung erst nach einigen Tagen möglich.
Zu (E): Die Oberfläche eines Beines entspricht beim Erwachsenen 18% der Gesamtoberfläche (Neuner-Regel nach Wallace).

F99
→ Frage 8.113: Lösung C

Erfrierungen werden in 3 Schweregrade eingeteilt:
Grad I: blasse Haut, später Rötung, Sensibilität intakt.
Grad II: tiefrote Haut mit Ödem- und Blasenbildung, Sensibilität gestört.
Grad III: fortgeschrittene Blasenbildung mit deutlichen Nekrosen, beginnende Gangrän.
Allgemeine therapeutische Maßnahmen: stufenweise Erwärmung im Wasserbad, Infusion körperwarmer Glucoselösungen (zentrale Erwärmung erfolgt **vor** jeder lokalen Maßnahme), Sympathikusblockade zur Durchbrechung des Gefäßspasmus, Gabe von gefäßerweiternden Medikamenten, Infektionsprophylaxe etc.
Lokale Maßnahmen: Vermeidung von Druckschäden, antiseptische Verbände, nach Demarkierung der trockenen Gangrän (III.gradig) „**Grenzzonenamputation**".

F98 F95 H85
→ Frage 8.114: Lösung B

Die Begriffe der Liste 1 beziehen sich auf die Tiefenausdehnung einer Verbrennung.
Zu (A) und (C): Bei einer **Analgesie** besteht eine Verbrennung 3. Grades.
Zu (B): Eine **Hautrötung** entspricht einer Verbrennung 1. Grades.
Zu (D) und (E): Die Fläche einer Verbrennung wird nach der **Neunerregel von Wallace** berechnet. Die Körperoberfläche wird dabei in mehrere Abschnitte unterteilt:

Kopf	9% der Gesamtkörperoberfläche
Rumpf vorne	18% der Gesamtkörperoberfläche
Rumpf hinten	18% der Gesamtkörperoberfläche
Arm	je 9% der Gesamtkörperoberfläche
Bein vorne	je 9% der Gesamtkörperoberfläche
Bein hinten	je 9% der Gesamtkörperoberfläche
Dammgegend	1% der Gesamtkörperoberfläche

F98 F95 H85
→ Frage 8.115: Lösung A

Siehe Kommentar zu Frage 8.114.

H93
→ Frage 8.116: Lösung B

Bei der oberflächlichen zweitgradigen **(IIa)** Verbrennung besteht eine Verletzung der Epidermis und **obersten** Koriumschichten. Eine Regeneration ist ohne Narbenbildung möglich.
Bei der zweitgradig tiefen dermalen **(IIb)** Verbrennung sind neben der Zerstörung der Epidermis auch tiefere Koriumschichten befallen. Die Heilung geht mit erheblicher Narbenbildung einher. Reepithelialisierung über Hautanhangsgebilde möglich.
Die drittgradige **(III)** Verbrennung ist durch vollständige Zerstörung der Haut einschließlich ihrer Anhangsgebilde gekennzeichnet. Eine Heilung ist nur durch frühzeitige Exzision und Spalthautdeckung (1) möglich. Eine Sensibilität besteht nicht mehr (3).

F99
→ Frage 8.117: Lösung B

Die **Therapie der Hypothermie** besteht, neben der Sicherung der Vitalfunktionen, im wesentlichen in der Zuführung von Wärme. Dies kann durch erwärmte Infusionen, durch Verbringung des Patienten in ein warmes Bad oder Einwickeln in Decken geschehen (Hibler-Packung).
Durch die externe Erwärmung der Körperschale wird dem Körperkern erwärmtes Blut zugeführt. Im Körperzentrum kommt es so zu einer Mischung aus warmem Blut (rechtes Herz) und kaltem Blut (linkes Herz). Auf diese Weise können **Temperaturgradienten am Herzen** entstehen, die die Elektrophysiologie beeinflussen und zu Arrhythmien führen.

H00
→ Frage 8.118: Lösung C

Die Erstmaßnahmen nach der Rettung des Kindes orientieren sich an der ABCD-Regel. Kinder, die sich längere Zeit in kaltem Wasser befunden haben, sind stark hypotherm. Die Chancen auf eine erfolgreiche Reanimation sind daher besonders groß. Dies zeigen immer wieder Kasuistiken, die belegen, daß auch nach sehr langen Liegezeiten unter Wasser (z.T. mehr als 20 Minuten) Kinder erfolgreich reanimiert wurden.

9.1 Metabolische Knochenerkrankungen

F07
→ Frage 9.1: Lösung B

Zu (B): Die vorliegende Röntgenaufnahme zeigt einen **Deckplatteneinbruch** am zweiten Wirbelkörper vom unteren Bildrand. Der Wirbelkörper ist hierdurch höhengemindert. Auffällig ist auf den abgebildeten Wirbelkörpern ebenfalls eine **diffuse Osteoporose** mit **verstärkter Zeichnung der Kortikalis**. Insgesamt sprechen die Befunde für eine osteoporotische Wirbelkörperfraktur, die auch die Beschwerden der Patientin erklären würde.
Zu (A): Bei einer **tuberkulösen Spondylitis** liegt eine hämatogene Absiedelung von Keimen in die Wirbelkörper vor. Zunächst kommt es zu einem deck- und grundplattennahen Befall mit sekundärer Beteiligung der Bandscheiben. Radiologisch findet sich bei der bakteriellen Spondylodiszitis **zumeist ein monosegmentärer Befall** (zwei Wirbelkörper mit dazwischenliegender Bandscheibe). Die Grund- und Deckplatten zeigen eine Konturunschärfe sowie Defekte, einhergehend mit einer Bandscheibenverschmälerung. Typisch für die tuberkulöse Spondylodiszitis ist ein meist schleichender Beginn mit eher diskreter Klinik und geringen Entzündungszeichen.
Zu (C): Das **Chondrosarkom** ist der dritthäufigste maligne Knochentumor und hat ein Prädilektionsalter zwischen dem 30. und 50. Lebensjahr. Es wächst relativ langsam und befällt vor allem das proximale Ende von Femur und Humerus. Radiologisch finden sich großflächige osteolytische Destruktionen mit intramuralen Verkalkungen.
Zu (D): Der **M. Scheuermann** ist die häufigste Wirbelsäulenerkrankung im Jugendalter. Die Ätiologie ist unbekannt, aber es werden Verbindungen zu den aseptischen Knochennekrosen vermutet. Es kommt zu Wachstumsstörungen, die sich an den Wirbelkörpergrund- und -deckplatten manifestieren. Betroffen sind überwiegend Jungen. Typisches klinisches Merkmal ist die teilfixierte Kyphose im Bereich der BWS. Radiologisch finden sich eine Bandscheibenerniedrigung, Keilwirbelbildung, eine Deckplattenunruhe sowie das Auftreten von Schmorl-Knötchen. Hierbei handelt es sich um Einbrüche von Bandscheibengewebe in die Wirbelkörper.
Zu (E): Das **Hämangiom** ist der häufigste gutartige Wirbelsäulentumor. Frauen sind häufiger betroffen als Männer. Klinisch berichten die Patienten bei aktiven Hämangiomen über Schmerzen, gelegentlich kann es auch zu neurologischen Ausfällen bis zum Querschnitt kommen. Die Diagnose wird radiologisch gestellt. Es zeigt sich eine verstärkte longitudinale bei verminderter horizontaler Trabekelzeichnung.

F07
→ Frage 9.2: Lösung A

Zu (A): Auf den beiden Röntgenaufnahme der LWS einer 76-jährigen Patientin zeigen sich **degenerative Veränderungen**: Verschmälerung des Zwischenwirbelraumes, subchondrale Sklerosierung und Spondylophyten. Bei einigen Wirbelkörpern sind durch die Fusion von Spondylophyten sogar überbrückende Knochenspangen entstanden.
Zu (B): Die **rheumatoide Arthritis** manifestiert sich zunächst an den Händen, bevorzugt an den Fingergrund- und -mittelgelenken, die Endgelenke sind nie befallen. Bei jüngeren Patienten kann sich die rheumatoide Arthritis auch akut als Monoarthritis im Bereich der großen Körpergelenke (u. a. Knie, Schulter) manifestieren. Im fortgeschrittenen Stadium sind Kniegelenke (bei 80 % der Patienten), Hüftgelenke (ca. 30 %) und Halswirbelsäule (bis zu 50 %) betroffen. **Radiologisch** lässt sich im Verlauf der Erkrankung eine **zunehmende Zerstörung der Gelenke mit Subluxation** und schließlich eine knöcherne Ankylose in Fehlstellung nachweisen.
Zu (C): Bei der **Osteopetrose** kommt es zu einer generalisierten Sklerosierung des Skeletts durch unzureichende Osteoklastenaktivität und mangelnde Resorption des verkalkten Gewebes. Es werden die Osteopetrosis congenita als schwere Form und eine Osteopetrosis tarda als milde Form unterschieden. Vor allem bei der angeborenen Form kommt es durch den vollständigen Umbau des Knochenmarks zu einer Anämie und Thrombozytopenie sowie einer erhöhten Knochenbrüchigkeit. **Röntgenologisch** finden sich **Verdichtungen** und **Sklerosierungen** des **Knochens**.
Zu (D): Das **Osteosarkom** ist nach dem Plasmozytom der häufigste maligne Knochentumor. Es betrifft überwiegend männliche Jugendliche in der Pubertät. Das Ostosarkom befällt die Metaphysen der langen Röhrenknochen, bevorzugt den distalen Femur, die proximale Tibia und Fibula sowie den proximalen Humerus. Radiologisch zeigt sich ein vielfältiges Bild. Am häufigsten finden sich **Spiculae**, **Periostlamellierung**, mottenfraßähnliche Destruktionen oder **Periostsporne**.
Zu (E): Der **M. Bechterew** (Spondylitis ankylosans) ist eine seronegative, chronisch entzündliche Erkrankung, welche sich vor allem im Bereich der Wirbelsäule und Iliosakralgelenke manifestiert, häufig sind auch Hüft- und Kniegelenke mit befallen. Männer erkranken etwa 4-mal häufiger als Frauen. Eine genetische Prädisposition wird vermutet, da bei ca. 96 % der Patienten **HLA** (human leu-

cocyte antigen)-**B27 positiv** ist, im Gegensatz zu 7% bei Gesunden. Im Frühstadium ist der tiefsitzende Kreuzschmerz, v.a. nachts und in Ruhe, typisch. Anschließend kommt es zu einer Mitbeteiligung der Iliosakralgelenke als Sakroiliitis und im weiteren Verlauf zu einer Versteifung der gesamten Wirbelsäule mit kyphotischer Fehlstellung. Typisch ist **radiologisch** das Bild einer **Bambusstabwirbelsäule**.

F06
→ Frage 9.3: Lösung D

Zu **(A)**: **Spondylitis ankylosans** bezeichnet eine chronisch entzündliche, rheumatische Wirbelsäulenerkrankung (M. Bechterew).
Zu **(B)**: **Spondylolysthesis** = Wirbelgleiten
Zu **(C)**: **Spondylarthrose** = Arthrose der kleinen Wirbelgelenke (Intervertebralarthrose)
Zu **(D)**: Bedingt durch eine Degeneration der Bandscheiben kommt es zu einer Höhenabnahme des Zwischenwirbelkörperabschnitts (**Osteochondrose**)
Zu **(E)**: **Spondylolyse** ist eine meist angeborene Spaltbildung in der Interartikularportion der Wirbelbögen; Sie führt zu einer Spondylolysthesis.

H05
→ Frage 9.4: Lösung E

Bei der Altersosteoporose sind sowohl die Knochenspongiosa als auch die Kompakta reduziert. Hierdurch kommt es zu den typischen Frakturen des alten Menschen, z.B. Schenkelhalsfraktur, distale Radiusfraktur und Schambeinfraktur. An der Wirbelsäule treten Wirbelkörperfrakturen und -deformierungen auf. Radiologisch fallen die **Keilwirbel- und Fischwirbelbildung** auf. Thorakal entsteht eine zunehmende Kyphosierung mit **kompensatorischer Hyperlordose** der LWS (C). Insgesamt kommt es hierdurch zu einer zunehmenden **Verkürzung des Rumpfes** (E).
Therapeutisch kommen medikamentös Kalzium, Bisphosphonate, Calcitonin und Analgetika zum Einsatz. Ergänzend sollte eine krankengymnastische Übungsbehandlung erfolgen.

H04
→ Frage 9.5: Lösung D

Zu (A) und (D): Bei der Osteoporose sind sowohl die Knochengrundsubstanz als auch der Hydroxylapatit-Anteil vermindert, die Serologie des Knochenstoffwechsels ist unauffällig.
Zu **(B)**: Der Morbus Paget ist keine generalisierte, sondern eine regionale Osteopathie, die sich allerdings wie beschrieben, erst ab etwa dem 40. Lebensjahr manifestiert.
Zu **(C)**: Bei der Osteomalazie ist die Knochengrundsubstanz primär nicht vermindert, der Mineralanteil ist stark reduziert.

Zu **(E)**: Entscheidend für die Diagnose einer Osteomalazie ist der laborchemische Befund mit erhöhter alkalischer Phosphatase und erhöhtem Parathormonspiegel. Serumkalzium und -phosphat können erniedrigt, aber auch normal sein.

9.2 Knocheninfektionen

H05
→ Frage 9.6: Lösung A

Zu **(A)**: Die **hämatogene Osteomyelitis** befällt im Kindes- und Jugendalter v. a. die **Metaphyse und die Diaphyse der langen Röhrenknochen**. Die Wachstumsfugen bilden gefäßlose Barrieren, sodass die Epiphysen in diesem Alter typischerweise nicht befallen sind. Klinisch zeigen die Kinder neben allgemeinen Infektzeichen im betroffenen Bereich Schmerzen mit Schonhaltung.

H05
→ Frage 9.7: Lösung B

Zu **(B)**: Aufgrund der vom IMPP gegebenen Anamnese (Schmerzen im Bereich der BWS, fieberhafte Angina vor 14 Tagen und Klopf- und Druckschmerz über Th 7/8) sollte als wichtigste Verdachtsdiagnose an eine bakterielle Spondylitis gedacht werden.
Bei der **bakteriellen Spondylitis** kommt es zu einer hämatogenen Absiedlung von Keimen in die Wirbelkörper. Zunächst kommt es zu einem deck- und grundplattennahen Befall mit sekundärer Beteiligung der Bandscheiben. Charakteristisch ist der eher akute Verlauf mit einer Latenzzeit von wenigen Wochen. Klinisch findet sich neben einem Spontanschmerz auch ein Druck- und Bewegungsschmerz im betroffenen Segment. Die Entzündungswerte sind erhöht. Radiologisch findet sich zumeist ein monosegmentärer Befall (zwei Wirbelkörper mit dazwischenliegender Bandscheibe). Die Grund- und Deckplatten zeigen eine Konturunschärfe sowie Defekte, einhergehend mit einer Bandscheibenverschmälerung.

H04
→ Frage 9.8: Lösung D

Zu **(D)**: Die tuberkulöse Osteomyelitis ist die häufigste spezifische Osteomyelitis vor der luetischen und typhösen Osteomyelitis. Sie wird in Entwicklungsländern überaus häufig beobachtet.
Zu **(A)**: Absolut häufigster Erreger sowohl der hämatogenen als auch der posttraumatischen oder postoperativen Osteomyelitiden ist Staphylococcus aureus.
Zu **(B)**: Der Brodie-Abszess ist als Sonderform der chronischen Osteomyelitis anzusehen. Er entwickelt sich undramatisch ohne akute Zwischenstufe;

eine günstige Abwehrlage und eine geringe Keimvirulenz begrenzen den Infekt.
Zu **(C)**: Die tuberkulöse Osteomyelitis wird primär medikamentös tuberkulostatisch behandelt. Eine chirurgische Therapie ist dann erforderlich, wenn der Tuberkuloseherd lokale Komplikationen hervorruft. Als Beispiel hierfür sei der drohende Querschnitt bei einer kyphosierenden tuberkulösen Spondylitis genannt.
Zu **(E)**: Die Säuglingsosteomyelitis manifestiert sich vor allem an den Metaphysen der langen Röhrenknochen. Besonders häufig betroffen sind die Femurmetaphysen, von dort bricht der Infekt sehr schnell ins Hüft- oder Kniegelenk ein.

9.3 Knochen- und Weichteilgeschwülste

H07
→ **Frage 9.9:** Lösung D

Zu **(D)**: Die im Rahmen einer präoperativen Röntgenuntersuchung durchgeführte Thoraxaufnahme bei einem 36-jährigen Mann zeigt eine rundliche Struktur im Bereich der Lunge, die scharf abgegrenzt ist und Kontakt zu den Rippen hat. Der Prozess selber ist inhomogen und weist z.T. dieselbe Dichte auf wie die Rippen. Die bisherige Beschwerdefreiheit des Patienten und die klare Abgrenzbarkeit des Prozesses gegenüber dem Lungengewebe sprechen für einen langsam wachsenden Prozess. Da die Struktur auch in die Rippe übergeht, ist von einem **Osteochondrom einer Rippe** auszugehen. Das Osteochondrom (kartilaginäre Exostose) ist mit einem Anteil von 50 % **der häufigste primär benigne Knochentumor**. Das solitäre Osteochondrom manifestiert sich zwischen dem 10. und 20. Lebensjahr und befällt beide Geschlechter gleich häufig. Es tritt bevorzugt an den Metaphysen von distalem Femur und proximaler Tibia sowie am proximalen Humerus auf. **Radiologisch** zeigt sich eine **knochendichte, pilzartige Struktur, die gestielt oder breitbasig dem Knochen aufsitzt**. Beschwerden treten meist erst bei lokaler Verdrängung anderer Strukturen auf. In diesem Fall ist eine Operationsindikation gegeben.
Zu **(A)** und **(B)**: Die Beschwerdefreiheit des Patienten und die klare Abgrenzbarkeit des Prozesses gegenüber dem Lungengewebe sprechen weder für ein **Bronchialkarzinom** (A) noch für eine **Lungenmetastase** (B). Bei der vorliegenden Lokalisation müsste bereits eine Infiltration der Pleura erfolgt und damit verbundene Schmerzen aufgetreten sein.
Zu **(C)**: Der **M. Paget (Osteodystrophia deformans)** ist nach der Osteoporose die zweithäufigste Knochenerkrankung (Erkrankungsgipfel jenseits des 40. Lebensjahres). Die Ätiologie ist unbekannt, es wird eine virale Genese diskutiert. Zunächst kommt es zu einer unkontrollierten Stimulation des osteoklastären Knochenabbaus. Diesem folgt ein überschießender, ungeordneter, kompensatorischer Knochenneubau. Es resultiert ein aufgetriebener, mechanisch wenig stabiler Knochen mit eventuellen Verformungen. Man unterscheidet ein monostotisches und ein polyostotisches Befallsmuster. Am häufigsten ist das Becken betroffen, gefolgt von Femur, Tibia, Schädel und Lendenwirbelsäule. Klinisch sind ca. 1/3 der Patienten beschwerdefrei. Der Rest klagt über Knochenschmerzen (evtl. mit lokaler Überwärmung). Hinzu kommen Verbiegungen und Verkürzungen der Beine (Säbelscheidentibia) und eine Zunahme des Kopfumfanges.
Zu **(E)**: Ein **Interlobärerguss** würde sich eher sichel- oder streifenförmig im Interlobärspalt ausdehnen.

F06
→ **Frage 9.10:** Lösung A

Unter dem Begriff **Ewing-Sarkom** werden rundzellige primäre Knochentumoren zusammengefasst, die keine Fasern bilden und in ihrem Zytoplasma **PAS-positives Glykogen** (B) eingelagert haben. Es handelt sich dabei um seltene hochmaligne Tumoren des Kindes- und frühen Erwachsenenalters. Sie können in allen Gelenkabschnitten vorkommen, **befallen aber bevorzugt die Diaphysen der langen Röhrenknochen** sowie den **Beckengürtel** ((A) ist falsch).
Pathogenetisch liegt eine **t-(11;22)(q24;12)-Translokation** (D) vor. Es wird weiterhin eine häufige Expression von neuronenspezifischer Enolase (NSE), das Auftreten kleiner Paarchromosomen sowie eine Pseudorosettenanordnung beobachtet, wie sie auch bei Neuralleistentumoren auftritt. **Häufig wird auch CD 99 exprimiert** (E). Im Vordergrund steht formalpathogenetisch eine Osteolyse. Die Tumorzellen zerstören das Knochengewebe und verdrängen die Osteoblasten. Die Osteoklasten behalten dabei ihre osteolytische Fähigkeit. Zusätzlich tritt eine Osteosklerose auf, die sich als feinfleckige Aufhellungen darstellt.
Radiologisch gibt es kein pathognomonisches Bild. Bei Befall der langen Röhrenknochen werden diese durch den Tumor spindelig aufgetrieben und die Kortikalis auf längerer Strecke aufgebrochen. Typisch ist auch eine mehrschichtige Ossifikation des Periosts, welche sich radiologisch als Zwiebelschalenbild darstellt. Histologisch zeigt sich das oben genannte Bild.
Klinisch äußert sich das Ewing-Sarkom durch lokale Schwellung, Überwärmung, Schmerzen und Fieber. Es ist daher leicht mit einer Osteomyelitis zu verwechseln.
Der Tumor zeigt eine frühe hämatogene Metastasierung v.a. in Lunge, Leber und andere Knochen. Die **Therapie** besteht **neben der Resektion** in einer **kombinierten Strahlen- und Chemotherapie** (C).

H05
→ Frage 9.11: Lösung E

Zu (A): Der Kalkgehalt im kortikalen Knochen lässt die Kortikalis im MRT in T1- und T2-gewichteten Sequenzen immer dunkel erscheinen.
Zu (B)–(D): In T1-gewichteten Sequenzen wird Fett signalintensiv (hell) abgebildet. Die Raumforderung im M. quadrizeps links ist demnach fetthaltig, es handelt sich um ein Lipom.
Zu (E): Das Knochenmark im Femur enthält beim Erwachsenen reichlich Fett („gelbes Mark"); dies ist also ein Normalbefund.

H05
→ Frage 9.12: Lösung C

Zu (C): Das **Osteosarkom** ist ein hochmaligner Tumor aus osteoblastenartigen Zellen. Der Tumor tritt vornehmlich im Kindes- und Jugendalter auf.
- **Hauptlokalisation**: Metaphysen der langen Röhrenknochen.
- **Makroskopische und radiologische Merkmale**: Beim osteoblastischen Osteosarkom röntgendichte, periostale Verdrängung mit strahlenförmigen Sklerosierungen (Spiculae) als für diesen Tumor charakteristischen Röntgenbefund. Wenn der Tumor die Kortikalis durchbricht, bleibt am Rande des reaktiv gebildeten Knochens im Rahmen des Osteosarkom-Wachstums eine Stufe stehen, die man als Codman-Dreieck bezeichnet.
- **Histologische Merkmale**: *osteoblastisches Osteosarkom* mit Tumorknochen, Tumorosteoid, Tumorknorpel; *osteolytisches Osteosarkom* mit kernarmen Riesenzellen, polymorphen spindeligen Zellen und pathologischen Gefäßen.

Zu (A): Eine Grünholzfraktur eines 15-Jährigen ist nach einem halben Jahr verheilt und radiologisch allenfalls – wenn überhaupt noch – an einer dezenten Unregelmäßigkeit der betroffenen Kortikalis zu erkennen.
Zu (B): Die kartilaginäre Exostose, die auch als Osteochondrom bezeichnet wird, ist ein benigner Tumor der Knorpelzellen der Epiphyse. Sie wächst verdrängend und geht von der Knorpeloberfläche aus. Histologisch besteht der Tumor aus Gruppen und Reihen *ausdifferenzierten Knorpelgewebes*.
Zu (D): Die fibröse Dysplasie ist eine benigne Texturstörung des Knochens (Geflechtknochenbildung), die vorzugsweise an den langen Röhrenknochen der unteren Extremitäten und im Gesicht auftreten kann. Das Auftreten von pathologischen Frakturen ist typisch.
Zu (E): Die **aneurysmatische Knochenzyste** stellt eine benigne osteolytische Knochenveränderung dar.
- **Hauptlokalisation**: Bevorzugung der Wirbelsäule.
- **Histologische Merkmale**: von Fibroblasten ausgefüllte Zystenhohlräume.
- **Radiologische Merkmale**: exzentrische intraossäre Osteolyse, Durchbruch der Kortikalis.

F98
→ Frage 9.13: Lösung B

Die makroskopische Abbildung zeigt einen im Bereich der gesamten Femurdiaphyse sich ausbreitenden Tumor, der sich medialseitig unter Abdrängen des Periosts entwickelt hat. Wegweisend für die Differenzierung dieser als Knochentumor anzusprechenden Veränderung ist die Röntgenaufnahme der Femurdiaphyse. Hier zeigen sich **strahlenartige subperiostale Verdichtungen**, die als **Spiculae** bezeichnet werden. Besonders charakteristisch sind diese Sklerosierungserscheinungen beim Osteosarkom, der originären malignen Geschwulst des Knochens. Auch das Ewing-Sarkom kann Spikulabildungen bewirken, sodass sich die differenzialdiagnostischen Überlegungen auf die beiden genannten Malignome konzentrieren müssen.
Das histologische Präparat gibt in diesem Zusammenhang entscheidende Hinweise. Es finden sich in großen Anteilen des Präparateausschnittes homogene Einlagerungen, die Knochengrundsubstanz (Osteoid) entsprechen dürfen. Daneben besteht eine unregelmäßige Durchsetzung mit polymorphen Zellen. Die Bildung von Tumorosteoid, Tumorknochen und Knorpelgewebe ist typisch für das osteoplastische **Osteosarkom** (B), das hier vorliegt.
Zu (A): Das **Osteoklastom** ist ein lokal destruierend wachsender primärer Knochentumor. Er geht mit einer ausgeprägten Osteoklastenaktivierung einher, weswegen synonym die Bezeichnung **Riesenzelltumor** geführt wird:
- **Hauptlokalisation**: Epiphysen der langen Röhrenknochen, Ausbreitung in den Metaphysen
- **histologische Merkmale**: zellreiches Stroma, zahlreiche Riesenzellen, keine Knochenbildung
- **radiologische Merkmale**: Aufhellung der epiphysären Knochenstruktur, selten periostale Sklerosierung

Zu (B): Das **Osteosarkom** ist ein hochmaligner Tumor aus osteoblastenartigen Zellen. Der Tumor tritt vornehmlich im Kindes- und Jugendalter auf.
- **Hauptlokalisation**: Metaphysen der langen Röhrenknochen
- **histologische Merkmale**: *osteoplastisches Osteosarkom* mit Tumorknochen, Tumorosteoid, Tumorknorpel; *osteolytisches Osteosarkom* mit kernarmen Riesenzellen, polymorphen spindeligen Zellen und pathologischen Gefäßen
- **radiologische Merkmale**: beim osteoplastischen Osteosarkom röntgendichte, periostale Verdrängung mit strahlenförmigen Sklerosierungen (Spiculae) als für diesen Tumor charakteristischen Röntgenbefund

Zu (C): Das **Chondrosarkom** entsteht aus dem Knorpelgewebe des Skeletts. Der Altersgipfel dieser hochmalignen Neoplasie liegt zwischen dem 5. und 7. Lebensjahrzehnt.

- **Hauptlokalisation:** Schultergürtel und Becken
- **histologische Merkmale:** vielfältige Zellatypien mit mehrkernigen Knorpel- und Riesenzellen, Knorpelgrundgewebe, Verknöcherungen und Verkalkungen sind möglich
- **radiologische Merkmale:** mottenfraßähnliche Osteolysen

Zu (D): Das **benigne Osteochondrom** entsteht aus Knorpelzellen der Epiphyse und wächst verdrängend von der Knochenoberfläche aus. Man bezeichnet das Osteochondrom auch als **kartilaginäre Exostose**. Histologisch besteht der Tumor aus Gruppen und Reihen **ausdifferenzierten Knorpelgewebes**.

Zu (E): Das **Ewing-Sarkom** ist hochmaligne und geht von unreifen Retikulumzellen aus. Häufig sind Kinder und Jugendliche betroffen.
- **Hauptlokalisation:** Metaphysen der Röhrenknochen der unteren Extremitäten
- **histologische Merkmale:** zellreiches Tumorgewebe **ohne charakteristische Strukturen** (deswegen diffizile histologische Diagnosestellung), Nekrosen
- **radiologische Merkmale:** Osteolysen und osteoplastische Herde, Periostreaktionen mit Spikulabildung und in 20% der Fälle lamellenartige periostale Knochenneubildung (zwiebelschalenartig).

H99
→ Frage 9.14: Lösung A

Zu (A): Osteoidbildung ist histologisch *kennzeichnend* für das osteoplastische Osteosarkom.

F88
→ Frage 9.15: Lösung D

Zu (D): Das Röntgenbild zeigt einen metaphysär gelegenen, gut abgrenzbaren und lokal verdrängenden, also sehr langsam wachsenden Tumor ohne Malignitätszeichen. Da außer der Röntgenmorphologie auch das angegebene Manifestationsalter typisch ist, kommt als Lösung nur das Osteochondrom in Frage.

Zu (A): Das Osteosarkom befällt überwiegend die Metaphysen der Knieregion und des kranialen Humerus, zudem zeigt das gezeigte Röntgenbild alle Zeichen der Benignität.

Zu (B): Das Chondrosarkom befällt überwiegend das proximale Ende von Femur und Humerus, die Patienten sind typischerweise im Erwachsenenalter, die Röntgenmorphologie des Osteochondroms zeigt Malignitätszeichen.

Zu (C): Die juvenile Knochenzyste befällt überwiegend die Metaphyse des proximalen Humerus und Femurs und ist immer zystisch strukturiert.

Zu (E): Die fibröse Knochendysplasie ist eine seltene, ätiologisch unklare Knochenerkrankung mit tumorähnlichem Erscheinungsbild. Sie ist immer zystenbildend.

F02
→ Frage 9.16: Lösung E

Zu (A): Das Osteoid-Osteom ist ein seltener gutartiger Knochentumor, der kein Geschlecht bevorzugt und sich überwiegend im zweiten Lebensjahrzehnt manifestiert.

Zu (B): Die Patienten/Patientinnen berichten häufig über ziehende nächtliche Knochenschmerzen, tagsüber sind sie beschwerdefrei.

Zu (C): Das Osteoid-Osteom spricht gut auf Salizylate, aber auch auf andere nicht-steroidale Analgetika an.

Zu (D): Im Röntgenbild ist die Kortikalis spindelförmig verdickt, im Zentrum der Spindel ist eine meist erbsgroße zystische Aufhellung, die das Tumorgewebe enthält und Nidus genannt wird.

Zu (E): Da das Osteoid-Osteom immer benigne ist, ist eine Chemotherapie nicht indiziert. Der Nidus muss operativ entfernt werden, die Schmerzen lassen dann schlagartig nach.

F90
→ Frage 9.17: Lösung B

Zu (B): Das **nichtossifizierende Fibrom** kommt röntgenologisch als zystisch erscheinende (solitäre oder traubenartige) Aufhellung mit Randsklerose zur Darstellung. Hauptlokalisation sind die Metaphysen langer Röhrenknochen. Histologisch besteht es aus Spindelzellen und Kollagenfasern, zum Teil mit Riesenzellen.

Zu (A): Im Röntgenbild treten erst nach einiger Zeit sichtbare Veränderungen wie Osteoporose, reaktive Knochenverdichtungen, periostale Reaktionen, Gewebsdestruktionen und Sequester auf. Histologisch ist die (akute, eitrige) **Osteomyelitis** durch ein granulozytäres Infiltrat im Markraum gekennzeichnet; später Übergang in ein mononukleär fibroblastenreiches. Im Spätstadium entstehen Fibrosen.

Zu (C): Im Röntgenbild zunächst streifige und gesprenkelte Maserungen durch osteolytische und sklerotische Veränderungen („Mottenfraß", DD: Osteomyelitis). Erst später Zwiebelschalenformation durch periostale Knochenneubildung. Histologisch besteht das **Ewing-Sarkom** aus Zellnestern oder -strängen mit kleinen, undifferenzierten Zellen mit schmalem (PAS-positivem) Zytoplasmasaum.

Zu (D): Im Röntgenbild metaphysär gelegene Knochendestruktion mit „angenagten" Konturen, Wolken-, Tropfen- und Fransenformationen und Spiculae. In der Arteriographie ist das begleitende atypische Gefäßnetz darstellbar. Histologisch zeigt das **Osteosarkom** ein sehr buntes Bild mit atypischen (sarkomatösen) osteoblastenähnlichen Zellen, unrelgemäßiger Osteoidbildung und auch Knorpelgewebe. Daneben findet man Knochenabbau durch Osteoklasten.

Zu (E): Im Röntgenbild: Raumforderung von knorpelähnlicher, wabig-blasiger Transparenz, u. U. auch mit verkalkten Arealen.
Histologisch: atypische proliferierende Chondrozyten mit unterschiedlich ausgeprägter Zell- und Kernpleomorphie (bei hochdifferenzierten Formen ist die Abgrenzung zu benignen Chondromen oft schwer möglich). Daneben kommen Areale mit Verkalkung und Knochenbildung vor.

F01
→ Frage 9.18: Lösung D

Zu (A): Die juvenile Knochenzyste schmerzt im Anfangsstadium nicht und wird dann oft zufällig im Röntgenbild entdeckt. Ausgedehnte Zysten frakturieren häufig spontan, ohne vorher Schmerzen ausgelöst zu haben.
Zu (B): Die juvenile Knochenzyste entartet nicht, rezidiviert jedoch, wenn sie nicht vollständig ausgeräumt worden ist.
Zu (C): Salizylate nehmen den typischen nächtlichen Schmerz des Osteoidosteoms, sie wirken allerdings nur symptomatisch.
Zu (D) und (E): Die juvenile Knochenzyste an der oberen Extremität kann gut mit Kortisoninstillationen behandelt werden, an der mechanisch stärker belasteten unteren Extremität wird die Zyste kürettiert und mit Eigenspongiosa aufgefüllt.

F99
→ Frage 9.19: Lösung B

Zu (B): Bei der **Dupuytren-Kontraktur** handelt es sich um eine Fingerbeugekontraktur infolge einer bindegewebigen Verhärtung und Schrumpfung der Palmaraponeurose. Es sind überwiegend Männer jenseits des 50. Lebensjahres betroffen, die Ätiologie ist nicht eindeutig geklärt. Im Endstadium zeigt sich eine hochgradige Beugekontraktur in den Grund- und Mittelgelenken mit Überstreckung der Endgelenke. Die Therapie erfolgt chirurgisch.
Zu (A): Bei einer **Radialislähmung** entsteht durch den Ausfall der Streckmuskulatur des Unterarmes eine **Fallhand**. Die Streckung (Palmarextension) im Handgelenk und in den Fingern ist bei einer Radialislähmung unmöglich. Zu einer **Krallenhand** kommt es bei einer Parese des **N. ulnaris**. Durch einen Ausfall der Mm. interossei und der Mm. lumbricales kommt es zu einer Streckung der Finger in den Grundgelenken und zu einer Beugung in den End- und Mittelgelenken.
Zu (C): Nach einem **Schlaganfall**, z. B. infolge eines Hirninfarktes, entsteht eine spastische Lähmung. Typisches Krankheitsbild ist die Halbseitenlähmung mit einer Beugekontraktur des Armes sowie einer Streckkontraktur der Beine, wodurch das Wernicke-Mann-Gangbild entsteht.
Zu (D) und (E): Die Beugung des Hüftgelenkes erfolgt hauptsächlich durch die innere Hüftmuskulatur, insbesondere durch den M. iliopsoas, der vom N. femoralis und aus dem Plexus lumbalis innerviert wird. Zur Überprüfung des Bewegungsumfangs der Hüfte und damit zur Feststellung einer **Hüftbeugekontraktur** liegt der Patient in Rücken- oder Seitenlage auf einer möglichst harten Unterlage. Um eine übermäßige Lendenlordose, wie sie durch eine Hüftbeugekontraktur entsteht, auszugleichen, lässt man den Patienten ein Bein anziehen und dieses mit beiden Armen umfassen, wodurch das Becken in die Ausgangslage korrigiert wird. Kann das zu untersuchende Bein in der Hüfte noch vollkommen gestreckt, aber nicht mehr überstreckt werden, liegt bereits eine Kontraktur vor. Bei weiterer Zunahme der Kontraktur gerät das Bein in eine deutliche Beuge- und Außenrotationsstellung. Ursachen für eine Hüftgelenkskontraktur sind meistens Entzündungen und andere Störungen im Hüftgelenksbereich.

F02
→ Frage 9.20: Lösung C

Die **Fibromatosen** sind gutartige, oft aggressiv wachsende Bindegewebswucherungen, die in die Umgebung infiltrieren (A) und nach operativer Entfernung oft rezidivieren (E).
Die bekanntesten Formen sind die Fibromatose der Palmaraponeurose (**M. Dupuytren** (B)) und der Plantaraponeurose (M. Ledderhose). Da es sich um gutartige Veränderungen handelt, zeigen sie keine Metastasierung ((C) ist falsch).
Zu (D): Das **Desmoid** ist ein strahlenresistenter, infiltrierend wachsender Tumor, der von den Faszien ausgeht und eine hohe Rezidivquote aufweist. Es wird auch als semimaligne bezeichnet, da es lokal destruiert, jedoch keine Metastasen bildet. Hauptlokalisation ist die Bauchdecke. Therapeutisch muss das Desmoid lokal mit einem genügenden Sicherheitsabstand reseziert werden, um der hohen Rezidivneigung vorzubeugen.

9.4 Sonstige Knochenerkrankungen

H89
→ Frage 9.21: Lösung E

Zu (E): Eine überdosierte Kalziumtherapie führt zu renalen und neuromuskulären Symptomen, nicht jedoch zur Myopathia ossificans circumscripta.
Zu (A) – (D): Die **Myopathia ossificans circumscripta** äußert sich durch eine lokale, in den Weichteilen gelegene Knochenneubildung. Sie wird nach einmaligen stumpfen Muskeltraumen, nach ständig wiederkehrenden Mikrotraumen (z. B. Massagen nach frischen Muskelverletzungen), nach Operationstraumen sowie Schädel-Hirn-Traumen und Querschnittslähmungen beobachtet.

F06
→ **Frage 9.22:** Lösung E

Zu (E): Die in der Aufgabe beschriebene Fehlbildung wird als **Phokomelie** bezeichnet. Hierbei fehlen die langen Röhrenknochen; Hand, Fuß oder Teile davon setzen direkt an der Schulter oder am Becken an.
Zu (A): Bei der **Achondroplasie** kommt es zu einer Störung des Längenwachstums. Aus unbekannter Ursache proliferieren die Epiphysenfugen der langen Röhrenknochen zu wenig, so dass alle Röhrenknochen kurz bleiben. Da die Wirbelsäule und der Schädel nicht betroffen sind, kommt es zu einem dysproportioniertem Kleinwuchs. Die Extremitäten sind verkürzt und varisch verbogen. Die Wirbelsäule ist fast normal lang, zeigt jedoch eine verstärkte Lendenlordose sowie eine Spinalkanalstenose
Zu (B): Bei der **Amelie** fehlen ganze Gliedmaßen.
Zu (C): Von einer **Perodaktylie** spricht man beim Fehlen einzelner Finger/Zehen oder dem Fehlen einzelner Phalangen.
Zu (D): Bei der **Peromelie** zeigt sich ein Bild wie nach einer Amputation. Ein Teil einer Gliedmaße fehlt in horizontaler Weise.

F85
→ **Frage 9.23:** Lösung E

Zu (E): Die typische enchondrale Ossifikationsstörung ist die Achondroplasie. Durch eine Störung der Epiphysenfugen ist das Längenwachstum des Röhrenknochens vermindert.
Die Aussagen (A), (B), (C) und (D) sind richtig.

F07
→ **Frage 9.24:** Lösung D

Zu (D): Bei dem 14-jährigen Schüler mit seit ca. 8 Wochen bestehenden Schmerzen im linken Kniegelenk kommt (nach Röntgenuntersuchung und 3-Phasen-Skelettszintigramm) zur weiteren Abklärung am ehesten eine **Magnetresonanztomographie von Kniegelenk und Tibia** in Betracht. Die Szintigraphie erkennt einen erhöhten Knochenumbau zwar sehr sensitiv, aber unspezifisch. Zur weiteren Differenzierung der **Dignität** kann das MRT wichtige Hinweise geben.
Zu (A): Eine **Arthroskopie** ist eine deutlich invasivere Methode als ein MRT und kann bei Prozessen, die im Tibiakopf liegen und keine Verbindung zum Kniegelenk haben, keine weiteren Erkenntnisse liefern.
Zu (B): **Calcitonin** wird in den parafollikulären C-Zellen der Schilddrüse gebildet und ist **Tumormarker beim medullären Schilddrüsenkarzinom**.
Zu (C): Eine **digitale** Subtraktionsangiographie (DSA) wird zur Darstellung der Arterien mittels Kontrastmittel durchgeführt. Üblicherweise wird das Kontrastmittel über eine Punktion der betreffenden Arterie direkt oder in Seldinger-Technik eingebracht.

Bei der i. v. DSA wird das Kontrastmittel intravenös gegeben und führt nach der pulmonalen Passage zu einer arteriellen Gefäßkontrastierung. Nachteile der i. v. DSA sind die geringere Gefäßkontrastierung sowie die größere Bewegungsunschärfe. Da die Beschwerden des Patienten auf den Tibiakopf konzentriert sind und auch die Szintigraphie eine Mehrbelegung dieses Bereiches zeigt, ist eine Abklärung der Arterien nicht indiziert.
Zu (E): Eine **sofortige Nadelbiopsie des Tibiakopfes** ist zunächst nicht angezeigt, da der Prozess im Tibiakopf zumindest genau lokalisiert werden sollte.

H06
→ **Frage 9.25:** Lösung C

Zu (C): Bei einem 73-jährigen Mann treten diffuse Knochenschmerzen und Schwerhörigkeit auf. Darüber hinaus klagt er über eine zunehmende Deformierung der langen Röhrenknochen sowie eine Überwärmung der Haut über den schmerzenden Knochen. Laborchemisch fallen eine **stark erhöhte alkalische Phosphatase im Serum** und eine **gesteigerte Hydroxyprolinausscheidung im Urin** auf. Diese Befundkonstellation weist auf einen **M. Paget (Osteodystrophia deformans)** hin, die zweithäufigste Knochenerkrankung nach der Osteoporose mit einem Erkrankungsgipfel jenseits des 40. Lebensjahres. Die Ätiologie ist unbekannt, es wird eine virale Genese diskutiert. Am Anfang der Erkrankung steht eine **unkontrollierte Stimulation des osteoklastären Knochenabbaus**. Diesem folgt ein **überschießender, ungeordneter Knochenanbau**, der zur Bildung aufgetriebener, mechanisch wenig stabiler Knochen mit eventuellen Verformungen führt. Am häufigsten ist das Becken befallen, es folgen Femur, Tibia, Schädel und Lendenwirbelsäule. Klinisch sind ca. 1/3 der Patienten beschwerdefrei. Die übrigen Patienten klagen über **Knochenschmerzen** (eventuell mit lokaler Überwärmung), Verbiegungen und Verkürzungen der Beine (Säbelscheidentibia) und eine Zunahme des Kopfumfanges. Als Komplikationen können Arthrosen, Frakturen, Wurzelkompressionssyndrome, **Schwerhörigkeit infolge einer Schädigung des VIII. Hirnnerven** sowie Nierensteine (durch Hyperkalzurie) auftreten. Therapeutisch werden Biphosphonate zur Hemmung der gesteigerten Osteoklastenaktivität eingesetzt, seltener auch Calcitonin. Im Bedarfsfall werden Analgetika verabreicht, sowie Frakturen und Knochenfehlstellungen behandelt. Auf eine ausreichende Zufuhr von Kalzium und Vitamin D sollte geachtet werden.
Zu (A): Bei der **Osteoporose** kommt es zu einem Verlust von Knochenmasse, verursacht durch Östrogenmangel (postmenopausale Osteoporose), endokrine Störungen (Hyperkortisolismus, Kalziummangel), Immobilisation oder Medikamente (Glukokortikoide, Heparin). Klinisch treten Knochenschmerzen, besonders im Rücken, pathologische

Frakturen und Wirbelkörpersinterungen auf. Laborchemisch ist in Abhängigkeit von der zugrunde liegenden Störung das Kalzium im Serum normal und die alkalische Phosphatase normal oder erhöht. Neben der Behandlung des Grundleidens ist eine symptomatische und medikamentöse Therapie erforderlich.

Zu (B): Bei der **Osteomalazie** kommt es zu einer mangelnden Mineralisation von Kompakta und Spongiosa aufgrund eines Mangels oder einer Synthesestörung von Vitamin D. Klinisch finden sich Skelettschmerzen, Muskelschwäche, Gehstörungen und Knochenverbiegungen. Im Röntgenbild können Keil- und Fischwirbel, ein Kartenherzbecken, varische Beinachsen und Looser Umbauzonen nachgewiesen werden. Laborchemisch sind Kalzium und Vitamin D im Serum erniedrigt, die alkalische Phosphatase ist erhöht. Die Therapie besteht in einer Behandlung der Grunderkrankung sowie der Substitution von Vitamin D.

Zu (D): Beim **Prostatakarzinom** treten häufig Knochenmetastasen (vor allem in der Wirbelsäule) auf. Klinisch kommt es zu Schmerzen im betroffenen Knochen sowie zu Spontanfrakturen. Laborchemisch sind das Kalzium und die alkalische Phosphatase im Serum erhöht.

Zu (E): Bei der **Osteopetrosis Albers-Schönberg** handelt es sich um eine generalisierte Sklerosierung des Skeletts durch unzureichende Osteoklastenaktivität und mangelnde Resorption des verkalkten Gewebes. Vor allem bei der angeborenen Form kommt es durch den vollständigen Umbau des Knochenmarks zu einer Anämie und Thrombozytopenie sowie einer erhöhten Knochenbrüchigkeit. Therapeutisch werden bei schwerem Verlauf Bluttransfusionen und ggf. eine Knochenmarktransplantation durchgeführt.

9.5 Gelenkerkrankungen

F07
→ Frage 9.26: Lösung A

Zu (A): Die Patientin berichtet über radialseitige Schmerzen im Bereich des Handgelenks bei Bewegung (z. B. auswringen, Schraubverschlüsse drehen, Tür aufschließen). Das Röntgenbild zeigt eine **Arthrose des Daumensattelgelenkes (Rhizarthrose)**. Typisch für eine Rhizarthrose sind anfangs bewegungsabhängige Schmerzen, v. a. bei Opposition des Daumens, wie sie die Patientin berichtet. In der Folge treten Ruheschmerzen auf, die nach distal und proximal ausstrahlen. Therapeutisch erfolgt zunächst ein konservativer Therapieversuch mit Antiphlogistika, Ruhigstellung oder Kortikoidinjektionen. Bei weiterhin bestehenden Beschwerden können Arthrodesen oder auch Totalendoprothesen zum Einsatz kommen.

Zu (B): Eine **Polyarthrose der Metakarpophalangealgelenke II–V (Grundgelenke)** ist auf der Röntgenaufnahme nicht zu erkennen. Hier würden die Beschwerden auch an den entsprechenden Gelenken und nicht nur radialseitig im Bereich des Handgelenkes auftreten.

Zu (C): Die **Lunatummalazie oder M. Kiehnböck** gehört zur Gruppe der **aseptischen Knochennekrosen**. Aufgrund einer Minderdurchblutung oder eines direkten Traumas kommt es zum Absterben von Knochengewebe. Mögliche Ursachen sind Entzündungen, Bestrahlung, Kortisontherapie oder hämatologische Erkrankungen. Treten die Knochennekrosen im Kindes- und Jugendalter auf, heilen sie teils unter Defektbildung aus. Im Erwachsenenalter verlaufen sie progredient. Radiologisch zeigt sich ein zunehmender **scholliger Zerfall des betroffenen Knochens**. Das Os lunatum ist im vorliegenden Röntgenbild jedoch normal konfiguriert.

Zu (D): Frakturen des **Os scaphoideum** neigen zu **Pseudarthrosen**, da der proximale Anteil des Knochens keine eigene Blutversorgung hat, sondern nur über Diffusion durch den Knochen vom distalen Anteil her versorgt wird. Anzeichen für eine Pseudarthrose des Os scaphoideum finden sich in der vorliegenden Röntgenaufnahme nicht.

Zu (E): Bei einer **Tendovaginitis stenosans mit sog. schnellendem Finger** kommt es aufgrund einer Überlastung zu einem Anschwellen des Sehnengleitgewebes. In der Folge bildet sich eine knotige Verdickung der Sehne in Höhe des ersten Ringbandes. Dieser Knoten kann dann nur mit Kraft durch den Ringbandkanal gezogen werden und es kommt zum sog. schnellenden Finger.

H06
→ Frage 9.27: Lösung D

Zu (D): Bei einer 56-jährigen Patientin mit chronischer Polyarthritis wird aufgrund starker Schmerzen im rechten Knie eine Röntgenaufnahme veranlasst. Hierauf erkennt man eine hochgradige Destruktionsarthrose mit valgischer Fehlstellung. Da sich die Konturen der Femurkondylen und des Tibiaplateaus übereinander projizieren, muss zusätzlich eine Subluxation vorliegen. Die adäquate Therapie der beschriebenen Patientin, die durch ihre Kniedeformität in hohem Maße gehbehindert ist, besteht in der **Implantation einer Knie-Totalendoprothese (TEP)** mit einem Ausgleich der valgischen Fehlstellung.

Zu (A), (C) und (E): Durch **Korrekturosteotomien** kann die Beinachse begradigt und hierdurch die Belastung wieder gleichmäßig auf das Kniegelenk verteilt werden. Dies setzt aber ein wenig deformiertes und auf keinen Fall subluxiertes Gelenk voraus.

Zu (B): Die **Arthrodese**, die künstliche Versteifung eines Gelenkes, kommt bei einem derart deformierten Gelenk grundsätzlich in Frage. Da aber durch die Arthrodese die angrenzenden Gelenke und die Gelenke der Gegenseite vermehrt belastet werden, sollten diese Gelenke gesund sein. Da dies bei einer chronischen Polyarthritis nicht zu erwarten ist, kommt eine Arthrodese im vorliegenden Fall eher nicht in Betracht.

F06
→ **Frage 9.28:** Lösung E

Bei der **Bursitis trochanterica** (E) handelt es sich um eine Entzündung des Schleimbeutels im Bereich des Trochanter major. Sie entsteht aufgrund einer chronischen Überbeanspruchung oder auch eines Traumas. Zusätzlich kann sie als Begleiterkrankungen z. B. bei Gicht, rheumatoider Arthritis oder Chondrokalzinose auftreten. Die Therapie besteht zunächst aus Ruhigstellung, Schmerztherapie, ggf. lokaler Infiltration. Bei Therapieresistenz oder eitriger Bursitis ist die Bursektomie indiziert. Die Entstehung einer sekundären Koxarthrose ist hier unwahrscheinlich.
Die übrigen genannten Krankheitsbilder gehen mit einer Deformierung von Hüftpfanne oder -kopf einher und können hierdurch zu einem vorzeitigem Gelenkverschleiß führen.

H05
→ **Frage 9.29:** Lösung D

Zu (A): Der **M. Osgood-Schlatter** gehört zur Gruppe der aseptischen Osteonekrosen und betrifft die Tibiaapophyse. Er manifestiert sich zwischen dem **12.–16. Lebensjahr**. Die Ätiologie ist bisher ungeklärt, es werden lokale Durchblutungsstörungen mit folgender Knochennekrose angeschuldigt.
Zu (B): Die **Osteochondrosis dissecans** stellt eine Sonderform der aseptischen Knochennekrosen dar, die jedoch nicht größere Bereiche eines Knochens oder ganze Knochen befällt. Es bildet sich lediglich ein scharf begrenztes Dissekat. Als Ursache werden lokale Durchblutungsstörungen oder Mikrotraumen diskutiert. Betroffen ist überwiegend das männliche Geschlecht im **Kindes- und Jugendalter** mit bevorzugter Lokalisation am medialen Femurkondylus, Capitulum humeri, seltener an Talus und Hüftgelenk.
Im Anfangsstadium beschreiben die Patienten nicht lokalisierbare Schmerzen im betroffenen Gelenk. Erst im weiteren Verlauf kommt es zur Ergussbildung und schmerzhaften Einklemmungserscheinungen.

Therapeutisch kommt im Anfangsstadium eine konservative Therapie mit Entlastung in Frage. Bei zunehmender Demarkierung des Dissekates wird eine operative Refixation durchgeführt.
Zu (C): Die **Patella bipartita** ist eine angeborene Hemmungsmissbildung der Patella. Es handelt sich meist um einen Zufallsbefund, da die Patienten in der Regel beschwerdefrei sind.
Zu (D): Als Ursache für einen ausgeprägten und schmerzhaften **Kniegelenkserguss** kommt bei diesem Patienten am ehesten ein **akuter Gichtanfall** in Frage. Ab einer Erhöhung des Serumharnsäurespiegels auf über 6,4 mg/dl spricht man von einer asymptomatischen Gicht. Bei steigendem Harnsäurespiegel kommt es zu einem intraartikulären Harnsäureausfall.
Der akute Gichtanfall tritt üblicherweise nachts nach einer kalorien- und alkoholhaltigen Mahlzeit auf. Betroffen ist vor allem das Großzehengrundgelenk. Im höheren Alter beobachtet man auch polyartikuläre Erscheinungsformen und atypische Lokalisationen wie **Knie-**, Ellenbogen- und Handgelenke. Die Uratkristalle werden von Granulozyten phagozytiert und es kommt zur Freisetzung von Entzündungsmediatoren (kristallinduzierte Synovitis).
Die Symptome des akuten Gichtanfalls sind starke Schmerzen mit Überwärmung, Rötung und Schwellung. Die Entzündungsparameter im Blut sind erhöht. Bei der chronischen Gicht kommt es zu Uratablagerungen (Tophi) in Weichteilen und Knochen und zur Uratnephrolithiasis oder Uratnephropathie. Die **Therapie** besteht aus einer purinarmen Diät mit reichlicher Flüssigkeitszufuhr, dem Verzicht auf Alkohol und der medikamentösen Dauerbehandlung mit Urikostatika (Allopurinol) oder Urikosurika (Benzbromaron). Im akuten Anfall gibt man nichtsteroidale Antiphlogistika (Diclofenac®) und Colchizin.
Zu (E): Die **Ruptur der Quadrizepssehne** entsteht bei degenerativ vorgeschädigter Sehne meist aufgrund eines Bagatelltraumas. Klinisch findet sich ein aktives Streckdefizit im Kniegelenk. Im Frühstadium ist eine tastbare Delle oberhalb der Patella nachzuweisen, später ein Hämatom in diesem Bereich. Ein Kniegelenkserguss tritt nicht zwangsläufig auf. Die Diagnose wird anhand des klinischen Befundes sowie einer Sonographie gestellt. Therapeutisch wird eine End-zu-End-Naht durchgeführt.

10 Regionale Knochenerkrankungen

10.1 Wirbelsäule

H07
→ Frage 10.1: Lösung C

Zu (C): Bei dem 67-jährigen übergewichtigen Patienten mit seit Jahren zunehmender Bewegungseinschränkung der Wirbelsäule zeigt die Röntgenaufnahme der Lendenwirbelsäule überbrückende Knochenspangen zwischen den Wirbelkörpern. Diese hypertrophe Spangenbildung (Spondylophyten) und die klinischen Befunde sprechen für eine **Spondylosis hyperostotica oder M. Forestier**. Es handelt sich um die häufigste versteifende Wirbelsäulenerkrankung. Betroffen sind überwiegend **Männer** um das **60. Lebensjahr** mit systemischen internistischen Erkrankungen. Risikofaktoren sind ein **Diabetes mellitus, Adipositas** und **Gicht**.
Zu (A): Bei einem **abgelaufenen M. Scheuermann** fallen Grund- und Deckplatteneinbrüche sowie Schmorl-Knötchen auf.
Zu (B): **Seronegative Spondylarthritiden** sind eine Gruppe von chronisch-entzündlichen Erkrankungen (z. B. M. Bechterew, Reiter-Syndrom, Psoriasisarthritis) vorzugsweise des Achsenskeletts, die durch eine genetische Disposition (Assoziation mit HLA-B27) und das Fehlen von Rheumafaktoren gekennzeichnet sind. Leitsymptome sind Rückenschmerzen durch Sakroiliitis und Wirbelsäulenbefall, Oligoarthritis, Entzündungen der Sehnenansätze und Bänder sowie eine Iritis oder Iridozyklitis.
Zu (D): Eine **Spondylitis tuberculosa** ist eine spezifische Form der Spondylitis, ausgelöst durch das Mycobacterium tuberculosis. Es erfolgt eine hämatogene Aussaat in die Wirbelkörper grund- und deckplattennah mit sekundärer Beteiligung der Bandscheibe. Radiologisch finden sich Grund- und Deckplattendefekte und sekundär eine Verschmälerung des Zwischenwirbelraumes. Typisch ist der meist schleichende Verlauf über mehrere Monate mit eher diskreten Entzündungszeichen. Es werden häufig mehrere Wirbelkörper befallen sowie die Bildung von Abszessen und Sequester beobachtet.
Zu (E): Der **M. Bechterew** (oder Spondylitis ankylosans) ist eine seronegative, chronisch entzündliche Erkrankung, welche sich vor allem im Bereich der Wirbelsäule und Iliosakralgelenke manifestiert. Ein Erkrankungsgipfel liegt zwischen dem 20. und 25. Lebensjahr, Männer sind ca. 4-mal häufiger betroffen als Frauen. Eine genetische Prädisposition wird vermutet, da ca. 96 % der Patienten HLA-B27 positiv sind. Die Erkrankung verläuft in mehreren Stadien: Im Frühstadium ist der tiefsitzende Kreuzschmerz, v. a. nachts und in Ruhe typisch. Anschließend kommt es zu einer Mitbeteiligung der Iliosakralgelenke als Sakroiliitis und im weiteren Verlauf zu einer Versteifung der gesamten Wirbelsäule mit kyphotischer Fehlstellung. Radiologisch findet sich das Bild einer Bambusstabwirbelsäule.

F07
→ Frage 10.2: Lösung D

Zu (D): Die beschriebene Patientin klagt über **Schmerzen in der Schulter-Nacken-Region** mit **Ausstrahlung in den rechten Arm**. Betroffen ist hier v. a. der **Daumen sowie die Radialseite des Zeigefingers**. Außerdem besteht ein zunehmendes **Taubheitsgefühl im rechten Daumen**. Die geschilderte Symptomatik spricht für ein **zervikales Wurzelreizsyndrom C6**. Hierbei können die **Muskelkraft** sowie die **Eigenreflexe** des M. biceps brachii und des M. brachioradialis **abgeschwächt** sein. Als Ursache von Nervenwurzelreizsyndromen kommen beispielsweise degenerative Veränderungen oder Bandscheibenvorfälle infrage.
Zu (A): Beim **Karpaltunnel-Syndrom** kommt es zu einer Einengung des N. medianus im Karpaltunnel zwischen den Handwurzelknochen und dem Ligamentum carpi transversum. Typischerweise berichten die Patienten über ein nächtliches Kribbeln in den radialen Fingern der Hand. Bei vielen Patienten können die Beschwerden aber auch bis in den Arm und die Schulter ausstrahlen. Bei der klinischen Untersuchung ist das **Hoffmann-Tinel-Zeichen positiv**: bei **Beklopfen des Karpaltunnels** kommt es zu **Dysästhesien** bzw. einem elektrisierenden Schmerz in der Hand und den Fingern. (Bei der beschriebenen Patientin ist dies nicht der Fall.) Im weiteren Verlauf kommt es zu einer zunehmenden Atrophie der Thenarmuskulatur.
Zu (B): Das **Sulcus-ulnaris-Syndrom** entsteht durch eine Kompression des N. ulnaris im Bereich des Sulcus ulnaris am Ellenbogen. Klinisch imponieren Dys- und Hypästhesien entlang der ulnaren Handkante, bei längeren Verläufen treten auch motorische Ausfälle auf.
Zu (C): Das **Thoracic-outlet-Syndrom**, auch als neurovaskuläres Kompressionssyndrom bezeichnet, entsteht durch eine Kompression des Gefäßnervenbündels (Plexus brachialis, A./V. brachialis). Mögliche Ursachen können eine **Halsrippe**, eine Hypertrophie des M. scalenus anterior, eine überschießende Kallusbildung nach medialer Klavikulafraktur oder eine Einklemmung der Strukturen zwischen 1. Rippe und Klavikula sein. Klinisch finden sich Parästhesien, Muskelatrophien der Hand, Durchblutungsstörungen, Puls- und Blutdruckdifferenzen sowie Ödeme. Da bei der beschriebenen Patientin keine Schwellungen oder Hautverfärbungen (Minderdurchblutung!) beobachtet werden, ist eher nicht von einem Thoracic-outlet-Syndrom auszugehen.

Zu (E): Das **zervikale Wurzelreizsyndrom C8** führt zu Schmerzen und **Sensibilitätsstörungen** an der **Ulnarseite des Unterarmes und der Hand**. Motorisch ist die Muskulatur des Kleinfingerballens betroffen, d.h. der Kleinfinger kann nicht mehr von der Hand weggestreckt werden.

F07
→ **Frage 10.3:** Lösung E

Zu (E): Bei der 12-jährigen Patientin ist eine umgekehrt S-förmige, thorakal rechts konvexe und lumbal links konvexe Skoliose diagnostiziert worden. **Zur Abschätzung der Torsions- bzw. Rotationskomponente** bei der klinischen Untersuchung **hat sich der sogenannte Vorbeugetest bewährt**. Bei diesem Test kommt es durch eine Vorwärtsbeugung zur deutlicheren Darstellung der Torsionskomponenten in Form eines **Rippenbuckels** bzw. beim Vorliegen einer Lumbalskoliose zur Entstehung eines **Lendenwulstes**. Der **Blick des Untersuchers** geht hierbei **tangential über die Rücken- und Lendenkontur der vorgebeugten Patientin**.
Zu (A): Der **Mennell-Test** wird zur Überprüfung von Veränderungen im Bereich des Iliosakralgelenkes eingesetzt. Der Patient liegt hierbei seitlich auf der Untersuchungsliege und beugt das unten liegende Bein maximal in Knie- und Hüftgelenk. Der Untersucher überstreckt das ihm zugewandte Bein im Hüftgelenk nach hinten. Bei Vorliegen einer Sakroiliitis kommt es bei der Untersuchung zu Schmerzen im Bereich des Iliosakralgelenkes des überstreckten Beines.
Zu (B) und (C): Durch diese Untersuchungen wird die **Beweglichkeit der Wirbelsäule** in der **Rotation und der Seitneigung** überprüft.
Zu (D): Durch **Fällung eines Lotes vom Dornfortsatz des VII. Halswirbelkörpers** wird die Abweichung in der Frontalebene, d.h. wie weit sich die Wirbelsäule nach rechts oder links verkrümmt, überprüft.

F06
→ **Frage 10.4:** Lösung D

Zu (D): Der Begriff **Übergangswirbel** oder **Assimilationswirbel** bezeichnet eine **numerische Variation an den Grenzen zweier Wirbelsäulenabschnitte**. Besonders häufig treten diese am **lumbosakralen Übergang** auf. Falls der 5. Lendenwirbelkörper ganz oder teilweise in das Sakrum mit einbezogen ist, spricht man von einer **Sakralisation**. Sollte der oberste Sakralwirbel nicht in die Kreuzbeinmasse mit einbezogen sein, nennt man dies **Lumbalisation**. Da sich die beiden Variationen in der Form gleichen, ist eine exakte Abgrenzung nur durch eine Auszählung der gesamten Wirbelsäule möglich.
Zu (E): Eine **Blockwirbelbildung** kann entweder angeboren sein, wobei im Rahmen einer Störung der Segmentierung die Wirbelkörper ganz oder teilweise miteinander verwachsen sind. Aufgrund der Symmetrie der Missbildung kommt es im Allgemeinen zu keiner Achsabweichung im Sinne einer Kyphose oder Lordose. Davon abzugrenzen sind entzündliche oder posttraumatische Blockwirbelbildungen.

F06
→ **Frage 10.5:** Lösung E

Der **M. Bechterew** (oder Spondylitis ankylosans) ist eine seronegative chronisch entzündliche Erkrankung, welche sich vor allem im Bereich der Wirbelsäule und Iliosakralgelenke manifestiert. Ein Erkrankungsgipfel liegt zwischen dem 20.–25. Lebensjahr, Männer sind ca. 4-mal häufiger als Frauen betroffen. Eine genetische Prädisposition wird vermutet, da bei ca. 96% der Patienten **HLA-B27** positiv gefunden wird, im Gegensatz zu 7% bei Gesunden. Die Erkrankung verläuft in mehreren Stadien:
Im Frühstadium ist der tiefsitzende Kreuzschmerz, v. a. nachts und in Ruhe, typisch. Anschließend kommt es zu einer Mitbeteiligung der Iliosakralgelenke als Sakroiliitis und im weiteren Verlauf zu einer Versteifung der gesamten Wirbelsäule mit kyphotischer Fehlstellung. Typisch ist radiologisch das Bild einer Bambusstabwirbelsäule.
Häufig tritt auch eine Mono- oder Oligoarthritis der Hüft-, seltener der Knie-, Sprung oder Schultergelenke auf.
Bei der juvenilen Form, die Jugendliche vor dem 16. Lebensjahr befällt, treten als Frühsymptom oft entzündlich bedingte **Sehnenansatzschmerzen an der Ferse** (E) im Bereich des Achillessehne oder Plantaraponeurose auf. Beim Erwachsenen treten diese Beschwerden meist erst als Spätsymptome auf.

F06
→ **Frage 10.6:** Lösung E

Zu (E): Das **Hämangiom** ist der häufigste gutartige Wirbelsäulentumor. Er betrifft Frauen häufiger als Männer.
Klinisch berichten die Patienten bei aktiven Hämangiomen über Schmerzen, gelegentlich kann es auch zu neurologischen Ausfällen bis zum Querschnitt kommen. Häufig werden sie jedoch als Zufallsbefund diagnostiziert und bedürfen dann keiner Therapie.
Die Diagnose wird radiologisch gestellt. Es zeigt sich eine **verstärkte longitudinale bei verminderter horizontaler Trabekelzeichnung**.
Bei aktiven Hämangiomen kann therapeutisch eine Bestrahlung oder selektive Embolisierung mittels Angiographie erfolgen. Bei neurologischen Ausfällen sollte eine Entfernung des betroffenen Wirbelkörpers mit anschließendem Defektersatz durch autologes Knochenmaterial durchgeführt werden.

H05
→ Frage 10.7: Lösung B

Zu (B): Der **Torticollis muscularis congenitus** oder angeborene Schiefhals entsteht durch einen bereits intrauterin verkürzten und narbig veränderten M. sternocleidomastoideus. Mikroskopisch findet sich eine Fibrose der Muskulatur, wie sie nach einer Nekrose auftreten kann. Eine mögliche Ursache ist eine intrauterine Fehllage, aufgrund derer sich eine Art Kompartment-Syndrom ausgebildet hat. Gehäuft finden sich auch andere kongenitale Fehlbildungen, z. B. eine Hüftdysplasie oder ein Klumpfuß. Klinisch neigt der Patient entsprechend der Funktion des Muskels den Kopf zur erkrankten Seite und dreht ihn zugleich zur gesunden Seite. Ergänzend findet sich eine unterschiedlich stark ausgebildete Gesichtsasymmetrie mit **Unterentwicklung der Gesichtshälfte auf der Seite des verkürzten Muskels**. Diese Asymmetrie kann sich aufgrund der Fehlhaltung auch sekundär ausbilden oder verstärken. Im Bereich der Wirbelsäule findet sich eine skoliotische Fehlhaltung.
Therapeutisch wird in den ersten Monaten versucht, durch eine gegensinnige Lagerung und Krankengymnastik die Kontraktur zu lösen. Bei ausbleibender Besserung im ersten Lebensjahr wird eine Tenotomie des M. sternocleidomastoideus durchgeführt. Postoperativ erfolgt eine intensive Physiotherapie. Die Prognose nach operativer Behandlung ist gut, eine bereits eingetretene Gesichtsasymmetrie ist jedoch nicht mehr korrigierbar.

H05
→ Frage 10.8: Lösung E

Eine **strukturelle Skoliose** ist definiert als eine fixierte Abweichung der Wirbelsäule in der Frontalebene mit einer Torsion und Rotation der Wirbel. Veränderungen an Knochen und Weichteilen folgen. Es werden verschiedene Formen unterschieden, wobei ca. 90 % **idiopathischer** Natur, d. h. ätiologisch ungeklärt sind.
Klinisch kommt es relativ spät durch die Fehlstatik der Wirbelsäule zu deren Degeneration, sodass erst dann vermehrt Schmerzen auftreten. Entscheidend ist die Untersuchung am entkleideten Patienten. Am Verlauf der Processi spinosi kann die Seitverbiegung erkannt werden. Ca. 70–80 % der idiopathischen Skoliosen verlaufen thorakal rechtskonvex.
Als **Screening-Methode zur Beurteilung einer Skoliose** hat sich der so genannte **Vorbeugetest** bewährt (E). Bei diesem Test kommt es durch eine Vorwärtsbeugung zur deutlicheren Darstellung der Torsionskomponenten in Form eines **Rippenbuckels** bzw. beim Vorliegen einer Lumbalskoliose zur Entstehung eines **Lendenwulstes**. Anhand von Röntgenbildern der Wirbelsäule lassen sich Messungen der Seitausbiegung (nach **Cobb**) bzw. eine Rotationsmessung nach Nash und Moe vornehmen.
Therapeutisch werden die Skoliosen bis 20° Deformität krankengymnastisch, zwischen 20° und 50° zusätzlich mit Korsett behandelt. Skoliosen mit einer Seitausbiegung >50° werden operativ therapiert.

H05
→ Frage 10.9: Lösung D

Zu (D): Die **Hüftlendenstrecksteife beim Kind** entspricht dem Lasègue-Zeichen des Erwachsenen. Beim Anheben der Beine versteift sich das Kind in LWS und Beinen und hebt den ganzen Rumpf mit an. Dies geschieht aufgrund einer schmerzreflektorischen Anspannung der Rücken- und **ischiocruralen Muskulatur**. In dieser Schonhaltung verspüren die Kinder keinen oder nur geringe Schmerzen. Zu erklären ist dieses Phänomen durch Nervenwurzelkompressionen oder -irritationen. Diese können bei verschiedenen Erkrankungen der Wirbelsäule auftreten, so z. B. bei Bandscheibenvorfällen, Spondylitis oder einem lumbalen M. Scheuermann. Klassisch wird es bei der Spondylolyse, Spondylolisthesis oder Spondyloptose beschrieben.

H05
→ Frage 10.10: Lösung D

Zu (D): Das Leitsymptom der **lumbalen Spinalkanalstenose** ist die vertebragene Claudicatio intermittens. Anamnestisch berichten die Patienten über belastungsabhängige Schmerzen und Dysästhesien in beiden Beinen. Ähnlich der Claudicatio intermittens bei der pAVK bessern sich die Beschwerden, wenn sich die Patienten nach einer Gehstrecke ausruhen. Weiterhin kommt es zu einer **Beschwerdebesserung, wenn sich die Patienten vornüberbeugen**. Peripher-neurologische Ausfälle sind nicht obligat. Ursachen einer lumbalen Spinalkanalstenose können angeborene Einengungen des Spinalkanals sowie degenerative Veränderungen an Wirbelkörpern und kleinen Wirbelgelenken sein.
Auf der dargestellten MRT sind degenerative Veränderungen der LWS zu erkennen, die zu Einengungen des Duralsackes führen. In Kombination mit der geschilderten Anamnese kann die Diagnose einer Spinalkanalstenose gestellt werden.
Insgesamt muss man sagen, dass die Anamnese hier mehr weiterhilft als das MRT-Bild. Kein Radiologe würde aufgrund eines einzigen gegebenen Schnittes in der Sagittalebene eine Diagnose stellen wollen!

H05
→ Frage 10.11: Lösung A

Zu (A): Der Text beschreibt die typischen degenerativen Veränderungen und Röntgenzeichen einer Spondylosis deformans.

Zu (B): Die Spondylarthritis bezeichnet Entzündungen der kleinen Wirbelgelenke. Diese werden in der Befundbeschreibung nicht erwähnt.
Zu (C): Eine Spondylodiszitis (Entzündung des Bandscheibenraumes und der angrenzenden Wirbelanteile) zeigt sich in einer Verschmälerung des Zwischenwirbelabstandes und in Destruktionen der angrenzenden Grund- und Deckplatten.
Zu (D) und (E): Knochenstoffwechselerkrankungen mit Osteopenie bewirken eine Transparenzerhöhung der Knochendichte im Röntgenbild und typischerweise auch Wirbeldeformierungen (Höhenminderung).

F95
→ Frage 10.12: Lösung A

Zu (A): Die Kyphose ist als fixierte Abweichung der Wirbelsäule in der Sagittalebene definiert. Weicht die Wirbelsäule in der Frontalebene ab, so liegt eine Skoliose vor. Antwort (A) ist falsch.
Zu (B): Kongenitale = Fehlbildungsskoliosen schreiten während des Wachstums zumeist fort und verschlechtern sich besonders im präpubertären Wachstumsschub.
Zu (C): Beim Altersrundrücken sind thorakale Keilwirbel und insbesondere ventral verschmälerte Bandscheiben zu beobachten. Die Keilwirbel sind zumeist auf eine Osteoporose, seltener auf eine Osteomalazie zurückzuführen. Verschmälerte Bandscheiben sind in der Regel degenerativ bedingt.
Zu (D): Bei schweren tuberkulösen Spondylitiden können ganze Wirbelkörper wegschmelzen. Es entsteht dann eine kurzbogige Kyphose oder sogar ein Wirbelsäulenknick = Gibbus.
Zu (E): Eine Kyphose der Lendenwirbelsäule ist immer pathologisch zu deuten. Sie ist entweder angeboren oder durch einen Morbus Scheuermann, eine Fraktur, eine Spondylitis, einen Morbus Bechterew oder eine Tumormetastase verursacht.

F90
→ Frage 10.13: Lösung B

Unter dem **Morbus Scheuermann** (Syn. juvenile Kyphose, Adoleszentenkyphose) versteht man eine Entwicklungsstörung der Wirbelsäule. Sie betrifft vor allem männliche Jugendliche zwischen dem 12. und 18. Lebensjahr.
Es kommt dabei aufgrund einer verminderten Widerstandskraft der Wirbelkörperabschlussplatten zum Einbruch von Bandscheibengewebe in die Wirbelkörperspongiosa. So entstehen die sogenannten Schmorl-Knorpelknötchen. In der Folge kommt es dann zu degenerativen (osteochondrotischen) Veränderungen der Wirbelsäule (typische Röntgenzeichen), zu Wachstumsstörungen der Wirbelkörper und infolgedessen zur Bildung von Keilwirbeln.
Am häufigsten betroffen sind die Brustwirbelsäule und der thorakolumbale Übergang der Wirbelsäule.

H03
→ Frage 10.14: Lösung C

Zu (C): Bei der echten oder strukturellen Skoliose ist die Wirbelsäule in der Frontalebene verkrümmt, gleichzeitig sind die Wirbelkörper torquiert und die betroffenen Bewegungssegmente teilversteift. Die Verkrümmung in der Frontalebene wird mit dem Skoliosewinkel nach Cobb bestimmt: Man identifiziert als Erstes die beiden am kranialsten und kaudalsten gelegenen Endwirbel einer Krümmung. Diese Endwirbel sind von allen Krümmungswirbeln am stärksten aus der Körperhorizontale verkippt, jedoch am wenigsten deformiert und torquiert. Als nächstes werden Parallelen zur Deckplatte des kranialen Endwirbels und zur Grundplatte des kaudalen Endwirbels gezogen. Die beiden Lote auf diese Parallelen schließen dann den gesuchten Cobb-Winkel ein. Die Antwort (C) ist richtig.
Zu (A): Die Klassifikation nach Tanner bestimmt den allgemeinen Reifungszustand des Skeletts – das sog. Skelettalter – mit Hilfe der Handknochenossifikation. Die Skelettreife der Wirbelsäule kann von der allgemeinen Skelettreife abweichen, sie wird exakter mit der Risser-Methode beurteilt, die sich an der Ossifikation der Beckenkammapophyse orientiert.
Zu (B): Der Scheitelwirbel liegt – wie sein Name besagt – dort, wo sich die Wirbelsäule am meisten verkrümmt. Er ist stark verformt und torquiert, jedoch wenig aus der Körperhorizontale verkippt. Er wird nicht benötigt, wenn man den Cobb-Winkel bestimmt.
Zu (D): Die sog. Säuglingsskoliose ist eine harmlose, ausgleichbare Fehlhaltung. Sie zeigt also keine strukturellen Veränderungen, wie sie bei der Fehlbildungsskoliose vorkommen.
Zu (E): Lähmungsskoliosen verschlechtern sich – mehr als idiopathische Skoliosen – auch im Erwachsenenalter, so dass eine Operation bereits bei niedrigeren Cobb-Winkeln indiziert ist.

H02
→ Frage 10.15: Lösung D

Zu (D): Die **Spondylolisthesis** ist ein stationäres, mechanisch verursachtes Leiden, das keinerlei äußerlich wahrnehmbare Entzündungszeichen hervorruft. Der lumbosakrale Übergang ist so stark von Muskulatur umgeben, dass selbst eine floride bakterielle Spondylitis keine klinisch verifizierbare Schwellung, Rötung oder Überwärmung der Lendenwirbelsäule auslöst.
Zu (A) – (C) und (E): Im seitlichen Röntgenbild des lumbosakralen Überganges sieht man, dass der letzte Lendenwirbelkörper gegenüber dem ersten Sakralwirbel um zirka ein Viertel seines sagittalen Durchmessers nach ventral geglitten ist. Die Interartikularportion des Wirbelbogens L5 ist durchsehbar und damit beidseitig gespalten. Es liegt also

Schwerpunkt Chirurgie, Orthopädie

eine **Spondylolisthesis** Grad I nach Meyerding vor, die eine beidseitige Spondylolyse voraussetzt. Die Symptome der Spondylolisthesis sind vielgestaltig. Ein Teil der Patienten bleibt beschwerdefrei und auch sportlich leistungsfähig, die meisten klagen über tiefsitzende örtliche Belastungs- und Bewegungsschmerzen sowie über verstärkten Schmerz beim Rückenneigen. Die Schmerzen können sekundäre Muskelverspannungen auslösen und dann als pseudoradikuläre Tendomyopathien bis in die Kniekehle ausstrahlen. Ein kleinerer Teil der Patienten leidet an Wurzelläsionen und damit an einer chronisch-rezidivierenden Ischalgie.

H03
→ Frage 10.16: Lösung B _____

Die Wirbelbögen können diverse Fehlbildungen aufweisen, wobei die Spaltbildung in der Interartikularportion des Wirbelbogens häufig ist und als Spondylolyse bezeichnet wird. Klinisch relevant ist die beidseitige Spondylolyse, da diese zu einem Wirbelgleiten, zur Spondylolisthesis führen kann (aber nicht muss!). Es disloziert dann der kranial der Spaltbildung gelegene Wirbelkörper mitsamt den Bogenwurzeln und den beiden kranial gelegenen Wirbelgelenken nach ventral, der Dornfortsatz und die beiden kaudal gelegenen Gelenke bleiben mit dem darunter liegenden Wirbel verbunden. Betroffen sind fast ausschließlich die drei untersten Bewegungssegmente.
Zu (A): Die Spondylolyse ist bereits im Kindesalter nachweisbar. Sie kann zum Entstehungszeitpunkt Schmerzen verursachen, zumeist bleibt sie klinisch stumm. Auch der Gleitvorgang der Spondylolisthesis ereignet sich im Kindes- und Jugendalter, bei der radiologischen Erstdiagnose ist er zumeist abgeschlossen.
Zu (B): Die dysplastisch ausgebildete Interartikularportion wird nur dann stärker auf Biegung beansprucht, wenn die Lendenwirbelsäule stark lordosiert, also überstreckt wird. Aus diesem Grund sind vor allem jugendliche Kunstturnerinnen gefährdet, serielle Spondylolysen zu entwickeln.
Zu (C): Varietäten der Wirbelsäule sind bei rund 1/3 aller Menschen nachweisbar, die Spondylolyse und die Spondylolisthesis betreffen ca. 5% der Bevölkerung.
Zu (D) und (E): Die meisten Spondylolysen und Spondylolisthesen bleiben klinisch stumm und müssen nicht therapiert werden. Ein kleiner Teil der Spondylolisthese-Patienten entwickelt einen zunehmenden Kreuzschmerz und radikuläre Symptome, sodass eine versteifende Operation indiziert sein kann.

F04
→ Frage 10.17: Lösung C _____

Zu (C): Dumpfe Rückenschmerzen, subfebrile Temperaturen und Nachtschweiß sind die typischen Symptome einer tuberkulösen Spondylodiscitis. Diese kann einen Senkungsabszess bilden, der sich entlang des M. iliopsoas in die Leiste absenkt. Es ist anzunehmen, dass der Patient am Vollbild von AIDS erkrankt ist, das bei einer T-Helferzellenzahl von weniger als 200 eine Tuberkulose begünstigt.
Zu (A): Bei der Malaria wären hochakute Fieberanfälle mit Schüttelfrost und plötzlichem Schweißausbruch typisch.
Zu (B): Eine Hüftkopfnekrose würde mit einem Leistenschmerz einhergehen und niemals zu einer tastbaren Schwellung in der Leiste führen, auch würde kein Fieber auftreten.
Zu (D): Das Plasmozytom manifestiert sich meist nach dem 40. Lebensjahr, es löst tatsächlich wie beschrieben zunehmende, dumpfe Rückenschmerzen aus.
Zu (E): Leitsymptom der Becken-Beinvenen-Thrombose ist die ausgeprägte venöse Stauung des betroffenen Beines.

H93
→ Frage 10.18: Lösung D _____

Unter einer Spondylodiszitis versteht man eine meistens bakteriell ausgelöste Entzündung an zwei benachbarten Wirbelkörpern, die vom Bandscheibenraum ausgeht. Die Röntgenzeichen eines solchen entzündlichen Prozesses sind mit den richtigen Antworten in der Frage bereits korrekt beschrieben. Syndesmophyten sind zarte, knöcherne Überbrückungen, die von den Wirbelkörperkanten ausgehen und bei entzündlich rheumatischen Wirbelsäulenerkrankungen wie beispielsweise dem Morbus Bechterew oder dem Morbus Reiter vorkommen. Diese entzündlich rheumatischen Wirbelsäulenerkrankungen können zwar zu Formveränderungen der Wirbelkörper führen, bieten jedoch nicht das Bild der bakteriell ausgelösten Spondylitis bzw. Spondylodiszitis.

F00
→ Frage 10.19: Lösung E _____

Zu (E): Im gezeigten Röntgenbild sind zuckergussartige, überbrückende Spondylophyten zu sehen, die Bandscheiben sind nicht oder nur wenig verschmälert. Der Befund passt nur zur **Spondylosis hyperostotica (Morbus Forrestier-Ott)**, der häufigsten versteifenden Wirbelsäulenerkrankung. Da der M. Forrestier-Ott überwiegend die BWS, selten die HWS und noch seltener die LWS befällt, ist das gezeigte Röntgenbild nicht ganz typisch. Die Wirbelsäule sollte in Ruhe gelassen werden, da sie

fast ganz steif ist und in unbelastetem Zustand schmerzarm oder schmerzfrei sein müsste.
Zu (A): Die Spangen sind in das vordere Längsband integriert. Entfernt man sie, dann wird die Lendenwirbelsäule mobiler, jedoch schwer schmerzhaft.
Zu (B): Das Bewegungssegment L5/S1 ist wie die darüberliegenden überbrückt; es ist steif und braucht nicht fusioniert zu werden.
Zu (C): Die Spondylosis hyperostotica befällt überwiegend Patienten mit Diabetes mellitus, Adipositas und Hyperurikämie. Diätetische Maßnahmen bessern die internistische Grunderkrankung, die Spondylophyten können nicht mehr abgebaut werden.
Zu (D): Würde man die Wirbelsäule krankengymnastisch mobilisieren, dann könnte sich ein nicht völlig versteiftes Bewegungssegment lockern. Da die benachbarten Bewegungssegmente steif sind, entwickelt sich an der gelösten Bandscheibe eine schwere, schmerzhafte Segmentinstabilität.

H90
→ Frage 10.20: Lösung E

Zu (A) – (D): Das Syndrom des engen Spinalkanals ist durch intermittierende, eindeutig belastungsabhängige, in beide Beine ausstrahlende Schmerzen und Dysästhesien gekennzeichnet. Die Symptome verschwinden bei Körpervorneigung und bei Körperentlastung. Obwohl periphere neurologische Ausfälle selten sind, kann angenommen werden, dass diese Symptome durch Wurzelirritationen ausgelöst werden. Diese Wurzelirritationen sind Folge einer Raumnot im Spinalkanal, die durch angeborene Engen, Spondylophyten der Wirbelkörper und Osteophyten der kleinen Wirbelgelenke entsteht. Eine hyperlordotische Haltung engt den Raum im Foramen intervertebrale zusätzlich ein.
Zu (E): Das Sitzen auf Stühlen ohne Rückenlehne führt zur Körpervorneigung. Die dadurch entstehende Lendenkyphose erweitert den intraspinalen Raum und erleichtert die Beschwerden des Patienten mit Spinalkanalstenose.

H01
→ Frage 10.21: Lösung A

Beschrieben ist eine typische Claudicatio intermittens spinalis, die auf eine lumbale Spinalkanalstenose hinweist. Wird die Lendenwirbelsäule eines betroffenen Patienten längere Zeit axial belastet, so verengt sich der sowieso schon stenosierte Spinalkanal zusätzlich. Die Bandscheiben verlieren dann ihren osmotischen Druck und verschmälern sich, degenerative Randzacken an den kleinen Wirbelgelenken und an den dorsalen Kanten der Wirbelkörper komprimieren zwickzangenartig die intraspinalen und intraforaminalen Nervenstränge.
Zu (A): Aus der Biomechanik der Wirbelsäule ist bekannt, dass sich der Spinalkanal in kyphotischer Haltung erweitert und bei normaler Haltung oder erst recht in Lordose verengt. Patienten mit einer Spinalkanalstenose sind also schmerzärmer, wenn sie sich nach vorne neigen. Der eheliche Appell, sich gerade zu halten, ist in diesem Fall also nicht hilfreich.
Zu (B): Im Gehen treten bei jedem Auftritt axiale Stoßkräfte auf, die über das Bein an die Wirbelsäule weitergegeben werden. Diese entfallen beim Sitzen, auch kann sich der Patient besser nach vorne neigen.
Zu (C): Im Liegen ist sowohl das Gewicht des Körpers als auch die beim Gehen auftretende axiale Stoßkraft neutralisiert, der Patient fühlt sich erleichtert.
Zu (D): Radfahren ist günstiger als Laufen, da sich axiale Stoßkräfte beim Treten weniger stark bemerkbar machen, auch kann der Patient problemlos kyphosieren.
Zu (E): Im Bergabgehen wird die Wirbelsäule lordosiert, außerdem wird sie stark gestaucht. Beide Mechanismen verstärken die Symptome eines Patienten mit Spinalkanalstenose.

10.2 Obere Extremität

H07
→ Frage 10.22: Lösung E

Zu (E): Anhand der Anamnese, der beschriebenen Befunde und der in der Abbildung gezeigten deutlichen Schwellung am linken Zeigefingerendgelenk (ohne Infektzeichen) handelt es sich am wahrscheinlichsten um eine **Polyarthrose der Fingergelenke**. Diese wird an den Fingerendgelenken als **Heberden-Arthrose**, an den Fingermittelgelenken als Bouchard-Arthrose sowie am Daumengrundgelenk als Rhizarthrose bezeichnet.
Zu (A): Die Psoriasis-Arthritis beginnt meist an den Finger- und Zehenendgelenken. Die Gelenke schwellen an und sind gerötet. Von Laien wird dieser Zustand häufig mit „**Wurstfinger**" oder „Wurstzehe" beschrieben.
Zu (B): Bei einem **veralteten traumatischen Strecksehnenabriss** wäre die Streckfähigkeit in diesem Gelenk nicht erhalten.
Zu (C): Nagelveränderungen wie bei einer Psoriasis finden sich in der Abbildung nicht. Die Psoriasis-Arthritis würde auch typischerweise die Finger im Strahl, d. h. alle Gelenke eines Fingers, befallen.
Zu (D): Bei einem **artikulären Panaritium** würde man Entzündungszeichen (beispielsweise eine Rötung) erwarten. Außerdem würden die Beschwerden eher akut auftreten und nicht mehrere Finger gleichzeitig befallen.

Schwerpunkt Chirurgie, Orthopädie

H06
→ **Frage 10.23: Lösung D**

Zu (D): Eine 40-jährige Patientin klagt über einschießende Schmerzen im Schulterbereich links. Bei der klinischen Untersuchung sind Schmerzen bei Außenrotation und Abduktion (zwischen 70° und 120°) gegen Widerstand im Schulterbereich auslösbar. Röntgenologisch findet sich ein Kalkdepot zwischen Humerus und Akromion. Die genannten Befunde sprechen für ein **Impingementsyndrom** auf dem Boden einer Tendinitis calcarea. Die Therapie besteht in antiphlogistischer Behandlung, kurzzeitiger Kühlung und Krankengymnastik. Die Erkrankung weist eine hohe Spontanheilungsrate auf. Bei bleibenden Beschwerden kann eine operative Ausräumung des Kalkdepots erfolgen.
Zu (A): Bei einer **Tendinitis der langen Bizepssehne** klagen die Patienten über Schmerzen im vorderen Schulterbereich sowie Druckschmerz im Sulcus intertubercularis. Ergänzend kann der sog. Yergason-Test durchgeführt werden. Hierbei kommt es zu einer Schmerzprovokation im Verlauf der langen Bizepssehne bei Supination im Ellenbogengelenk gegen Widerstand bei 90° flektiertem und proniertem Unterarm.
Zu (B): Beim **Zervikobrachialsyndrom** kommt es aufgrund degenerativer Veränderungen an der Halswirbelsäule zu Kopf- und Nackenschmerzen, die in den Arm ausstrahlen können.
Zu (C): Beim **Skalenussyndrom** werden die A. subclavia und der Plexus brachialis beim Durchtritt durch die hintere Muskellücke (zwischen M. scalenus anterior und medius) durch einen verbreiterten Ansatz des M. scalenus anterior eingeengt. Hierdurch kommt es zu ausstrahlenden Schmerzen und Durchblutungsstörungen im Arm. Als Provokationstest dient der sog. Adson-Test. Hierbei wird der Kopf gehoben und zur kranken Seite gedreht. Durch die zusätzliche Einengung kann sich die Symptomatik verstärken. Therapeutisch wird eine Tenotomie des M. scalenus anterior und ggf. eine Resektion der ersten Rippe durchgeführt.
Zu (E): Eine **Subluxation der Schulter** ist in der Röntgenaufnahme nicht zu sehen.

F06
→ **Frage 10.24: Lösung B**

Zu (B): Die geschilderte Klinik mit nächtlichen Schmerzen im Bereich der Hand, einhergehend mit Sensibilitätsstörungen im 2. und 3. Finger ist typisch für das **Karpaltunnelsyndrom**. Hierbei kommt es zu einer **Kompression des N. medianus unter dem Retinaculum flexorum am Handgelenk**. Es tritt neben den Sensibilitätsstörungen eine Schwäche der Muskulatur am Daumenballen und bei längerem Verlauf auch eine Atrophie der Muskulatur auf. Therapeutisch sollte eine operative Spaltung des Ligamentum carpi transversum durchgeführt werden.

Zu (A): Beim **Sulcus-ulnaris-Syndrom** kommt es zu einer chronischen Druckschädigung des N. ulnaris im Sulcus nervi ulnaris im Bereich des Ellenbogens. Die Folge sind Sensibilitätsstörungen und im weiteren Verlauf auch motorische Ausfälle im vom N. ulnaris versorgten Bereich. Endzustand ist die sog. Krallenhand.
Zu (C): Das **Engpasssyndrom des N. ulnaris am Handgelenk** (auch Loge De Guyon-Syndrom oder Radfahrerlähmung) entsteht durch eine Kompression des N. ulnaris im Canalis nervi ulnaris. Es kommt zu sensiblen Ausfällen an der ulnaren Seite der Hand sowie zu einer Lähmung des M. adductor pollicis.
Zu (D): Das **Pronator-teres-Syndrom** entsteht durch eine Kompression des N. medianus beim Durchtritt durch den M. pronator teres. Es kommt zu sensiblen und motorischen Störungen im Ausbreitungsgebiet des N. medianus an Unterarm und Hand.
Zu (E): Beim seltenen **Supinatorlogen-Syndrom** ist der N. radialis beim Durchtritt durch den M. supinator eingeengt. Es kommt zu einer zunehmenden Schwäche der vom Ramus profundus nervi radialis versorgten Finger- und Handextensoren.

F06
→ **Frage 10.25: Lösung D**

Zu (D): Beim **M. Dupuytren** kommt es zu einer idiopathischen Proliferation der Palmaraponeurose mit folgender Schrumpfung und Beugekontraktur der Finger. Die Ätiologie ist ungeklärt, wobei unter anderem eine Koinzidenz mit Lebererkrankungen, Diabetes mellitus oder Alkoholismus beobachtet wird. Betroffen sind überwiegend Männer zwischen dem 50. und 70. Lebensjahr. Die Erkrankung tritt beidseitig auf und befällt bevorzugt den 4. und 5. Strahl. Klinisch zeigen sich Knoten- und Strangbildungen in der Hohlhand mit zunehmender Beugekontraktur vor allem der Grundgelenke.
Das **entsprechende Krankheitsbild am Fuß** wird als **M. Ledderhose** bezeichnet.
Zu (A), (B), (C) und (E): Die weiteren erwähnten Erkrankungen gehören zur Gruppe der **aseptischen Knochennekrosen**. Aufgrund einer Minderdurchblutung oder einem direktem Trauma kommt es zu einem Absterben von Knochengewebe. Mögliche Ursachen sind Entzündungen, Bestrahlung, Kortisontherapie oder hämatologische Erkrankungen. Treten die Knochennekrosen im Kindes- und Jugendalter auf, heilen sie teils unter Defektbildung aus. Im Erwachsenenalter verlaufen sie progredient. In Abhängigkeit von der Lokalisation werden sie nach den Erstbeschreibern benannt:

- M. Osgood-Schlatter (A) → Tibiaapophyse
- M. Sinding-Larsen (C) → unterer Patellapol
- M. Kienböck (B) → Os lunatum
- M. Ahlbäck (E) → medialer Femurkondylus

10 Regionale Knochenerkrankungen

F06
→ Frage 10.26: Lösung A

Zu (A): Die **Epicondylitis humeri radialis** oder auch Tennisellenbogen ist eine **Insertionstendinopathie**. Betroffen sind die **Sehnenursprünge der Hand- und Fingerstrecker sowie der Unterarmsupinatoren**. Ausgelöst wird sie durch eine sportliche oder berufliche Überbeanspruchung der genannten Muskeln. Klinisch findet sich ein Druckschmerz im Bereich des Epicondylus humeri radialis sowie ein Schmerz bei Beanspruchung oder passiver Dehnung der am Epicondylus humeri radialis ansetzenden Muskeln. Die Diagnose wird klinisch gestellt; das Röntgenbild zeigt keine Auffälligkeiten. Die Therapie besteht bei der akuten Form in der temporären Ruhigstellung, bei der chronischen Form kommen Physiotherapie, Iontophorese und ggf. lokale Injektionen mit Kortikoiden in Frage. Als ultima ratio kommt eine Einkerbung der Muskeln am Epicondylus humeri radialis zur Senkung des Muskeltonus in Frage (OP nach Hohmann).

H05
→ Frage 10.27: Lösung B

Zu (B): Das **Supraspinatusengesyndrom** entsteht im Bereich der Schulter. Im subakromialen Raum kommt es aufgrund einer Enge zu degenerativen Veränderungen der Sehne des M. supraspinatus und Schmerzen v. a. bei Abduktion und Elevation des Armes.
Zu (A): Das seltene **Supinatorlogensyndrom** entsteht durch eine Einengung des N. radialis beim Durchtritt durch den M. supinator. Klinisch fällt eine Schwäche und Atrophie der vom Ramus profundus nervi radialis versorgten Hand- und Fingerextensoren auf.
Zu (C): Das **kostoklavikuläre Engesyndrom** entsteht durch eine Stenosierung der A. und V. subclavia und des Plexus brachialis zwischen erster Rippe und Klavikula. Ursachen können Rippenanomalien oder fehlverheilte Klavikulafrakturen sein.
Zu (D): Das **Ulnarisrinnensyndrom** entsteht durch eine Kompression des N. ulnaris im Bereich des Sulcus ulnaris am Ellenbogen. Klinisch kommt es zu Dys- und Hypästhesien entlang der ulnaren Handkante, bei längeren Verläufen treten auch motorische Ausfälle auf.
Zu (E): Beim **Karpaltunnelsyndrom** kommt es zu einer Einengung des N. medianus im Karpaltunnel zwischen den Handwurzelknochen und dem Ligamentum carpi transversum. Typischerweise berichten die Patienten über ein nächtliches Kribbeln in den radialen Fingern der Hand.

H05
→ Frage 10.28: Lösung E

Die **Epicondylitis humeri ulnaris** oder auch Golferellenbogen ist eine Insertionstendinopathie. Betroffen sind die Sehnenursprünge der Handgelenksflexoren und Unterarmpronatoren. Ausgelöst wird sie durch eine sportliche oder berufliche Überbeanspruchung der genannten Muskeln. Klinisch findet sich ein Druckschmerz im Bereich des Epicondylus humeri ulnaris sowie bei Beanspruchung oder passiver Dehnung der dort ansetzenden Muskeln. Die Diagnose wird klinisch gestellt, das Röntgenbild zeigt keine Auffälligkeiten. Die Therapie besteht bei der akuten Form in einer Sportpause und temporären Ruhigstellung, bei der chronischen Form kommen Krankengymnastik, Iontophorese und ggf. lokale Injektionen mit Kortikoiden in Frage. Als ultima ratio kann eine Einkerbung der Muskeln am Epicondylus humeri ulnaris zur Senkung des Muskeltonus vorgenommen werden.
Zu (E): Eine **Synovektomie**, d.h. die Entfernung der Synovia, wird zum Beispiel bei Erkrankungen des rheumatischen Formenkreises oder bei verbliebenem Infekt bei einem Gelenkempyem durchgeführt.

F04
→ Frage 10.29: Lösung C

Zu (C): Die Arthrose des Daumensattelgelenkes wird **Rhizarthrose** genannt. Die Patienten können aufgrund von Schmerzen nicht mehr kraftvoll zugreifen, in fortgeschrittenem Stadium subluxiert das Metacarpale, es ist dann auch die Abduktion und Opposition des Daumens eingeschränkt.
Zu (A): Das distale Radioulnargelenk ermöglicht zusammen mit dem proximalen Radioulnargelenk die Umwendbewegung des Unterarmes, es ist sehr selten arthrotisch verändert.
Zu (B): Die Arthrose des Radiocarpalgelenkes ist vor allem als sekundäre Arthrose nach distalen Radiusfrakturen und Navicularepseudarthrosen zu beobachten.
Zu (D): Am Daumengrundgelenk wird häufig die ulnare Bandruptur beobachtet. Wird sie übersehen oder nicht adäquat therapiert, kann eine chronische Instabilität mit sekundärer Arthrose entstehen.
Zu (E): Die Arthrose des Daumenendgelenkes wird im Rahmen der Heberden-Arthrose beobachtet, sie kommt also überwiegend zusammen mit Arthrosen der Endgelenke aller Langfinger vor.

Schwerpunkt Chirurgie, Orthopädie

H98
→ Frage 10.30: Lösung C

Bei der Tendovaginitis stenosans de Quervain sind die Sehnenscheiden des M. extensor pollicis brevis und M. abductus pollicis longus im ersten Sehnenfach des Retinaculum extensorum bindegewebig degeneriert. Dies führt zu einer sekundären spindeligen Auftreibung der Sehne sowie zu einem chronischen Reiz am Processus styloideus radii.

Zu (A): Die Schmerzen können bis in den Daumen ausstrahlen, sodass sie sich mit dem Schmerzareal der Rhizarthrose überschneiden, die das Daumensattelgelenk befällt.

Zu (B): Frauen werden drei- bis viermal so häufig betroffen wie Männer, bevorzugt ist das 40. bis 60. Lebensjahr.

Zu (C) und (D): Die Erkrankung betrifft das gemeinsame Sehnenfach des M. abductor pollicis longus und des M. extensor pollicis brevis, also das erste Strecksehnenfach.

Zu (E): Die Therapie der Wahl ist die operative Spaltung des Sehnenfaches. Die Patienten sind postoperativ sehr schnell und anhaltend beschwerdefrei.

F03
→ Frage 10.31: Lösung E

Zu (E): Wenn einem 45-jährigen schwer arbeitenden Patienten der Daumen beugeseitig schmerzt und zusätzlich beim Strecken und Beugen schmerzhaft blockiert, dann liegt eine **Tendovaginitis** stenosans (schnellender Daumen) vor. Diese wird durch eine abnutzungsbedingte Stenose des Sehnenscheiden-Ringbandes verursacht.

Zu (A): Maligne Knochentumoren werden an der Hand extrem selten beobachtet. Ganz selten entwickelt sich in Folge eines Fingerendochroms ein Chondrosarkom. Man würde dann eine zunehmende Schwellung eines Fingers ohne Blockaden erwarten.

Zu (B): Eine **Osteochondrosis dissecans** am Daumensattelgelenk ist bisher nicht beschrieben worden.

Zu (C): Die Sehne des M. extensor pollicis longus reißt in der Regel ganz durch. Der Daumen kann dann nicht mehr kraftvoll extendiert werden. Diese als Trommlerlähmung bezeichnete Sehnenruptur tritt zumeist ohne vorhergehende Schmerzen spontan auf.

Zu (D): Beim **Morbus Dupytren** bilden sich schmerzlose Knoten in der Hohlhand. Dann entwickeln sich langsam progredient Fingerbeugekontrakturen vor allem des Ring- und Kleinfingers.

F02
→ Frage 10.32: Lösung D

Zu (D): Der **schnellende Finger** wird durch eine bindegewebige Degeneration der Fingerbeugesehnenscheide hervorgerufen. Diese verengt sich in Höhe der distalen Handbeugefalte zunehmend, reaktiv entsteht eine spindelige Auftreibung an der Beugesehne selbst, die sich nur mehr mühevoll durch den Sehnenscheidenausgang hinauszwängt: der Finger schnellt. Spaltet man den Eingang der Sehnenscheide, das so genannte Ringband, dann sind die Patienten geheilt.

Zu (A), (B), (C) und (E): Aufgrund der oben geschilderten Pathogenese sind alle genannten Operationen beim schnellenden Finger sinnlos.

F00
→ Frage 10.33: Lösung B

Zu (B): Beim Supraspinatussyndrom ist der Raum zwischen Schulterdach (= Acromion und Lig. coracoacromiale) und Humeruskopf zu eng, sodass der sehnige Ansatz des M. supraspinatus am Tuberculum majus mechanisch irritiert ist. Lässt man den herabhängenden Arm pendeln, dann zieht die Schwerkraft den Humerus nach kaudal, sodass sich der subacromiale Raum in günstiger Weise erweitert. Ebenso günstig wirken sich außen- und innenrotatorische Schulterübungen aus, da der innenrotierende M. subscapularis sowie der außenrotierende M. infraspinatus das Schultergelenk zentrieren und den Humeruskopf absenken.

Zu (A), (C) und (D): Alle genannten Aktivitäten verengen den subakromialen Raum und irritieren damit die Supraspinatussehne.

Zu (E): Beim Aushängen an der Teppichklopfstange ist die Supraspinatussehne tief unter das verkippte Acromion geschlüpft, sodass sie das Schulterdach nicht mehr direkt berührt. Die Patienten sind also im Hängen relativ schmerzarm. Da die Übung nicht länger durchgehalten wird, ist sie nur von theoretischem Interesse.

F00
→ Frage 10.34: Lösung D

Die **Epicondylitis radialis humeri** zählt zu den **Insertionstendopathien**, deren Entstehung man auf chronische Abnutzung und Irritationsvorgänge in exponierten Sehnenansatzzonen zurückführt. Die Schmerzen bei der Epicondylitis werden im Bereich des Epicondylus humeri meist auf der radialen Seite (wie in der Frage beschrieben), seltener auf der ulnaren oder auf beiden Seiten angegeben. Sie treten häufig bei Überanstrengung auf und projizieren sich im Bereich der Streckmuskeln radial oder im Bereich der Beugemuskeln ulnar.

H00
→ Frage 10.35: Lösung C

Zu (C): Die Epicondylopathia humeri radialis ist die **häufigste Insertionstendinose der oberen Extremität**. Betroffen sind die Sehnenursprünge der Hand- und

Fingerstrecker sowie der Unterarmsupinatoren am Epicondylus humeri radialis.

Zu (A): Ein Teil der humeroradialen Epicondylopathien wird durch einen unbewusst **erhöhten Muskeltonus der Unterarmmuskulatur** ausgelöst und unterhalten. Die Lockerungsmassage kann hier tonussenkend wirken.

Zu (B): Die Epicondylopathia humeri radialis verläuft zumeist chronisch. Mit Ultraschalltherapie kann ein lokaler Wärmereiz gesetzt werden, der die lokale Durchblutung am Epicondylus anregt und damit zur Heilung beiträgt. Auch die Extracorporale Stoßwellen-Therapie (ESW) zeigt positive Effekte.

Zu (C): Der N. ulnaris wird nicht bei der Epikondylopathie, sondern beim **Sulcus-ulnaris-Syndrom** verlagert. Dieses Nervenengpass-Syndrom ist am Ellenbogen ulnarseitig zu finden.

Zu (D): Tritt die Epikondylopathie nach ungewohnter Anstrengung – z. B. nach Tapezierarbeiten oder Umzügen – akut auf, so soll der symptomatische Arm für 1 bis 2 Wochen im versteifenden Verband ruhig gestellt werden.

H03
→ Frage 10.36: Lösung D

Zu (D): Bei der Madelung-Deformität bleibt das distale Radiusende im Wachstum zurück, gleichzeitig verkrümmt es sich palmarwärts. Das distale Ulnaende wächst annähernd normal weiter. Aus der Form des distalen Radiusendes kann man schließen, dass die distale Epiphysenfuge des Radius im Wachstum gestört ist. Da die Madelung-Deformität unregelmäßig dominant vererbt wird, fast immer beidseitig auftritt und Mädchen bevorzugt, muss eine endogene Ursache vermutet werden.

Zu (A): Das Ellenbogengelenk ist völlig normal angelegt, die Elle wächst sowohl am proximalen als auch am distalen Pol annähernd normal.

Zu (B): Wenn zwei Finger knöchern (und damit auch weichteilig) vereint sind, dann bezeichnet man dies als **knöcherne Syndaktylie**. Diese ist von der kutanen Syndaktylie zu unterscheiden, bei der die skelettal normal ausgebildeten Finger ausschließlich weichteilig verbunden sind.

Zu (C): Bei der Phokomelie fehlen die langen Röhrenknochen. Hand oder Fuß oder Teile von ihnen sitzen unmittelbar der Schulter oder dem Becken auf.

Zu (E): Das proximale Ulnarende besitzt keine Epiphyse, sondern eine Apophyse, die die Olekranonspitze bildet. Diese Apophyse wächst bei der Madelung-Deformität normal.

10.3 Untere Extremität

H07
→ Frage 10.37: Lösung C

Zu (C): Da bei dem **6-jährigen Jungen** mit **seit drei Wochen** bestehenden **Knieschmerzen** der klinische Untersuchungsbefund diesbezüglich unauffällig ist, sollte als weiterführende diagnostische Maßnahme zunächst eine **Röntgenaufnahme des Beckens** veranlasst werden, denn häufig wird bei Erkrankungen des Hüftgelenkes eine Ausstrahlung in das Kniegelenk beobachtet. Die Beschwerden und das Alter des Kindes müssen an einen **M. Perthes** (juvenile Hüftkopfnekrose) denken lassen. Hierbei handelt es sich um eine meist um das sechste Lebensjahr auftretende, **aseptische Osteochondrose der Femurkopfepiphyse**. Aufgrund der regelmäßig nachweisbaren Skelettretardierung werden ätiologisch eine Minderanlage der Blutgefäßversorgung bzw. systemische Faktoren vermutet. **Jungen** sind 4–5-mal häufiger als Mädchen betroffen, die weiße Rasse ist bevorzugt. Bei Krankheitsbeginn vor dem 5. Lebensjahr ist die Prognose am besten. Pathogenetisch und radiologisch werden 4 Stadien unterschieden. Im **Initialstadium** liegt eine Retardierung der Kopfkernentwicklung vor. Radiologisch findet sich eine scheinbare Gelenkspaltverbreiterung. Danach folgt das **Kondensationsstadium** mit Verdichtungen und Aufhellungen in der Kopfkalotte und auch in der Metaphyse. Werden die Knochenbälkchen weiter abgebaut, zerfällt der Kopf in einzelne Fragmente und sintert weiter zusammen. Dieses Stadium wird auch als **Fragmentationsstadium** bezeichnet. Das abschließende **Reparations-** oder **Ausheilungsstadium** ist durch den Wiederaufbau des Hüftkopfes mit Bildung neuer Knochenbälkchen charakterisiert. In Abhängigkeit von einer erfolgten Behandlung kann es zu einer physiologischen Kongruenz, einer pathologischen Kongruenz oder einer Inkongruenz mit Deformierung des Gelenkes und späterer Sekundärarthrose kommen. **Klinisch** fällt in den meisten Fällen **ein Hinken**, kombiniert mit **Hüft-** und **Knieschmerzen** auf. Schon im Frühstadium der Erkrankung findet sich eine schmerzhafte Einschränkung der Abduktion und Innenrotation.

Zu (A), (B), (D) und (E): Bei unauffälligem Untersuchungsbefund des Kniegelenkes und Verdacht auf einen M. Perthes ist als weiterführende diagnostische Maßnahme zunächst nicht eine Untersuchung des Kniegelenkes mittels **MRT** (A), **Sonographie** (B), **Röntgen** (D) oder **Arthroskopie** (E) vorrangig.

H07
→ Frage 10.38: Lösung E

Zu (E): Bei dem 13-jährigen **sportlichen Schüler** mit zunehmenden **Schmerzen unterhalb** des rechten **Kniegelenkes** und **Druckschmerz über der Tuberositas tibiae** legen die im Röntgenbild dargestellten Veränderungen den Verdacht auf eine **aseptische Knochennekrose** nahe. Diese wird im Bereich der Tuberositas tibiae als **M. Osgood-Schlatter** bezeichnet. Hierbei kommt es zu einer Wachstumsstörung an der Tuberositas tibiae. Als Ursache spielen vermutlich trainingsbedingte Mikroverletzungen und anhaltende Überbelastung des Kniegelenkes eine Rolle. Die adäquate **Therapie** dieses Krankheitsbildes besteht in einer **Entlastung** sowie **Sportverbot** für einige Wochen. Die **Prognose** ist **gut**.
Zu (A): Der M. Osgood-Schlatter zählt nicht zu den **präarthrotischen Deformitäten des Kniegelenkes**.
Zu (B): Typischerweise geht ein M. Osgood-Schlatter mit bewegungsabhängigen Schmerzen unterhalb des Kniegelenkes einher. Eventuell kann es zu Schwellung am Schienbeinrand kommen. **Rezidivierende Kniegelenksergüsse** sind aber nicht typisch.
Zu (C) und (D): Die Therapie besteht in einer vorübergehenden Einschränkung der sportlichen Aktivitäten. Eine **mindestens einjährige Sportpause** (C) oder **frühzeitige operative Behandlung** (D) ist **nicht indiziert**.

H07
→ Frage 10.39: Lösung B

Zu (B): Bei der **übergewichtigen** 75-jährigen **Diabetikerin** mit **Schmerzen** im Bereich **des rechten Fußes**, die sich bei engem Schuhwerk verstärkt bemerkbar machen, zeigt die Röntgenaufnahme des rechten Vor- und Mittelfußes im dorso-plantaren Strahlengang **Deformierungen** mit **Subluxationen** in den **Grundgelenken des II. und III. Zehs**. Die Hauptschmerzpunkte der Patientin werden sich demnach am ehesten im Bereich der **Mittelfußköpfchen II und III** befinden.
Zu (A), (C)–(E): Aufgrund des Beschwerdebildes und der im Röntgenbild sichtbaren Deformierungen sind die Hauptschmerzpunkte der Patientin weder **unter dem Fußgewölbe** (A) noch **im Hauptbelastungsbereich der Ferse** (C) oder **an den Zehenspitzen** (D) zu erwarten. Auch **am Fußaußenrand** (E) ist der Hauptschmerz eher nicht lokalisiert.

F07
→ Frage 10.40: Lösung B

Zu (B): Bei der 24-jährigen Frau mit seit einem Jahr bestehender „heraussspringender rechten Hüfte" liegt am ehesten eine **Coxa saltans** vor. Hierbei handelt es sich um ein ruckartiges, oft **schmerzhaftes Springen des Tractus iliotibialis** über den **Trochanter major**. Als Ursache kommt eine **zu starke Vorwölbung des Trochanter major** oder eine **allgemeine Bindegewebsschwäche** in Frage. Betroffen sind überwiegend junge Mädchen und Frauen. Das **Überspringen** des Tractus iliotibialis **tritt beim Gehen auf**, im Liegen bei entspannter Muskulatur ist es nicht auslösbar.
Zu (A): Bei einer **lockeren Schenkelhalspseudarthrose nach Sturz** hätte die Patientin wahrscheinlich schon initial nicht mehr auftreten können.
Zu (C): Der **N. glutaeus superior** versorgt den M. glutaeus medius et minimus sowie den M. tensor fasciae latae. Bei einer **Paralyse** des Nerven und fehlender Innervation dieser Muskeln kommt es zu einem **Absinken des Beckens zur Seite des Spielbeines im Einbeinstand**. Das **Trendelenburg-Zeichen** wäre hierbei **positiv**, ebenso wäre ein **Duchenne-Hinken** nachweisbar.
Zu (D): Eine **hochstehende Hüftluxation** infolge einer angeborenen Instabilität wäre wahrscheinlich schon früher aufgetreten. Bei der klinischen Untersuchung würden ebenfalls das Trendelenburg-Zeichen oder ein Duchenne-Hinken auffallen.
Zu (E): Bei einer **Algodystrophie** (M. Sudeck) kommt es zu schmerzhaften, regionalen, entzündlich-dystrophen Reaktionen von Weichteilen und Knochen. Meist geht der Erkrankung ein Trauma voraus. Radiologisch sind während der verschiedenen Krankheitsstadien Knochenabbau-, Umbau- und Anbauprozesse gut zu verfolgen.

F07
→ Frage 10.41: Lösung C

Zu (C): Eine 30-jährige Altenpflegerin klagt über Schmerzen im Bereich des Vorfußes mit Ausstrahlung in die 2. Zehe. Diese Beschwerden nehmen bei Belastung zu, Sensibilitätsstörungen bestehen nicht. In der dargestellten Röntgenaufnahme des rechten Fußes fällt bei näherem Hinsehen eine **Abflachung des Metatarsale-II-Köpfchens** auf. Darüber hinaus erkennt man eine **unregelmäßige Begrenzung des Köpfchens** sowie einzelne **schollige Knochenfragmente** distal des Köpfchens. Es handelt sich hierbei am ehesten um eine **aseptische Knochennekrose des Metatarsale-II-Köpfchens** oder **M. Köhler II**. Bei den aseptischen Knochennekrosen kommt es aufgrund einer Minderdurchblutung oder eines direkten Traumas zum Absterben von Knochengewebe. Mögliche Ursachen sind Entzündungen, Bestrahlung, Kortisontherapie oder hämatologische Erkrankungen. Treten die Knochennekrosen im Kindes- und Jugendalter auf, heilen sie teils unter Defektbildung aus. Im Erwachsenenalter verlaufen sie progredient. In Abhängigkeit von der Lokalisation werden sie nach den Erstbeschreibern benannt.
Zu (B): Der **M. Köhler I** (aseptische Knochennekrose des **Os naviculare pedis**) tritt bevorzugt bei Jungen zwischen dem 2. und 10. Lebensjahr auf. Röntgeno-

logisch ist ein verkleinertes Os naviculare pedis mit Verdichtung und Strukturverlust typisch.

Zu **(D)**: Der **M. Kienböck** (aseptische Knochennekrose des **Os lunatum**) tritt häufig in Zusammenhang mit chronischen Traumen auf (Pressluftarbeiter).

Zu **(A)**: **Ermüdungsfakturen** entstehen durch wiederholte Belastungen, die normalerweise nicht zu einer Fraktur führen würden. Ursachen können z. B. extreme Ausdauer- und Sprungbelastungen sein. Betroffen sind u. a. die Tibia und das Os naviculare pedis. Als **Marschfrakturen** werden Ermüdungsfrakturen in den Diaphysenbereichen der Metatarsalia II–IV sowie an der Metatarsale-V-Basis bezeichnet. Klinisch zeigt sich ein lokal begrenzter Druckschmerz. Radiologisch ist im Initialstadium nur in ca. 50 % der Fälle eine knöcherne Reaktion zu erkennen, im weiteren Verlauf kann es zu einer spindelförmigen Kallusformation kommen. Bei unklaren Befunden sollte eine Szintigraphie oder ein MRT erfolgen.

Zu **(E)**: Eine **Morton-Metatarsalgie** entsteht durch eine sklerosierende Verdickung des N. digiti plantaris communis. Männer sind 4-mal so häufig betroffen wie Frauen. In 80 % der Fälle liegen die Veränderungen zwischen den Metatarsalköpfchen III und IV. Ein Befall mehrerer Nerven ist möglich. Klinisch berichten die Patienten über brennende, meist anfallsweise auftretende elektrisierende Schmerzen.

F06
→ **Frage 10.42: Lösung C**

Der **M. Perthes** (juvenile Hüftkopfnekrose) ist eine meist um das sechste Lebensjahr (**3.–9. Lj.**) auftretende, aseptische Osteochondrose der Femurkopfepiphyse. Aufgrund der regelmäßig nachweisbaren Skelettretardierung werden ätiologisch eine Minderanlage der Blutgefäßversorgung bzw. systemische Faktoren vermutet. **Jungen** sind 4–5-mal häufiger als Mädchen betroffen, die weiße Rasse ist bevorzugt. Bei Krankheitsbeginn vor dem 5. Lebensjahr ist die Prognose am besten.

Pathogenetisch und radiologisch werden 4 Stadien unterschieden. Zu Beginn liegt das **Initialstadium** mit Retardierung der Kopfkernentwicklung vor. Radiologisch findet sich eine scheinbare Gelenkspaltverbreiterung. Danach folgt das **Kondensationsstadium** mit Verdichtungen und Aufhellungen in der Kopfkalotte und auch in der Metaphyse. Werden die Knochenbälkchen weiter abgebaut, zerfällt der Kopf in einzelne Fragmente und sintert weiter zusammen. Dieses Stadium wird auch als **Fragmentationsstadium** bezeichnet. Am Schluss folgt das **Reparations-** oder **Ausheilungsstadium**, das durch den Wiederaufbau des Hüftkopfes mit Bildung neuer Knochenbälkchen charakterisiert ist. In Abhängigkeit von einer erfolgten Behandlung kann es zu einer physiologischen Kongruenz, einer pathologischen Kongruenz oder einer Inkongruenz mit Deformierung des Gelenkes und späterer Sekundärarthrose kommen. Klinisch fällt in den meisten Fällen als typisches Symptom ein Hinken, kombiniert mit **Hüft-** (A) und **Knieschmerzen** (B) auf. Schon im Frühstadium der Erkrankung findet sich eine **schmerzhafte Einschränkung der Abduktion** (E) und **Innenrotation** (D).

F06
→ **Frage 10.43: Lösung B**

Insgesamt eine Frage, die man nur durch das Ausschlussverfahren einigermaßen lösen kann. Laut Aufgabe handelt es sich um das Röntgenbild des rechten Unterschenkels eines 17 Monate alten Mädchens, wobei der linke Unterschenkel unauffällig sein soll.

Auf dem Röntgenbild sieht man die Tibia deutlich nach ventral gekrümmt mit einer Frakturlinie am Scheitel sowie einer weiteren Fraktur an der distalen Fibula.

Skorbut (auch Möller-Barlow-Krankheit) (A), die **Rachitis** (C) und auch die **Lues congenita** (E) sind Systemerkrankungen, die jedoch das ganze Skelett miteinbeziehen (in diesem Fall wäre also auch die linke Seite mitbetroffen!!).

Die **fibröse Dysplasie** (D) oder auch M. Jaffe-Lichtenstein ist eine Erkrankung, bei der eine fehlerhafte Differenzierung des knochenbildenden Mesenchyms auftritt. Sind kann monoostotisch (85 %) oder polyostotisch auftreten.

Bei der Erkrankung wird fälschlicherweise statt Knochengewebe Bindegewebe produziert. In der Regel entwickeln sich in den ersten zehn Lebensjahren fibröse Herde in den Markräumen der Röhrenknochen. Im Röntgenbild zeigen sich milchglasartig durchscheinende Zysten, die durch eine Skleroseschicht voneinander abgetrennt sind. Typisch sind starke Schaftverbiegungen mit der Gefahr von Spontanfraktur. Diese zystischen Auftreibungen sind auf den Röntgenbildern nicht zu erkennen. Bleibt also nur im Ausschlussverfahren nur noch das **Crus varum congenitum** (B). Hierbei kommt es zu einer Verbiegung des distalen Unterschenkels nach medial, was man hier angedeutet auch in der a.-p. Aufnahme erkennen kann. Die Erkrankung kann einseitig auftreten.

F06
→ **Frage 10.44: Lösung D**

Fragen zu Fußdeformitäten sind ein beliebtes Thema beim IMPP!

Zu **(D)**: Der **Spreizfuß** stellt die häufigste erworbene Fußdeformität dar. Durch eine statische Fehlbelastung kommt es zu einem Absinken des Fußquergewölbes mit Auseinanderweichen des Mittelfußes. In der Folge kommt es zu einer vermehrten Belastung der Metatarsaleköpfchen II bis IV mit Ausbildung von **schmerzhaften Schwielen plantarseitig** in diesem Bereich. In der Folge können weitere Zehendeformitäten, wie z. B. ein Hallux valgus oder ein Digitus quintus varus, entstehen.

Zu (A): Eine **Marschfraktur** entsteht aufgrund einer längerandauernder unphysiologischen Belastung bei untrainierten Personen, z. B. im Rahmen von längeren Fußmärschen. Klinisch findet sich eine Schwellung und Druckschmerz im betroffenen Bereich. Nativradiologisch lässt sich die Fraktur im Initialstadium oft nicht nachweisen, richtungweisend kann hier die Knochenszintigraphie sein.

Zu (B): Beim **Spitzfuß** zeigt sich eine Fehlstellung des Fußes im oberen Sprunggelenk (OSG) in Beugekontraktur. Es kann sich auch hier eine vermehrte Beschwielung im Bereich des Vorfußes zeigen, wobei diese zunächst im Bereich der Metatarsalia I und V liegt. Erst bei sekundärer Ausbildung eines Spreizfußes kommt es zu den in der Aufgabe beschriebenen Veränderungen.

Zu (C): Beim **Plattfuß (Pes planus)** kommt es zu einem Absinken des Fußlängsgewölbes aufgrund eines Fehlbelastung. In der Folge kann es zusätzlich zu einem Absinken des Fußquergewölbes mit Ausbildung eines Spreizfußes kommen. Hiervon abzugrenzen ist der angeborene Plattfuß, der durch eine Steilstellung des Talus bei hoch stehendem Calcaneus und einer Luxation im Talonavikulargelenk gekennzeichnet ist.

Zu (E): Zum **Hallux valgus** kommt es meist sekundär im Rahmen eines Spreizfußes. Es kommt zu einer varischen Fehlstellung des Os metatarsale I und folgender Subluxation im Grundgelenk mit lateraler Abweichung der Großzehe.

F06
→ Frage 10.45: Lösung B

Zu (B): Der **angeborene Klumpfuß** stellt die zweithäufigste angeborene Skelettfehlbildung nach der Hüftdysplasie dar. Insgesamt ist er die häufigste Fehlbildung des Fußes. Jungen sind doppelt so häufig betroffen wie Mädchen.

Die wesentlichen Komponenten sind
- Spitzfuß (Pes equinus)
- Inversionsstellung des Rückfußes (Pes varus)
- Adduktionsstellung des Vor- und Mittelfußes gegenüber dem Rückfuß = Sichelfuß (Pes adductus)
- Anhebung des medialen Fußrandes durch Verwindung des medialen Fußrandes (Pes supinatus)
- Hohlfuß (Pes cavus)

H05
→ Frage 10.46: Lösung D

Die **Therapie** des angeborenen Klumpfußes besteht zunächst in der **manuellen Redression** und der anschließenden Anlage eines Oberschenkel-Gipsverbandes bei rechtwinklig gebeugtem Kniegelenk. Diese Therapie sollte möglichst bereits am Tag nach der Geburt beginnen. Der Gips wird für wenige Tage belassen, dann folgt eine erneute manuelle Redression mit erneuter Gipsanlage (**Etappengips**). Bei einem geringen Teil der angeborenen Klumpfüße lässt sich hierdurch die Deformität komplett beheben. Zumeist ist jedoch eine operative Korrektur mit Achillessehnenverlängerung und peritalarer Arthrolyse notwendig.

Aufgrund der Tendenz zu Rezidiven muss anschließend eine Behandlung mit Nachtlagerungsschienen und regelmäßige Krankengymnastik mit Stärkung der Pronatoren und Dorsalextensoren erfolgen.

H05
→ Frage 10.47: Lösung C

Zu (C): Auf der Röntgenaufnahme des rechten Hüftgelenkes a. p. ist im Bereich des ventrokranialen Hüftkopfes eine **Abflachung** mit subchondraler zystischer **Aufhellung** zu erkennen. Dies sind typische radiologische Zeichen einer **idiopathischen Hüftkopfnekrose** des Erwachsenen.

Ätiologisch handelt es sich wahrscheinlich um eine arteriell bedingte Durchblutungsstörung, die zu einer teilweisen Nekrose des Hüftkopfes führt. Das Erkrankungsverhältnis von Mann zu Frau liegt bei 4:1 mit einem bevorzugten Auftreten im 4.–6. Lebensjahrzehnt. Die Erkrankung tritt in etwa der Hälfte der Fälle beidseitig auf.

Als Risikofaktor gilt neben Steroidtherapien, Diabetes, Hyperlipidämie, Gefäßerkrankungen, Blutkrankheiten und Bestrahlungen auch der chronische Alkoholabusus.

Klinisch äußert sie sich durch starken Belastungsschmerz in der Hüfte und Leiste.

Die Diagnose erfolgt im Frühstadium durch die Magnetresonanztomographie oder Knochenszintigraphie. Nativ-radiologische Veränderungen finden sich erst in höheren Stadien. Die Stadieneinteilung anhand der radiologischen Veränderungen erfolgt nach Arlet und Ficat:

Stadium I   Leistenschmerz mit geringer Bewegungseinschränkung, Röntgenbild unauffällig

Stadium II zunehmende Schmerzen, radiologische Veränderungen mit Sklerosierungen und Osteoporose, Kopfkontur erhalten

Stadium III Zusammensintern des Hüftkopfes, Pfanne ist im Gegensatz zur Coxarthrose jedoch gut erhalten

Stadium IV sekundäre Zeichen der Arthrose an der Pfanne, klinische Zeichen der Arthrose mit Anlauf-, Belastungs- und zuletzt Ruheschmerz

Eine kausale Therapie ist nicht möglich, alle Maßnahmen, sowohl konservativ als auch operativ, sind unbefriedigend. Zum Einsatz kommen Anbohrungen des Hüftkopfes zur Druckentlastung, Umstellungsosteotomien, um den Nekroseherd aus der Hauptbelastungszone zu bringen, oder im letzten Stadium die Gelenkendoprothetik.

H05
→ **Frage 10.48:** Lösung C

Zu **(C)**: Das typische Erkrankungsalter der **Epiphyseolysis capitis femoris** liegt zwischen dem **10.–16. Lebensjahr**, wobei Jungen gegenüber Mädchen ca. 2–3 mal häufiger betroffen sind. Die Ätiologie der Erkrankung ist noch ungeklärt, wobei jedoch auffällig ist, dass die betroffenen Jungen **häufig stark übergewichtig** sind bzw. einen **Hochwuchs mit einem Hypogonadismus** zeigen. Aus diesem Grund wird ein hormonelles Ungleichgewicht angenommen.

Bei der Erkrankung kann es zu einem akuten (**ECF acuta**) oder langsamen (**ECF lenta**) Abrutschen der Hüftkopfepiphyse kommen.

Die Patienten klagen bei der akuten Form über plötzliche starke Schmerzen in der Hüfte und zeigen eine Fehlstellung des Beines mit Außenrotation und Verkürzung. Bei der langsamen Form kommt es zu ziehenden Schmerzen in Leiste und Oberschenkel sowie zunehmender Bewegungseinschränkung im Hüftgelenk. Oftmals berichten die Jugendlichen auch nur über Knieschmerzen.

Klinisch fällt bei der ECF lenta eine Atrophie der Glutaeal- und Oberschenkelmuskulatur auf, im weiteren Verlauf auch ein Trendelenburg- und Verkürzungshinken. Bei der Funktionsprüfung des Hüftgelenkes fällt bei 90° Beugung eine Einschränkung der Innenrotation auf. Dies wird als positives **Drehmann-Zeichen** bezeichnet.

Die Therapie erfolgt immer operativ. Bei der akuten Form erfolgt eine umgehende Reposition und Fixierung durch Kirschner-Drähte. Bei der Lenta-Form hängt die Therapie vom Gleitwinkel ab. Bei einem Winkel < 30° erfolgt eine Stabilisierung mit Kirschnerdrähten, um ein weiteres Abrutschen zu verhindern. Die Gegenseite sollte, auch wenn sie unauffällig ist, prophylaktisch mit stabilisiert werden. Bei Winkeln über 30° wird eine intertrochantäre Korrekturosteotomie nach Imhäuser als Flexions-Valgisations-Innenrotations-Osteotomie durchgeführt. Nur bei starkem Abrutschen sollte eine Schenkelhalsosteotomie erfolgen.

H05
→ **Frage 10.49:** Lösung B

Der **Hallux rigidus** wird durch eine **Arthrose des Großzehengrundgelenkes** hervorgerufen (A). Er ist gekennzeichnet durch eine zunehmende, schmerzhafte **Einschränkung der Dorsalextension** des großen Zehs ((B) ist falsch). In späteren Stadien besteht eine Beugekontraktur im Großzehengrundgelenk sowie eine kompensatorische Hyperextension im Endgelenk. Da die Großzehe nicht mehr abgerollt werden kann, rollen die Patienten zunehmend über die Außenseite des Fußes ab (C). Radiologisch findet sich zunächst ein Osteophyt an der Innenseite des Großzehenköpfchens, später zeigen sich auch im Röntgenbild alle Zeichen der Arthrose, wie Gelenkspaltverschmälerung, subchondrale Sklerosierung und osteophytäre Anbauten.

Konservativ kann zunächst eine steife Einlage im Vorfußbereich (D) den Druck auf die Großzehe vermindern, alternativ kann auch eine vordere Rolle in die Schuhsohle eingearbeitet werden. Operativ wird bei ausbleibendem Erfolg eine Resektion des Großzehengrundgliedes nach Brandes durchgeführt (E), hierdurch wird der Zeh wieder annähernd normal beweglich und belastbar.

H05
→ **Frage 10.50:** Lösung B

Zu **(B)**: Die Abbildung zeigt beidseits an den Femurköpfen eine pathologische Signalgebung mit partieller Signalminderung, die am ehesten durch ein Ödem bedingt ist. Man erkennt ferner eine wellige Linie von deutlich herabgesetzter Signalintensität, die das Ödemareal vom übrigen Femurkopf abgrenzt. Das Bild ist typisch für eine beidseitige Hüftkopfnekrose.

Zu **(C)**: Eine Koxarthrose würde sich in einer Gelenkspaltverschmälerung und Signalalteration auf beiden Seiten des Gelenkspaltes zeigen.

Zu **(D)**: Eine Osteoporose ist alleine an einem MRT-Bild nur sehr bedingt diagnostizierbar. Das Krankheitsbild der „transienten Osteoporose", das sich gelegentlich hüftgelenksnah manifestiert, zeigt sich in einem diffusen Ödem der betroffenen Skelettregion.

Zu **(E)**: Hüftkopfform und -artikulation sind regelrecht.

H91
→ **Frage 10.51:** Lösung C

Der Friedreich-Fuß imponiert als Hohlfuß mit Myatrophien des Fußgewölbes und Hammerzehen (C).

Zu **(A)** und **(B)**: Der klassische Friedreich-Fuß kann im Spätstadium durch falsche Lagerung Spitzfuß- und Klumpfußkomponenten entwickeln.

Zu **(D)**: Knickfüße sind für die Friedreich-Ataxie nicht typisch.

H95
→ **Frage 10.52:** Lösung D

Zu **(D)**: Eine bakterielle Coxitis wird klinisch manifest, sobald sich ein Erguss bildet. Frühestes klinisches Zeichen eines Hüftgelenksergusses ist die schmerzhafte Innenrotation. In dieser Stellung erhöht sich der intraartikuläre Druck am stärksten, während er in der typischen Schonhaltung des

Hüftgelenkes, Außenrotation – Abduktion – Beugung, nachlässt.

Zu (A): Das Trendelenburg-Zeichen ist ein typisches Zeichen einer Abduktoreninsuffizienz, für die es im Frühstadium einer Coxitis keinen Grund gibt.

Zu (B) und (C): Beide genannten Bewegungsausschläge erhöhen den Gelenkdruck weniger als die Innenrotation.

Zu (E): Die Trochanterregion kann im fortgeschrittenen Stadium einer Coxitis druckschmerzhaft werden. Es kommt dann zu einem schmerzhaften reflektorischen Muskelspasmus, der auch die Glutealmuskulatur und ihre Muskelansätze am Trochanter major mit einbezieht.

H99
→ **Frage 10.53:** Lösung E

Zu (E): Eiterkeime in Gelenken schädigen den Gelenkknorpel innerhalb weniger Stunden, sodass das infizierte Gelenk notfallmäßig sofort geöffnet, gespült und drainiert werden muss. Es wird ein intraoperativer Abstrich entnommen und dann mit einer sofortigen Antibiose begonnen.

Zu (A): Die kombinierte operative und antibiotische Therapie ist in der Regel so wirksam, dass eine adjuvante Gipsruhigstellung nicht erforderlich ist.

Zu (B): Bei der bakteriellen Coxitis wird die Hüfte reflektorisch gebeugt, abduziert und außenrotiert. Eine Extension würde diese schmerzreduzierende Schonhaltung nur stören.

Zu (C): Die Krankengymnastik ist dann sinnvoll, wenn nach abgeklungenem Infekt Kontrakturen verblieben sind.

Zu (D): Die Ultraschalltherapie ist streng kontraindiziert, da sie das infizierte Gewebe zusätzlich reizen würde.

F04
→ **Frage 10.54:** Lösung B

Zu (B): Wenn ein Kind im Kindergartenalter oder im Grundschulalter über Hüft- oder nicht klar zuzuordnende Knieschmerzen klagt und hinkt, dann muss am ehesten an eine Coxitis fugax oder an einen beginnenden Morbus Perthes gedacht werden. Bei den Erkrankungen können die Kinder das betroffene Gelenk weniger abduzieren und innenrotieren. Verursacht wird diese Bewegungseinschränkung durch einen sonographisch verifizierbaren Erguss. Das Entzündungslabor ist sowohl bei der Coxitis fugax als auch beim Morbus Perthes unauffällig. Die endgültige Diagnose kann man stellen, indem man den klinischen und sonographischen Verlauf kontrolliert oder ein MRT durchführt. Die klinischen Symptome der Coxitis fugax verschwinden innerhalb einer Woche, der Erguss persistiert selten länger als 3 Wochen. Bei protrahiertem Verlauf muss man an einen beginnenden Morbus Perthes denken, der dann im MRT nachweisbar ist.

Zu (A): Die tuberkulöse Coxitis ist extrem selten geworden und wird fast nur bei Ausländerkindern aus Krisengebieten diagnostiziert, die den Weg in unsere Ambulanzen finden. Die Coxitis tuberculosa entwickelt sich schleichend, die Kinder empfinden den Schmerz nicht sehr intensiv, humpeln aber zunehmend. Zum Zeitpunkt der Diagnose ist das Gelenk dann häufig schon stark destruiert.

Zu (C): Eine beginnende Hüftkopfepiphysenlösung ist im Alter von 3 Jahren nicht denkbar, es sei denn, es würde ein Hypophysentumor vorliegen. Auch würde die beginnende Epiphyseolyse keinen Hüftgelenkserguss auslösen.

Zu (D): Der „Wachstumsschmerz" sollte besser als idiopathischer nächtlicher Beinschmerz des Kleinkindes bezeichnet werden. Er wird episodenhaft nahezu immer beidseitig, ausschließlich in der Nacht empfunden, tagsüber sind die Kinder putzmunter. Die Ursache dieses lästigen, aber harmlosen Krankheitsbildes ist unbekannt.

Zu (E): Eine eitrige Coxitis ist aufgrund des unauffälligen Entzündungslabors und des fehlenden Fiebers unwahrscheinlich.

F03
→ **Frage 10.55:** Lösung D

Zu (D): Eine Koxarthrose (Arthrosis deformans des Hüftgelenkes) kann idiopathisch durch eine anlagebdingte Minderwertigkeit des Gelenkknorpels oder sekundär durch Vorerkrankungen wie **Epiphysenlösung**, Morbus Perthes, kongenitale Hüftluxation, rheumatische Arthritis, Schenkelhalsfrakturen oder idiopathische Hüftkopfnekrose entstehen. Die Krankheit beginnt mit einer **schmerzhaften Bewegungseinschränkung** im Hüftgelenk, die zunächst die Innenrotation betrifft. Hinzu kommen Leistenschmerzen, die bis in das Knie ausstrahlen. Später können Kontrakturen oder Gelenkergüsse auftreten. Im Röntgenbild zeigen sich typische Veränderungen: Gelenkspaltverschmälerung, subchondrale Sklerosierung, Geröllzysten und später starke Deformierungen von Kopf und Pfanne. Die Therapie ist konservativ: Wärme, Elektrotherapie, Bewegungbäder, intraartikuläre Injektionen, weiche Schuhsohlen sowie die Benutzung eines Gehstockes auf der Gegenseite. Der Patient sollte regelmäßig Krankengymnastik betreiben, um das Gelenk mobil zu halten. Bei fortgeschrittener Erkrankung kommt nur eine Operation (Versteifung oder **Totalendoprothese**) in Frage.

Zu (D): Das **Ortolani-Zeichen** ist beim IMPP recht beliebt – aber trotzdem in diesem Zusammenhang eine falsche Antwort (trifft also richtigerweise nicht zu...). Das Ortolani-Zeichen ist das beim liegenden Säugling hörbare und fühlbare Einschnappen der Hüfte bei passiver Abduktion und Außenrotation des in Hüfte und Kniebeuge gebeugten Beines. Das Zeichen ist ein Hinweis auf eine Hüftgelenksluxation bei kongenitaler Hüftgelenksdysplasie.

Zu (A): Die **Epiphyseolysis capitis femoris** (Coxa vara adolescentium traumatica) ist ein teilweiser oder totaler Bruch des Oberschenkelknochens eines Kindes oder Jugendlichen innerhalb der Epiphysenfuge. Die Erkrankung kann zu einer sekundären Hüftgelenksarthrose (Koxarthrose) führen.

Zu (B): Ein häufiges Symptom der Koxarthrose ist die **zunehmende schmerzhafte Bewegungseinschränkung**, z.B. beim Treppensteigen. Im weiteren Verlauf kommt es zu Adduktions- und Flexionskontraktur mit Außenrotation und scheinbarer Beinverkürzung. Aufgrund der funktionellen Beinverkürzung kommt es zudem zum Beckenschiefstand und sekundärer Lumbalskoliose. Der Patient hinkt und verlagert beim Gehen den Oberkörper auf die erkrankte Seite, um die Schmerzen zu reduzieren.

Zu (C): Die **Schmerzen** der Koxarthrose können **in die Leiste oder in den Oberschenkel** einstrahlen. Dies kann ebenso wie die sekundären Kreuz-Lenden-Schmerzen zu Fehldiagnosen führen.

Zu (E): Hat eine konservative Therapie der Koxarthrose keinen Erfolg gezeigt, und schreitet die Erkrankung immer weiter voran, ist eine Operation notwendig. Bei jüngeren Menschen wird das Hüftgelenk versteift oder eine intertrochantäre Umstellungsosteotomie durchgeführt, wobei der Schenkelhalswinkel verkleinert wird. Ist das Hüftgelenk stark zerstört, kommt nur eine **Totalendoprothese** in Frage. Bei älteren Menschen wird die Indikation zur OP mit Einbringen einer Endoprothese früher gestellt.

H00
→ Frage 10.56: Lösung D

In der Alltagsberatung des Arthrosepatienten gilt der Merksatz: Bewegung ist gut, Belastung ist schlecht. Die Bewegung soll zum einen die auftretenden Belastungen gleichmäßig auf das gesamte Gelenk verteilen und zum anderen den Stoffwechsel des erkrankten Gelenkes anregen.

Zu (A): Würde der Patient das Kniegelenk möglichst wenig bewegen, so würde sich der Stoffwechsel des Kniegelenkes und der zugehörigen Muskulatur in ungünstiger Weise reduzieren. Auch wäre das auf dem Kniegelenk belastende Körpergewicht ungleich verteilt. Beide Faktoren beschleunigen die Arthrose.

Zu (B): Erhöht man den Schuhsohleninnenrand, dann wird das Kniegelenk leicht in Varusposition gedrängt. Ein varisches Kniegelenk wird medial mehr belastet als lateral. Der vorgestellte Patient soll jedoch medial entlastet werden, sodass der Schuhrand logischerweise **lateralseitig** erhöht werden muss.

Zu (C): Man kann davon ausgehen, dass das sehr kontrollierte und rhythmische Bergaufgehen der Arthrose zumindest nicht schadet. Das Bergabgehen belastet das Kniegelenk stark, sodass entlastende Gehstöcke oder Seilbahnbenutzung empfohlen werden sollen.

Zu (D): Sowohl beim Radfahren als auch beim Schwimmen werden die Gelenke in idealer Weise zeitgleich gut durchbewegt und entlastet.

Zu (E): Jede vermehrte Belastung ist schädlich, sodass intermittierendes Lastentragen nicht empfohlen werden kann.

F04
→ Frage 10.57: Lösung D

Zu (D): Beim Patienten liegt eine Varusgonarthrose vor. Der mediale Gelenkanteil soll entlastet werden, indem man in der Operation ein leichtes X-Bein erzeugt. Dies ist dadurch möglich, dass man im Tibiakopf einen Keil entnimmt, dessen Basis lateral und dessen Spitze medial liegt.

Zu (A): Ein Keil mit lateraler und dorsaler Basis würde zum gewünschten X-Bein, gleichzeitig aber auch zu einer unerwünschten Beugekontraktur des Kniegelenkes führen.

Zu (B): Ein Keil mit medialer Basis würde das O-Bein verstärken und die Varusgonarthrose verschlimmern.

Zu (C): Ein Keil mit ventraler Basis würde das O-Bein unbehandelt lassen und zusätzlich ein unerwünschtes Genu recurvatum erzeugen.

Zu (E): Ein Keil mit medialer und dorsaler Basis würde in höchst ungünstiger Weise das O-Bein verstärken und zusätzlich eine Beugekontraktur hervorrufen.

H00
→ Frage 10.58: Lösung C

Zu (A): Da der Hallux valgus überwiegend auf eine generelle Bindegewebsschwäche oder ungesunde Schuhmode zurückzuführen ist, tritt er zumeist beidseits auf.

Zu (B): Primär bildet sich ein Spreizfuß, der das Metatarsale I mit seinem Metatarsalköpfchen nach medial und das Großzehengrundgelenk nach lateral drängt. Der zusätzliche Schuhdruck führt dann zur **schmerzenden seitlichen Pseudoexostose und Bursitis**.

Zu (C): Die einzige aseptische Nekrose des Vorfußes, der **Morbus Köhler II**, befällt gehäuft das Metatarsalköpfchen II, weniger häufig die Metatarsalköpfchen III, IV oder V. Das 1. Metatarsalköpfchen ist seltsamerweise nicht betroffen.

Zu (D): Entsteht ein Hallux valgus, so wirken in der Pathogenese die endogene Bindegewebsschwäche mit konsekutivem Spreizfuß und die exogene statische Mehrbelastung durch hochhackige, spitz zulaufende Schuhe zusammen.

Zu (E): Der Spreizfuß verbreitert definitionsgemäß das Quergewölbe des Fußes, er drängt damit das Metatarsale I ins Varus und das Zehengrundglied ins Valgus. Durch diese gegenläufige Achsdeviation tritt das Metatarsalköpfchen I nach außen und erhält mehr Schuhdruck, sodass sich die Pseudoexostose bildet.

H03
→ **Frage 10.59:** Lösung D

Es sind typische Symptome einer **Chondropathia patellae** beschrieben, die vor allem Mädchen im Pubertätsalter betrifft. Die Patientinnen klagen hierbei über beidseitige retropatellare Schmerzen, die bevorzugt in Kniebeuge, beim Treppab- und Bergablaufen und nach längerem Sitzen auftreten. Im Palpationsbefund geben die Patientinnen Schmerzen an, wenn man die Patella anpresst oder verschiebt, häufig krepetiert die Patella hierbei.

Zu (A): Die Chondropathia patellae ist als harmlose, aber lästige vorübergehende Funktionsstörung zu betrachten. Sie geht in der Regel nicht mit einer Chondromalazie, also nicht mit einem nachweisbaren Knorpelschaden einher und führt auch nicht zu einer späteren Arthrose. Eine Arthroskopie mit Knorpelglättung ist somit nicht indiziert.

Zu (B) und (C): Sowohl das Beüben der Kniebeuger als auch die Kniehocke verstärken den Anpressdruck der Patella und sind deswegen nicht indiziert.

Zu (D): Es ist möglich, den M. vastus medialis einzeln zu beüben, so dass sich die muskuläre Balance der Kniescheibe etwas nach medial verschiebt. Ein Teil der Chondropathie-Patientinnen spricht auf diese Therapie an.

Zu (E): Die suprakondyläre varisierende Umstellungsosteotomie ist ausnahmsweise indiziert, wenn der chondropathische Schmerz durch ein starkes X-Bein verursacht ist, das die Kniescheibe nach lateral verlagert.

H03
→ **Frage 10.60:** Lösung C

Zu (C): Es sind die typischen Symptome einer Coxa saltans beschrieben, von der überwiegend junge Frauen betroffen sind. Der Tractus iliotibialis ist konstitutionell gelockert und schlecht geführt, so dass er beim Gehen, im Stehen oder in der Kniebeuge ruckartig und manchmal auch schmerzhaft über den Trochanter major springt. Die Patientinnen äußern oft die Angst, dass das Hüftgelenk herausspringen würde. Das Hüftgelenk selbst ist jedoch bei der Coxa saltans völlig in Ordnung.

Zu (A): Eine beginnende Coxarthrose würde am ehesten zu episodenhaft auftretenden Belastungsschmerzen in der Leiste führen, gelegentlich werden auch positionsabhängige Schmerzen bei gebeugtem und innenrotiertem Hüftgelenk angegeben.

Zu (B): Die synoviale Chondromatose des Hüftgelenkes führt zu uncharakteristischen Schmerzen. Obwohl sich osteochondrale Gelenkkörper bilden, verklemmt sich die Hüfte selten.

Zu (D): Bei der Epiphyseolysis capitis femoris lenta treten ebenfalls episodenhaft uncharakteristische Schmerzen auf, die klinischen Symptome sind stark davon abhängig, wie weit die Hüftkopfepiphyse abgeglitten ist. Bereits zu Anfang können die Patienten die Hüfte weniger einwärtsdrehen, in fortgeschrittenem Stadium ist das Bein verkürzt und außenrotiert, das Drehmann-Zeichen ist positiv: Versucht man das Hüftgelenk zu beugen, so dreht der Oberschenkel zwangsweise nach außen.

Zu (E): Da psychogen erkrankte Patienten die biomechanischen Hintergründe des Hinkens in der Regel nicht kennen, wird zumeist kein klassisches Hinken imitiert. Am ehesten wird die Hüfte in uncharakteristischer Weise steif gehalten. Manchmal tippen die Patienten beim Gehen mit dem Fuß nur kurz auf, um das erlebte Instabilitätsgefühl zu demonstrieren.

F97
→ **Frage 10.61:** Lösung B

Zu (B): Wenn ein Mann im mittleren Lebensalter die Risikofaktoren Alkoholabusus, Hyperurikämie und Übergewicht besitzt und über Leistenschmerzen sowie endgradige Bewegungsschmerzen klagt, dann muss man daran denken, dass er an einer idiopathischen Hüftkopfnekrose leidet. Bei dieser Krankheit ist der arterielle Blutfluss im Hüftkopf gestört, es entwickelt sich eine zirkumskripte Nekrose des Hüftkopfes. Im Anfangsstadium ist der Hüftkopf bereits ischämisch, das Knochengerüst jedoch völlig erhalten. Dies erklärt, warum der Krankheitsherd in der T1-Gewichtung des Kernspintomogrammes bereits deutlich signalarm dargestellt ist, während das Röntgenbild noch unauffällig ist.

Zu (A) und (C): Die Computertomographie und konventionelle Tomographie werden erst in späteren Phasen der Erkrankung positiv, wenn sich, durch die Ischämie ausgelöst, die Knochenarchitektur auflöst.

Zu (D): Im Frühstadium der Erkrankung ist häufig ein begleitender Hüftgelenkerguss vorhanden und dann im Sonogramm nachweisbar. Da ein Hüftgelenkerguss ein sehr unspezifisches Symptom ist, sichert er die Diagnose natürlich nicht.

Zu (E): Da die Knochenarchitektur im Anfangsstadium noch intakt ist, würde die Arthrographie ein unauffälliges Gelenk zeigen. Im begleitenden Hüftgelenkerguss würden sich Zellzahlen zeigen, die einem normalen Reizerguss entsprechen.

F97
→ Frage 10.62: Lösung A

Zu (A): Das Alter, das Geschlecht, die typischen Belastungsschmerzen und der Untersuchungsbefund sprechen für einen Morbus Schlatter. Im Röntgenbild ist die Tibiaapophyse fragmentiert und damit die Diagnose bestätigt.
Die Prognose des Morbus Schlatter ist gut, er heilt in der Regel mit und ohne Therapie innerhalb weniger Monate aus. Der vorgestellte Patient klagt ausschließlich über spezifische Belastungsschmerzen, sodass er beschwerdefrei werden wird, wenn er Sprungsportarten meidet.
Zu (B): Würde man das Kniegelenk mehrere Monate im Tutor ruhigstellen, so würde sich eine für das Gelenk äußerst schädliche Inaktivitätsatrophie entwickeln. Die Therapie würde mehr schaden als nützen.
Zu (C): Injiziert man Steroide in die sehnenbedeckte Tibiaapophyse, so riskiert man einen Schaden am Ligamentum patellae mit sekundärem Sehnenausriss.
Zu (D): Die Tibiaapophyse reißt beim Morbus Schlatter, obwohl sie fragmentiert ist, nicht aus. Sie muss also nicht fixiert werden.
Zu (E): In seltenen Fällen verknöchern die Apophysenfragmente unvollständig, sodass am Ende der Erkrankung ein sogenanntes persistierendes Ossikel verbleibt. Das Ossikel ist meist symptomlos; treten Druckschmerzen auf, so kann man es entfernen.

H98
→ Frage 10.63: Lösung C

Zu (C): Der Morbus Kienböck ist wie der Morbus Ahlbäck eine typische Osteonekrose des Erwachsenenalters. Er ist am Os lunatum lokalisiert. Die Osteonekrose des Os naviculare pedis wird Morbus Köhler I genannt.
Zu (A): Der Morbus Perthes-Calvé-Legg befällt die Hüftkopfepiphysen sowie bei schwerem Verlauf auch die Epiphysenfuge und die metaphysären Anteile des Hüftkopfes.
Zu (B): Der Morbus Ahlbäck ist eine typische Osteonekrose des Erwachsenenalters und befällt überwiegend den medialen Femurcondylus, seltener auch den lateralen Femurcondylus.
Zu (D): Der Morbus Köhler II ist eine aseptische Osteonekrose des Kindes- und Jugendalters. Er befällt zumeist das zweite Metatarsalköpfchen, selten auch den III. und IV. Strahl.
Zu (E): Der Morbus Osgood-Schlatter tritt meist beidseitig an der Tibiaapophyse auf und betrifft überwiegend Buben im Alter zwischen 10 und 16 Jahren.

F00
→ Frage 10.64: Lösung C

Zu (C): Wenn die rechte Hüfte in Anspreizung kontrakt ist, kann der Patient nur dann die Beine parallel benützen, wenn er das rechte Becken hochschiebt. Es ist dann das rechte Bein in der Funktion zu kurz.
Zu (A): Die Magnetresonanztomographie ist bestens geeignet, einen im Röntgenbild noch unsichtbaren frühen Morbus Perthes zu diagnostizieren. In der T_1-Wichtung sind die avitalen Hüftkopfanteile im Signal gemindert.
Zu (B): Da bei der rechtsseitigen Adduktionskontraktur das Bein der erkrankten rechten Seite in der Funktion zu kurz ist, wird der Patient rechts und nicht links mit einem Spitzfuß kompensieren.
Zu (D): Die intertrochantäre Varisierungsosteotomie würde den sowieso schon in Adduktion stehenden Femurschaft noch weiter anspreizen, also die Adduktionskontraktur verschlimmern. Bei schwerem Morbus Perthes mit nicht behebbarer Adduktionskontraktur würde man also logischerweise eine Valgisationsosteotomie durchführen.
Zu (E): Da bei der rechtsseitigen Adduktionskontraktur das rechte Bein zu kurz wird, würde man die Längendifferenz verschlimmern, wenn man den Absatz links erhöht.

F92
→ Frage 10.65: Lösung C

Zu (C): Das Röntgenbild zeigt beidseits eine Coxa magna et plana, sodass die bestehende Coxarthrose auf einen in der Jugend durchgemachten Morbus Perthes zurückzuführen ist.
Zu (A): Die idiopathische Hüftkopfnekrose des Erwachsenen führt im Endstadium zur Coxarthrose, der Hüftkopf ist hierbei jedoch eingebrochen und nicht vergrößert.
Zu (B): Typische Zeichen einer Sekundärarthrose nach Hüftdysplasie sind die steile, flache Hüftpfanne sowie die Coxa valga antetorta.
Zu (D): Die Achondroplasie zeigt in der Regel verkürzte Schenkelhälse bei normal gerundeten Hüftköpfen.
Zu (E): Bei der Protrusio acetabuli sind die Hüftköpfe wenig verändert, sie sintern jedoch tief ins Becken ein.

F01
→ Frage 10.66: Lösung B

Zu (B): Die Osteochondrosis dissecans ist eine Sonderform der **aseptischen Nekrosen**, die scharf begrenzte knöchern-knorpelige Dissekate bildet. Diese können sich in den Gelenkbinnenraum abstoßen. In der Regel sind die konkaven Gelenkflächen betroffen, sodass am Sprunggelenk die Talusrolle infrage kommt. Zumeist findet sich der Herd an der inneren, seltener an der äußeren Taluskante.

Zu (A): An der Gelenkfläche des Innenknöchels können arthrotische Ausziehungen beobachtet werden. Diese treten besonders häufig auf, wenn die Sprunggelenksgabel nach Knöchelbrüchen nicht mehr anatomisch rekonstruiert werden konnte.

Zu (C) und (E): An der Fibulainnenseite werden knöcherne Ausrisse des Ligamentum fibulotalare posterius beobachtet, das als einziges fibulares Band intraartikulär verläuft.

Zu (D): Die mittleren Anteile der Talusrolle und Tibiagelenkfläche sind, da sie durch Kippbewegungen wenig beansprucht werden, mechanisch wenig belastet. Sie sind allenfalls durch schwere Stauchungen, z.B. bei der Pilon-tibiale-Fraktur, gefährdet.

seite her angebohrt werden. Beginnt sich das Dissekat bereits herauszulösen, so wird das Mausbett angefrischt und die Gelenkmaus mit einer Schraube von der Gelenkseite her refixiert.

Zu (D): Eine varisierende hohe Tibiakopfosteotomie, die das zufällig bestehende X-Bein korrigieren würde, ist beim Kind und Jugendlichen **streng kontraindiziert**. Sie würde die Epiphysenfuge schädigen. Bis zum Wachstumsabschluss würde sich der Unterschenkel verkürzen und in unkalkulierbarer Weise erneut verkrümmen.

Zu (E): Wenn das Dissekat bereits demarkiert ist, kann es ohne operative Reize nicht mehr einheilen. Im kernspintomographisch diagnostizierbaren Initialstadium kann die Osteochondrosis dissecans nach mehrmonatiger Krückenentlastung ohne weitere Maßnahmen ausheilen.

H00
→ Frage 10.67: Lösung C

Das Röntgenbild zeigt ein scholllig zerfallenes Dissekat einer **Osteochondrosis dissecans** der medialen Femurkondyle. Das Dissekat ist durch einen Sklerosesaum demarkiert. Da die Osteochondrosis dissecans überwiegend Jugendliche in der Präpubertät und Pubertät trifft und eher unspezifische Beschwerden auslöst, passt die geschilderte Klinik zum radiologischen Befund.

Zu (A): Der radiologische Befund ist so eindeutig, dass sich weitere Untersuchungen erübrigen. Metastasen wären bei einem 14-Jährigen von vorne herein ungewöhnlich, sie wären zudem nicht randständig subchondral zu finden und hätten keinen Sklerosesaum.

Zu (B): Der radiologische Befund ist so eindeutig, dass er nicht bioptisch abgesichert werden muss.

Zu (C): Da das Dissekat durch einen Sklerosesaum demarkiert ist, wird es nicht mehr spontan einheilen. Es ist zu erwarten, dass sich ohne weitere Therapie eine Gelenkmaus bildet. Die Arthroskopie ist indiziert. Zeigt sich der Knorpel noch unauffällig, kann das Dissekat extraartikulär von der Knochen-

H04
→ Frage 10.68: Lösung C

Angeborene Klumpfüße werden primär konservativ mit Gipsredression behandelt, die meisten Kinder bedürfen einer ergänzenden operativen Therapie.

Zu (A) und (B): Die Therapie beginnt mit einer Gipsredression, die anfangs zwei- bis dreimal pro Woche durchgeführt werden muss.

Zu (C): Die zumeist erforderliche Spitzfußkorrektur wird nach dem derzeit am häufigsten angewandten Therapieregime erst im 7.–8. Lebensmonat durchgeführt.

Zu (D): Die alleinige Krankengymnastik ist zu Beginn der Behandlung nicht erfolgreich, sie wird in der postoperativen Phase wichtig und hilft dann, das Rezidiv zu verhindern.

Zu (E): Der angeborene Klumpfuß weist eine komplexe Kontraktur mit den Komponenten pes equinus (Spitzfuß), pes varus (Ferse varisch verkippt), pes supinatus (Längsgewölbe innenseitig angehoben), pes excavatus (Längsgewölbe überhöht) und pes adductus (Vor- und Mittelfuß adduziert) auf, die Redression richtet sich gleichzeitig gegen alle diese Komponenten.

11 Störungen der Bewegung

F06
→ Frage 11.1: Lösung A

Die **Neutral-Null-Methode** ist ein für alle Gelenke gültiges Messverfahren (D ist falsch), um die aktiven und passiven Bewegungsumfänge zu beschreiben.

Es werden das maximale Bewegungsausmaß in die beiden Bewegungsrichtungen, in diesem Fall also Streckung und Beugung, dokumentiert und ergänzend die Neutral-Null-Stellung mit einer 0 zwischen den beiden Werten, wenn diese durchlaufen wird.

Zu (A): In der Aufgabe stellt die dokumentierte Beweglichkeit für das **rechte Kniegelenk einen Normalbefund** dar.

Beim linken Kniegelenk liegt das maximale Bewegungsausmaß in der Beugung bei 20°. Die Streckung ist nicht erreicht worden, deshalb steht für diesen Wert eine Null. Zwischen diesen beiden Werten steht jetzt der Wert, der zum Erreichen der Neutral-Null-Stellung fehlt – in diesem Fall 20°. **Das linke Kniegelenk ist hier also bei 20° Beugung versteift.**

F06
→ Frage 11.2: Lösung A

Zu (A): Mit dem **Ott-Zeichen** wird die **Beugefähigkeit der Wirbelsäule im Bereich der Brustwirbelsäule** überprüft. Es wird hierzu beim aufrecht stehenden Patienten ausgehend vom Dornfortsatz C7 eine Strecke 30 cm nach distal markiert. Beim Vornüberbeugen sollte sich bei normaler Beweglichkeit dieser Abstand mindestens um 4 cm verlängern.

Zu (C): Beim **Schober-Zeichen** wird analog dem Ott-Zeichen die **Beugefähigkeit der Lendenwirbelsäule** überprüft. Es wird ausgehend von S1 eine 10 cm lange Strecke nach proximal vermessen. Diese Distanz sollte beim Vornüberbeugen mindestens um 5 cm zunehmen.

F06
→ Frage 11.3: Lösung D

Zu (D): Der sog. **schmerzhafte Bogen** entsteht aufgrund einer subakromialen Enge überwiegend durch eine Tendopathie der Supraspinatussehne, kann jedoch auch bei einer Infraspinatus- oder Subscapularistendopathie und einer Bursopathie der Bursa subacromialis auftreten. Abduziert der Patient den Arm, so kommt es **zwischen 70° und 130° zu einem Kontakt zwischen dem Supraspinatussehnenansatz und dem Schulterdach.** Dies führt zu Schmerzen bei dem betroffenen Patienten.

F06
→ Frage 11.4: Lösung D

Fragen zu den Kompensationsmechanismen bei Abduktions- und Adduktionsfehlstellungen im Hüftgelenk werden immer wieder gestellt.
Als erste Überlegung muss man sich klar machen, dass der Patient durch die Kompensierung versucht, die Beine sowie die Wirbelsäule parallel zum Körperlot zu stellen.

Zu (D): Bei einer **Adduktionskontraktur des rechten Hüftgelenkes** hebt der Patient das Becken auf der rechten Seite an, um das rechte Bein wieder parallel zum linken und zur Körperachse stellen zu können. Durch den resultierenden Beckenhochstand rechts resultiert **eine funktionelle Beinverkürzung rechts**.

Zu (A): Eine **Kniegelenksbeugekontraktur links** führt zu einer funktionellen Beinverkürzung links.

Zu (B): Durch eine **Spitzfußkontraktur rechts** kommt es zu einer funktionellen Beinverlängerung rechts.

Zu (C): Bei einer **LWS-Skoliose** kommt es zu einem kompensatorischen Beckenhochstand mit funktioneller Beinverkürzung auf der konkaven Seite.

Zu (E): Bei der **angeborenen Hüftdysplasie** liegt eine Störung der Verknöcherung des Pfannenerkers der Hüfte vor. In der Folge kann es zu einer zunehmenden Dezentrierung des Hüftkopfes in der Pfanne und letztendlich zu einer Luxation nach dorso-kranial kommen. Hierdurch kommt es zu einer Verkürzung des Beines auf der betroffenen Seite, in diesem Falle also linksseitig.

F06
→ Frage 11.5: Lösung E

Zu (E): In der Aufgabe ist von einer 16-jährigen altersentsprechend entwickelten Patientin die Rede. Wahrscheinlich ist das Längenwachstum also abgeschlossen. In diesem Fall ist bei der genannten Femurverkürzung von 10 cm am linken Bein eine **Femurosteotomie mit nachfolgender Distraktion** indiziert.

Generell gilt, dass Beinlängendifferenzen bei Jugendlichen solange beobachtet und konservativ ausgeglichen werden sollten, bis die definitive Beinlängendifferenz am Wachstumsende feststeht. Es gelten folgende Grundsätze:
– 0,5–1,5 cm: Absatzerhöhung und/ oder Schuheinlagen
– 1,5–3 cm: Zurichtung am Konfektionsschuh
– ab 3 cm: orthopädische Schuhe

H92
→ Frage 11.6: Lösung C

Zu (C): Das typische Gangbild des Spastikers ist durch eine Beuge-, Adduktions- und Innenrotationskontraktur der Hüfte, eine Beugekontraktur des Kniegelenkes sowie vom Spitzfuß geprägt. Bei dieser Kontrakturkombination ähnelt die Beinstellung einer geöffneten Schere.

Zu (A): Typischerweise wird die Kniebeugekontraktur beobachtet, bei stark ausgeprägtem Spitzfuß kann auch einmal ein Genu recurvatum vorkommen.

Zu (B): Die Spastik bei infantiler Zerebralparese ist, solange kein extremer Hypertonus besteht und solange keine sekundärarthrotischen Veränderungen vorliegen, in der Regel schmerzlos.

Zu (D): Der Steppergang kompensiert die schlaffe Lähmung der Sprunggelenksextensoren. Er ist zumeist Folge einer Peronäuslähmung.

Zu (E): Bei der spastischen Paraparese, die die Beine symmetrisch betrifft, ist in der Regel kein Bein verkürzt.

F02
→ Frage 11.7: Lösung C

Zu (C): Die **physiologische Beckenneigung** liegt normalerweise bei ca. 12°. Eine vermehrte Beckenkippung nach ventral verursacht eine verstärkte Lendenlordose. Diese kann z.B. auftreten bei einer Spondylolisthesis (Wirbelgleiten). Ausgeglichen wird eine übermäßige Lendenlordose bei der Untersuchung des Bewegungsumfangs des Hüftgelenks durch den so genannten Thomas-Handgriff.

Zu (A): Eine **Skoliose der Wirbelsäule** ist eine fixierte seitliche Verbiegung der Wirbelsäule mit Drehung

Schwerpunkt Chirurgie, Orthopädie

einzelner Wirbelkörper und Versteifung in diesen Abschnitten. Eine Skoliose kann C-, S- oder trippelförmig sein. Zeichen einer Skoliose sind der so genannte Rippenbuckel insbesondere beim Vornüberneigen des Patienten, eine Lendenwulst, eine Asymmetrie der Schulter-Nacken-Linie, ein Schulterhochstand, eine Asymmetrie der Taillendreiecke sowie eine Rotationsfehlstellung der Wirbelkörper.

Zu (B): Unter einem **Gibbus** versteht man eine anguläre Kyphose durch keilförmigen Zusammenbruch der Wirbelkörper.

Zu (D): Die normale Beweglichkeit des Hüftgelenks wird mit der Neutral-Null-Methode dokumentiert. Die physiologische Beugung/Streckung beträgt 130/0/10°, die Adduktion/Abduktion 30/10/45°. Überstreckungen entstehen in der Regel traumatisch.

Zu (E): Ein **Spitzfuß** wird auch **Pes equinus** genannt. Dieser geht mit einer fixierten Plantarflexion im oberen Sprunggelenk einher, so dass ein Anheben der Fußspitze nicht möglich ist. Ursachen hierfür sind posttraumatischer, spastischer bzw. paralytischer Genese.

F04
→ Frage 11.8: Lösung E

Das Gelenkspiel wird nach der Neutral-Null-Methode gemessen, wobei als Ausgangsposition die Neutral-Null-Stellung definiert ist: Der Patient steht (oder liegt) mit fußwärts zeigenden Armen, Daumen nach ventral gerichtet, Beine und Füße parallel. Aus dieser Position werden die verschiedenen Bewegungsebenen gemessen und in jeweils drei Zahlen dokumentiert: Die erste Zahl beschreibt den maximalen Ausschlag, der aus der Neutral-Null-Stellung vom Körper wegführt. Die letzte Zahl beschreibt den maximalen Ausschlag derjenigen Bewegung, die zum Körper hinführt. Kann bei der Bewegung die Neutral-Null-Stellung durchlaufen werden, so setzt man zwischen beide Zahlen eine Null. Kann sie nicht durchlaufen werden, so liegt eine Kontraktur vor, deren Ausmaß man beschreiben kann, indem man denjenigen Wert, der zum Erreichen der Neutral-Null-Stellung fehlt, in die Mitte setzt.

Zu (E): Das beschriebene Kniegelenk hat also eine Beugekontraktur von 5°, es hat zugleich ein Beugedefizit bei einem geringen Bewegungsspiel von nur 5°.

Zu (A): Bei versteiftem Kniegelenk in 10° Beugestellung beträgt die Streckung 0°, die Beugung 10°, die Neutral-Null-Stellung konnte nicht durchlaufen werden, es würden 10° zur Neutral-Null-Stellung fehlen, sodass die Dokumentation Extension/Flexion 0–10–10 lauten müsste.

Zu (B): Analog zu (A) müsste die Dokumentation Extension/Flexion 0–5–5 lauten.

Zu (C): Das in der Frage beschriebene Gelenk kann nicht gestreckt, jedoch 10° gebeugt werden.

Zu (D): Das in der Frage beschriebene Gelenk hat eine Beugekontraktur von 5°, der angegebene Wert von 10° gibt an, wie viel es gebeugt werden kann.

H03
→ Frage 11.9: Lösung C

Zu (C): Beschrieben ist eine Ankylose bei 15° gebeugtem Ellenbogen. Nach der Neutralnullmethode würde man aus der Neutralnullstellung des Ellenbogens (fußwärts zeigender Arm) zuerst die Extension und dann die Flexion notieren. Die nicht mögliche Bewegungsrichtung wird mit 0 bezeichnet. Derjenige Wert, der zum Erreichen der Neutralnullstellung fehlt, wird zweifach gesetzt. Die exakte Angabe lautet im konkreten Beispiel also Extension/Flexion 0–15–15. Nomenklatorisch nicht völlig exakt, jedoch den Sachinhalt richtig beschreibend, ist die in Antwort (C) angegebene Formel Flexion/Extension 15–15–0.

Zu (A): Die Angabe Flexion/Extension 15–0–0 beschreibt ein Gelenk, das normal gestreckt, in Neutralnullposition gebracht aber nur 15° gebeugt werden kann. Es besteht also ein Beugedefizit.

Zu (B): Der Wert Flexion/Extension 0–15–15 zeigt an, dass das Gelenk nicht gebeugt werden kann und in 15°iger Überstreckung ankylosiert ist. Für das Ellenbogengelenk eine höchst unwahrscheinliche Konstellation!

Zu (D): Diese Lösung ist sinnlos, da sie keine Zuordnung des 15°-Wertes zur Streck- oder Beugeseite zulässt.

Zu (E): Die Angabe Flexion/Extension 15–0–15 beschreibt ein Gelenk, das 15° gestreckt, in Neutralnullposition gebracht, aber nur 15° gebeugt werden kann. Es besteht also ein überstreckbares Gelenk, das zusätzlich ein Beugedefizit aufweist. Für das Ellenbogengelenk ebenfalls eine höchst unwahrscheinliche Konstellation!

Abbildungsverzeichnis

Abb. Nr.	Diagnose, Beschreibung

Kapitel 1
1.1 Nervennaht (Zeichnung)

Kapitel 2
2.1 Oberlippenfurunkel (Foto)
2.2 Abszess des Unterschenkels (Foto)
2.3 Endzustand einer Nierentuberkulose (makroskopisches Präparat)
2.4 Chronischer Abszess der Mundhöhle (HE-Färbung)
2.5 Chronischer Abszess der Mundhöhle (HE-Färbung)
2.6 Abszess im Bereich des M. iliacus (CT)
2.7 Echinokokkuszyste (CT)

Kapitel 3
3.1 Okzipitale Parenchymblutung (CT vor und nach Kontrastmittelgabe)
3.2 Epidurales Hämatom (MRT)
3.3 Epidurales Hämatom (CT)
3.4 Meningeom (MRT-T2; sagittale HWS-BWS-Schicht)
3.5 Meningeom (MRT-T1; sagittale HWS-BWS-Schicht nach Kontrastmittelgabe)
3.6 Meningeom (MRT-T1; transversale HWS-BWS-Schicht nach Kontrastmittelgabe)
3.7 Bandscheibenprolaps L5/S1 (MRT der LWS)
3.8 Raumfordernder Tumor im Seitenventrikel (CT nach Kontrastmittelgabe)
3.9 Hydrozephalus internus (MRT)
3.10 Akustikusneurinom (MRT)
3.11 Hydrozephalus (CT)
3.12 Hypophysenadenom (MRT)
3.13 Subdurales Hämatom (Histologie in HE-Färbung)
3.14 Aneurysma der A. carotis interna (Angiographie)
3.15 Hirninfarkt der A. cerebri media (CT)
3.16 Akutes epidurales Hämatom (CT)
3.17 Akutes epidurales Hämatom (CT)

Kapitel 4
4.1 Gesichtsphlegmone (Foto)
4.2 Endemische Knotenstruma (Foto)

Kapitel 5
5.1 Zwerchfellruptur (Röntgen-Thorax)
5.2 Phrenikusparese links (Röntgen-Thorax)
5.3 Phrenikusparese links (Röntgen-Thorax seitlich)
5.4 Spannungspneumothorax links (Röntgen-Thorax)
5.5 Hautemphysem bei Bronchusruptur (Foto)
5.6 Hämatothorax links (Röntgen-Thorax)
5.7 Spannungspneumothorax (Röntgen-Thorax)
5.8 Inflammatorisches Mammakarzinom beim Mann (Foto)
5.9 Mammakarzinom beim Mann (Foto)

Kapitel 6
6.1 Hämorrhoiden (Foto)
6.2 M. Crohn (makroskopisches Präparat)
6.3 Divertikulose (Röntgen-Doppelkontrasteinlauf)
6.4 Achalasie (Röntgenaufnahme mir Kontrastmittel)
6.5 Dünndarm- und Dickdarmspiegel (Röntgen-Abdomen)
6.6 Verhornendes Plattenepithelkarzinom des Ösophagus (HE-Färbung)
6.7 Verhornendes Plattenepithelkarzinom des Ösophagus (HE-Färbung)
6.8 M. Crohn (Röntgen-Doppelkontrasteinlauf)
6.9 Dünndarmspiegel bei Ileus (Röntgen Abdomen)
6.10 Adenokarzinom des Magens (makroskopisches Präparat)
6.11 Adenokarzinom des Magens (HE-Färbung)
6.12 Adenokarzinom des Magens (PAS-Färbung)
6.13 Achalasie (Röntgen Breischluck)
6.14 Magenteilresektion nach Billroth I (Röntgen Magen-Darm-Passage)
6.15 Masernappendizitis (HE-Färbung)
6.16 Masernappendizitis (HE-Färbung)
6.17 Perforiertes Sigmadivertikel (Kolonkontrasteinlauf)
6.18 Stehende Dickdarmschlingen mit Spiegelbildung (Röntgen Abdomen)
6.19 Dünndarmspiegel (Röntgen)
6.20 Aerobilie bei Gallenblasenperforation (Röntgen)
6.21 Hepatozelluläres Karzinom (CT)
6.22 Hepatozelluläres Karzinom (HE-Färbung)
6.23 Hepatozelluläres Karzinom (HE-Färbung)
6.24 Pankreaszyste (ERP)
6.25 Fokal noduläre Hyperplasie (makroskopisches Präparat)
6.26 Fokal noduläre Hyperplasie (Elastica-van Gieson-Färbung)
6.27 Zahn-Infarkte nach Aspergillus-indizierten Thrombosen der Leber (makroskopisch)
6.28 Zahn-Infarkte nach Aspergillus-indizierten Thrombosen der Leber (HE-Färbung)
6.29 Zahn-Infarkte nach Aspergillus-indizierten Thrombosen der Leber (PAS-Färbung)
6.30 Gallenblasensteine (Cholezystographie)
6.31 Pankreasruptur mit Verletzung des Gallenblasengangs (ERCP)
6.32 Inkarzerierte Schenkelhernie (Foto)
6.33 Dünndarmileus bei inkarzerierter Schenkelhernie (Röntgen)
6.34 Phäochromozytom (MRT)
6.35 Paraösophageale Hernie (Röntgen Breischluck)

Abb. Nr.	Diagnose, Beschreibung
Kapitel 7	
7.1	Aortenaneurysma (CT mit Kontrastmittel)
7.2	Nekrosen am Zeh bei pAVK (Foto)
7.3	Abgangsstenose der A. vertebralis rechts (Angiografie)
7.4	Arteriovenöse Gefäßmissbildung (Angiografie der A. carotis interna)
7.5	Verschluss der distalen Aorta/ Leriche-Syndrom (Angiografie)
Kapitel 8	
8.1	Epidurales Hämatom (CT)
8.2	Alte LWS-Fraktur mit degenerativen Veränderungen (Röntgen LWS seitlich)
8.3	Fraktur des Dens axis (Röntgen HWS)
8.4	Flexionstrauma mit Dornfortsatzabriss (Röntgen HWS)
8.5	Fraktur des 2. Halswirbels (Hanged man's fracture; Röntgen HWS)
8.6	Atlantoaxiale Luxation (Röntgen HWS)
8.7	Atelektase der linken Lunge (vor Absaugen; Röntgen Thorax)
8.8	Atelektase der linken Lunge (nach Absaugen; Röntgen Thorax)
8.9	Galeazzi-Verletzung (Röntgen Handgelenk)
8.10	Monteggia-Verletzung (Röntgen Handgelenk und Unterarm seitlich)
8.11	Grünholzfraktur (Röntgen Handgelenk in 2 Ebenen)
8.12	Sudeck-Dystrophie (Z.n. distaler Radius- und Ulnafraktur; Röntgen Handgelenk in 2 Ebenen)
8.13	Fraktur des Os naviculare (Röntgen Handgelenk)
8.14	Dislozierte proximale Humerusschaftfraktur (Röntgen Oberarm)
8.15	Abrissfraktur des Condylus radialis humeri (Röntgen Ellbogengelenk)
8.16	Fraktur des Os naviculare (Röntgen Handgelenk)
8.17	Skapholunäre Dissoziation (Röntgen Handgelenk in 2 Ebenen)
8.18	Z.n. Patellaluxation mit Patellafraktur (Röntgen linkes Kniegelenk)
8.19	Z.n. Patellaluxation mit Patellafraktur (Röntgen linkes Kniegelenk seitlich)
8.20	Hypertrophe Pseudarthrose der Fibula (Röntgen rechter Unterschenkel)
8.21	Patellarsehnenruptur mit Patellahochstand (Röntgen Kniegelenk seitlich)
8.22	Dislozierte Fraktur der Metartasale-V-Basis (Röntgen Vorfuß)
8.23	Pseudoarthrose nach medialer Schenkelhalsfraktur (Röntgen Beckenübersicht)
8.24	Tibiakopfimpressionsfraktur (Röntgen linkes Knie)
8.25	Tibiakopfimpressionsfraktur (Röntgen linkes Knie seitlich)
8.26	Luxationsfraktur des oberen Sprunggelenks (Röntgen Sprunggelenk seitlich)
8.27	Luxationsfraktur des oberen Sprunggelenks (Röntgen Sprunggelenk a.p.)
8.28	Symphysensprengung (Röntgen Beckenübersicht)
8.29	Luxatio iliaca (Röntgen linkes Hüftgelenk vor und nach Reposition)
8.30	Pertrochantäre Femurfraktur (Röntgen rechtes Hüftgelenk)
8.31	Arterienverletzung bei dislozierter Femurschaftfraktur (Femoralisangiogramm)
8.32	Patellaluxation (Foto)
8.33	Epiphysenfraktur des oberen Sprunggelenks mit metaphysärem Fragment (Aitken 1; Röntgen rechtes Sprunggelenk a.p.)
8.34	Epiphysenfraktur des oberen Sprunggelenks mit metaphysärem Fragment (Aitken 1; Röntgen rechtes Sprunggelenk seitlich)
8.35	Akzessorischer Knochen plantar des Kuboids (Röntgen Fuß seitlich)
8.36	Ermüdungsfraktur des Os metatarsale II (Röntgen Vorfuß)
Kapitel 9	
9.1	Osteoporotische Wirbelkörperfraktur (Röntgen BWS/LWS seitlich)
9.2	Degenerative Veränderungen an der LWS (Röntgen LWS a.p. und seitlich)
9.3	Osteochondrom einer Rippe (Röntgen Thorax-Ausschnitt)
9.4	Lipom im M. quadriceps (MRT)
9.5	Osteosarkom (makroskopisch)
9.6	Osteosarkom (radiologisch)
9.7	Osteosarkom (histologisch)
9.8	Osteochondrom (Röntgen Außenknöchel)
9.9	Nichtossifizierendes Fibrom (Röntgen Sprunggelenk a.p. und seitlich)
9.10	Nichtossifizierendes Fibrom (Histologie)
9.11	Rizarthrose (Röntgen rechte Hand)
9.12	Gonarthrose mit Valgusfehlstellung (Röntgen rechtes Kniegelenk)
Kapitel 10	
10.1	Spondylosis hyperostotica (Röntgen LWS a.p. und seitlich)
10.2	Wirbelkörperhämangiom (RöntgenLWS a.p.)
10.3	Wirbelkörperhämangiom (Röntgen LWS seitlich)
10.4	Spinalkanalstenose (MRT)
10.5	Morbus Scheuermann (Röntgen BWS/LWS seitlich)
10.6	Spondylolisthesis (Röntgen LWS seitlich)
10.7	Spondylosis hyperostotica (Röntgen LWS seitlich)
10.8	Polyarthrose der Fingergelenke (Foto)
10.9	Morbus Osgood-Schlatter (Röntgen Kniegelenk seitlich)

Abb. Nr.	Diagnose, Beschreibung
10.10	Deformierungen und Subluxationen (Röntgen Vorfuß)
10.11	Morbus Köhler II (Röntgen rechter Fuß)
10.12	Crus varum congenitum (Röntgen Unterschenkel a.p. und seitlich)
10.13	Idiopathische Hüftkopfnekrose (Röntgen rechtes Hüftgelenk)
10.14	Epiphyseolysis capitis femoris (Foto-typischer Habitus)
10.15	Bilaterale idiopathische Hüftkopfnekrose (MRT)
10.16	Gonarthrose mit Varusfehlstellung (Röntgen linkes Kniegelenk)
10.17	Morbus Osgood-Schlatter (Röntgen Kniegelenk seitlich)
10.18	Spätfolgen eines Morbus Perthes (Röntgen Beckenübersicht)
10.19	Osteochondrosis dissecans (Röntgen Kniegelenk a.p.)

Bildanhang

Kapitel 1

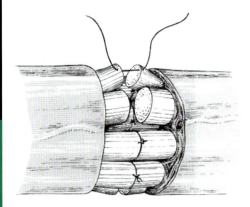

Abb. 1.1 zu Frage 1.48

Kapitel 2

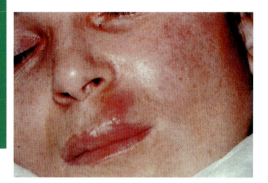

Abb. 2.1 zu Frage 2.3

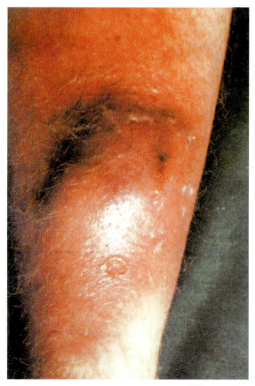

Abb. 2.2 zu Frage 2.10

Kapitel 2

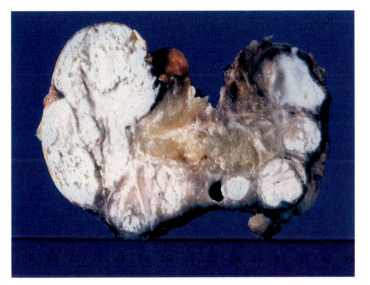

Abb. 2.3 zu Frage 2.14

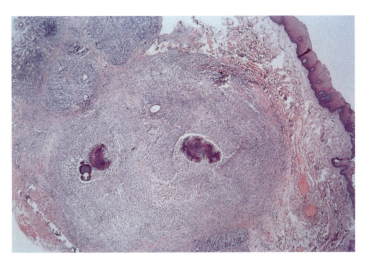

Abb. 2.4 zu Frage 2.20

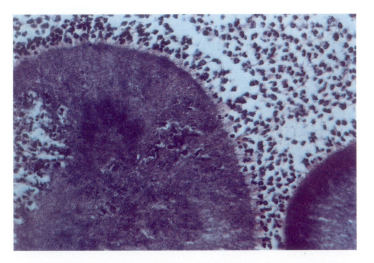

Abb. 2.5 zu Frage 2.20

Kapitel 2

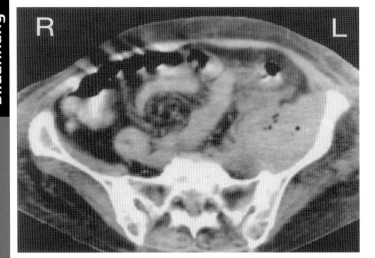

Abb. 2.6 zu Frage 2.21

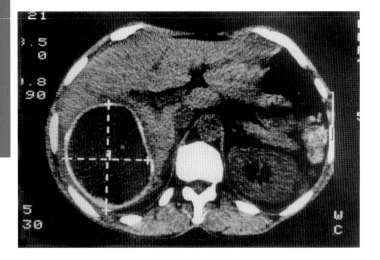

Abb. 2.7 zu Frage 2.25

Kapitel 3

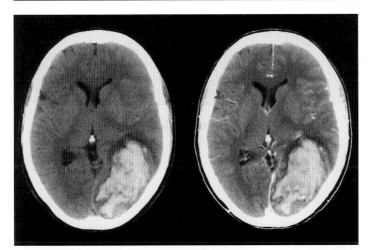

Abb. 3.1 zu Frage 3.1

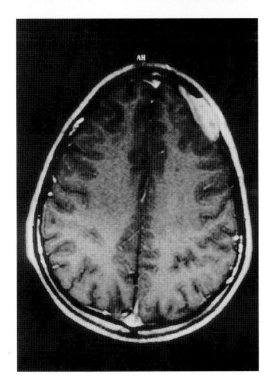

Abb. 3.2 zu Frage 3.2

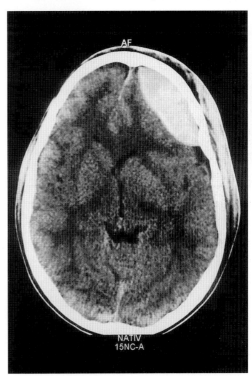

Abb. 3.3 zu Frage 3.2

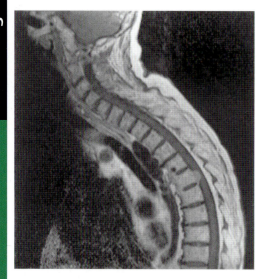

Abb. 3.4 zu Frage 3.3

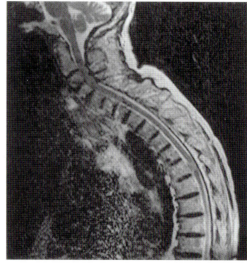

Abb. 3.5 zu Frage 3.3

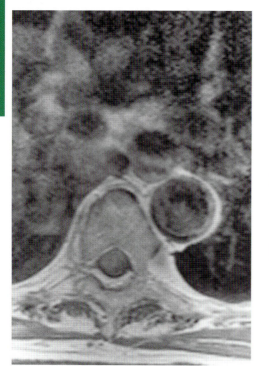

Abb. 3.6 zu Frage 3.3

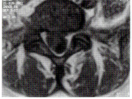
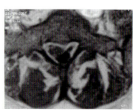
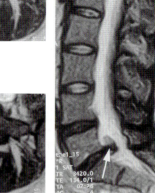

Abb. 3.7 zu Frage 3.4

Kapitel 3

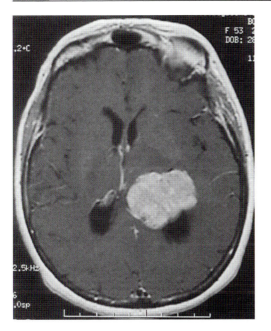

Abb. 3.8 zu Frage 3.5

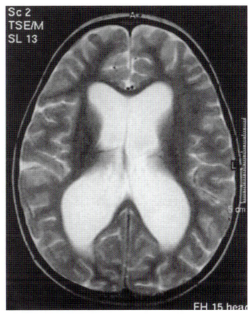

Abb. 3.9 zu Frage 3.6

Abb. 3.10 zu Frage 3.7

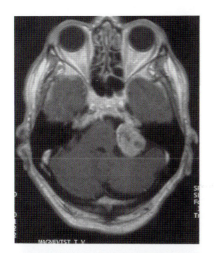

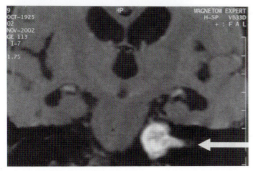

Kapitel 3

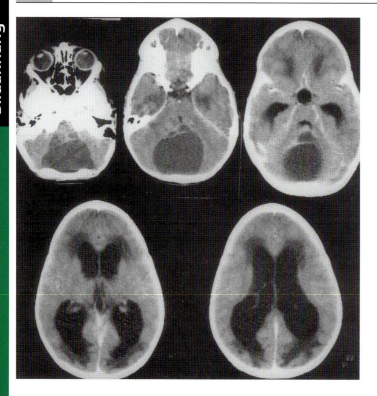

Abb. 3.11 zu Frage 3.8

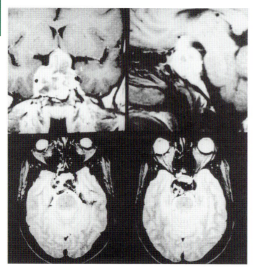

Abb. 3.12 zu Frage 3.15

Kapitel 3

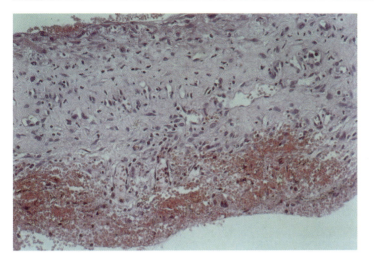

Abb. 3.13 zu Frage 3.19

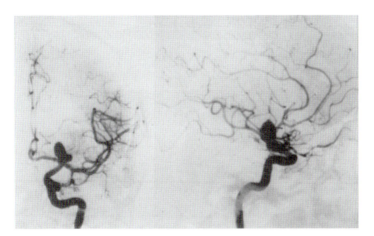

Abb. 3.14 zu Frage 3.20

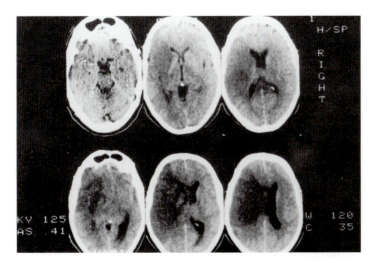

Abb. 3.15 zu Frage 3.21

Kapitel 3

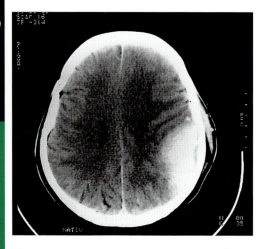

Abb. 3.16 zu Frage 3.24

Abb. 3.17 zu Frage 3.24

Kapitel 4

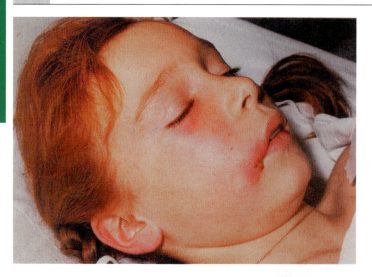

Abb. 4.1 zu Frage 4.1

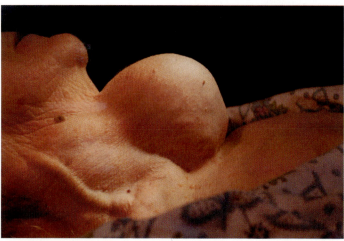

Abb. 4.2 zu Frage 4.5

Kapitel 5

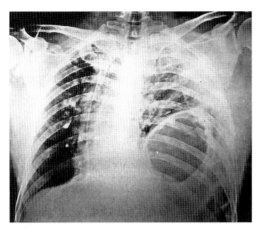

Abb. 5.1 zu Frage 5.2

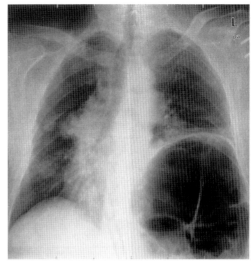

Abb. 5.2 zu Frage 5.4

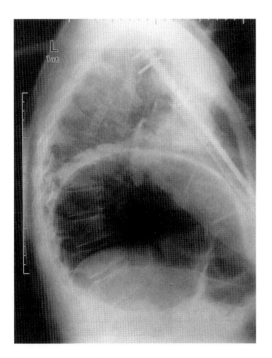

Abb. 5.3 zu Frage 5.4

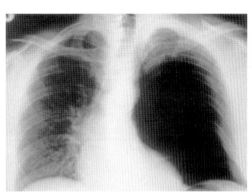

Abb. 5.4 zu Frage 5.9

Kapitel 5

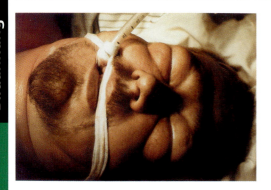

Abb. 5.5 zu Frage 5.16

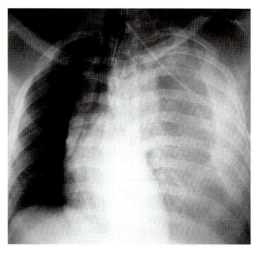

Abb. 5.6 zu Frage 5.17

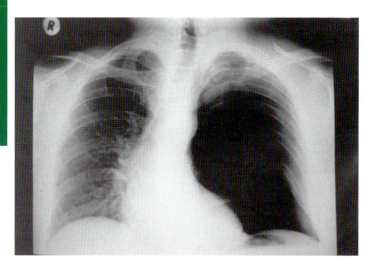

Abb. 5.7 zu Frage 5.21

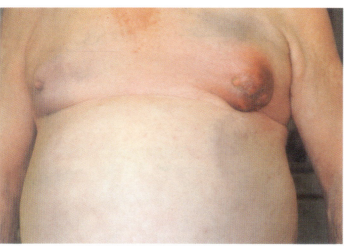

Abb. 5.8 zu Frage 5.31

Kapitel 5

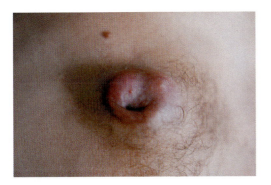

Abb. 5.9 zu Frage 5.32

Kapitel 6

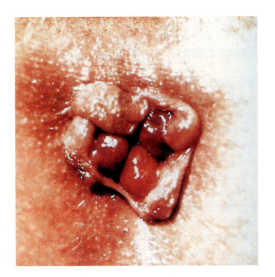

Abb. 6.1 zu Frage 6.2

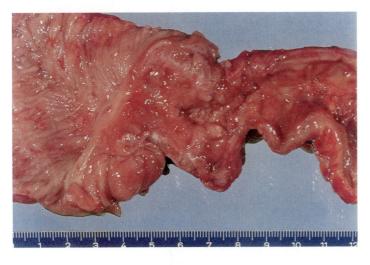

Abb. 6.2 zu Frage 6.9

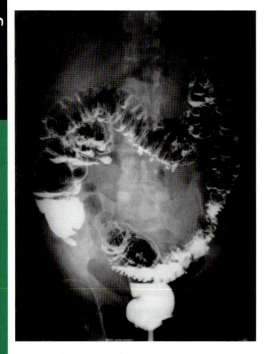

Abb. 6.3 zu Frage 6.10

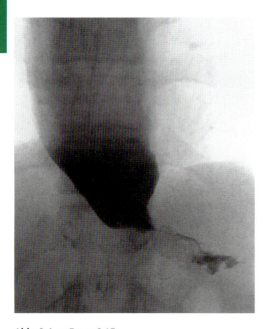

Abb. 6.4 zu Frage 6.15

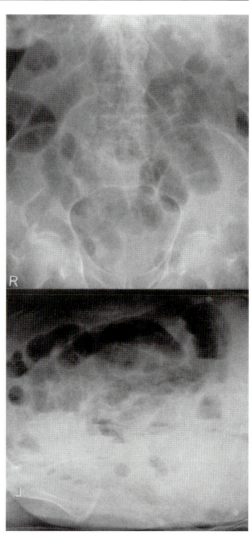

Abb. 6.5 zu Frage 6.25

Kapitel 6

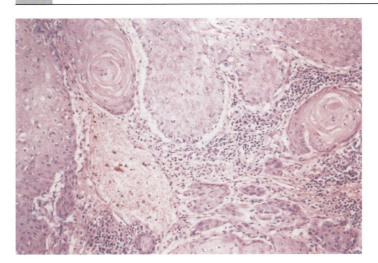

Abb. 6.6 zu Frage 6.28

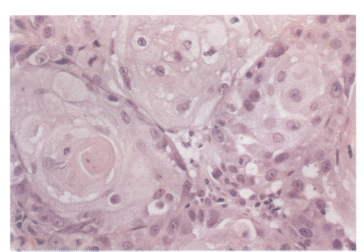

Abb. 6.7 zu Frage 6.28

Kapitel 6

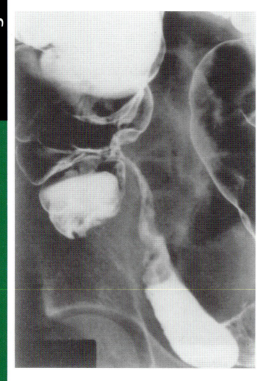

Abb. 6.8 zu Frage 6.37

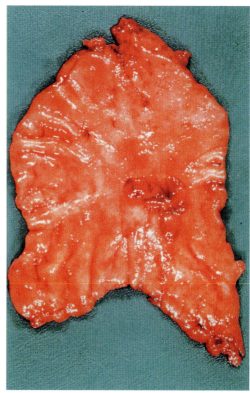

Abb. 6.10 zu Frage 6.44

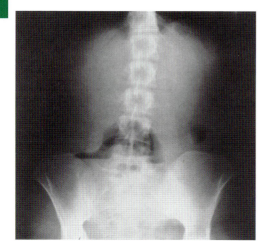

Abb. 6.9 zu Frage 6.41

Kapitel 6

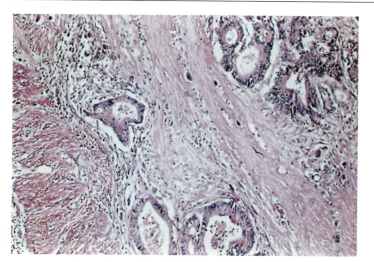

Abb. 6.11 zu Frage 6.44

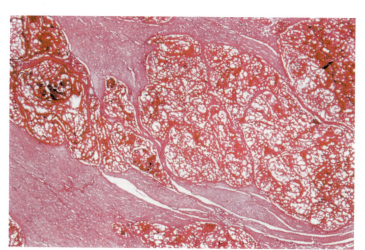

Abb. 6.12 zu Frage 6.44

Kapitel 6

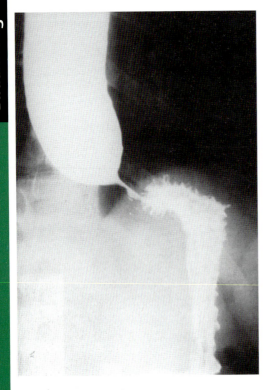

Abb. 6.13 zu Frage 6.52

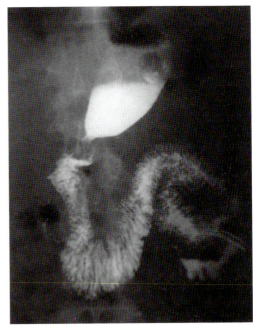

Abb. 6.14 zu Frage 6.55

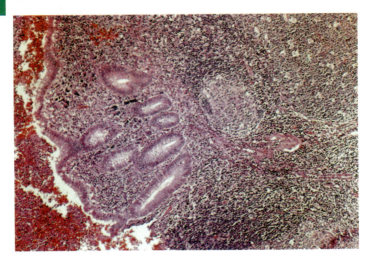

Abb. 6.15 zu Frage 6.57

Kapitel 6

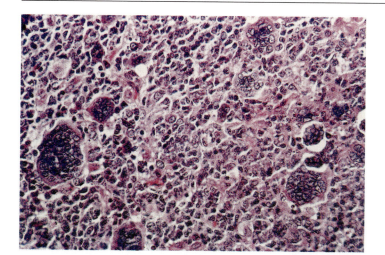

Abb. 6.16 zu Frage 6.57

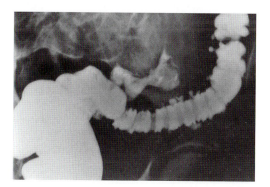

Abb. 6.17 zu Frage 6.63

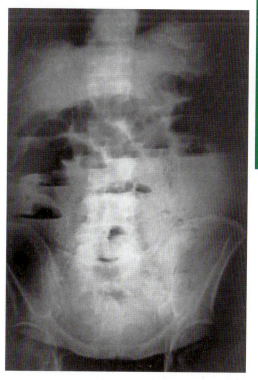

Abb. 6.19 zu Frage 6.78

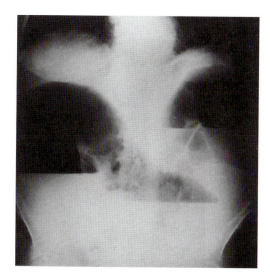

Abb. 6.18 zu Frage 6.72

Kapitel 6

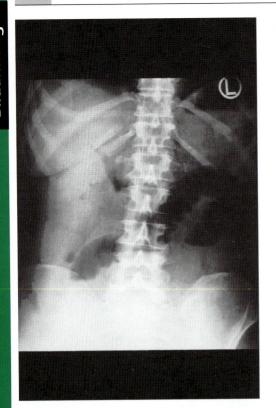

Abb. 6.20 zu Frage 6.87

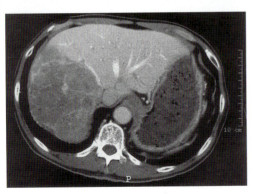

Abb. 6.21 zu Frage 6.95

Kapitel 6

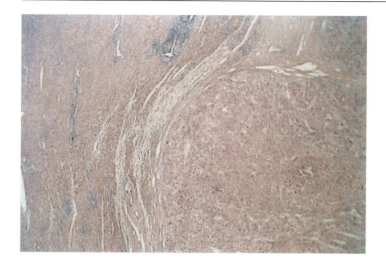

Abb. 6.22 zu Frage 6.99

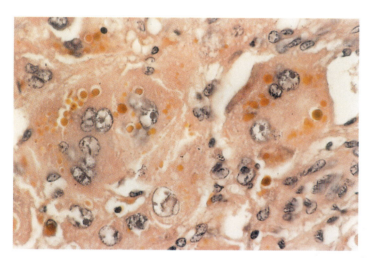

Abb. 6.23 zu Frage 6.99

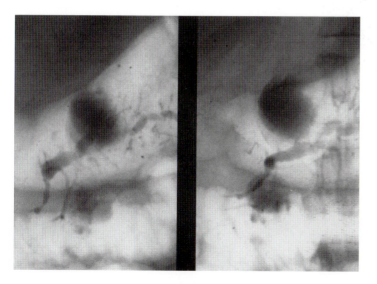

Abb. 6.24 zu Frage 6.103

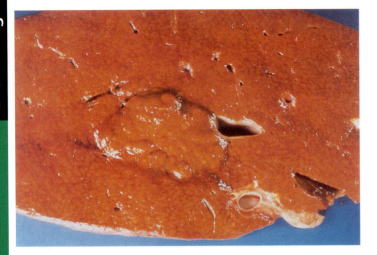

Abb. 6.25 zu Frage 6.106

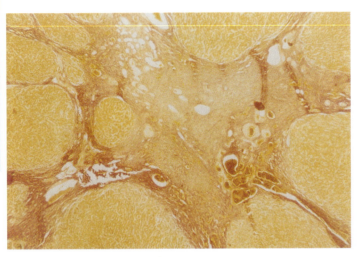

Abb. 6.26 zu Frage 6.106

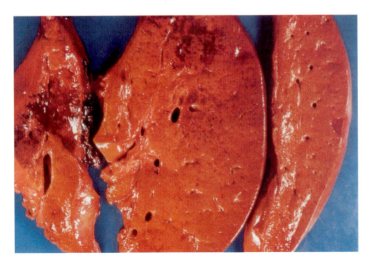

Abb. 6.27 zu Frage 6.113

Kapitel 6

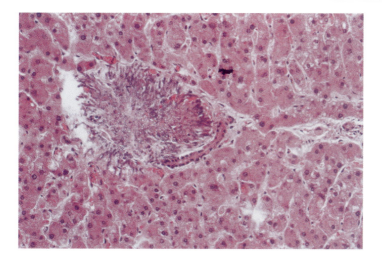

Abb. 6.28 zu Frage 6.113

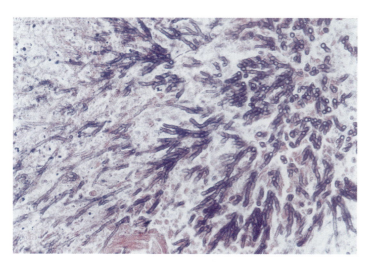

Abb. 6.29 zu Frage 6.113

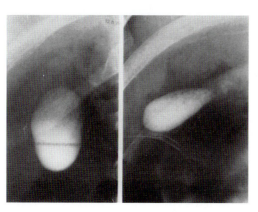

Abb. 6.30 zu Frage 6.114

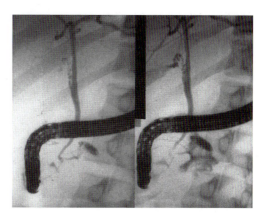

Abb. 6.31 zu Frage 6.117

Kapitel 6

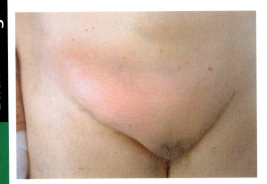

Abb. 6.32 zu Frage 6.123

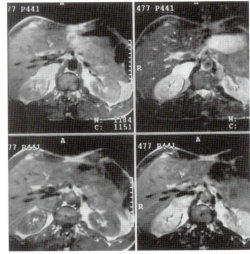

Abb. 6.34 zu Frage 6.127

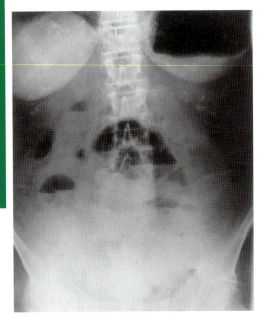

Abb. 6.33 zu Frage 6.123

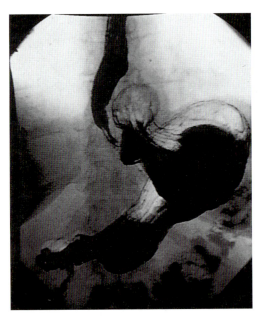

Abb. 6.35 zu Frage 6.135

Kapitel 7

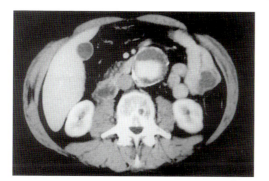

Abb. 7.1 zu Frage 7.3

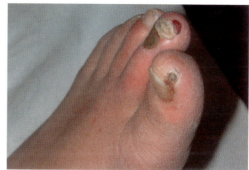

Abb. 7.2 zu Frage 7.4

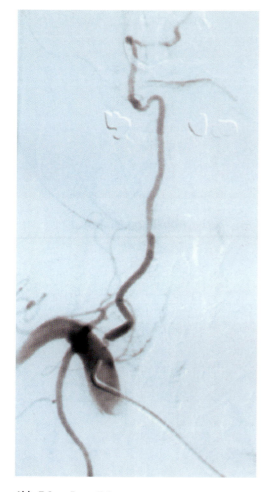

Abb. 7.3 zu Frage 7.6

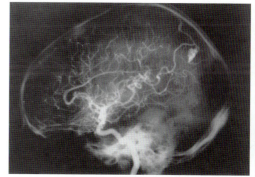

Abb. 7.4 zu Frage 7.9

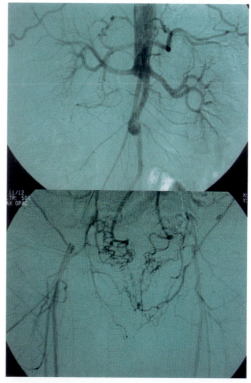

Abb. 7.5 zu Frage 7.12

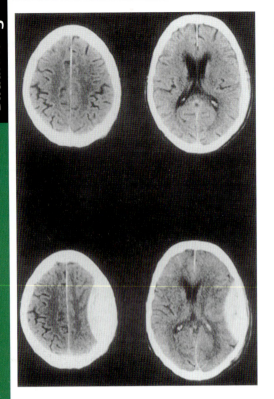

Abb. 8.1 zu Frage 8.2

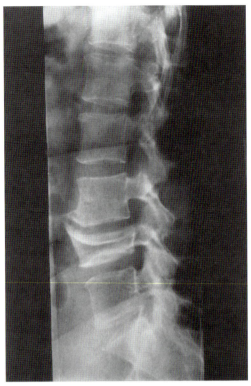

Abb. 8.2 zu Frage 8.4

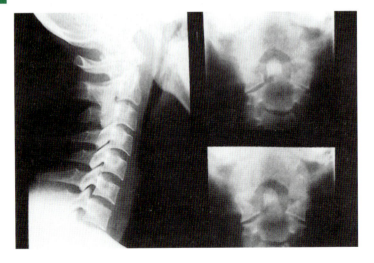

Abb. 8.3 zu Frage 8.9

Kapitel 8

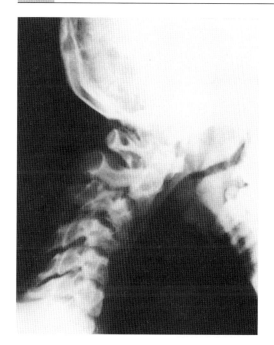

Abb. 8.4 zu Frage 8.10

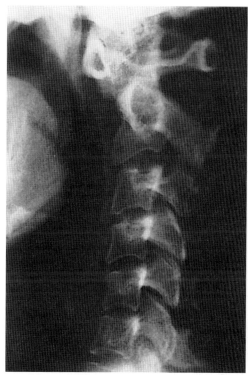

Abb. 8.6 zu Frage 8.12

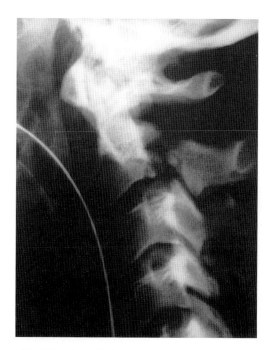

Abb. 8.5 zu Frage 8.11

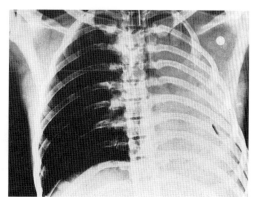

Abb. 8.7 zu Frage 8.15

Kapitel 8

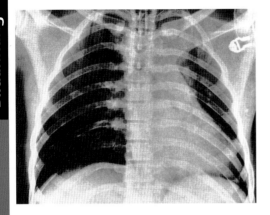

Abb. 8.8 zu Frage 8.15

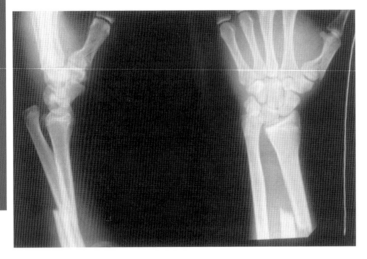

Abb. 8.9 zu Frage 8.21

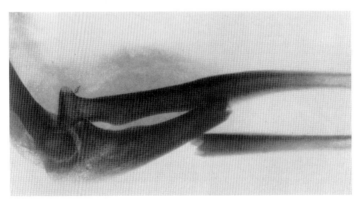

Abb. 8.10 zu Frage 8.30

Kapitel 8

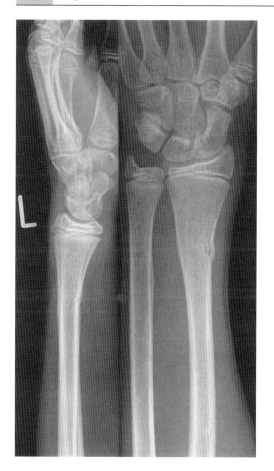

Abb. 8.11 zu Frage 8.31

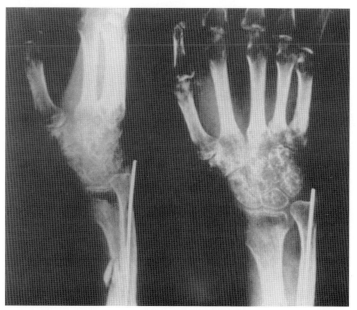

Abb. 8.12 zu Frage 8.39

Kapitel 8

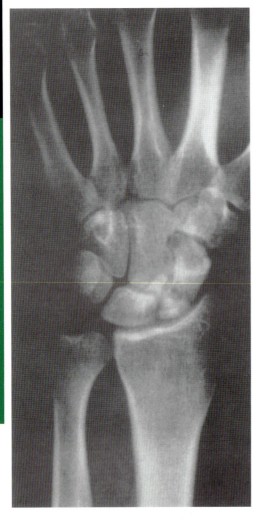

Abb. 8.13 zu Frage 8.40

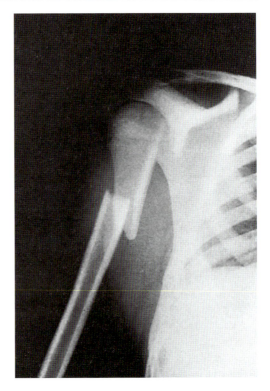

Abb. 8.14 zu Frage 8.45

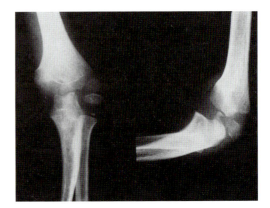

Abb. 8.15 zu Frage 8.49

Kapitel 8

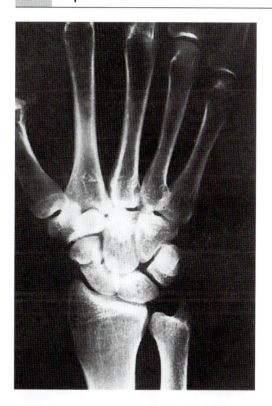

Abb. 8.16 zu Frage 8.54

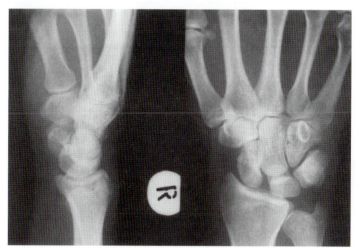

Abb. 8.17 zu Frage 8.62

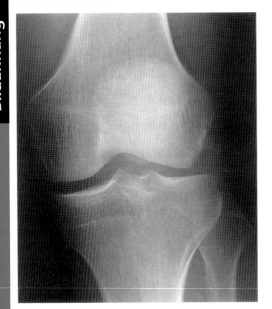

Abb. 8.18 zu Frage 8.63

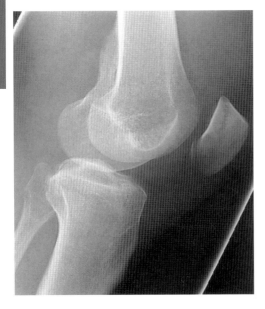

Abb. 8.19 zu Frage 8.63

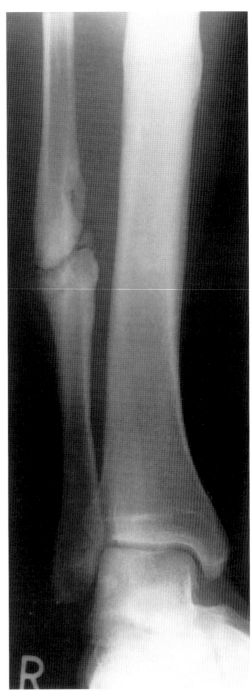

Abb. 8.20 zu Frage 8.67

Kapitel 8

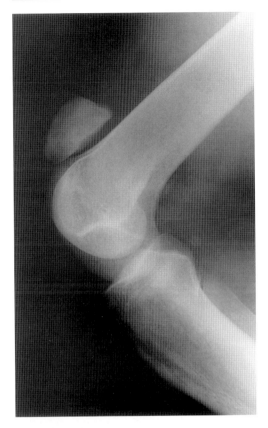

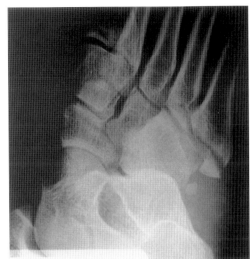

Abb. 8.22 zu Frage 8.75

Abb. 8.21 zu Frage 8.72

Abb. 8.23 zu Frage 8.77

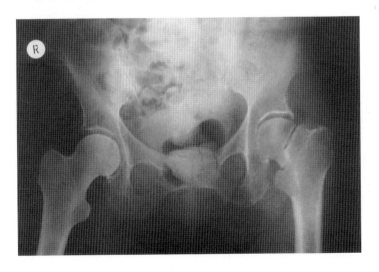

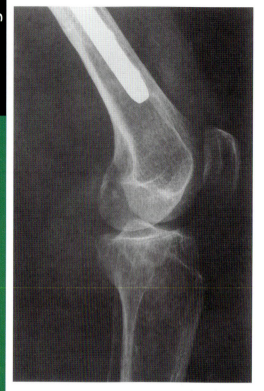

Abb. 8.24 zu Frage 8.79

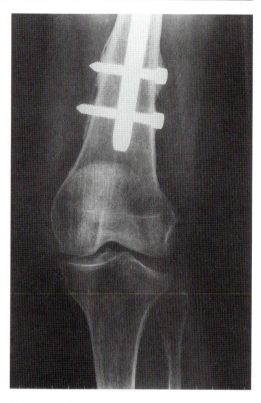

Abb. 8.25 zu Frage 8.79

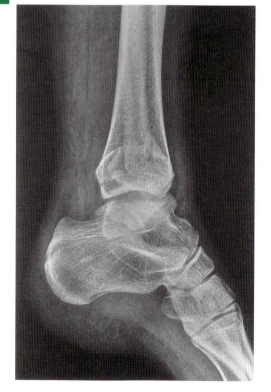

Abb. 8.26 zu Frage 8.81

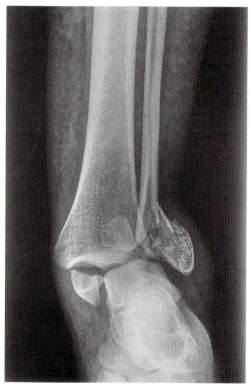

Abb. 8.27 zu Frage 8.81

Kapitel 8

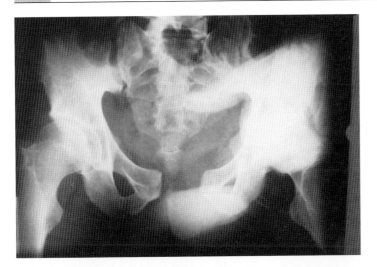

Abb. 8.28 zu Frage 8.83

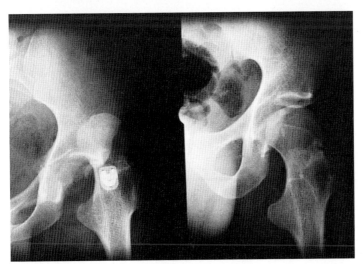

Abb. 8.29 zu Frage 8.84

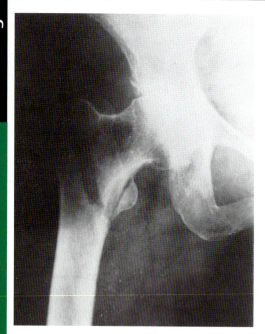

Abb. 8.30 zu den Fragen 8.87 und 8.88

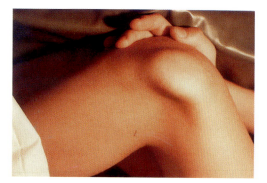

Abb. 8.32 zu Frage 8.93

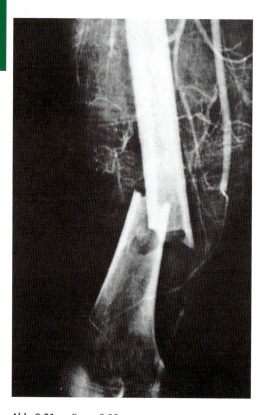

Abb. 8.31 zu Frage 8.90

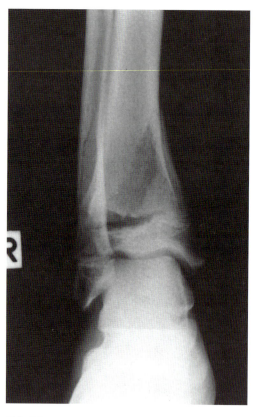

Abb. 8.33 zu Frage 8.100

Kapitel 8

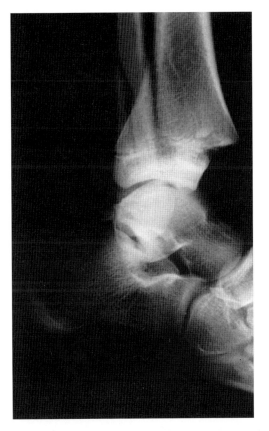

Abb. 8.34 zu Frage 8.100

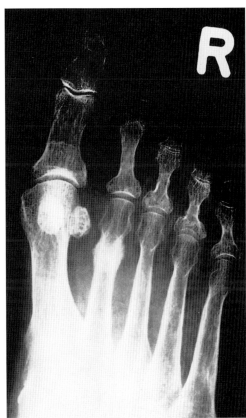

Abb. 8.36 zu Frage 8.106

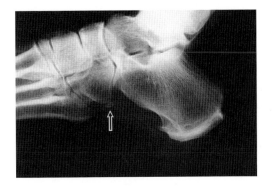

Abb. 8.35 zu Frage 8.105

Kapitel 9

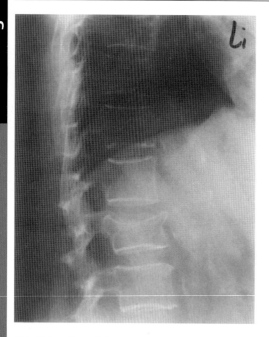

Abb. 9.1 zu Frage 9.1

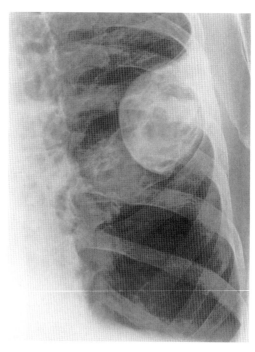

Abb. 9.3 zu Frage 9.9

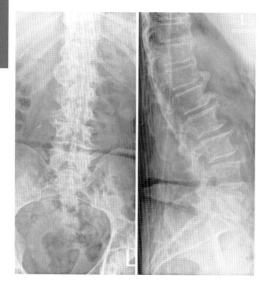

Abb. 9.2 zu Frage 9.2

Kapitel 9

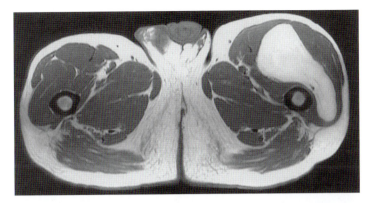

Abb. 9.4 zu Frage 9.11

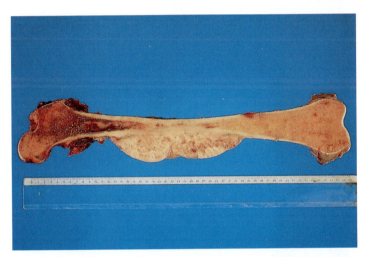

Abb. 9.5 zu Frage 9.13

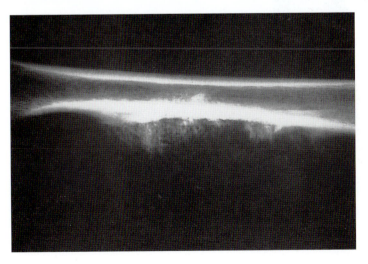

Abb. 9.6 zu Frage 9.13

Kapitel 9

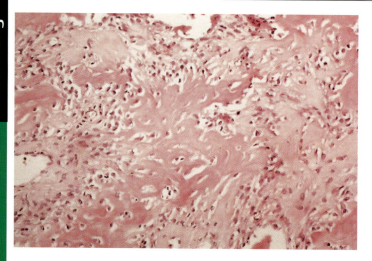

Abb. 9.7 zu Frage 9.13

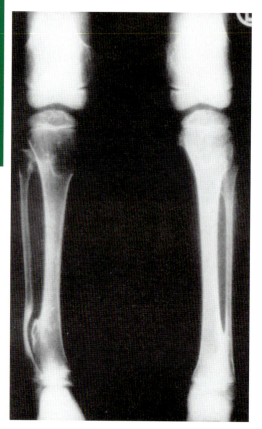

Abb. 9.8 zu Frage 9.15

Kapitel 9

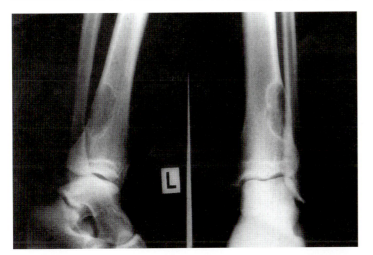

Abb. 9.9 zu Frage 9.17

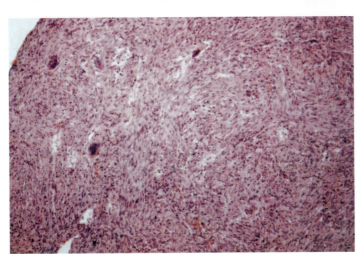

Abb. 9.10 zu Frage 9.17

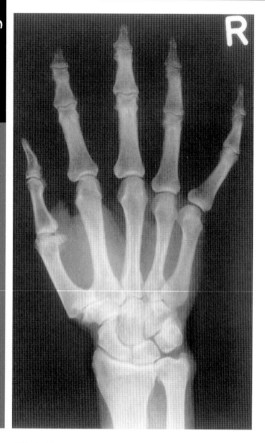

Abb. 9.11 zu Frage 9.26

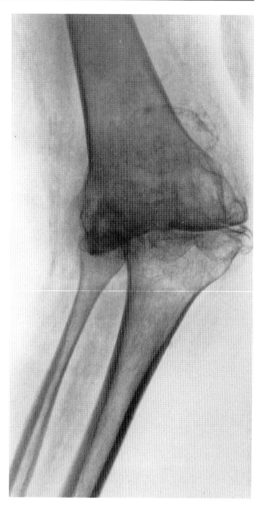

Abb. 9.12 zu Frage 9.27

Kapitel 10

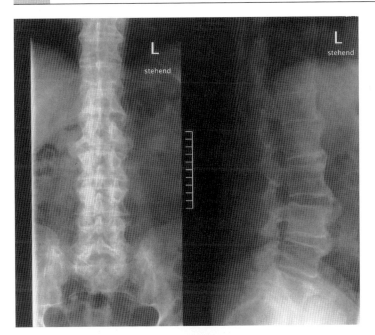

Abb. 10.1 zu Frage 10.1

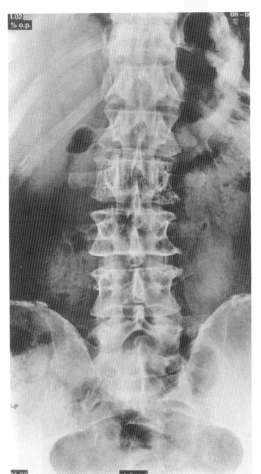

Abb. 10.2 zu Frage 10.6

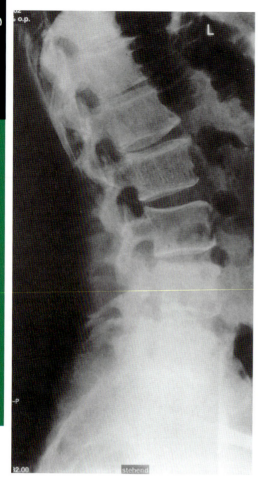

Abb. 10.3 zu Frage 10.6

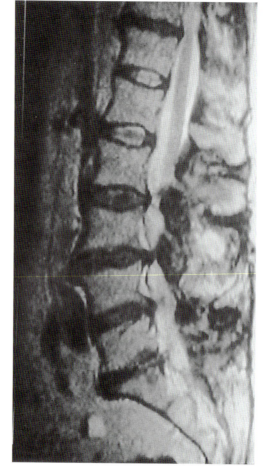

Abb. 10.4 zu Frage 10.10

Kapitel 10

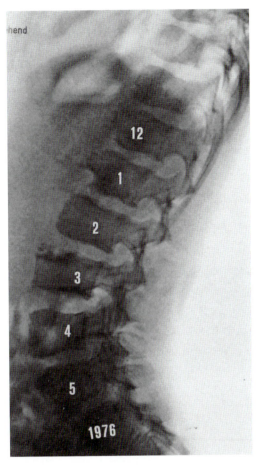

Abb. 10.5 zu Frage 10.13

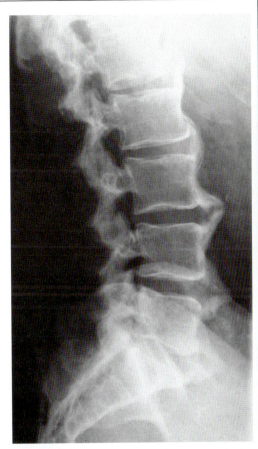

Abb. 10.7 zu Frage 10.19

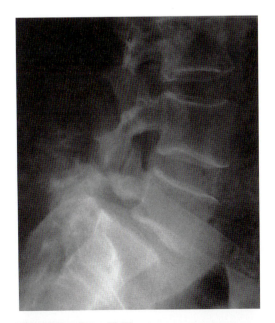

Abb. 10.6 zu Frage 10.15

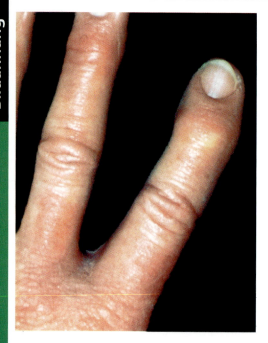

Abb. 10.8 zu Frage 10.22

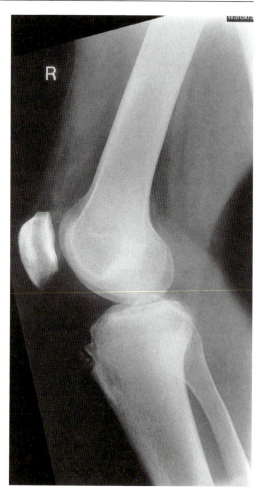

Abb. 10.9 zu Frage 10.38

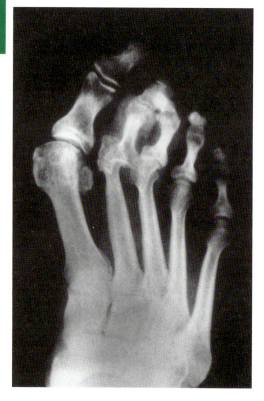

Abb. 10.10 zu Frage 10.39

Kapitel 10

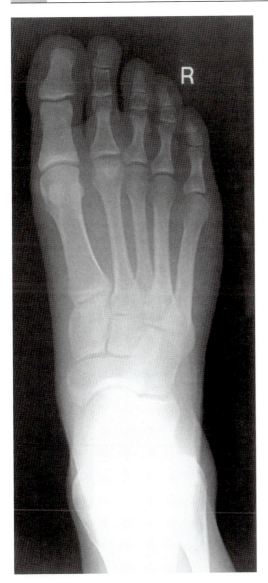

Abb. 10.11 zu Frage 10.41

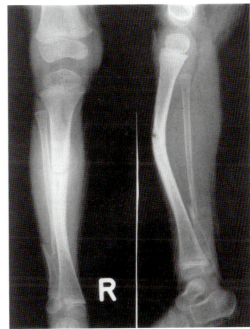

Abb. 10.12 zu Frage 10.43

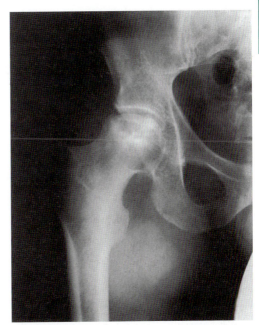

Abb. 10.13 zu Frage 10.47

Kapitel 10

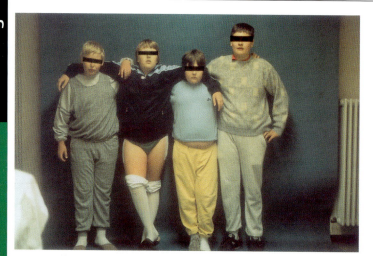

Abb. 10.14 zu Frage 10.48

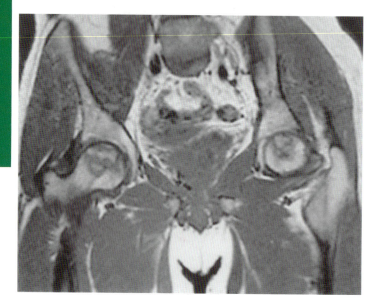

Abb. 10.15 zu Frage 10.50

Kapitel 10

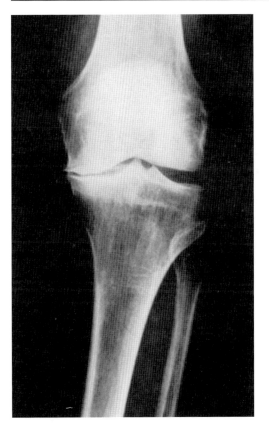

Abb. 10.16 zu Frage 10.57

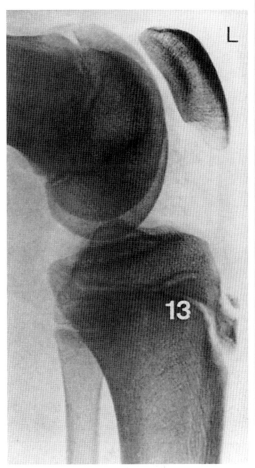

Abb. 10.17 zu Frage 10.62

Kapitel 10

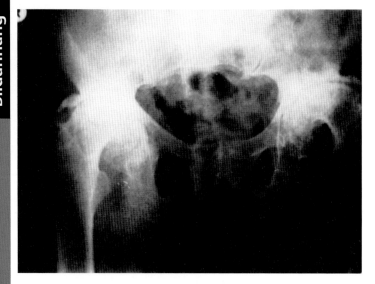

Abb. 10.18 zu Frage 10.65

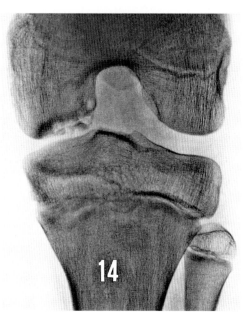

Abb. 10.19 zu Frage 10.67

Examen Frühjahr 2008

12 Fragen Examen Frühjahr 2008

F08

→ 12.1 Eine 42-jährige Patientin unterzieht sich einer Schilddrüsenoperation. Wegen perioperativer Komplikationen wird kurz vor Abschluss des Eingriffs ein Subklaviakatheter links gelegt. 4 Std. später klagt die Patientin über erhebliche Atemnot und linksseitige Thoraxschmerzen. Die unmittelbar angeschlossene Thoraxröntgenaufnahme am Bett lässt bei vermehrter Transparenz linksseitig keine Lungenstruktur erkennen, die Mediastinalstrukturen sind nicht wesentlich verlagert, das tiefstehende linke Zwerchfell ist abgeflacht.
Welche der Diagnosen ist am wahrscheinlichsten?
(A) Lungenaplasie links
(B) pulmonale Sequestration links
(C) Zustand n. intraoperativ entstandener N.-phrenicus-Läsion links
(D) iatrogener Pneumothorax links
(E) Adult-respiratory-distress-Syndrom (ARDS)

F08

→ 12.2 Eine 70-jährige Patientin mit bekannter chronischer Polyarthritis wird mit akut aufgetretenem Oberbauchschmerz notfallmäßig ins Krankenhaus eingeliefert. Die klinische Untersuchung ergibt u. a. bei abdomineller Abwehrspannung den V. a. Perforation eines Hohlorgans. Zum Nachweis freier abdomineller Luft wird vom Chirurgen eine Röntgenuntersuchung des Abdomens angefordert.
In welcher der Positionen sollte diese am besten durchgeführt werden?
(A) Rückenlage, p.-a. Strahlengang
(B) Linksseitenlage, horizontaler Strahlengang parallel zur Tischebene
(C) Bauchlage, a.p. Strahlengang
(D) Rechtsseitenlage, horizontaler Strahlengang parallel zur Tischebene
(E) Kopftieflage, a.-p. Strahlengang

F08

→ 12.3 Bei einem 56-jährigen Patienten soll eine Parodontosebehandlung (chirurgische Taschensanierung) in Lokalanästhesie durchgeführt werden. Der Bereich, in den das Lokalanästhetikum injiziert werden muss, ist stark entzündet.
Welche Wechselbeziehung ist am ehesten zwischen dieser Entzündung und der Wirkung des Lokalanästhetikums zu erwarten?
(A) Die lokalanästhetische Wirkung wird verstärkt.
(B) Die lokalanästhetische Wirkung wird abgeschwächt.
(C) Es besteht erhöhte Gefahr systemischer Wirkungen.
(D) Das Lokalanästhetikum verstärkt die Blutung.
(E) Das Lokalanästhetikum wirkt zusätzlich entzündungshemmend.

F08

→ 12.4 Ihr Patient (57 Jahre) wird wegen Vorhofflimmerns seit 6 Jahren mit Phenprocoumon antikoaguliert, der aktuelle INR ist 2,6 (also im therapeutischen Bereich für diesen Patienten). Es steht jetzt eine elektive Operation (Prostatektomie) an.
Welche Therapiestrategie bezüglich der Antikoagulation ist am geeignetsten?
(A) Überweisung zum Kardiologen zur Kardioversion, nach Rhythmisierung Absetzen der oralen Antikoagulation und OP
(B) Umsetzen von Phenprocoumon auf ein niedermolekulares Heparin (NMH), kurzzeitige Unterbrechung der NMH-Gabe am OP-Tag und erneute NMH-Gabe postoperativ, später wieder Umsetzen auf Phenprocoumon
(C) Absetzen von Phenprocoumon und Umsetzen auf Acetylsalicylsäure 300 mg + Clopidogrel 75 mg
(D) Gabe von Phenprocoumon bis 3 Tage vor der OP, dann Absetzen und Gabe von 1 mg Vitamin K_1 i. v., nach INR-Kontrolle (Zielwert < 1,5) kann OP vorgenommen werden, danach Wiederansetzen von Phenprocoumon
(E) keine Unterbrechung der Phenprocoumongabe und Einsatz minimal-invasiver OP-Verfahren (Knopfloch-Chirurgie)

12.1 (D)   12.2 (B)   12.3 (B)   12.4 (B)

F08
→ 12.5 Eine 60-jährige Patientin kommt in Ihre Praxis. Sie bringt einen Untersuchungsbericht mit, in dem u. a. bei der Bewegungsprüfung des rechten Hüftgelenkes nach der Neutral-Null-Methode Folgendes eingetragen wurde: Außenrotation/Innenrotation 30/20/0.
Welche Feststellung lässt sich daraus am ehesten ableiten?
(A) Das Gelenk ist in 30° Außenrotation eingesteift.
(B) Es liegt eine Außenrotationskontraktur von 20° vor.
(C) Es liegt eine Innenrotationskontraktur von 20° vor.
(D) Das Gelenk kann um 30° nach außen und um 20° nach innen rotiert werden.
(E) Es liegt eine Außenrotationskontraktur von 30° vor.

F08
→ 12.6 Eine 70-jährige Patientin klagt über Schmerzen in beiden Hüftgelenken und im linken Oberarm.
Aufgrund der Schmerzen sei sie seit 2 Wochen nur noch mit Hilfe gehfähig.
Bei der Anamnese gibt die Patientin eine seit mehreren Wochen bestehende, deutliche Leistungsminderung an.
Laborchemisch finden sich eine Anämie und eine Erhöhung der BSG. Im Urin finden sich Bence-Jones-Proteine.
Welcher Befund passt zu der wahrscheinlichsten Diagnose am wenigsten?
(A) negativer Befund in der Skelettszintigraphie mit ^{99m}Tc-Bisphosphonat
(B) Osteolysen in beiden Femora
(C) Keilwirbelbildung in der Lendenwirbelsäule
(D) ausgestanzte Osteolysen im Schädelröntgenbild
(E) exostotisch wachsender Tumor der Femurmetaphyse

F08
→ 12.7 Ein 30 Jahre alter Mann klagt seit einiger Zeit über uncharakteristische frühmorgendliche Beschwerden im Bereich der unteren Lendenwirbelsäule. Vereinzelt stellen sich auch Schmerzen in den Fersen ein. Nach akuter Zunahme der Beschwerden Vorstellung beim Hausarzt. Die Blutserologie ergibt eine diskret erhöhte BSG, negative Rheumafaktoren, erhöhtes α_2-Globulin.
Welches der genannten bildgebenden Verfahren ist am ehesten indiziert?
(A) Röntgen: Ferse in 2 Ebenen
(B) Röntgen: Myelographie
(C) MRT: Lendenwirbelsäule
(D) Röntgen: Beckenübersicht mit Iliosakralfugen
(E) MRT: Ferse

F08
→ 12.8 Eine 50-jährige Patientin klagt schon seit längerer Zeit über Schulterschmerzen. Die rechte Schulter schmerzt immer dann, wenn sie Fensterabschnitte putzt, die sich in ihrer Kopfhöhe befinden. Darüber und darunter kann sie weitgehend schmerzfrei putzen.
Die Klagen der Patientin weisen am ehesten hin auf
(A) Subluxationssymptome im Glenohumeralgelenk
(B) den schmerzhaften Bogen beim Rotatorenmanschettensyndrom
(C) einen Reizzustand im Akromioklavikulargelenk
(D) eine Armplexusirritation
(E) Symptome beim Thoracic-outlet-Syndrom

F08
→ 12.9 Ein älteres Ehepaar geht gern spazieren; der Ehemann klagt nach etwa 20 Minuten über starke Kreuzschmerzen mit Ausstrahlung in das Gesäß und auch beide Beine. Vorneigung und eine Pause von ca. 10 Minuten führen in der Regel zur Besserung, sodass er wieder ein kurzes Wegstück weitergehen kann. Es liegt keine periphere arterielle Verschlusskrankheit vor.
Welcher Ratschlag der Ehefrau an ihren Mann wäre in diesem Fall am ungünstigsten?
(A) „Lass uns langsamer gehen und halte dich bitte gerade."
(B) „Wir wollen uns ein Weilchen auf die Bank setzen."
(C) „Wir wollen uns auf die Wiese legen und etwas ausruhen."
(D) „Lass uns das nächste Mal besser Rad fahren."
(E) „Lass uns nicht mehr bergab gehen."

12.5 (B)   12.6 (E)   12.7 (D)   12.8 (B)   12.9 (A)

F08
12.10 Eine 31-jährige Patientin kommt wegen plötzlich auftretender Rückenschmerzen in Ihre Praxis. Die Anamneseerhebung zeigt, dass die Patientin schon seit längerer Zeit, vor allem beim Sitzen, Beschwerden im Bereich der Lendenwirbelsäule hat. Eine Ausstrahlung in beide Beine bis zu den Kniegelenken besteht vor allem bei längerer Belastung. Die klinische Untersuchung zeigt eine angespannte paravertebrale Muskulatur der Lendenwirbelsäule und einen leichten Druckschmerz über den Dornfortsätzen von L2 bis L4. Das Zeichen nach Lasègue ist negativ. Die durchgeführte Röntgenaufnahme der Lendenwirbelsäule seitlich zeigt nachstehenden Befund (siehe Abb. 12.1 des Bildanhangs).
Aufgrund der von Ihnen erhobenen Befunde ergibt sich folgende Verdachtsdiagnose:
(A) Spondylolisthesis
(B) Spondylitis
(C) degeneratives Drehgleiten
(D) Metastase eines bösartigen Tumors
(E) M. Bechterew

F08
12.11 In Ihre Praxis kommen Eltern mit ihrem 6-jährigen Jungen und berichten, dass das Kind beim Spielen über Schmerzen im Bereich des rechten Kniegelenkes klagt. Außerdem hat es ein leicht hinkendes Gangbild. Die klinische Untersuchung des rechten Kniegelenkes ergibt keine pathologischen Befunde. Bei der Bewegungsüberprüfung des Hüftgelenkes klagt das Kind über leichte Beschwerden.
Die durchgeführte Röntgenuntersuchung des Hüftgelenkes (siehe Abb. 12.2 und 12.3 des Bildanhangs) ergibt die Verdachtsdiagnose:
(A) Coxitis fugax
(B) Coxa valga
(C) M. Perthes rechts
(D) Hüftdysplasie
(E) bakterielle Koxitis rechts

F08
12.12 Ein 60-jähriger Patient leidet an einer Innenmeniskushinterhornläsion, die arthroskopisch durch Teilresektion des Meniskus behandelt werden soll.
Welche der genannten anamnestischen Schmerzangaben ist am ehesten typisch für die Entstehung eines Innenmeniskushornrisses?
(A) „Als ich eine steile Kellertreppe hinunterging, verspürte ich plötzlich Schmerzen im Knie."
(B) „Als ich auf einer steilen Kellertreppe hochging, verspürte ich plötzlich Schmerzen im Kniegelenk."
(C) „Beim Brustschwimmen verspürte ich neulich beginnende Schmerzen im Kniegelenk."
(D) „Beim Hochkommen aus der tiefen Hocke nach dem Schuhzuschnüren verspürte ich plötzlich Schmerzen im Kniegelenk."
(E) „Nach einem längeren Spaziergang verspürte ich zunehmende Schmerzen im Kniegelenk."

F08
12.13 Eine 73-jährige Patientin klagt über zunehmende Beschwerden unter beiden Vorfüßen, rechts mehr als links; sie kann aufgrund schmerzhafter Schwielen unter den Mittelfußköpfchen II+III kaum noch auftreten. Sensorische Defizite finden sich nicht. Sie hatte schon immer breite Füße. Zur Anamnese gibt sie weiterhin an, dass sie an „Zucker" und Durchblutungsstörungen leide.
Wie lautet die wahrscheinlichste Diagnose?
(A) periphere Durchblutungsstörung
(B) diabetische Arthropathie
(C) Frühzeichen einer Thrombose
(D) Metatarsalgie bei Spreizfuß
(E) diabetische Polyneuropathie

12.10 (A) 12.11 (C) 12.12 (D) 12.13 (D)

F08
12.14 Beim Beladen seines LKWs wird ein 61-jähriger Mann von einem Gabelstapler angefahren. Dabei wird der rechte Fuß eingeklemmt, er stürzt und schlägt mit dem Hinterkopf auf. Der herbeigerufene Notarzt sieht eine ca. 10 cm lange Wunde über dem Innenknöchel bei Fehlstellung des rechten Fußes, der Verletzte ist wach, klar und orientiert; nach Aussage des Gabelstaplerfahrers sei er nach dem Sturz jedoch für einige Minuten bewusstlos gewesen.
Bei klinischem Verdacht auf eine offene Luxationsfraktur des rechten Sprunggelenkes wird ein steriler Verband angelegt, das Bein provisorisch geschient und der Verletzte in die Klinik transportiert, wo er 50 Minuten nach dem Unfall eintrifft.
Aufnahmebefund: RR 180/80 mmHg, psaO$_2$-Sättigung 97 %, Pupillen unauffällig mit prompter Lichtreaktion. Kleine okzipitale Platzwunde, leichte Schwellung an der rechten Schläfe. Die in der Schiene sichtbaren Zehen des rechten Fußes rekapillarisieren prompt, können bewegt werden, sensible Ausfälle bestehen nicht. Es werden Röntgenaufnahmen des rechten Sprunggelenkes angefertigt und anhand der Bilder prinzipiell die Indikation zur operativen Versorgung gestellt.
Noch in der Notaufnahme erbricht der Patient, wirkt zunehmend somnolent und weist bei der Untersuchung nun eine armbetonte Halbseitenschwäche links auf. Daraufhin wird sofort eine CT-Untersuchung des Schädels veranlasst (siehe Abb. 12.4 des Bildanhangs).
Welche der folgenden Aussagen ist am ehesten zutreffend?
(A) Der neurologische Befund, das „freie Intervall" und die CT-Morphologie weisen auf ein akutes subdurales Hämatom rechts hin.
(B) Da keine wesentliche Mittellinienverlagerung vorliegt, sollte zunächst die offene Sprunggelenksverletzung operiert werden, anschließend Kontroll-CT, bei Befundzunahme Entlastung.
(C) Es liegt eine Subarachnoidalblutung bei Kalottenfraktur vor, die am besten mittels einer Hirndrucksonde kontrolliert wird.
(D) Die relativ lange Symptomfreiheit vonseiten des SHT spricht für eine ausschließlich venöse Blutung.
(E) Es handelt sich um ein epidurales Hämatom, das umgehend entlastet werden muss.

F08
12.15 Ein 50-jähriger ist bei Reparaturarbeiten an seinem Garagendach gegen 21 Uhr aus ca. 2,5 m Höhe von der Leiter gestürzt und hat sich den linken Fuß verletzt. Der herbeigerufene Notarzt beschreibt nach Transport in die Klinik eine „drittgradig offene Fraktur des Sprunggelenkes mit sichtbaren Knochenteilen", die er mit einem sterilen Verband abdeckt; das Bein wird in einer pneumatischen Schiene ruhig gestellt. Die am Ende dieser Schiene sichtbaren Zehen sind rosig und zeigen nach Druck eine prompte Rekapillarisierung. Weitere Verletzungen liegen nicht vor. Welche verletzungsspezifischen Maßnahmen sind in der Notaufnahme am ehesten zu ergreifen?
(A) sofortiges Öffnen des Verbandes, um die Verletzungssituation zu klären und die evtl. notwendige operative Versorgung einzuleiten, Röntgenaufnahme des Sprunggelenkes
(B) Belassen des Verbandes, Röntgendiagnostik, anschließend weitere Maßnahmen im OP
(C) möglichst umgehende Intubation in der Notaufnahme und genaue Inspektion der Verletzungsregion, um dem OP-Personal frühzeitig mitteilen zu können, welche Implantate benötigt werden
(D) Belassen des Verbandes, Röntgendiagnostik, Austauschen der pneumatischen Schiene durch eine Unterschenkelgipsschiene, Gabe eines Antibiotikums und elektive Versorgung am Folgetag
(E) Anlegen einer Kalkaneusdrahtextension zur Grobreposition und Entspannung der Weichteile, Röntgendiagnostik

12.14 (E)   12.15 (B)

F08
→ 12.16 Ein 62-jähriger übergewichtiger Patient, der von einem Notarzt in die Notaufnahme eines Krankenhauses gebracht wird, klagt über plötzlich aufgetretene Rücken- und Flankenschmerzen, die bis in die rechtsseitige Leistengegend ausstrahlen. Nach seinen Aussagen „schmerze jetzt auch der gesamte Bauch". Der Patient ist unruhig, doch kreislaufstabil mit einem Blutdruck von 160/100 mmHg und einer regelmäßigen, leicht erhöhten Pulsfrequenz von 80/min. Das Abdomen ist diffus druckempfindlich mit Punctum maximum im rechten Mittelbauch. Sie vermuten zunächst eine Appendizitis und leiten entsprechende diagnostische Maßnahmen ein.
Welche Differenzialdiagnose sollte für die weiteren Untersuchungen vordringlich berücksichtigt werden?
(A) Herzinfarkt
(B) Sigmadivertikulitis
(C) Magenperforation
(D) gedeckt perforiertes Aortenaneurysma
(E) Ösophagusruptur

F08
→ 12.17 Ein 75-jähriger Patient mit bekannten Herzrhythmusstörungen klagt seit einigen Stunden über heftige Bauchschmerzen. Da die Bauchschmerzen jetzt besser geworden sind, möchte der Patient die Notaufnahme verlassen. Die körperliche Untersuchung zeigt ein gebläthetes Abdomen mit diffusem leichtem Druckschmerz ohne Peritonismus. Darmgeräusche sind nicht auskultierbar. Die Blutwerte zeigen eine Leukozytose und eine Erhöhung des CRP. Der Patient hat in der Notaufnahme einmal blutig abgeführt.
Welche der weiteren Laboruntersuchungen sollte am ehesten veranlasst werden?
(A) Blutgasanalyse mit Laktatbestimmung
(B) Bilirubin gesamt
(C) Triglyzeride
(D) Cholesterin
(E) Lipase

F08
→ 12.18 Ein 30-jähriger adipöser Patient mit einem BMI von 31 kg/m² wird wegen zunächst kolikartiger Bauchschmerzen in der Chirurgischen Ambulanz untersucht. Bei der Palpation ist das adipöse Abdomen weich, es findet sich ein Druckschmerz mit Punctum maximum im rechten Unterbauch, Darmgeräusche sind vorhanden. Die rektale Temperatur beträgt 38,8 °C, die orale Temperatur 38,1 °C. Die Laboruntersuchung zeigt eine Leukozytose (14 000/µL), das CRP liegt bei 140 mg/L. Der Urinschnelltest ist unauffällig. Wegen der erhöhten Entzündungsparameter wird der Patient stationär aufgenommen und beobachtet. An den beiden Folgetagen kommt es zunächst zu einer CRP-Erhöhung auf 190 mg/L, dann steigt der Wert auf 330 mg/L an, bei Abfall der Leukozyten auf 9000/µL, leichter Zunahme der abdominellen Beschwerdesymptomatik und gleich bleibender Temperatur.
Welche der folgenden Diagnosen ist am wahrscheinlichsten?
(A) M. Crohn
(B) Colitis ulcerosa
(C) systemische virale Infektion
(D) Enteritis
(E) perforierte Appendizitis

12.16 (D)   12.17 (A)   12.18 (E)

F08
→ 12.19 Ein 36-jähriger Mann stellt sich mit seit einem Tag bestehenden Schmerzen in der rechten Leiste vor. Der Patient berichtet, dass sich der Schmerz während eines Tennisspiels am Vorabend eingestellt und dass er anschließend zu Hause eine Schwellung in diesem Gebiet bemerkt habe. Ansonsten sei er nie krank gewesen.
Die körperliche Untersuchung zeigt einen Mann in altersentsprechend gutem Allgemein- und Ernährungszustand. Die kardiopulmonale Untersuchung ist regelrecht, das Abdomen ist weich, ohne Resistenzen oder Abwehrspannung. Auskultatorisch sind die Darmgeräusche regelrecht. Die Untersuchung der rechten Leiste zeigt keine Schwellung, aber am medialen Oberschenkel direkt unterhalb des Leistenbandes ist eine 2 × 2 cm große, nicht gerötete Schwellung zu tasten. Die Schwellung ist prallelastisch, schmerzhaft und nicht „wegdrückbar". Die unteren Extremitäten sind ansonsten unauffällig. Die Laborwerte zeigen keine Auffälligkeiten, ebenso der Urinstix. Die Röntgenaufnahmen des Abdomens sind ohne pathologischen Befund.
Was ist die wahrscheinlichste Diagnose?
(A) Adduktorenzerrung
(B) Muskelfaserriss
(C) Leistenabszess
(D) Schenkelhernie (eingeklemmt)
(E) Lymphadenopathie

F08
→ 12.20 Eine 30-jährige Frau ist vom Fahrrad gestürzt und auf die ausgestreckte rechte Hand gefallen.
Das Röntgenbild des Handgelenks in 2 Ebenen zeigt eine instabile Extensionsfraktur des distalen Radius. Die Fraktur wird nach geschlossener Reposition operativ versorgt (siehe Abb. 12.5 des Bildanhangs).
Welche Feststellung trifft am ehesten zu?
(A) Die Osteosynthese gewährleistet Übungsstabilität.
(B) Die anatomische Reposition erlaubt eine Belastung des Handgelenkes.
(C) Eine Kirschner-Drahtosteosynthese ist kontraindiziert.
(D) Die Osteosynthese ist adaptationsstabil, eine zusätzliche äußere Ruhigstellung ist erforderlich.
(E) Die Metallentfernung ist nach erfolgter Frakturheilung nicht nötig.

F08
→ 12.21 Ein 32-jähriger Mann mit leichtem Übergewicht sucht den Notdienst auf, weil er während des Squashspiels plötzlich einen Schmerz in der linken Wade verspürte, wobei er einen Knall hörte. Er nahm zunächst an, sein Gegner sei ihm in die Ferse getreten. Jetzt habe er nur geringe Schmerzen, könne jedoch nicht richtig laufen. Die klinische Untersuchung ergibt eine diskrete Schwellung der Knöchelregion. Drei Querfinger oberhalb der kalkanearen Insertion ist eine Delle in der Achillessehne zu tasten. Bei der Wadenkompression (Thompson-Test) ist keine Plantarflexion auszulösen. Eine aktive Plantarflexion ist möglich, jedoch nicht gegen Widerstand. Die passive Beweglichkeit des oberen Sprunggelenkes ist nicht eingeschränkt.
Aufgrund von Anamnese und klinischem Befund diagnostizieren Sie eine Achillessehnenruptur.
Welches apparative Verfahren ist zur Objektivierung der klinischen Diagnose und zur weiteren Therapieplanung besonders geeignet?
(A) Sonographie
(B) gehaltene Röntgenaufnahme des Sprunggelenkes
(C) Röntgenaufnahme des gesamten Unterschenkels
(D) CT
(E) Tunnelaufnahme nach Frik

F08
→ 12.22 Ein Diabetiker hat seit einigen Tagen zunehmende Flankenschmerzen links. Der Blutzucker ist kaum mehr steuerbar. Fieber und Abgeschlagenheit sowie eine sichtbare Vorwölbung der linken Flanke ergänzen das Krankheitsbild. Laborergebnisse: ausgeprägte Leukozytose, stark erhöhtes CRP, Hämoglobin an der unteren Grenze des Referenzbereichs; unauffälliger Urinstatus. Sonographisch zeigt sich eine echoarme, unklar abgegrenzte retroperitoneale Raumforderung. In der Abdomenleeraufnahme erscheint die linksseitige Abbildung des Psoasrandschattens unscharf und verwaschen.
Welche der Verdachtsdiagnosen kommt am ehesten in Betracht?
(A) nephrotisches Syndrom
(B) Pankreatitis
(C) Urinom
(D) paranephritischer Abszess
(E) Nierenzellkarzinom

12.19 (D)   12.20 (D)   12.21 (A)   12.22 (D)

F08
12.23 Der 37-jährige Motorradfahrer Bernd-Michael W. verliert in einer langgestreckten Kurve auf nassem Laub die Kontrolle über sein Kraftrad und stürzt. Er rutscht über den Asphalt quer über die Straße und prallt an der gegenüberliegenden Straßenseite gegen ein Verkehrsschild. Mit dem Notarztwagen wird er in die Unfallambulanz des Kreiskrankenhauses gebracht. Herr W. ist kreislaufstabil, ansprechbar und orientiert. Neben diversen oberflächlichen Schürfwunden findet sich eine ausgedehnte Prellmarke am Unterbauch. Offensichtlich ist er hier gegen das Verkehrsschild geprallt und hat dadurch ein stumpfes frontales Bauchtrauma erlitten. Herr W. gibt entsprechend Unterbauchschmerzen an. Palpatorisch besteht eine spürbare Bauchdeckenabwehrspannung. Auskultatorisch finden sich nur sehr spärliche Darmgeräusche. In der Abdomenübersichtsaufnahme in Linksseitenlage kommen 2 bis 3 Spiegelbildungen zur Darstellung. Freie Luft ist nicht zu sehen. Die Sonographie zeigt unauffällige Nieren beidseits, die Harnblase lässt sich nicht darstellen, im Bauchraum ist freie Flüssigkeit nachweisbar. Herr W. wird gebeten, eine Urinprobe abzugeben. Trotz längeren Zuwartens und der Tatsache, dass die vom Notarzt angehängte Infusion von 1000 mL physiologischer Kochsalzlösung mittlerweile vollständig infundiert worden ist, gelingt ihm eine Miktion nicht. Welche Verletzungsfolge liegt am ehesten vor?

(A) intraperitoneale Harnblasenruptur
(B) Mesenterialwurzeleinriss
(C) Abriss eines Harnleiters
(D) extraperitoneale Harnblasenruptur
(E) Kolonperforation

F08
12.24 Ein junger Mann kommt in die Praxis seines Hausarztes, da er vor 2 Tagen von einem fremden, nicht mehr auffindbaren Hund in einem Tollwutsperrbezirk in den Daumenballen gebissen wurde.
Der Arzt versorgt die Wunde und sieht sich den Impfpass des Patienten an. Dort findet sich 1 Tetanusimpfung vor 12 Jahren.
Welches ärztliche Verhalten ist hinsichtlich postexpositioneller Tetanus- und Tollwutprophylaxe am sinnvollsten?

(A) passiv gegen Tetanus und gegen Tollwut impfen, zeitgleich mit den aktiven Impfungen gegen Tetanus und Tollwut beginnen und die Termine für die weiteren erforderlichen aktiven Impfungen festmachen
(B) aktiv und passiv gegen Tollwut impfen und die Tetanusprophylaxe um 7 Tage verschieben, da der Patient sonst zu viel an Impfungen in einer Sitzung bekäme
(C) nur aktiv gegen Tetanus und Tollwut impfen und die Termine für die weiteren erforderlichen aktiven Impfungen festmachen; ganz auf die passiven Impfungen verzichten, da die gleichzeitige Gabe von Tetanus- und Tollwutimmunglobulinen den Impferfolg infrage stellen würde
(D) aktiv gegen Tetanus und Tollwut impfen und den Patienten für die Immunglobingaben in 3 Tagen wieder einbestellen, da Immunglobuline sofort wirksam sind und man durch so viele Injektionen an einem Tag seine Immunabwehr schwächen würde
(E) aktiv und passiv gegen Tetanus impfen und die Tollwutprophylaxe um 2 Tage verschieben, da der Patient sonst zu viel an Impfungen in einer Sitzung bekäme und so seine Immunabwehr geschwächt werden würde

12 Kommentare Examen Frühjahr 2008

F08
→ **Frage 12.1:** Lösung D

Zu (D): Die Beschwerden der Patientin (**Atemnot, linksseitiger Thoraxschmerz**), ihre Vorgeschichte (**Anlage eines Subklaviakatheters links**) und der Befund der Röntgenaufnahme (**vermehrte Transparenz linksseitig** ohne Lungenstrukturen, **tief stehendes, abgeflachtes linkes Zwerchfell**) sprechen für das Vorliegen eines **iatrogenen Pneumothorax links**. Es sollte umgehend die Anlage eine Thoraxdrainage erfolgen.

Zu (A): Bei einer **Lungenaplasie** fehlt bei angelegtem Bronchialbaum das Lungenparenchym. Es kommt zu einer kompensatorischen Überblähung des Lungenparenchyms der Gegenseite mit Mediastinalverschiebung zur betroffenen Seite. Da es sich um eine angeborene Erkrankung handelt, würde eine Aplasie wahrscheinlich schon früher auffällig werden.

Zu (B): Bei einer **pulmonalen Sequestration** besteht eine Dysgenesie des Lungenparenchyms ohne Anschluss an das Bronchialsystem. Die arterielle Versorgung erfolgt atypisch, z. B. direkt aus der Aorta abdominalis. In den meisten Fällen ist der linke Lungenunterlappen betroffen. Vor allem in der seitlichen Röntgenaufnahme sind entweder basale Verschattungen, zystische Aufhellungen in einem atelektatischen Bereich oder emphysematöse Veränderungen zu erkennen. Die Therapie besteht in einer Resektion des Sequesters.

Zu (C): Bei einer iatrogenen **N.-phrenicus-Läsion** links kommt es durch fehlende Innervation der Zwerchfellmuskulatur zu einem **Zwerchfellhochstand** auf der betroffenen Seite.

Zu (E): Das **Adult-respiratory-distress-Syndrom** (ARDS) ist definiert als eine akute respiratorische Insuffizienz eines vorher lungengesunden Patienten durch eine pulmonale Schädigung unterschiedlicher Genese. Charakteristisch sind diffuse Infiltrate, die beidseitig auf der Röntgenthorax-Aufnahme zu sehen sind.

F08
→ **Frage 12.2:** Lösung B

Zu (B): Zum **Nachweis von freier abdomineller Luft** (bei Verdacht auf eine Hohlorganperforation) sollte die Röntgenaufnahme des Abdomens am besten in **Linksseitenlage mit horizontalem Strahlengang parallel zur Tischebene** durchgeführt werden. Hierbei sammelt sich freie Luft zwischen Leber und der rechten lateralen Bauchwand. Der Patient muss allerdings vor der Aufnahme mindestens 10 Minuten in Linksseitenlage gelagert werden, damit die Luft zur rechten Bauchwand aufsteigen kann.

Zu (A): Bei einer reinen **Aufnahme in Rückenlage mit p.-a. Strahlengang** ist der Nachweis von freier Luft nur bei ca. jedem 2. Patienten und größeren Mengen freier Luft möglich.

Zu (C): Eine **Bauchlagerung** wird bei einem Patienten mit starken abdominellen Beschwerden nur eingeschränkt möglich sein und liefert zudem im a.-p. Strahlengang nicht mehr Informationen als eine Röntgenuntersuchung in Rückenlage und p.-a. Strahlengang.

Zu (D): Bei **Rechtsseitenlage und horizontalem Strahlengang** steigt freie abdominelle Luft unter die linke laterale Bauchwand. Hier liegen jedoch auch Darmanteile, sodass die Differenzierung zwischen Darmgas und freier Luft nicht so eindeutig wie bei Linksseitenlage möglich ist.

Zu (E): Eine **Kopftieflage** ist bei einem Patienten mit Übelkeit wahrscheinlich ebenfalls schwierig zu bewerkstelligen. Die Luft würde hierbei in den Unterbauch steigen, wobei auch hier die Differenzierung zwischen Darmgas und freier Luft schwierig sein dürfte.

F08
→ **Frage 12.3:** Lösung B

Zu (B): Alle Lokalanästhetika sind schwach basische Amine, die lipophil sind; als saures Salz sind sie hingegen hydrophil. In den Injektionslösungen stellt sich ein Gleichgewicht zwischen der nichtdissoziierten, lipidlöslichen Base und dem dissoziierten wasserlöslichen Kation ein. Nur die lipidlösliche Base kann zum Nerv vordringen und ist entscheidend für die Anreicherung in der Lipidmembran der Nervenfasern. Das dissoziierte, wasserlösliche Kation stellt die aktive Form dar und führt zur Blockade der Natrium-Kanäle. Da im **entzündeten, „sauren" Gewebe** die lipidlösliche Base nicht in ausreichender Konzentration in die Nervenendigung gelangt, ist eine **Lokalanästhesie** in entzündetem Gewebe **abgeschwächt oder unwirksam** ((A) ist falsch).

Zu (C): Die **Gefahr von systemischen Nebenwirkungen** (vor allem neurologisch und kardiovaskulär) ist abhängig von der Höhe des Plasmaspiegels des Lokalanästhetikums sowie der Geschwindigkeit der Anflutung. Das entzündete Gebiet wird vermehrt durchblutet, sodass ein schnellerer Übertritt in den Kreislauf vorstellbar ist. Die Nebenwirkungen treten jedoch bei den üblicherweise in der Lokalanästhesie verwendeten Dosierungen nicht auf.

Zu (D) und (E): Lokalanästhetika wirken **nicht** auf die **Blutgerinnung** und haben auch keinen **entzündungshemmenden** Effekt.

F08
→ Frage 12.4: Lösung B

Zu (B): Das übliche Vorgehen bei einem mit **Phenprocoumon** antikoagulierten Patienten besteht in einem perioperativen gewichtsadaptierten Umsetzen auf **niedermolekulares Heparin (NMH)** zweimal täglich. Am Morgen der Operation wird die NMH-Gabe kurzzeitig unterbrochen und am Abend wieder begonnen. Ab dem 2.–3. Tag kann in Abhängigkeit vom Blutungsrisiko wieder Phenprocoumon angesetzt werden. Nach Erreichen der Ziel-INR wird das NMH wieder abgesetzt.
Zu (A): Bei einem Patienten, der bereits seit 6 Jahren wegen eines Vorhofflimmerns mit Phenprocoumon behandelt wird, sind die Chancen einer Rhythmisierung sehr gering. Als Voraussetzung für einen Regulierungsversuch sollte das Vorhofflimmern **nicht länger als 12 Monate** bestehen (Orientierungswert). Die **Rezidivrate** nach elektrischer Kardioversion beträgt nach einer Woche ca. 30 % und nach einem Jahr bis zu 75 %. Da der Großteil dieser Rezidive asymptomatisch verläuft, wird zusätzlich **trotz Rhythmuskontrolle** eine **Antikoagulation** in der Folge empfohlen.
Zu (C): **Acetylsalicylsäure** und **Clopidogrel** sollten perioperativ vermieden werden, da sie schlecht steuerbar sind. Ein Umsetzen von Phenprocoumon auf diese beiden Medikamente ist daher nicht indiziert.
Zu (D): Bei einem Patienten, der Phenprocoumon einnimmt, sollte eine **Operation ohne begleitende Antikoagulation** nicht durchgeführt werden. Gerade beim Wiederansetzen von Phenprocoumon postoperativ ohne eine überlappende Antikoagulation mit Heparin besteht ein deutlich erhöhtes Thromboserisiko, da Phenprocoumon in den ersten Tagen sogar prokoagulatorisch wirkt.
Zu (E): Eine **Operation unter Phenprocoumon** ist nur bei kleinen Eingriffen möglich. Bei der geplanten Prostatektomie ist auch bei **minimal-invasiver Technik** das **Blutungsrisiko zu hoch**.

F08
→ Frage 12.5: Lösung B

Zu (B): Die **Neutral-Null-Methode** ist ein (für alle Gelenke gültiges) Messverfahren, um die aktiven und passiven Bewegungsumfänge zu beschreiben. Hierbei wird das maximale Bewegungsausmaß in einem Gelenk dokumentiert und ergänzend die Neutral-Null-Stellung mit einer 0 zwischen den beiden Werten aufgeführt, wenn diese durchlaufen wird. Bei der Patientin liegt das maximale Bewegungsausmaß in der Außenrotation bei 30°. Die Innenrotation ist nicht möglich, deshalb steht für diesen Wert eine Null. Zwischen diesen beiden Ziffern wird aufgeführt, welcher Wert zum Erreichen der Neutral-Null-Stellung fehlt, in diesem Fall 20°. Wenn sich bei der **Bewegungsprüfung des** rechten **Hüftgelenkes** folgender Befund ergibt: Außenrotation / Innenrotation 30 / 20 / 0 bedeutet dies also, dass eine **Außenrotationskontraktur von 20°** besteht.
Zu (A): Bei einer **Einsteifung des Gelenkes in 30° Außenrotation** müsste die Schreibweise 30/30/0 lauten.
Zu (C): Bei einer **Innenrotationskontraktur von 20°** wird die Außenrotation nicht erreicht, d. h. hier müsste an erster Stelle die 0 stehen und die 20 in der Mitte. Das maximale Bewegungsausmaß in der Innenrotation müsste an letzter Stelle stehen.
Zu (D): Eine **Außenrotation** von 30° und **Innenrotation von 20°** müsste als ARO/ IRO 30/0/20 bezeichnet werden.
Zu (E): Bei einer **Außenrotationskontraktur von 30°** müsste die 30 in der Mitte stehen, da bei der Neutral-Null-Methode in der Mitte der Wert steht, der zum Erreichen der Null-Stellung fehlt.

F08
→ Frage 12.6: Lösung E

Zu (E): **Bence-Jonces-Proteine im Urin** in Kombination mit **Leistungsminderung, Anämie** und **BSG-Erhöhung** sowie **Schmerzen unterschiedlicher Lokalisation** sollten an das Vorliegen eines **Plasmozytoms** (M. Kahler, Multiples Myelom) denken lassen. Typischerweise sind die **Knochenläsionen** beim Plasmozytom **osteolytisch**. Ein exostotisch wachsender Tumor der Femurmetaphyse stellt eine eigene Entität dar.
Zu (A): Typischerweise fällt die **Skelettszintigrafie negativ** aus, da sich ^{99m}Tc in Myelomherden nicht anreichert.
Zu (B): Hauptlokalisationen von **Osteolysen** sind **Femur, Becken, Humerus, Wirbel, Rippen** und **Schädel**.
Zu (C): Osteolytische Herde im Bereich der Wirbelsäule können mit einer **Keilwirbelbildung** einhergehen.
Zu (D): **Ausgestanzte Osteolysen im Schädelröntgenbild** (sog. Schrotschussschädel) sind typisch für das Plasmozytom.

F08
→ Frage 12.7: Lösung D

Zu (D): Die Anamnese und der laborchemische Hinweis auf eine Entzündungskonstellation lassen als erstes an einen **M. Bechterew** denken. Da sich dieser vor allem im Bereich der Wirbelsäule und Iliosakralgelenke manifestiert, sollte zunächst eine **Röntgen-Beckenübersicht mit** Darstellung der **Iliosakralfugen** angefertigt werden.
Zu (A): Beim M. Bechterew kann es auch zu entzündlich bedingten **Sehnenansatzschmerzen an der Ferse** im Bereich der Achillessehne oder Plantaraponeurose kommen. Knöcherne Veränderungen werden dabei erst bei längerem Verlauf beobachtet

und sind zudem nicht so spezifisch wie Veränderungen im Bereich der Iliosakralfugen.
Zu (B): Eine **Myelographie** zur Abklärung einer möglichen Kompression des Spinalkanales ist hier nicht indiziert.
Zu (C) und (E): MRT-Aufnahmen (sowohl von der **Lendenwirbelsäule** als auch von der **Ferse**) sind in der Initialdiagnostik nicht notwendig, könnten jedoch bei unklaren nativradiologischen Befunden zum Einsatz kommen.

F08
→ **Frage 12.8:** Lösung B

Zu (B): Die geschilderte Symptomatik der 50-jährigen Patientin spricht am ehesten für das **Vorliegen eines schmerzhaften Bogens (painful arc) bei Rotatorenmanschettensyndrom**. Der schmerzhafte Bogen wird meist durch eine Tendopathie der Supraspinatussehne ausgelöst. Abduziert die Patientin den Arm (zw. 60° und 130°), kommt es zum Kontakt des Supraspinatussehnenansatzes mit dem Akromion. Bei maximaler Abduktion zieht die Rotatorenmanschette unter das Akromion. Der Humeruskopf senkt sich dadurch und der subakromiale Raum erweitert sich wieder, so dass die Schmerzen nachlassen. Der schmerzhafte Bogen kann auch bei Läsionen der Infraspinatus- und Subskapularissehne sowie im Rahmen einer Bursopathie der Bursa subacromialis auftreten.
Zu (A): Bei einer **Subluxation im Glenohumeralgelenk** würde die Patientin über ein Instabilitätsgefühl im Schultergelenk berichten sowie über eine Zunahme der Beschwerden bei Arbeiten über Kopf.
Zu (C): Bei einem **Reizzustand im Akromioklavikulargelenk** würden sich die Beschwerden der Patientin bei weiterer Abduktion des Armes nicht wieder bessern.
Zu (D): Bei einer **Armplexusirritation** berichten die Patienten über eine Ausstrahlung der Beschwerden in den Arm, z. T. einhergehend mit sensiblen oder motorischen Ausfällen.
Zu (E): Das **Thoracic-outlet-Syndrom**, auch als neurovaskuläres Kompressionssyndrom bezeichnet, entsteht durch eine Kompression des Gefäßnervenbündels (Plexus brachialis, A./V. brachialis). Mögliche Ursachen können eine Halsrippe, eine Hypertrophie des M. scalenus anterior, eine überschießende Kallusbildung nach medialer Klavikulafraktur oder eine Einklemmung der Strukturen zwischen 1. Rippe und Klavikula sein. Die Beschwerden verstärken sich üblicherweise bei zunehmender Abduktion des Armes. Klinisch finden sich Parästhesien, Muskelatrophien der Hand, Durchblutungsstörungen, Puls- und Blutdruckdifferenzen sowie Ödeme.

F08
→ **Frage 12.9:** Lösung A

Zu (A): Die beschriebene Symptomatik spricht für das **Vorliegen einer vertebragenen Claudicatio intermittens**. Ursächlich kommen Spondylophyten der Wirbelkörper, Osteophyten der kleinen Wirbelgelenke und seltener auch eine angeborene Enge des Spinalkanals in Frage, die zu einer Irritation der Nervenwurzeln führen können. Objektivierbare peripher-neurologische Ausfälle sind nicht obligat. Die Therapie besteht in physiotherapeutischer Übungsbehandlung zur Muskelkräftigung und Entlordosierung. Eine operative dorsale Dekompression ist erst bei therapieresistenten Beschwerden oder zunehmenden neurologischen Ausfällen indiziert. In der beschriebenen Situation wäre es daher **am ungünstigsten**, wenn der Patient **sich gerade halten** und **weitergehen** würde.
Zu (B) und (C): Da die Beschwerden des Patienten beim **Ausruhen** besser werden, wären die hier aufgeführten Vorschläge der Ehefrau (sich **auf die Bank setzen** oder **auf die Wiese legen**) hilfreich.
Zu (D): Da man sich beim **Radfahren** eher vornüber neigt, kommt es wahrscheinlich zu einer Besserung der Beschwerden.
Zu (E): Gerade beim Bergabgehen fällt man eher ins Hohlkreuz (Lordosierung), so dass sich die Beschwerden verstärken würden. Aus diesem Grund ist es sinnvoll, nicht mehr bergab zu gehen.

F08
→ **Frage 12.10:** Lösung A

Zu (A): Bei der 31-jährigen Patientin sprechen die Beschwerden, der klinische Befund und die Röntgenaufnahme der LWS (Verschiebung von LWK 4 auf LWK 5 nach ventral, Aufhellung im Bereich der Interartikularportion) für eine **Spondylolisthesis**. Hierbei kommt es zunächst zu einer **Spaltbildung im Bereich der Interartikularportion** (Spondylolyse). Bei einer beidseitigen **Spondylolyse** kann es in der Folge durch **muskuläre Dekompensation** zu einem **Abgleiten des kranial gelegenen Wirbelkörpers nach ventral** kommen (Spondylolisthesis). Diese Erkrankung beginnt bereits im Kindes- und Jugendalter. Das Ausmaß der Spondylolisthesis wird nach Meyerding in 4 Schweregrade eingeteilt, je nachdem wie weit ein Wirbelkörper auf dem darunter liegenden nach ventral abgerutscht ist.
Zu (B): Bei der **Spondylitis** kommt es zu einer hämatogenen Absiedelung von Keimen in die Wirbelkörper (zunächst deck- und grundplattennah mit sekundärer Beteiligung der Bandscheiben). Charakteristisch ist der eher akute Verlauf mit einer Latenzzeit von wenigen Wochen. Klinisch findet sich neben einem Spontanschmerz auch ein Druck- und Bewegungsschmerz im betroffenen Segment. Die Entzündungswerte sind erhöht. Radiologisch ist zumeist ein monosegmentärer Befall (zwei Wir-

belkörper mit dazwischenliegender Bandscheibe) zu erkennen. Die Grund- und Deckplatten zeigen eine Konturunschärfe sowie Defekte, einhergehend mit einer Bandscheibenverschmälerung. Ein Wirbelgleiten tritt dabei nicht auf.

Zu (C): Degenerative Veränderungen sind bei der 31-jährigen Frau noch nicht sehr ausgeprägt. Ein **Drehgleiten** (d. h. eine Rotation des Wirbelkörpers) ist nicht zu erkennen.

Zu (D): Die Lyse im Bereich der Interartikularportion des LWK 4 ist nicht durch eine **Metastase** bedingt, sondern entspricht der Spaltbildung im Rahmen der Spondylolisthesis.

Zu (E): Der M. Bechterew (oder Spondylitis ankylosans) ist eine seronegative, chronisch entzündliche Erkrankung, welche sich vor allem im Bereich der Wirbelsäule und Iliosakralgelenke manifestiert. Ein Erkrankungsgipfel liegt zwischen dem 20.–25. Lebensjahr, Männer sind ca. 4-mal häufiger betroffen als Frauen. Die Erkrankung verläuft in mehreren Stadien: Im Frühstadium ist der tiefsitzende Kreuzschmerz, v. a. nachts und in Ruhe, typisch. Anschließend kommt es zu einer Mitbeteiligung der Iliosakralgelenke als Sakroiliitis und im weiteren Verlauf zu einer Versteifung der gesamten Wirbelsäule mit kyphotischer Fehlstellung. Radiologisch zeigt sich das Bild einer Bambusstabwirbelsäule.

F08
→ Frage 12.11: Lösung C

Zu (C): Die **Schmerzen** im Bereich des rechten **Kniegelenkes**, ein **hinkendes Gangbild**, eine **schmerzhafte Bewegungseinschränkung** des rechten **Hüftgelenkes** sowie die in der **Röntgenaufnahme** des rechten Hüftgelenkes erhobenen Befunde (**Abflachung der Femurkopfepiphyse, Verbreiterung des Gelenkspaltes**) sprechen bei dem 6-jährigen Jungen für das Vorliegen eines M. Perthes rechts. Der **M. Perthes** gehört zur **Gruppe der aseptischen Knochennekrosen**. Er tritt meist um das sechste Lebensjahr herum (3.–9. Lj.) auf. Es kommt hierbei durch **spontane lokale Durchblutungsstörungen** zu einer umschriebenen Knochennekrose. Die Ursache ist ungeklärt, es werden jedoch genetische oder erworbene Skelettdysplasien, Gefäßanomalien oder eine erhöhte Blutviskosität vermutet. Der M. Perthes verläuft in verschiedenen Stadien. Im **Initialstadium** findet sich ein Gelenkerguss, der sonografisch nachgewiesen werden kann. Nativradiologisch zeigt sich eine Wachstumsretardierung der Femurkopfepiphyse im Seitenvergleich (hierdurch scheint der Gelenkspalt erweitert). Im MRT ist in dieser Phase die mangelnde Durchblutung bzw. Nekrose der Femurkopfepiphyse nachzuweisen. Anschließend folgt das **Kondensationsstadium** mit einer Knochenverdichtung der Epiphyse. Im **Fragmentationsstadium** kommt es zu einer zunehmenden Resorption der Nekrosen und es lässt sich ein scholliger Zerfall bzw. eine Fragmentation der Epiphyse

nachweisen. Das **Reparationsstadium** führt zur Neubildung von Knochen und zu einem Wiederaufbau der Femurkopfepiphyse (normaler Wiederaufbau oder Entstehung von Deformitäten möglich). Die **Erkrankung** ist **selbstlimitierend** und dauert 2–4 Jahre.

Zu (A): Die **Coxitis fugax** im Kindesalter tritt häufig im Anschluss an einen grippalen Infekt auf und ist in der Regel nach 1–2 Wochen voll reversibel. Die Entzündungsparameter sind nicht erhöht. Sonografisch findet sich ein Erguss, welcher innerhalb von 3–6 Wochen spontan resorbiert. Kinder mit Coxitis fugax klagen über Hüft- und Knieschmerzen sowie Bewegungseinschränkungen der Hüfte, v. a. bei Innenrotation und Abduktion. Die Therapie besteht in körperlicher Schonung und der Gabe von Analgetika und Antiphlogistika.

Zu (B): Bei einer **Coxa valga** ist der Caput-Collum-Diaphysen (CCD)-Winkel größer als normal, der Schenkelhals also steilgestellt. Im Seitenvergleich ist dies bei dem Jungen an der rechten Hüfte nicht nachzuweisen.

Zu (D): Bei der **angeborenen Hüftdysplasie** liegt eine Störung der Verknöcherung des Pfannenerkers der Hüfte vor. Bei unvollständig überdachtem Femurkopf wird das Druckmaximum auf den knorpeligen Pfannenrand verschoben. Hierdurch kommt es zu einer Ossifikationsstörung der Pfannendachwachstumsfuge und zu einer fortschreitenden Pfannendachabflachung. Es entsteht eine zunehmende Dezentrierung des Hüftkopfes in der Pfanne und letztendlich eine Luxation nach dorso-kranial.

Zu (E): Bei einer **bakteriellen Koxitis rechts** würde man eine reflektorische Schonhaltung des Hüftgelenkes sowie eine Erhöhung der Entzündungszeichen mit Fieber erwarten. Initial kann sonografisch ein Erguss nachgewiesen werden. Erst bei längerem Verlauf kommt es zu Osteolysen der Epi- und Metaphyse.

F08
→ Frage 12.12: Lösung D

Zu (D): Bei dem 60-jährigen Patienten ist am ehesten das **Hochkommen aus der tiefen Hocke** typisch für die Entstehung einer **Innenmeniskushinterhornläsion**, da in der tiefen Hocke vor allem das Hinterhorn des Innenmeniskus besonders unter Druck steht. Die Frage ist jedoch nicht ganz „glücklich" gestellt, weil vor allem Rotationsbewegungen im Kniegelenk zu einer Meniskusläsion führen. Da bei dem beschriebenen Patienten aber wahrscheinlich schon eine degenerative Vorschädigung des Meniskus besteht, kann bereits durch Kompression eine Schädigung auftreten.

Zu (A)–(C) und (E): Die hier aufgeführten möglichen Entstehungsmechanismen (**Hinunter- bzw. Hochgehen einer steilen Treppe, Brustschwimmen**, längerer **Spaziergang**) sind nicht typisch für einen Innenmeniskushornriss.

F08
→ **Frage 12.13:** Lösung D

Zu (D): Die geschilderten Beschwerden der 73-jährigen Patientin sprechen am ehesten für eine **Metatarsalgie bei Spreizfuß**. Der **Spreizfuß** stellt die häufigste erworbene Fußdeformität dar. Durch eine statische **Fehlbelastung** sinkt das Fußquergewölbe ab und der Mittelfuß weicht auseinander. In der Folge kommt es zu einer vermehrten Belastung der Metatarsaleköpfchen II bis IV mit Ausbildung von **schmerzhaften Schwielen plantarseitig** in diesem Bereich. Darüber hinaus können weitere Zehendeformitäten (z. B. Hallux valgus, Digitus quintus varus) entstehen.

Zu (A): Die Patientin berichtet zwar, dass **periphere Durchblutungsstörungen** bei ihr bekannt seien, hierdurch werden aber nicht die schmerzhaften Schwielen plantarseitig erklärt.

Zu (B): Im Rahmen des Diabetes mellitus kann es im fortgeschrittenen Stadium zu Ausbildung eines sog. Charcot-Fußes (**diabetische Arthropathie**) mit einem Zusammenbruch des gesamten Fußgewölbes kommen.

Zu (C): Bei einer **Thrombose** können durchaus Schmerzen im Bereich der Fußsohle auftreten. Dass dies aber beidseitig geschieht, ist eher unwahrscheinlich. Auch die Schwielenbildung wäre hierdurch nicht zu erklären.

Zu (E): Im Rahmen der **diabetischen Polyneuropathie** kommt es zu distal betonten symmetrischen Sensibilitätsstörungen. Die Sensibilität ist im vorliegenden Fall aber erhalten.

F08
→ **Frage 12.14:** Lösung E

Zu (E): Bei dem 61-jährigen Mann besteht der dringende Verdacht auf ein **epidurales Hämatom**. Hinweisend sind das beschriebene freie Intervall sowie die im **CT** gezeigte **bikonvexe Blutung** (hyperdense, scharf abgegrenzte Raumforderung). Eine epidurale Blutung entsteht meist durch eine **Verletzung der A. meningea media** und führt zu einer **Einblutung zwischen Dura mater und Schädelknochen**. Die Patienten zeigen **klinisch** (wie im vorliegenden Fall) eine **initiale Bewusstlosigkeit** und nach einem folgenden **neurologisch unauffälligen Intervall** eine zunehmende Bewusstseinstrübung mit neurologischen Ausfällen. Die **Therapie** besteht in einer umgehenden **Trepanation** und Entlastung des Hämatoms.

Zu (A): Ein **akutes subdurales Hämatom** entsteht meist durch eine Verletzung von Brückenvenen zwischen der Gehirnoberfläche und den Venensinus. Es kommt hierbei zu einer Einblutung zwischen Dura mater und Arachnoidea. Die Patienten sind oft inital schon bewusstlos und zeigen zunehmende neurologische Ausfälle (z. B. kontralaterale Hemiplegien, Streckkrämpfe, Mydriasis). CT-morphologisch findet sich eine **sichelförmige hyperdense Raumforderung** meist entlang der gesamten betroffenen Hirnhälfte. Die Therapie besteht auch hier in einer umgehenden Entlastung des Hämatoms mittels Kraniotomie.

Zu (B): Auf den Abbildungen ist zwar **keine ausgeprägte Mittellinienverlagerung** zu erkennen, jedoch eine weitestgehende **Kompression der Liquorräume** auf der betroffenen Seite. Deshalb ist hier die Entlastung des epiduralen Hämatoms dringender als die Versorgung der Sprunggelenksfraktur.

Zu (C): Eine **Subarachnoidealblutung** entsteht typischerweise durch die Ruptur eines angeborenen Aneurysmas im Bereich der Hirnbasis. Die Patienten beschreiben einen **Vernichtungskopfschmerz**, der eventuell mit neurologischen Ausfällen kombiniert ist. Im Nativ-CT lässt sich Blut als Hyperdensität im Liquorraum nachweisen. Die Therapie besteht in einer intensivmedizinischen Stabilisierung und ggf. operativen oder interventionellen Versorgung des Aneurysmas.

Zu (D): Ein **epidurales Hämatom** entsteht durch eine **Verletzung der A. meningea media**. Die neurologische Verschlechterung nach dem freien Intervall ist durch eine zunehmende Kompression des Gehirns bedingt.

F08
→ **Frage 12.15:** Lösung B

Zu (B): Im vorliegenden Fall einer **drittgradig offenen Fraktur des Sprunggelenkes** (mit sichtbaren Knochenteilen), die mit sterilem Verband durch den Notarzt abgedeckt wurde, sollte in der Notaufnahme der **Verband zunächst belassen** und die **Röntgendiagnostik** durchgeführt werden und anschließend die umgehende **operative Versorgung im Operationssaal** erfolgen. Der **Verband** sollte auch **erst im OP entfernt werden**, um eine weitere **Kontamination der Wunde zu vermeiden**.

Zu (A): Ein erneutes **Öffnen des Verbandes** sollte **erst im Operationssaal** unmittelbar vor der operativen Versorgung erfolgen. Da die **Verletzung vom Notarzt** bereits als drittgradig offene Fraktur beschrieben wurde, ist eine erneute Abklärung der Verletzungssituation nicht notwendig, da sich aus dieser Diagnose unmittelbar die Operationsindikation ergibt.

Zu (C): Da neben der Sprunggelenksfraktur keine weiteren Verletzungen vorliegen, ist eine **umgehende Intubation nicht notwendig**. Die Inspektion der Verletzungsregion sollte im Operationssaal durchgeführt werden.

Zu (D): Bei einer **drittgradig offenen Fraktur**, d. h. mit freiliegendem Frakturspalt, sollte eine **umgehende operative Versorgung** mittels osteosynthetischer Stabilisierung und Debridement durchgeführt werden.

Zu (E): Da die Fraktur bereits durch eine pneumatische Schiene ruhig gestellt wurde, ist eine Versorgung in der Notaufnahme durch die Anlage einer **Kalkaneusdrahtextension** nicht indiziert.

F08
→ **Frage 12.16:** Lösung D

Zu (D): Bei dem 62-jährigen übergewichtigen Patienten mit plötzlich aufgetretenen Rücken- und Flankenschmerzen, die sich auf den gesamten Bauch ausgedehnt haben (Punctum maximum der Druckempfindlichkeit im rechten Mittelbauch) muss differenzialdiagnostisch vordringlich ein **gedeckt perforiertes Aortenaneurysma** berücksichtigt werden. Aus diesem Grund sollte umgehend eine Abdomensonografie und (sofern der Patient weiterhin kreislaufstabil ist) eine Computertomografie von Thorax und Abdomen mit Kontrastmittel erfolgen.

Zu (A): Bei einem **Herzinfarkt** kommt es typischerweise zu retrosternalen Schmerzen mit Ausstrahlung in die linke Schulter bzw. linken Arm, seltener auch in den Oberbauch.

Zu (B): Eine **Sigmadivertikulitis** wird normalerweise durch Schmerzen im linken Unterbauch auffällig.

Zu (C): Bei einer **Magenperforation** klagen die Patienten über starke abdominelle Schmerzen zunächst im Oberbauch, bei zunehmender Peritonitis auch im gesamten Abdomen.

Zu (E): Eine **Ösophagusruptur** kann im Rahmen eines Boerhaave-Syndroms auftreten. Hierbei kommt es nach reichlichem Essen und Alkoholgenuss zu explosionsartigem Erbrechen. In der Folge klagen die Patienten über starke retrosternale Schmerzen, einhergehend mit einem zunehmenden Mediastinal- und Hautemphysem.

F08
→ **Frage 12.17:** Lösung A

Zu (A): Die erhobenen Befunde bei der Patientin mit bekannten Herzrhythmusstörungen sprechen am ehesten für einen **Mesenterialinfarkt**. Ergänzend kann noch eine **Blutgasanalyse mit Laktatbestimmung** erfolgen. Diese Bestimmung ist jedoch unzuverlässig, da ein normaler Laktatwert einen Mesenterialinfarkt nicht ausschließen kann.

Ein **akuter Mesenterialarterienverschluss** entsteht meist durch einen embolischen Verschluss der A. mesenterica superior, wobei der **Embolus meist aus dem linken Vorhof** stammt. Die Erkrankung verläuft unbehandelt klassischerweise in 3 Stadien:

I. **Initialstadium** (in den ersten 6 Stunden): Heftige diffuse Schmerzen im Abdomen bei weichen Bauchdecken, einhergehend mit Hyperperistaltik und Diarrhöen
II. **Stadium der Wandnekrose** (7–12 Stunden): **relativ schmerzfreies Intervall mit Übergang in einen paralytischen Ileus**, Diskrepanz zwischen unauffälligem abdominellen Befund und zunehmender Verschlechterung des Allgemeinzustandes (auch als „fauler Frieden" bezeichnet)
III. **Stadium der Peritonitis** (> 12 Stunden): aufgrund der Darmgangrän kommt es zu einer Durchwanderungsperitonitis mit Abwehrspannung und progredientem Kreislaufversagen bis zum Exitus letalis.

Bei jedem Patienten mit einer kardialen Vorgeschichte und abdominellen Beschwerden muss an einen Mesenterialinfarkt gedacht werden! Die **Diagnosesicherung** erfolgt mittels farbkodierter **Dopplersonografie** oder der **CT-Angiografie**. Bei unklaren Befunden sollte – um keine Zeit zu verlieren – eine **Probelaparotomie** erfolgen. Die **Therapie** besteht im **Stadium I** in einer **Embolektomie** oder ggf. Anlage eines **aorto-mesenterialen Bypasses**. Bei Vorliegen von **infarzierten Darmabschnitten** müssen diese als **ultima ratio** reseziert werden, wobei in Abhängigkeit vom Ausmaß der Infarzierung bei den meist älteren Patienten in schlechtem Allgemeinzustand die Prognose ungünstig ist. Die Letalität beträgt bei einem Verlauf über 12 Stunden fast 90 %.

Zu (B): **Bilirubin gesamt** könnte bei Verdacht auf eine Choledocholithiasis bestimmt werden. Hierbei würde die Patientin aber über kolikartige Schmerzen im rechten Oberbauch klagen.

Zu (C) und (D): Weder die Bestimmung der **Triglyzeride** noch des **Cholesterins** haben eine Bedeutung in der Notfalldiagnostik.

Zu (E): Die **Lipase** wird bei Verdacht auf eine Pankreatitis bestimmt. Hierbei klagen die Patienten typischerweise über gürtelförmige Schmerzen, die in den Rücken ausstrahlen. Das Abdomen ist gummiartig gespannt. Untypisch für eine Pankreatitis wären in dem vorliegenden Fall beschriebene Besserung des abdominellen Befundes sowie das Absetzen von Blut.

F08
→ **Frage 12.18:** Lösung E

Zu (E): Die beschriebenen Befunde bei dem 30-jährigen adipösen Patienten sprechen am ehesten für das Vorliegen einer **perforierten Appendizitis**. Vor allem **bei adipösen Patienten** kommt es **häufig nicht** zu einer ausgeprägten Klinik mit **Peritonitis**, da das intraperitoneale **Fett** den **entzündeten Bereich abkapselt**. Der Patient sollte unter dem Verdacht auf eine perforierte Appendizitis operiert werden. Bei dieser Aufgabe kann man sich merken, dass bei der Diagnose der **Appendizitis immer der klinische Befund entscheidend** ist und Patienten mit Schmerzen im rechten Unterbauch meistens doch eine Appendizitis haben (häufiges ist häufig!).

Zu (A): Der **M. Crohn** (Ileitis terminalis) hat seinen Erkrankungsgipfel zwischen dem 20. und 40. Lebensjahr und ist auch noch vermehrt nach dem 60. Lebensjahr zu beobachten. Die Erkrankung manifestiert sich am häufigsten im terminalen Ileum, kann jedoch „springend" den gesamten Magen-Darm-Trakt befallen. Klinisch äußert sich der M.

Crohn durch Diarrhöen (ca. 70 %) und intermittierende krampfartige Schmerzen im rechten Unterbauch (ca. 75 %). Die Ausbildung von Fisteln und Abszessen ist typisch, Blutungen und Schleimbeimengungen sind dagegen eher selten.

Zu (B): Die **Colitis ulcerosa** beginnt typischerweise im **Rekto-Sigmoid** und kann mit kontinuierlicher Ausbreitung nach oral das ganze Kolon befallen. Selten wird als sog. „back-wash ileitis" das terminale Ileum befallen. Klinisch äußert sich die Colitis ulcerosa durch rezidivierende, blutig-schleimige Durchfälle bis zu 10-mal am Tag. Zusätzlich bestehen Abdominalschmerzen mit Tenesmen.

Zu (C): Bei einer **systemischen viralen Infektion** würde man höheres Fieber und weitere Beschwerden, wie z. B. Kopfschmerzen und Arthralgien, erwarten.

Zu (D): Eine **Enteritis** wäre differenzialdiagnostisch denkbar, jedoch kommt es hierbei eher zu Durchfällen und Erbrechen.

F08
→ Frage 12.19: Lösung D

Zu (D): Die prallelastische, nicht „wegdrückbare" Schwellung unterhalb des Leistenbandes medialseitig am Oberschenkel spricht am ehesten für das **Vorliegen einer eingeklemmten Schenkelhernie**. (Da sich aktuell kein Hinweis für einen Ileus ergibt, ist hier auch evtl. eine sog. Richter-Hernie denkbar. Bei dieser kommt es zur Einklemmung eines Darmwandanteiles, ohne dass die Darmpassage gestört ist.) Schenkelhernien **treten medial der V. femoralis durch** die **Lacuna vasorum**. Es sollte eine **umgehende operative Versorgung** erfolgen. Diese kann entweder offen (von femoral oder inguinal) oder auch minimal-invasiv durchgeführt werden.

Zu (A) und (B): Die geschilderte prallelastische Schwellung, die nicht „wegdrückbar" ist, spricht gegen eine **Adduktorenzerrung** oder einen **Muskelfaserriss**.

Zu (C): Bei einem **Leistenabszess** wäre die Schwellung gerötet und überwärmt. Laborchemisch würden Entzündungszeichen nachweisbar sein.

Zu (E): Bei einer **Lymphadenopathie** wäre die Schwellung nicht prallelastisch und es würden sich eventuell noch andere Lymphknoten vergrößert tasten lassen.

F08
→ Frage 12.20: Lösung D

Zu (D): Bei der 30-jährigen Patientin ist eine **instabile Extensionsfraktur** des distalen Radius mittels **Kirschnerdrähten adaptiert** ((C) ist falsch) worden. Diese **Osteosynthese** ist lediglich **adaptationstabil** (auch lagerungsstabil genannt, ((A) und (B) sind unzutreffend), was eine **zusätzliche Ruhigstellung mittels** einer **Unterarmgipsschiene** bis zur Frakturheilung **erforderlich** macht. Diese beträgt bei der distalen Radiusfraktur üblicherweise 6 Wochen. Anschließend werden die Kirschnerdrähte entfernt ((E) ist unzutreffend). **Osteosynthesen** werden je nach ihrer Belastbarkeit unterteilt in lagerungs- (adaptations)-, übungs- und belastungsstabil. **Lagerungsstabil** sind z. B. Frakturen, die mit Spickdrähten versorgt wurden. Diese Frakturen sind bei Lagerung stabil, aber nicht bei Bewegung. **Übungs- oder bewegungsstabile Osteosynthesen** sind z. B. Plattenosteosynthesen. Hier darf zwar sowohl aktive als auch passive Krankengymnastik durchgeführt werden, eine Belastung der Fraktur ist aber nicht möglich. **Belastungsstabil** sind z. B. mit einem Marknagel versorgte Tibiaschaftfrakturen.

F08
→ Frage 12.21: Lösung A

Zu (A): Bei dem 32-jährigen Patienten besteht klinisch der **Verdacht auf** eine **Achillessehnenruptur**. **Zur Objektivierung der klinischen Diagnose** und weiteren Therapieplanung ist am ehesten die **Sonografie** geeignet. Hierbei wird überprüft, ob sich die **Sehnenstümpfe** in 20°-Plantarflexion vollständig oder partiell **adaptieren**. In diesem Fall ist dann eine konservative Therapie möglich, wobei der Patient die ersten Tage mit einem **Unterschenkelgips in Spitzfußstellung** ruhig gestellt wird. Anschließend wird ein **Spezialschuh mit** einer **Absatzerhöhung** von 3 cm angepasst. Dieser Schuh sollte in den ersten 3 Wochen Tag und Nacht getragen werden. Nach ca. 4 Wochen wird die Absatzerhöhung um 1 cm, nach weiteren 6 Wochen nochmals um 1 cm reduziert. Der Schuh wird insgesamt 6–8 Wochen getragen. Die Sportfähigkeit ist in der Regel nach 13–16 Wochen wieder gegeben. Sollten sich die Sehnenstümpfe in der Sonografie **nicht adaptieren**, ist eine **operative Adaptation** z. B. mittels minimal-invasiver Naht erforderlich. Die Nachbehandlung entspricht der primär konservativen Therapie.

Zu (B): **Gehaltene Röntgenaufnahmen des Sprunggelenkes** werden zum Nachweis einer Bandinstabilität des Sprunggelenkes durchgeführt. Sie werden heute als obsolet angesehen.

Zu (C): Eine **Röntgenaufnahme des gesamten Unterschenkels** sollte bei Verdacht auf eine Fraktur erfolgen.

Zu (D): Bei Verdacht auf eine Achillessehnenverletzung kann alternativ zur Sonografie auch eine MRT (jedoch kein **CT**!) durchgeführt werden.

Zu (E): Eine **Tunnelaufnahme nach Frik** (oder auch interkondyläre Aufnahme) wird bei Verdacht auf eine Osteochondrosis dissecans am Kniegelenk durchgeführt. Hierbei wird der Zentralstrahl senkrecht zur Unterschenkelachse auf den Kniegelenksspalt eingestellt. Das Kniegelenk wird während der Untersuchung um 45° gebeugt.

F08
→ **Frage 12.22:** Lösung D

Zu (D): Die erhobenen Befunde sprechen (auch bei negativem Urinbefund!) für das Vorliegen eines **paranephritischen Abszesses**. Es handelt sich hierbei um einen **Entzündung der Nierenfettkapsel mit diffuser Ausbreitung** und Abszedierung. Als Ursache kommt eine **Pyelonephritis**, aber auch eine **hämatogene Erregerfortleitung** von einem anderen Infektionsherd in Frage. Die Therapie besteht in einer operativen Revision und Drainageneinlage.

Zu (A): Ein **nephrotisches Syndrom** ist definiert durch eine starke Proteinurie (> 3–3,5 g/d), eine Hypoproteinämie, hypalbuminämische Ödeme (wenn Serumalbumin < 2,5 g/dl) sowie eine Hyperlipoproteinämie mit Erhöhung von Cholesterin und Triglyzeriden. Als Ursachen kommen eine Glomerulonephritis, eine fokal segmentale Glomerulosklerose, eine membranöse Glomerulonephritis oder eine membranoproliferative Glomerulonephritis in Frage. Weiterhin kann es bei einer diabetischen Nephropathie und (seltener) bei einer Amyloidose oder einem Plasmozytom beobachtet werden.

Zu (B): Bei einer **Pankreatitis** würden die gürtelförmigen Beschwerden im Vordergrund stehen. Laborchemisch sind typischerweise die Amylase und Lipase erhöht. Sollte es im Verlauf einer nekrotisierenden Pankreatitis zu einer Abszedierung kommen, wäre im Prinzip auch eine retroperitoneale Raumforderung möglich. Diese würde sich aber nicht primär in der linken Flanke zeigen und der Patient wäre in einem deutlich schlechteren Allgemeinzustand.

Zu (C): Ein **Urinom** entsteht durch Austritt von Urin z. B. bei einer Verletzung der ableitenden Harnwege. Dies würde aber nicht zur beschriebenen Entzündungskonstellation führen.

Zu (E): Das **Nierenzellkarzinom** (auch Hypernephrom) ist der häufigste maligne Nierentumor im Erwachsenenalter. Frühsymptome fehlen. Die sogenannte klassische Trias (Hämaturie, Flankenschmerzen und palpabler Tumor) findet sich nur bei 10 % der Betroffenen.

F08
→ **Frage 12.23:** Lösung A

Zu (A): Die geschilderten Befunde sprechen am ehesten für eine **intraperitoneale Harnblasenruptur**. Hierbei kann sich die Harnblase nicht füllen, da der **Urin** unmittelbar **in den Bauchraum** läuft. Eine Abgabe einer Urinprobe ist demnach nicht möglich. Zur Bestätigung der Verdachtsdiagnose sollte eine **Urethrozystografie** durchgeführt werden. Hierdurch können **Blasenverletzungen** in nahezu **100 %** der Fälle **diagnostiziert** werden. Alternativ könnte bei Verdacht auf weitere Verletzungen auch eine CT des Abdomens mit intravenöser Gabe von Kontrastmittel erfolgen. Die Nachweisrate und Lokalisierung der Harnblasenruptur ist hierbei aber nicht so gut wie bei der Urethrozystografie. Die **Therapie** der intraperitonealen Harnblasenruptur **besteht in einer operativen Übernähung der Blasenwand**.

Zu (B): Bei einem **Mesenterialwurzeleinriss** mit Verletzung von Blutgefäßen könnte auch freie intraabdominelle Flüssigkeit sonografisch nachgewiesen werden. Der Urogenitaltrakt ist hiervon aber nicht betroffen.

Zu (C): Bei **Abriss eines Harnleiters** würde keine freie intraabdominelle Flüssigkeit auftreten, da dieser retroperitoneal liegt. Eine Blasenfüllung sollte in diesem Fall nachzuweisen und eine Urinabgabe möglich sein, weil der andere Harnleiter unversehrt ist.

Zu (D): Bei einer **extraperitonealen Harnblasenruptur** würde keine freie intraabdominelle Flüssigkeit nachzuweisen sein.

Zu (E): Bei einer **Kolonperforation** ohne Beteiligung des Urogenitaltraktes sollte die Harnblase sonografisch darstellbar sein und der Patient auch Urin abgeben können.

F08
→ **Frage 12.24:** Lösung A

Zu (A): Der Tetanusschutz sollte alle zehn Jahre aufgefrischt werden. Um einen Patienten ohne ausreichenden Impfschutz sicher vor einer Erkrankung zu bewahren, sollte er eine aktive und passive Tetanusimmunisierung erhalten. Dazu kommt bei diesem Patienten noch: Ein Mensch, der in einem Tollwutsperrbezirk von einem Hund gebissen wird, sollte so schnell wie möglich auch dagegen eine Postexpositionsprophylaxe bekommen, denn die Erkrankung – auch Rabies oder Lyssa genannt – mündet in der Regel in eine Tollwutenzephalitis und verläuft tödlich. Zu dieser Postexpositionsprophylaxe gehören eine gründliche Wundreinigung, eine passive Immunisierung, möglichst mit humanem Tollwutimmunglobulin, und eine aktive Immunisierung mit Tollwutvakzinen. Zur passiven Immunisierung reicht eine Einmalgabe des Tollwutantiserums, die Impfung muss je nach Impfstoff mehrmals wiederholt werden. Diese Kombination verhindert normalerweise eine Erkrankung. Zwar beträgt die Inkubationszeit der Tollwut mindestens sieben Tage bis zu mehreren Monaten, je früher aber mit der Postexpositionsprophylaxe begonnen wird, um so besser für den Patienten. Bei der Tollwutvakzine handelt es sich um einen Lebend-, bei der aktiven Tetanusimmunisierung um einen Totimpfstoff – beide können zusammen gegeben werden (die Antworten (B) bis (E) sind falsch).

Examen Frühjahr 2008

Abb. Nr.	Diagnose, Beschreibung
Kapitel 12	
12.1	Röntgenaufnahme LWS: Spondylolithesis
12.2	Röntgenaufnahme Hüftgelenk: Morbus Perthes
12.3	Röntgenaufnahme Hüftgelenk: Morbus Perthes
12.4	CT: Epidurales Hämatom
12.5	Röntgenbild: Instabile Extensionsfraktur nach Adaptierung mit Kirschnerdrähten

Bildanhang

Examen Frühjahr 2008

Kapitel 12

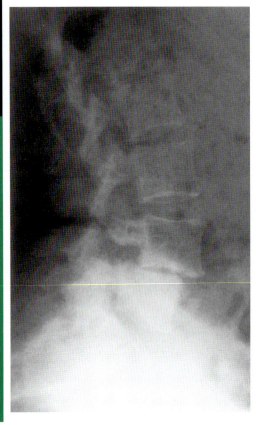

Abb. 12.1 zu Frage 12.10

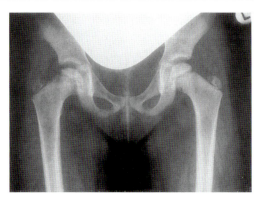

Abb. 12.2 zu Frage 12.11

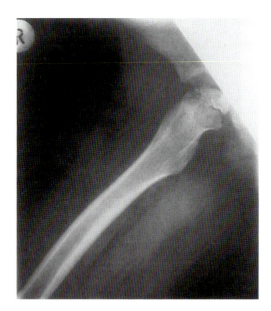

Abb. 12.3 zu Frage 12.11

Kapitel 12

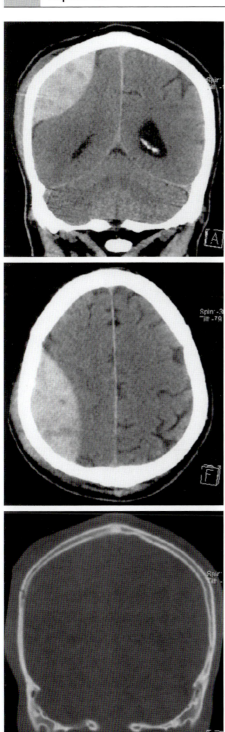

Abb. 12.4 zu Frage 12.14

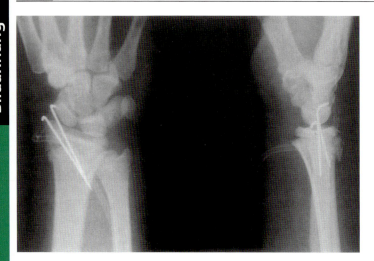

Abb. 12.5 zu Frage 12.20

Sachverzeichnis

A

A. carotis interna	164
A. vertebralis	164
Abdomen, akutes	144
Abduktionsfraktur	189
Abrissfraktur, Condylus humeri radialis	180
Abszess	113, 133
Achalasie	134, 138
Achillessehnenruptur	183–184, 188
Addison-Krise	158
Adduktionskontraktur	223
Adenom	
– autonomes	121
– villöses	108, 136
Adenomatosis coli, familiäre	146
Aerobilie	149
Aerocholie	149
AFP (α-Fetoprotein)	151
Aktinomykose	112–113
Akustikusneurinom	116
Alkalose	99
– hypochlorämische	148
– metabolische	148
Amöbenabszess	156
Analfissur	141
Analkarzinom	140
Analprolaps	146
Anastomose, biliodigestive	149, 151, 154
Anastomoseninsuffizienz	97
Aneurysma	164–165
Angina intestinalis	145, 148
Antikoagulation	127
Aortenaneurysma	163
Aortendissektion	164
– Einteilung	166
Aortenklappenstenose	127
Aortenruptur, traumatische	164
Appendix	94
Appendizitis	140, 144
Atelektase	100
Aufklärungsgespräch	
– präoperatives	98

B

Bandscheibenvorfall	115–116
Beckenringfraktur	188
Beckenringverletzung, instabile	183
Beinverkürzung, funktionelle	225
Bennett-Fraktur	175
Berufsunfähigkeit	107
Bizepssehnenausriss	173
Blockwirbelbildung	170
Boerhaave-Syndrom	129, 135, 139
Bronchusruptur	126
Burkitt-Lymphom	144
Bursitis trochanterica	205
Bypass, aortokoronarer	128

C

C-Zell-Karzinom	107
Caput medusae	157
Catgut	103
Child-Pugh	153
Chondrosarkom	200
Chromcatgut	103
Clostridium perfringens	113
Colitis ulcerosa	132–133, 136, 138, 144
Contusio cordis	128
Courvoisier-Zeichen	152, 154
Coxa saltans	216
CRPS (komplexes regionales persistierendes Schmerzsyndrom)	177
Crus varum congenitum	217
Cumarin	100

D

Dünndarmileus	129, 141, 148
Dünndarmruptur	146
Dampfsterilisation	95
Darmspülung	100
Densfraktur	170
Desault-Verband	172
Desinfektion	95
Desmoid	202
Dissoziation, skapholunäre	182
Divertikulose	132, 141
Drahtextension	189
Ductus thyreoglossus	122
Duodenalruptur	146
Duodenopankreatektomie	155
Dupuytren-Kontraktur	202
Durchgangsarzt	107

E

Echinococcus granulosus (cysticus)	114
Echinokokkuszyste	114
Entenschnabel	193
Enterothorax	161
Enukleation	103
Epicondylitis humeri radialis	213–214
Epicondylitis humeri ulnaris	213
Epiduralhämatom	118
Epiphyseolysis capitis femoris	219
Erfrierung	196
Ermüdungsfraktur	194
Ewing-Sarkom	199, 201
Exkochleation	103
Exstirpation	103
Exzision	103

F

Fazialislähmung	101
Femurschaftfraktur	185
Femurverkürzung	225
Fettembolie	101
Fibromatosen	202
Fibulafraktur	187
Fistel, primäre perinanale	136
Fixateur interne	102
Fokal noduläre Hyperplasie (FNH)	153–154
Fontaine	163
Fossa poplitea	94
Frühdumping-Syndrom	139
Frühkarzinom, Magen	142
Fraktur, pathologische	179

G

Galeazziverletzung	172
Gallengangskarzinom	150
Gallensteinileus	136, 152
Gasbrand	112–113
Gassterilisation	95
Glioblastom	117
Grünholzfraktur	175

H

Hämangiom	207
Hämarthros	187, 194
Hämatom	
– akutes epidurales	119
– akutes subdurales	119
– epidurales	115, 168
Hämoptoe	127
Hämorrhoiden	146–147
Händedesinfektion	95
Hüftkopfnekrose	219
– idiopathische	218
– juvenile	217
Hüftlendenstrecksteife	208
Hackenfuß	193
Hallux rigidus	219
Halsfistel	122
Halszyste	
– laterale	122
– mediane	121
Hamartie	146

Hamartoblastom	146	Knochennekrose, aseptische	216	Morbus Ledderhose	212
Hamartom	146	Knotenstruma, endemische	121	Morbus Osgood-Schlatter	205, 216
Hammerfinger	176	Kocher-Emmert-Plastik	110	Morbus Paget (Osteodystrophia deformans)	203
Hautemphysem	124	Kollagensynthese	105		
Heberden-Arthrose	211	Kompartmentsyndrom	120, 195		
Hemianopsie	118	Kreuzband, vorderes	185	Morbus Perthes	215, 217
Hemikolektomie	103	Kreuzlappenplastik	105	Myelitis disseminata	117
Hemithyreoidektomie	103			Myelopathie, zervikale	117
Heparin	96, 98	**L**		Myokutanlappen	104
Hernie					
– Bochdalek	159	Lasègue-Zeichen	116	**N**	
– Morgagni	159	Le-Fort	168		
Herzbeuteltamponade	104, 128	Leberabszess	156	N. accessorius	122
Herztransplantation	127	Leberruptur	157	N. facialis	94
Hiatushernie	138	Leberzirrhose	153–154	N. ischiadicus	120
Hirninfarkt	118	Leistenhernie, inkarzerierte	159	N. laryngeus inferior	95
Humerusfraktur	172	Lendenwulst	207	N. laryngeus recurrens	95
Hydrocephalus	116	Leriche-Syndrom	162, 165	N. medianus	119
Hydrocephalus internus	116	Lig. pubicum	95	N. peronaeus profundus	120
Hyperparathyreoidismus	122–123	Low-dose-Heparinisierung	100	N. peronaeus superficialis	120
		Lumbalpunktion	104	N. plantaris medialis	120
Hyperthyreose	123	Luxation, atlanto-axiale	170	N. radialis	119, 175
Hypoglossusparese	118	Luxationsfraktur, perilunäre	173	N. tibialis	120
Hypokaliämie	99			N. ulnaris	119
Hypoparathyreoidismus	122	**M**		Neutral-Null-Methode	224
		Magenfrühkarzinom	131	Nierenruptur	146
I		Magenkarzinom	137		
Ikterus, schmerzloser	152	Magenruptur	146	**O**	
Ileotransversostomie	102	Magenulkus	131		
Impingementsyndrom	212	Mallory-Weiss-Syndrom	135, 143	Oberarmschaftfraktur	179
Insulinom	155			Oberkieferfraktur	168
		Mammakarzinom	128–129	Onkozytom	120
J		Mammakarzinom des Mannes	129	OPSI-Syndrom	162
Jochbeinfraktur	167			Optikusneurinom	117
		Marfan-Syndrom	164	Ösophaguskarzinom	137
K		Marknagelung	179	Osteitis	111
		Marschfraktur	194	Osteochondrom	199, 201
Kahnbeinfraktur	174	Meckel-Divertikel	139	Osteochondrose	198
Kaliummangel	148	Mediastinitis	124	Osteoklastom	200
Kalkaneusfraktur	193	Mediastinum	124	Osteomyelitis	201
kalter Knoten	122	Medulloblastom	117	– hämatogene	198
Karbunkel	109	Megakolon, toxisches	132, 144	Osteonekrose	194
Kardiomyopathie	128	Meningeom	115	Osteoporose	197–198
Karpaltunnelsyndrom	212	Mesenterialinfarkt	130, 134	Osteosarkom	200
Karzinoid-Syndrom	107	Mesocolon transversum	95	Ott-Zeichen	225
Karzinom		Metastasierung			
– hepatozelluläres	151, 153	– kavitäre	108	**P**	
– kolorektales	137	Milzruptur	130, 158		
Katheterismus	171	– zweizeitige	157	Palliativoperation	103
Keloidbildung	106	Minderung der Erwerbsfähigkeit (MdE)	106	Pankreaskarzinom	149
Kiemenbogen, Fehlbildung	122			Pankreaspseudozyste	152
Klavikulafraktur	178	Mittelgesichtsfraktur	168	Pankreaszyste	153
Klebsiellen	95	Monaldi-Drainage	125	Pankreatitis, akute	150–151
Kleinhirnmetastase	117	Monteggia-Verletzung	175	Papillotomie, endoskopische	153
Klippel-Feil-Syndrom	117	Morbus Bechterew	207		
Klumpfuß, angeborener	218	Morbus Crohn	132, 140	Parenchymblutung, okzipitale	114
Kniegelenkluxation	191	Morbus Dupuytren	202, 212		
		Morbus Köhler	194	Patellarsehnenruptur	186

Periphere arterielle
  Verschlusskrankheit
  (pAVK) 163
Peritonitis 147, 149
Peutz-Jeghers-Syndrom 136, 146
Pfannenstielschnitt 103
Phäochromozytom 159
Phokomelie 203
Pilon-tibial-Fraktur 186
Pivot-Shift-Test 187
Pleuraempyem 125
Pleuraerguss 104
Polydioxanon (PDS) 103
Polyglykolsäure (PGS) 103
portale Hypertension 155
Postaggressionssyndrom 101
postthrombotisches
  Syndrom 167
propriozeptive
  neuromuskuläre
  Faszilitation (PNF) 96
Pseudarthrose 184, 187
Pylorusstenose,
  hypertrophe 135

Q

Quadrantenanopsie 118

R

Radiusköpfchen,
  Subluxation 172, 177
Radiusköpfchenfraktur 180
– kindliche 182
Redon-Drainage 104
Redression, manuelle 218
Refluxkrankheit 138
Rektumkarzinom 137, 141
Rektumprolaps 146
Rekurrensparese 122
Rentenversicherung 107
Resektion 103
Resektion en bloc 103
Rhizarthrose 204
Rippenbuckel 207
Risus sardonicus 114
Rockwood 176
Rolllappen 104
Rosenmüller-Lymphknoten 95
Rotatorenmanschette 172
Rundstiellappen 104–105

S

Schädelbasisfraktur 169
Schenkelhalsfaktur, mediale 187

Schenkelhalsfraktur 189
– dislozierte 185
– mediale 187
– pertrochantäre 189
Schenkelhernie,
  inkarzerierte 159
Schilddrüsenkarzinom 121, 123
Schmorl-Knorpelknötchen 209
Schober-Zeichen 225
Schulterluxation 174–176, 181
Sehnenscheiden-
  phlegmone 109
Seide 103
Shunt, portosystemischer 155
Sigmadivertikulitis 133
Skidaumen 175
Skoliose 207–208
Spalthautlappen 104
Spannungspneumothorax 125, 127
Spickdrahtosteosynthese 179
Spiculae 200
Spiegel 148
Spinalkanalstenose,
  lumbale 208
Splenektomie 158
Spondylitis, bakterielle 198
Spondylitis ankylosans 207
Spondylodiszitis 210
Spondylosis deformans 208
Spondylosis hyperostotica 206
Spreizfuß 217
Staphylococcus aureus 95
Steppergang 120
Stoßwellenlithotripsie 157
Strecksehnenriss 173
Struma 121
Strumaresektion 122
Subarachnoidalblutung 118–119
Subclavian-Steal-
  Syndrom 162, 164–165
Subduralhämatom 118
Subklaviakatheter 100
Sudeck-Dystrophie 99, 177
Syringomyelie 117

T

Tendinitis calcarea 212
Tennisellenbogen 213
Tetanus 112
Thorax, instabiler 126
Thoraxdrainage 125
Tibiakopfimpressionsfraktur 187
Tibialis-anterior-
  Syndrom 120, 195
Tiegel-Kanüle 127

Tollwut 112
Torticollis muscularis
  congenitus 208
Tossy 176
Transfusionszwischenfall 100
Trismus 114

U

Übergangswirbel 207
Ulcus ventriculi 135
Unfallversicherung 107
– gesetzliche 106

V

Varikosis 167
Verbrennung 196
Verschiebeplastik 104
Vineberg-Operation 128
Vitamins K 100
Volkmann-Kontraktur 98
Vollhauttransplantat 104

W

Wanderlappen 104–105
Warthin-Finkeldey-
  Riesenzelle 144
Wirbelkörperfraktur,
  osteoporotische 197
Wundausschneidung 106, 180
Wundheilung 105–106
– Formen 105
Wundkontraktion 105
Wurzelreizsyndrom,
  zervikales 206

Z

Z-Plastik 104
Zahnersatz
– kieferorthopädischer
  Lückenschluss 169
– Klebebrücke 169
– Zahn-Replantation 169
Zungengrund 122
Zwerchfelldefekt,
  angeborener 161
Zwerchfellhochstand 123
Zwerchfelllähmung 124
Zwerchfellruptur 146
Zystojejunostomie 152

Entspannt
durchs Medizinstudium...
www.medi-learn.de

PRÜFUNGSERFOLG, ABER STRESSFREI!
FAKTEN, LERNSTRATEGIEN,
RHETORIK, MC-TECHNIKEN, LERNBERATUNG...
– PROFESSIONELL UND KOMPAKT
VERMITTELT VON MEDI-LEARN

Medizinische Repetitorien – unsere Kursangebote:

- Kompaktkurse Physikum
- Intensivkurse Physikum
- **Intensivkurse 2. Staatsexamen (Hammerexamen)**

Weitere Informationen und Anmeldung unter: www.medi-learn.de/kurse

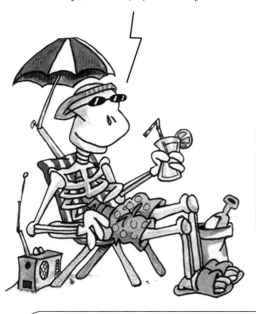

Das kostenlose Portal für Medizinstudenten

- MEDI-LEARN-Zeitung
- Join the Community
- Fachforen – Wissenspool zum Medizinstudium

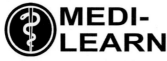

Medizinische Repetitorien

Bahnhofstr. 26b
35037 Marburg
Tel: 06421/681668
info@medi-learn.de
www.medi-learn.de

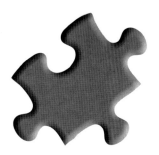

Hier wird der Klinikalltag lebendig – auf alle Fälle!

Trainieren Sie Fall für Fall die Vorgehensweise des Arztes am konkreten Patientenbeispiel.
So gehen Sie gut vorbereitet und sicher in jede mündliche Prüfung.

- Typische Fälle, wie sie in Examensprüfungen häufig gefragt werden
- Fragen zum Patienten – wie in der Prüfung oder im „Ernstfall"
- Mehr Sicherheit in der mündlichen Prüfung – verblüffen Sie Ihren Prüfer
- Lösungsteil mit ausführlichen Kommentaren zu den einzelnen Fällen
- Aktiv Lernen – allein oder in der Lerngruppe
- Keine Angst mehr vor dem Einstieg in den Stationsalltag
- Training von fall- und problemorientiertem Vorgehen
- Training in der Befundung von Bildmaterial
- Viele nützliche Tipps aus der Praxis

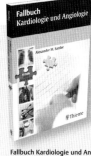

Fallbuch Kardiologie und Angiologie
Sattler
2007. 320 S., 130 Abb., kart.
ISBN 978 3 13 141811 1
19,95 € [D]
20,50 € [A]/ 34,90 CHF

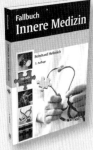

Fallbuch Innere Medizin
Hellmich
3. A. 2007. 442 S., 118 Abb., kart.
ISBN 978 3 13 132223 4
29,95 € [D]
30,80 € [A]/ 50,90 CHF

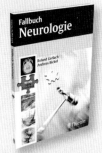

Fallbuch Neurologie
Gerlach/Bickel
2005. 312 S., 90 Abb., kart.
ISBN 978 3 13 139321 1
19,95 € [D]
20,60 € [A]/ 34,90 CHF

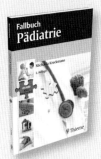

Fallbuch Pädiatrie
Kreckmann
2. überarb. Aufl. 2008
319 S., 120 Abb., kart.
ISBN 978 3 13 136361 9
22,95 € [D]
23,60 € [A]/ 39,– CHF

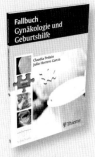

Fallbuch Gynäkologie und Geburtshilfe
Pedain/Herrero Garcia
2003. 248 S., 65 Abb., kart.
ISBN 978 3 13 136371 1
19,95 € [D]
20,60 € [A]/ 34,90 CHF

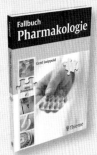

Fallbuch Pharmakologie
Luippold
2005. 280 S., 70 Abb., kart.
ISBN 978 3 13 140731 3
22,95 € [D]
23,60 € [A]/ 39,– CHF

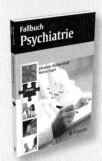

Fallbuch Psychiatrie
Becker-Pfaff/Engel
2005. 250 S., 70 Abb., kart.
ISBN 978 3 13 140181 6
19,95 € [D]
20,60 € [A]/ 34,90 CHF

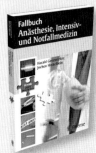

Fallbuch Anästhesie, Intensiv- und Notfallmedizin
Genzwürker/Hinkelbein
2004. 328 S., 90 Abb., kart.
ISBN 978 3 13 139311 1
22,95 € [D]
23,60 € [A]/ 89,– CHF

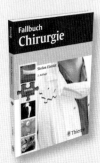

Fallbuch Chirurgie
Eisoldt
2. A. 2006. 348 S., 120 Abb., kart.
ISBN 978 3 13 132212 8
22,95 € [D]
23,60 € [A]/ 39,– CHF

Überall im Buchhandel www.thieme.de

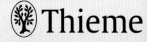

2. ÄP Schwerpunkt Chirurgie, Orthopädie, Band 1, 2. Auflage

Ihre Meinung ist gefragt!

Sehr geehrte Leserin, sehr geehrter Leser,

ein gutes Buch sollte in Inhalt und Gestaltung den Bedürfnissen seiner Leser gerecht werden. Um dies zu erreichen, sind wir auf Ihre Hilfe angewiesen. Deshalb: Schreiben Sie uns, was Ihnen an diesem Buch gefällt, vor allem aber, was wir daran ändern sollen.
Für Ihre Mühe möchten wir uns mit einer **Verlosung** bedanken, an der jeder Fragebogen teilnimmt. Die Verlosung findet 1 × jährlich statt. Zu gewinnen sind 10 Büchergutscheine à € 50,–. Der Rechtsweg ist ausgeschlossen. Wir freuen uns auf Ihre Antwort, die wir selbstverständlich vertraulich behandeln.

Bitte schicken Sie diesen Fragebogen an:

Georg Thieme Verlag KG
Programmplanung Medizin
Dr. med. P. Fode
Postfach 30 11 20
70451 Stuttgart

Wie beurteilen Sie die inhaltliche Qualität der Kommentare? Welche sind besonders gut, welche sind nicht ausreichend?
_____
_____
_____
_____
_____

Zu folgenden Themen wünsche ich mir ausführlichere Erklärungen:
_____
_____
_____
_____
_____

Wie beurteilen Sie den Schreibstil und die Lesbarkeit des Bandes?
_____
_____
_____
_____
_____

2. ÄP Schwerpunkt Chirurgie, Orthopädie, Band 1, 2. Auflage

Ist die Schwarze Reihe für den schriftlichen Teil der 2. Ärztlichen Prüfung als Vorbereitung ausreichend?
_____
_____
_____
_____
_____

Wie beurteilen Sie die Auswahl und Zusammenstellung der Fragen?
_____
_____
_____
_____
_____

Weitere Vorschläge und Verbesserungsmöglichkeiten?
_____
_____
_____
_____
_____

Absender (bitte unbedingt ausfüllen)
_____
_____
_____
_____

2. ÄP Schwerpunkt Chirurgie, Orthopädie, Band 1, 2. Auflage

Ihre Meinung ist gefragt!

Sehr geehrte Leserin, sehr geehrter Leser,

ein gutes Buch sollte in Inhalt und Gestaltung den Bedürfnissen seiner Leser gerecht werden. Um dies zu erreichen, sind wir auf Ihre Hilfe angewiesen. Deshalb: Schreiben Sie uns, was Ihnen an diesem Buch gefällt, vor allem aber, was wir daran ändern sollen.
Für Ihre Mühe möchten wir uns mit einer **Verlosung** bedanken, an der jeder Fragebogen teilnimmt. Die Verlosung findet 1 × jährlich statt. Zu gewinnen sind 10 Büchergutscheine à € 50,–. Der Rechtsweg ist ausgeschlossen. Wir freuen uns auf Ihre Antwort, die wir selbstverständlich vertraulich behandeln.

Bitte schicken Sie diesen Fragebogen an:

Georg Thieme Verlag KG
Programmplanung Medizin
Dr. med. P. Fode
Postfach 30 11 20
70451 Stuttgart

Wie beurteilen Sie die inhaltliche Qualität der Kommentare? Welche sind besonders gut, welche sind nicht ausreichend?
_____
_____
_____
_____
_____

Zu folgenden Themen wünsche ich mir ausführlichere Erklärungen:
_____
_____
_____
_____
_____

Wie beurteilen Sie den Schreibstil und die Lesbarkeit des Bandes?
_____
_____
_____
_____
_____

2. ÄP Schwerpunkt Chirurgie, Orthopädie, Band 1, 2. Auflage

Ist die Schwarze Reihe für den schriftlichen Teil der 2. Ärztlichen Prüfung als Vorbereitung ausreichend?
___
___
___
___
___
___

Wie beurteilen Sie die Auswahl und Zusammenstellung der Fragen?
___
___
___
___
___
___

Weitere Vorschläge und Verbesserungsmöglichkeiten?
___
___
___
___
___
___

Absender (bitte unbedingt ausfüllen)
___
___
___
___